粤港澳大湾区药用植物图鉴

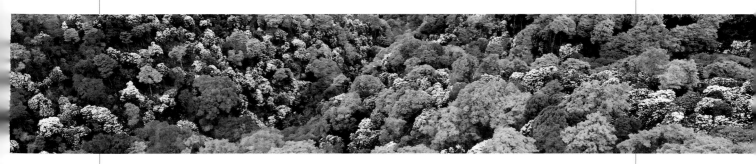

Atlas of Medicinal Plants in
Guangdong-Hong Kong-Macao Greater Bay Area

主　编　金　红　唐旭东
副主编　陈虎彪　陈玉芬　徐晔春
　　　　王　晖　马　骥　王茜茜

科学出版社
北　京

内 容 简 介

本书共收录粤港澳大湾区药用维管植物 809 种（含变种、亚种）及 1 个栽培品种，隶属于 167 科 587 属，其中包括中国特有植物 61 种（含变种）。石松类和蕨类植物科按 PPG Ⅰ 系统（2016）编排，共计 24 种，隶属于 14 科 18 属；裸子植物科按克氏系统（Christenhusz et al.，2011）编排，共计 8 种，隶属于 5 科 8 属；被子植物科按 APG Ⅳ 系统（2016）编排，共计 777 种（含变种、亚种）及 1 个栽培品种，隶属于 148 科 561 属，科的编号均与上述系统所采用的编号一致，属、种按拉丁名字母顺序排列，每种植物按中文名、别名、拉丁名、国家重点保护等级、IUCN 濒危等级、分布、识别特征、药用部位及功效等顺序进行描述，并附彩色特征照片。

本书可供药用植物学、中医学、植物地理学、植物分类学、植物生态学、农学、林学、风景园林学等相关专业的科研人员、学生，以及中医药、植物多样性保护、环境保护、海关等领域的工作人员和药用植物爱好者使用。

图书在版编目（CIP）数据

粤港澳大湾区药用植物图鉴 / 金红，唐旭东主编. —北京：科学出版社，2020.10
　ISBN 978-7-03-066030-5

　Ⅰ. ①粤⋯　Ⅱ. ①金⋯　②唐⋯　Ⅲ. ①药用植物 - 广东、香港、澳门 - 图集　Ⅳ. ① R282.71-64

中国版本图书馆 CIP 数据核字（2020）第 169644 号

责任编辑：王　静　付　聪 / 责任校对：郑金红
责任印制：肖　兴 / 设计制作：金舵手世纪

科 学 出 版 社 出版

北京东黄城根北街16号
邮政编码：100717
http://www.sciencep.com

北京九天鸿程印刷有限责任公司　印刷
科学出版社发行　各地新华书店经销

*

2020 年 10 月第 一 版　开本：880×1230 A4
2020 年 10 月第一次印刷　印张：28 3/4
字数：973 000

定价：498.00 元
（如有印装质量问题，我社负责调换）

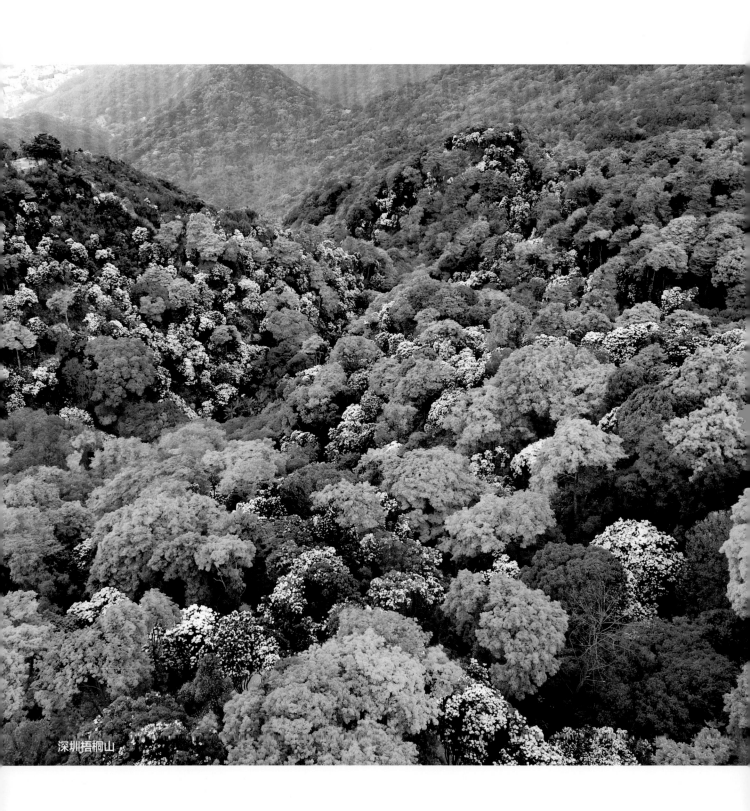

深圳梧桐山

前 言

2019 年 2 月中共中央、国务院印发《粤港澳大湾区发展规划纲要》，明确提出要深化粤港澳在中医药领域的合作，以及构建生态廊道和生物多样性保护网络，提升生态系统质量和稳定性。同年 10 月《中共中央 国务院关于促进中医药传承创新发展的意见》发布，强调要加强珍稀濒危野生药用动植物保护，打造粤港澳大湾区中医药高地。粤港澳大湾区（以下简称大湾区）的建设给药用植物资源的保护和可持续利用提出了更高的要求，使大湾区药用植物资源梳理及相关知识普及变得更为迫切。为此，编者们以近几年药用植物野外调查和研究工作为基础，参考现有药用植物研究资料，开展了本书的编撰工作。

大湾区包括香港特别行政区，澳门特别行政区，广东省广州市、深圳市、珠海市、佛山市、惠州市、东莞市、中山市、江门市、肇庆市。地处低纬度热带与亚热带区域，属南亚热带季风性气候，土壤以赤红壤为主，平原、丘陵、台地及山地等地形地貌复杂多样，海拔最高点位于肇庆市大稠顶（海拔 1626m）。大湾区总面积 5.6 万 km^2，地理位置优越，河流众多，光照充足，雨量充沛，气候温和，得天独厚的自然条件孕育了大湾区丰富的药用植物资源。

据统计，大湾区内药用植物资源约占我国药用植物资源总量的 1/6，其中既有质量优良的道地药材又有种类繁多的民间草药，许多药用植物同时又是重要的经济植物，与大湾区人民的生活息息相关。无论是驰名中外的粤菜、岭南佳果，还是家喻户晓的广东凉茶、街边小吃都可以找到药用植物的组分。这些宝贵的药用植物资源不仅在保护人类健康方面发挥着作用，而且对维护当地生态系统质量和稳定意义重大。

本书精选大湾区境内野生和常见栽培药用植物 809 种（含变种、亚种）及 1 个栽培品种，隶属于 167 科 587 属。其中，我国特有植物 61 种（含变种），IUCN 濒危等级为极危（CR）的 1 种、濒危（EN）的 2 种、易危（VU）的 5 种，在《国家重点保护野生植物名录（第一批）》中国家重点保护等级为 I 级的 2 种、II 级的 7 种；石松类和蕨类植物 24 种；裸子植物 8 种；被子植物 777 种（含变种、亚种）及 1 个栽培品种。本书的编撰既可以为大湾区常见和常用药用植物的研究提供基础性资料，也可以为大湾区药用植物资源的保护、开发、可持续利用提供科学依据，同时也可以为大湾区中医药产业的发展提供助力。

本书编撰工作得以顺利完成，要感谢书中引用参考文献的各位作者；感谢中国科学院植物研究所朱相云研究员对豆科植物名称的审订；感谢深圳市城市管理和综合执法局对本书出版的资助。

我们衷心希望本书的出版能为大湾区药用植物多样性的保护、开发、可持续利用，以及中医药事业的发展提供帮助。由于收载植物种类较多，时间紧迫，查阅文献资料难以面面俱到，书中记录疏漏之处在所难免，恳请各位读者批评指正。

编 者

2020 年 9 月 15 日

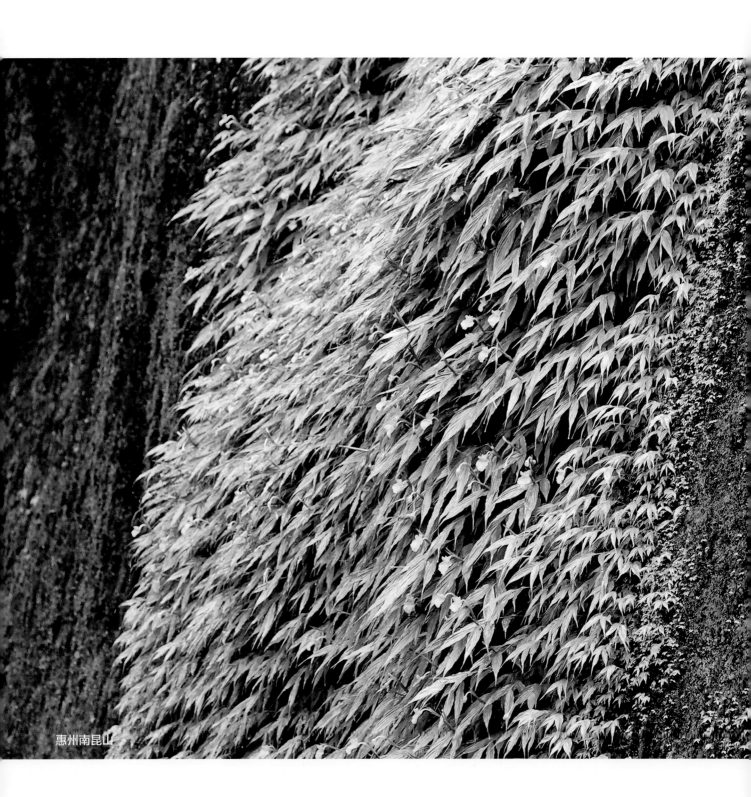

惠州南昆山

编写说明

本书精选大湾区野生和常见栽培药用植物 809 种（含变种、亚种）及 1 个栽培品种，对每种植物按中文名、别名、拉丁名、国家重点保护等级、IUCN 濒危等级、分布、识别特征、药用部位及功效等顺序进行描述，并附有彩色特征照片。书中石松类和蕨类植物科按 PPG I（Pteridophyte Phylogeny Group I）系统（2016）编排，裸子植物科按克氏系统（Christenhusz et al., 2011）编排，被子植物科按 APG IV（Angiosperm Phylogeny Group IV）系统（2016）编排。书中各科的编号均与上述各系统所采用的编号一致，因其中有些科大湾区无分布，故科的编号不连续；属、种按拉丁名字母顺序排列。为方便查阅，书后附有中文名索引和拉丁名索引。我国特有种用上标的星号（*）标注在中文名后。

一、关于中文名

书中植物的中文名主要参考 Flora of China（FOC），辅助参考《中国植物志》和中国植物图像库（http://ppbc.iplant.cn/）。

二、关于拉丁名

拉丁名主要参考 The Plant List（TPL，http://www.theplantlist.org）、密苏里植物园植物数据库（Tropicos，http://www.tropicos.org）和《中国生物物种名录 2019 版》。本书参照 FOC、Tropicos、TPL、《中国生物物种名录 2019 版》等文献，对书中收载的药用植物分类地位和学名进行了梳理和规范。若 Tropicos 和 TPL 记录的植物拉丁名不一致，则以 TPL 记录的接受名为准；若物种在 TPL 有多个接受名，则以《中国生物物种名录 2019 版》记录的接受名为准；若与 TPL 的记录相比，物种在《中国生物物种名录 2019 版》的记录中有新的科属划分，则以《中国生物物种名录 2019 版》为准，如儿茶在 TPL 中接受名为 Acacia catechu 和 Senegalia catechu，而在《中国生物物种名录 2019 版》中 Acacia catechu 为异名，Senegalia catechu 为接受名，本书将 Senegalia catechu 作为儿茶的拉丁名。根据目前最新的文献，本书对一些物种进行了归并，如毛鸡矢藤（Paederia scandens var. tomentosa）在《中国植物志》、《广东植物志》和《香港植物志》均记录为一个独立变种，而 FOC、TPL 将该变种并入鸡矢藤（Paederia foetida），本书也据此做了归并。

三、关于别名

别名主要参考《广东植物志》和《中国植物志》及大湾区当地现行通用名。

四、关于国家重点保护等级

国家重点保护等级参考《国家重点保护野生植物名录（第一批）》（1999 年发布）及《国家重点保护野生植物名录（第二批）》（讨论稿），第二批保护级别外加括号，以与第一批相区别。

五、关于 IUCN 濒危等级

IUCN 濒危等级参考世界自然保护联盟濒危物种红色名录（The IUCN Red List of Threatened Species，https://www.iucnredlist.org），包括数据缺乏（Data Deficient，DD）、无危（Least Concern，LC）、近危（Near Threatened，NT）、易危（Vulnerable，VU）、濒危（Endangered，EN）、极危（Critically Endangered，CR）、野外绝灭（Extinct in the Wild，EW）、绝灭（Extinct，EX）等。

六、关于分布

植物分布地参考 FOC、《中国植物志》、《广东植物志》、《广州植物志》、《深圳植物志》、《香港植物志》、《澳门植物志》、《东莞植物志》等，按大湾区、国内其他地区（其中"广东"指除大湾区之外的广东其他地区）、国外的顺序进行描述。大湾区（香港，澳门，广东广州、深圳、珠海、佛山、惠州、东莞、中山、江门、肇庆）内的分布以地区为单位列出，若在大湾区各地区都有分布或栽培，则描述为"大湾区广布"或"大湾区广泛栽培"；若除大湾区外，在我国其他地区有分布则以省（自治区、直辖市）为单位列出，若物种在我国广泛分布或栽培，则描述为"我国广布"或"我国广泛栽培"；若在国外有分布，则以国家或地区为单位列出，岛屿、群岛等均作为独立的地理单元列出。若物种在分布地中为野生分布，则在分布地后不再标注"野生"，若物种在分布地中为逸生、归化、栽培等，则在分布地后标注"逸生""归化""栽培"等字样（如广州、深圳、惠州有栽培；海南、广西，云南逸生；越南、马来西亚）。相比 FOC 中分布地的记录，有些物种有了新的分布地，在本书中也已列出。对于药用植物在香港、澳门等地的分布情况，我们分别请当地的植物学专家进行了审校。

七、关于识别特征

植物识别特征主要以 FOC、《中国植物志》和《中国高等植物科属检索表》的叙述为基础，结合编者多年来的野外考察经验，以简要清晰的文字对其进行客观描述，每种植物配有 1~2 张彩色照片，方便读者图文对照、辨识植物。

八、关于药用部位及功效

药用部位及功效以《中华本草》及各植物专著的记录为基本依据进行整理。即使一种植物有多个药用部位，本书也只收录其最常用的药用部位。对于有毒的药用植物，本书在收录时均已在药用功效处予以标注。

目 录

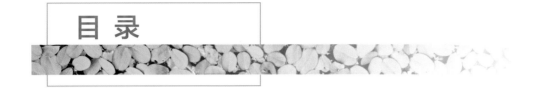

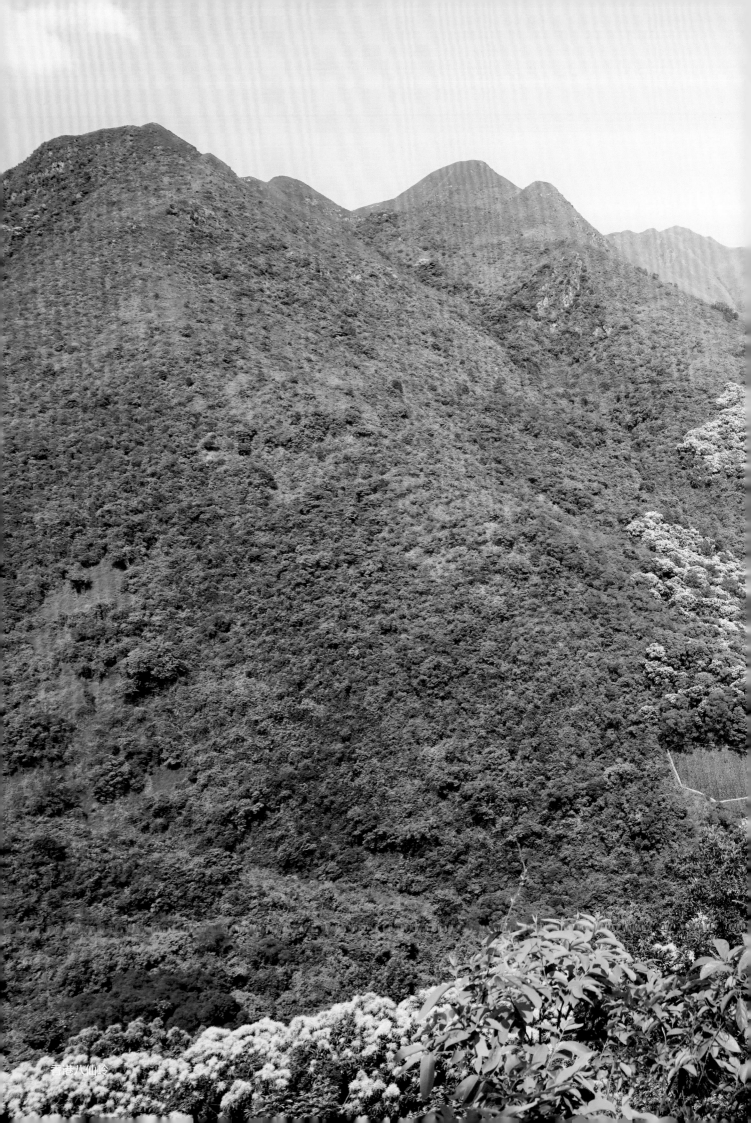
香港八仙岭

第 一 篇
大湾区植被概况及
药用植物多样性保护

一、自然地理

大湾区包括香港特别行政区，澳门特别行政区，广东省广州市、深圳市、珠海市、佛山市、惠州市、东莞市、中山市、江门市、肇庆市。地处北纬 21°27′~24°24′，东经 110°6′~115°15′，北回归线横穿，河流纵横，大小岛屿数以百计。地势总体北高南低，地形有山地、丘陵、平原、台地等，西部、北部和东部多为丘陵山地，南濒南海，地处西江、北江、东江下游，形成"三面环山、一面临海、三江汇合"的独特地形地貌。大湾区内主要山脉有莲花山、罗浮山、南昆山、象头山、鼎湖山、梧桐山、白云山等，海拔在 1000m 以上的山峰有 30 余座，海拔最高点位于肇庆大稠顶（海拔 1626m）。

大湾区大部分地区位于北回归线以南，属南亚热带季风气候，部分地区海洋性气候特征明显。年平均气温 21℃ 以上，年平均降雨量 1700mm 以上，降雨多集中在 4~9 月。土壤主要有赤红壤、红壤、黄壤、山地灌丛草甸土、冲积土、滨海盐土等，主要由花岗岩、火成岩、砂页岩、变质岩发育而成。赤红壤多分布于海拔 300m 以下的丘陵地带和山坡下部。红壤分布于海拔 300~600m 的山坡。黄壤主要分布于海拔 600~1000m 的山地。山地灌丛草甸土分布于海拔 1000m 以上的山顶。冲积土分布于河流溪涧两岸的平原及沿海各滩地。滨海盐土主要分布于海陆之间过渡地带的近海地区，该地区是大湾区红树林的重要分布地。

二、植被概况

大湾区植物区系是华南植物区系的主要组成部分，植物种类组成上以热带亚热带成分为主，温带成分较少。大湾区内植被类型多样，且植被垂直分布变化明显，从低海拔到高海拔分布的植被类型依次为沟谷雨林、针叶林、针阔混交林、季风常绿阔叶林、山地常绿阔叶林、山顶常绿矮林、灌丛草甸等。此外，大湾区还分布有滨海植被、竹林、红树林、人工植被等。

沟谷雨林零星分布于深圳牙山村、东莞山地、鼎湖山、罗浮山、莲花山等地的一些沟谷地段。群落终年常绿，季相变化明显。植物种类丰富，老茎生花现象、板根现象、木质大藤本植物等都可以在该群落看到。主要树种有假苹婆、鹅掌柴、猴耳环、五月茶、榕树、海红豆、胭脂、橄榄、肥荚红豆、鱼尾葵、山蒲桃、水翁蒲桃、山乌桕、九丁榕、水东哥、玉叶金花、肖菝葜、山杜英等。

针叶林主要分布于马峦山、象头山、罗浮山、鼎湖山等地，以马尾松群落为主。

针阔混交林主要分布于马峦山、三洲田、排牙山、内伶仃岛、大南山、鼎湖山、象头山、罗浮山、莲花山、广东怀集大稠顶省级自然保护区等地，主要是马尾松 + 阔叶树群落。

季风常绿阔叶林是南亚热带地区典型的地带性植被，但多数原有植被受到严重破坏，现存的多为次生林，在大湾区大部分地区都有分布，其中鼎湖山保存了大片有 400 多年历史的季风常绿阔叶林，被中外学者誉为"北回归沙漠带上的绿色明珠"。该植被的代表性群落有锥栗 + 木荷 + 厚壳桂群落、假苹婆 + 蕈树 + 吊皮锥群落、锥栗 + 木荷 + 润楠群落、小果山龙眼 - 罗伞树 + 九节群落、华润楠 + 短序润楠群落、假苹婆 + 石栗 + 阴香群落等。

山地常绿阔叶林在象头山、鼎湖山、罗浮山、凤凰山、马峦山、莲花山、小梧桐山、东莞等地有分布，代表性群落有美叶柯群落、少叶黄杞 + 华润楠群落、罗浮栲 + 甜槠栲 + 木荷 + 红楠群落、红花荷 + 鼠刺 + 鹅掌柴群落、少叶黄杞 + 毛锥 + 大果马蹄荷群落等。

山顶常绿矮林主要分布于大湾区各山的山顶，代表性群落有蚊母树 + 大头茶 + 雷公青冈群落、甜槠 + 栓叶安息香 + 厚皮香群落、红楠 + 杜英 - 密花树群落。

灌丛草甸分布于大稠顶、罗浮山、鼎湖山、莲花山等的山顶，代表性群落有鹿角杜鹃 + 南岭杜鹃 + 北江荛花群落、芒草群落、野生茶 + 柃木 + 卵叶杜鹃群落、鼎湖杜鹃 + 岗松群落、罗浮柿 + 密花山矾 - 弯蒴杜鹃群落、山油柑 + 光叶山矾 - 篌竹群落。在大湾区的一些岛屿或低山地区还分布有常绿灌丛或灌草丛群落，主要有岗松 + 桃金娘 + 大头茶 + 豺皮樟群落、广东蒲桃 + 豺皮樟 + 细齿叶柃群落、变叶树参 + 厚叶山矾 + 铁冬青群落、豺皮樟 + 米碎花 + 马缨丹 - 芒萁群落、杜鹃 + 檵木 + 石斑木群落、五节芒群落等。

滨海植被在大湾区内主要分布有两种：滨海沙生植被和滨海沼生植被。滨海沙生植被分布于香港、广东（深圳）、澳门，主要是海杜果、露兜树、草海桐、苦郎树、珊瑚菜、匐枝栓果菊、绢毛飘拂草、过江藤、厚藤等海岸植物。滨海沼生植被分布于东莞沿海地带，主要有芦苇群落、短叶茳芏群落等。

竹林在大湾区多数地区都有分布，多分布于山地疏林、沟谷及近山顶山坡位置，多由灌木型竹类组成，最常见的种类有篲竹、托竹、簝竹、箬叶竹、扫把竹、华箬竹、撑麻青竹、青皮竹、黄竹、箬竹、茶竿竹等。

红树林群落主要分布于香港、澳门、广东（深圳、珠海、江门）等沿海地区，主要种类有秋茄树、蜡烛果、海榄雌、老鼠簕、木榄、黄槿、银叶树、海漆、海桑、无瓣海桑、海杜果、卤蕨等。

人工植被在大湾区各地都有分布，有针叶林、阔叶林、经济林等。针叶林以马尾松林、杉木林、湿地松林为主，阔叶林多以桉树林、相思林为主，经济林以荔枝林、龙眼林、橡胶林居多。

三、药用植物的多样性与保护

药用植物是人类利用最早的资源植物之一，在保障人民身体健康方面发挥了不可替代的作用。英国皇家植物园——邱园发布的 *State of the World's Plants 2017* 中指出，全世界至少有 28 187 种植物被记录有药用价值。植物药是非洲、中美洲、南美洲和亚洲部分地区的主要医药来源。

大湾区内山脉、岛屿、河流众多，独特的自然环境为野生药用植物的生长提供了有利条件。据统计，鼎湖山、南昆山、罗浮山等地分布的野生药用植物种类都在 1000 种以上。大湾区分布的药用植物中，除鼎湖钓樟、华南胡椒、冷饭藤、毛蒟、小叶乌药、露兜草、岭南山竹子、粤东鱼藤、灰色紫金牛、含笑花等华南特有药用植物外，还有巴戟天、广陈皮、何首乌、沉香、化橘红、广佛手、砂仁、益智仁、广藿香、广东金钱草等道地药材的基原植物。但近年来野生药用植物资源过渡采挖现象严重，导致很多药用植物的野外生存受到严重威胁，药用植物多样性不断流失。

药用植物是中医药产业可持续发展的基础，我们必须要对其进行有效保护、合理利用。大湾区各地采取了就地保护、迁地保护、野外回归等措施来保护药用植物。在就地保护方面，建立了"自然保护区＋自然保护小区＋国家公园＋自然公园"的多层次植物保护体系。大湾区内建有与植物保护有关的国家级自然保护区 3 个、省级自然保护区 11 个及一些地市的小型自然保护区，此外香港还建有大埔滘自然护理区，澳门除在路环石排湾设保护小区外，还建有路氹城生态保护区，深圳还建有 3 个自然保护小区：梅林水库仙湖苏铁自然保护小区、梧桐山桫椤谷自然保护小区、塘朗山野生桫椤和仙湖苏铁自然保护小区。在迁地保护方面，深圳市中国科学院仙湖植物园、中国科学院华南植物园、广州中医药大学药用植物园分别收集保育了 1000 种左右的药用植物，深圳在羊台山还建立了桫椤迁地保护点，目前保存有从深圳受严重威胁地区迁移来的桫椤 300 多株。深圳建有国家苏铁种质资源保护中心、国家兰科植物种质资源保护中心，广州建有华南珍稀濒危植物研究保护中心，有效保存了珍稀濒危的药用植物种质资源。中国科学院华南植物园对伯乐树、报春苣苔等进行了野外回归及种群扩大的研究。此外，一些科研单位还开展了珍稀濒危药用植物的生态生物学特性、群体遗传学、繁殖生物学研究，以便更好地了解植物的致濒机制，提出更有效的保护策略。

2016 年 12 月 1 日广东省第十二届人民代表大会常务委员会第二十九次会议通过并公布了《广东省岭南中药材保护条例》，对化橘红、广陈皮、阳春砂、广藿香、巴戟天、沉香、广佛手、何首乌等八种中药材的种源、产地、种植的保护工作提出了明确要求。加强珍稀濒危药用植物种质资源的保护，合理开发药用植物资源，大力推进高价值药用植物的栽培繁殖和新优品种的人工选育，多管齐下才能保证药用植物资源的稳定和可持续利用。

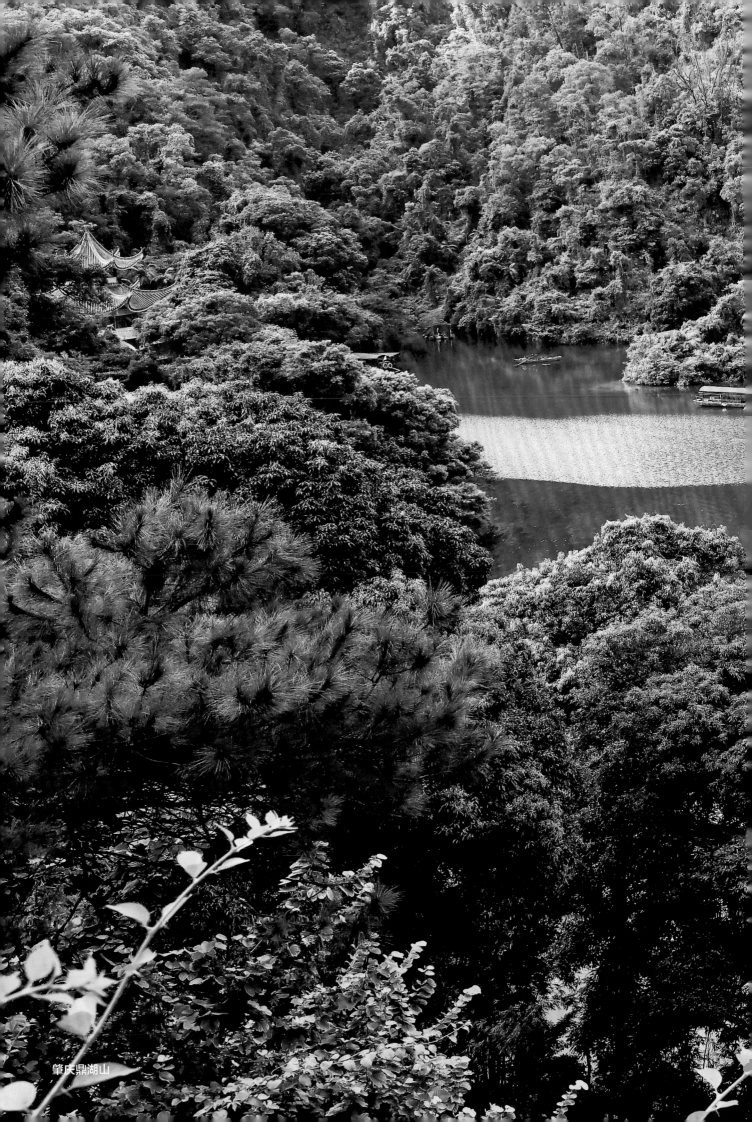

肇庆鼎湖山

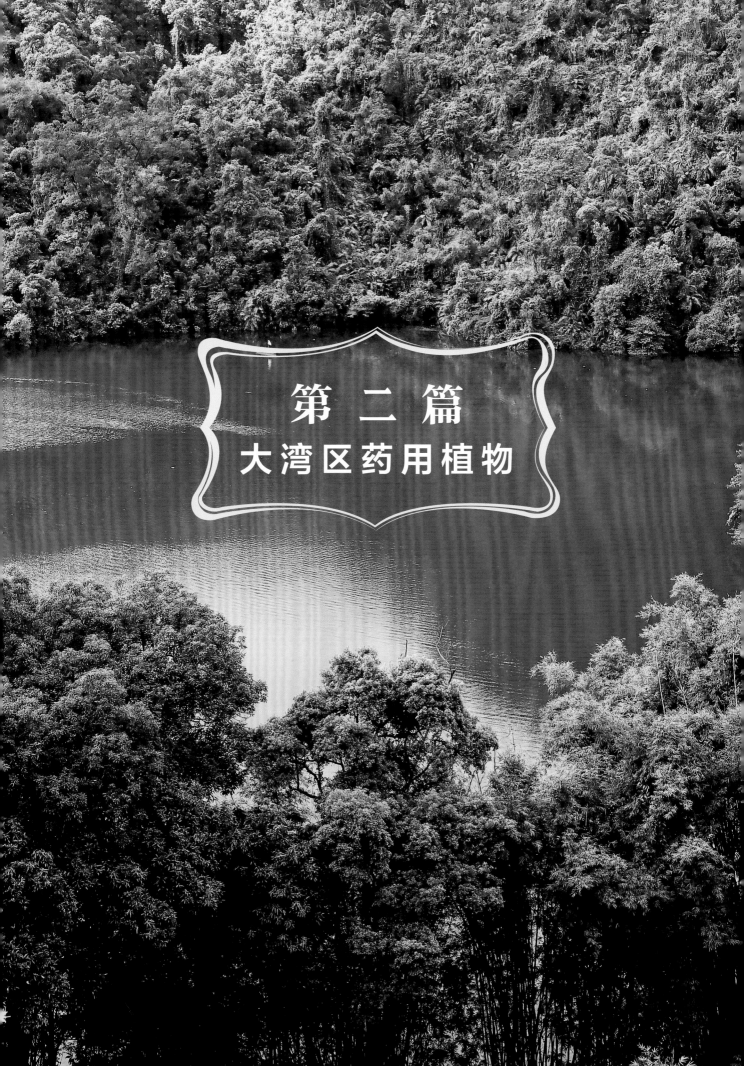

第二篇
大湾区药用植物

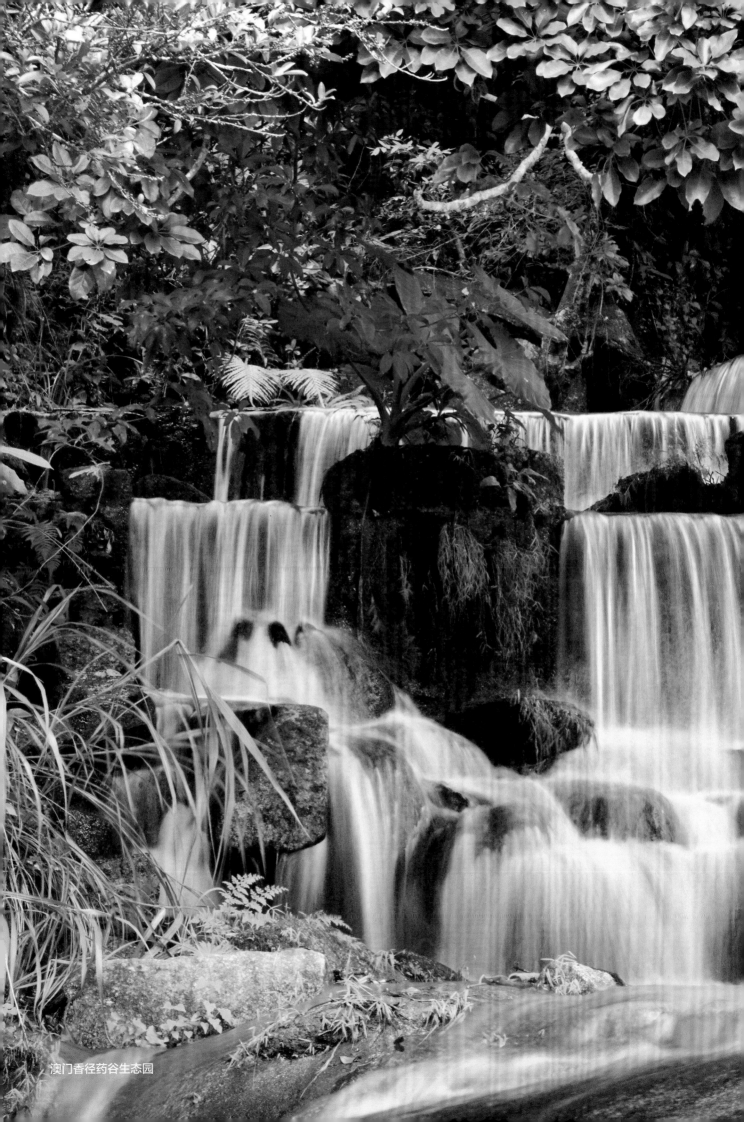

澳门香径药谷生态园

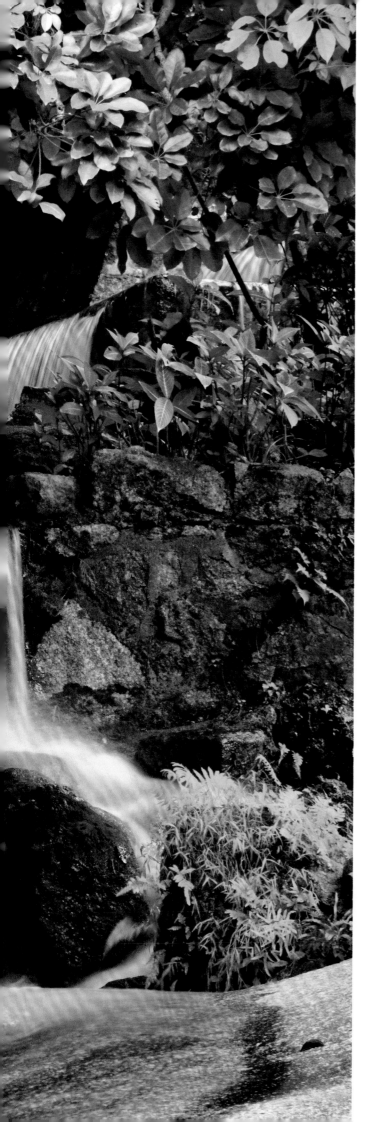

石松类和蕨类植物
LYCOPHYTES AND FERNS

裸子植物
GYMNOSPERMS

被子植物
ANGIOSPERMS

P1. 石松科 Lycopodiaceae

石松属 Lycopodium L.

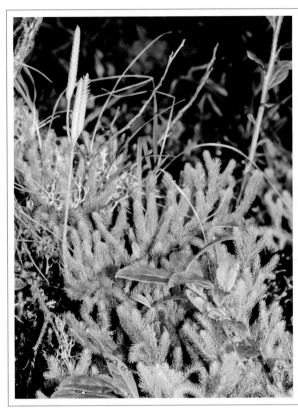

石松

石松　伸筋草
Lycopodium japonicum Thunb.

【分布】广州、肇庆；除华北、东北以外的其他地区；日本、缅甸、越南、老挝、柬埔寨，南亚。

【识别特征】多年生草本。匍匐茎细长横走，二至三回分叉，绿色，被稀疏的叶。侧枝直立，高达40cm，多回二叉分枝，稀疏，压扁状。叶螺旋状排列，密集，上斜；叶片披针形或线状披针形，长4~8mm，宽0.3~0.6mm，基部下延，先端渐尖，全缘。孢子囊穗4~8个集生于长达30cm的总柄上，直立，圆柱形，长2~8cm；孢子叶阔卵形，长2.5~3mm；孢子囊生于孢子叶腋，略外露，圆肾形，黄色。

【药用部位及功效】全草——祛风湿，通经络。

P3. 卷柏科 Selaginellaceae

卷柏属 Selaginella P. Beauv.

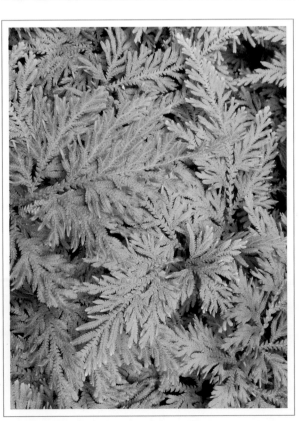

江南卷柏

江南卷柏　异叶卷柏、地柏枝
Selaginella moellendorffii Hieron.

【分布】广州、深圳、东莞；安徽、重庆、福建、甘肃、广东、广西、贵州、江苏、江西、陕西、四川、台湾、云南、浙江、河南、湖北、湖南；日本、菲律宾、越南。

【识别特征】土生或石生，植株高20~55cm。主茎直立，圆形或具棱，禾秆色。侧枝5~8对，二至三回羽状分枝，小枝较密，排列规则，末回分枝连叶宽2.5~4mm。叶交互排列，二型，表面光滑，边缘具白边；不分枝主茎上的叶排列较疏，一型，边缘有细齿。孢子囊穗四棱形，单生于小枝顶端；孢子叶卵状三角形，长约1.5mm；大孢子浅黄色，小孢子橘黄色。孢子期8~10月。

【药用部位及功效】全草——止血，清热，利湿。

翠云草 [*]　绿绒草、蓝地柏

Selaginella uncinata (Desv. ex Poir.) Spring

【分布】澳门、广东（广州、深圳、惠州、东莞、中山）；安徽、重庆、福建、贵州、广东、广西、湖北、湖南、江西、陕西、云南、四川、台湾、浙江。

【识别特征】土生。茎纤细，匍匐地面，长 30～60cm，节上生根。分枝向上伸展，其上互生羽状或叉状的小枝，末回小枝连叶宽 4～6mm。叶异形，排列在平面上，下表面深绿色，上表面带碧蓝色，卵状椭圆形，长 2～3mm，宽为长的 1/2～2/3，边缘透明，全缘。孢子叶穗紧密，近四棱形，单生于小枝末端；孢子叶一型，卵状三角形，边缘全缘，具白边；大孢子灰白色或暗褐色；小孢子淡黄色。

【药用部位及功效】全草——清热利湿，解毒，止血。

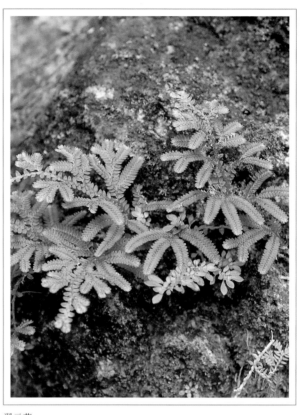

翠云草

P7. 合囊蕨科 Marattiaceae

莲座蕨属 Angiopteris Hoffm.

福建莲座蕨 [*]　观音座莲蕨、马蹄蕨

Angiopteris fokiensis Hieron.

【分布】香港、澳门、广东（广州、深圳、惠州、东莞、江门）；浙江、福建、湖南、湖北、江西、四川、云南、广东、广西、海南。

【识别特征】大型陆生蕨类植物，植株高达 1.5m 以上。根状茎直立，块状。叶柄粗壮，长约 50cm，粗 1～2.5cm；叶片宽卵形，长约 60cm；羽片 5～7 对，互生，长 50～60cm，宽 14～18cm，狭长圆形，下部小羽片较短，近基部的小羽片长仅 3cm 或过之，顶生小羽片分离，有柄，与下面的同形，叶缘全部具有规则的浅三角形锯齿；叶上表面绿色，下表面淡绿色，两面光滑；叶轴干后淡褐色。孢子囊群棕色，长圆形，长约 1mm，距叶缘 0.5～1mm，由 8～10 个孢子囊组成。

【药用部位及功效】根茎——清热凉血，祛瘀止血，镇痛安神。

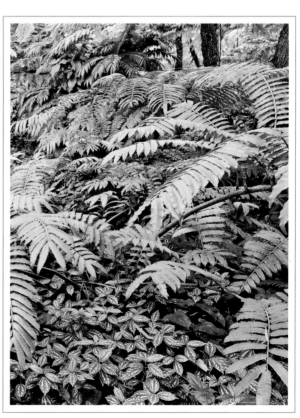

福建莲座蕨

P8. 紫萁科 Osmundaceae

紫萁属 Osmunda L.

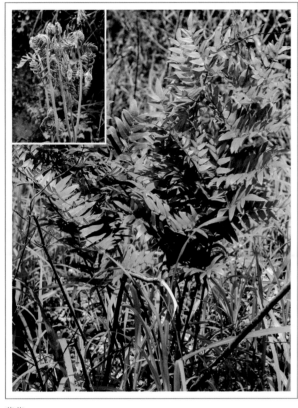

紫萁

紫萁
Osmunda japonica Thunb.

【分布】香港、广东（广州、深圳、东莞）；甘肃、广东、广西、陕西、山东、江苏、安徽、浙江、江西、福建、台湾、河南、湖北、湖南、重庆、贵州、四川、云南、西藏；不丹、印度、日本、韩国、缅甸、巴基斯坦、俄罗斯、泰国、越南、克什米尔地区。

【识别特征】多年生草本，植株高50～80cm。根状茎短粗，或成短树干状而稍弯。叶簇生，直立；叶柄长20～30cm，禾秆色；叶片三角广卵形，长30～50cm，宽25～40cm，顶部一回羽状，其下为二回羽状；羽片3～5对，对生；小羽片5～9对，对生或近对生，边缘有细锯齿；叶脉两面明显，二回分歧，小脉平行，达于锯齿。孢子叶与营养叶等高，或稍高，羽片和小羽片均短缩，小羽片变成线形，长1.5～2cm，沿中肋两侧背面密生孢子囊。

【药用部位及功效】根茎、叶柄残基——清热解毒，祛瘀止血，杀虫。

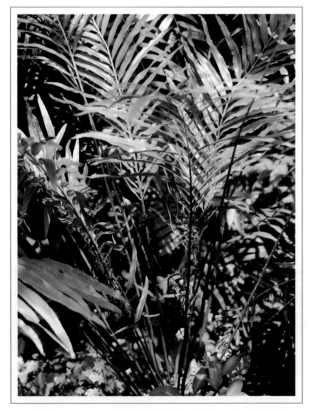

华南紫萁

华南紫萁
Osmunda vachellii Hook.

【分布】香港、澳门、广东（广州、深圳、东莞、肇庆、中山）；重庆、福建、贵州、湖南、江西、四川、云南、浙江、广东、广西、海南；印度、缅甸、泰国、越南。

【识别特征】陆生蕨类，植株高可达1m。根状茎直立，粗厚，成圆柱状的主轴。叶簇生于顶部；叶柄长20～40cm，粗逾5mm，棕禾秆色，略有光泽，坚硬；叶片长圆形，长40～90cm，宽20～30cm，一型，但羽片为二型，一回羽状；羽片15～20对，近对生，斜向上，相距2cm，有短柄，以关节着生于叶轴上；顶生小羽片有柄，全缘；下部数对羽片能育，生孢子囊。孢子囊穗圆形，深棕色。

【药用部位及功效】根茎、叶柄残基——清热解毒，祛湿舒筋，驱虫。

P12. 里白科 Gleicheniaceae

芒萁属 Dicranopteris Bernh.

芒萁　山蕨、狼萁、蓢萁
Dicranopteris pedata (Houtt.) Nakaike

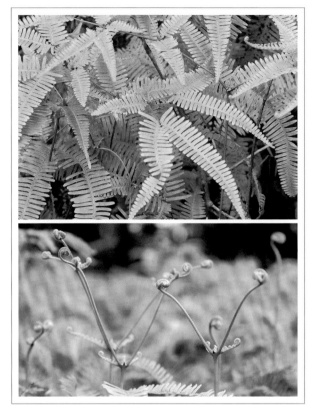

【分布】香港、澳门、广东（广州、深圳、惠州、东莞、肇庆、中山）；江苏、浙江、江西、安徽、山西、湖北、湖南、贵州、四川、甘肃、福建、台湾、云南、广东、广西、海南；印度、印度尼西亚、日本、马来西亚、尼泊尔、新加坡、斯里兰卡、泰国、越南、澳大利亚。

【识别特征】多年生常绿蕨类，植株高 45～90cm。根状茎横走，粗约 2mm，密被暗锈色长毛。叶远生；叶柄长 24～56cm；叶轴一至二回二叉分枝，一回羽轴长约 9cm，二回羽轴长 3～5cm；腋芽小，密被锈黄色毛；各回分叉处两侧均各有一对托叶状的羽片，末回羽片长 16～23.5cm，宽 4～5.5cm，披针形或宽披针形；侧脉两面隆起，明显，斜展，小脉直达叶缘。孢子囊群圆形，1 列，着生于基部上侧或上下两侧小脉的弯弓处，由 5～8 个孢子囊组成。

【药用部位及功效】幼叶——化瘀止血，清热利水，解毒消肿；根茎——清热利湿，化瘀止血，止咳。

芒萁

P13. 海金沙科 Lygodiaceae

海金沙属 Lygodium Sw.

海金沙　铁线藤、罗网藤、金沙藤
Lygodium japonicum (Thunb.) Sw.

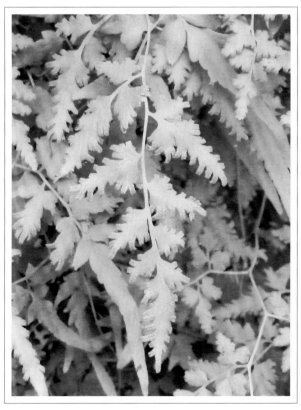

【分布】澳门、广东（广州、深圳、惠州、东莞、江门、肇庆、中山）；安徽、甘肃、江苏、江西、浙江、福建、陕西、上海、台湾、河南、湖北、湖南、广东、广西、海南、重庆、贵州、四川、云南、西藏；不丹、印度、印度尼西亚、日本、韩国、尼泊尔、菲律宾、斯里兰卡、克什米尔地区、澳大利亚热带地区、北美洲。

【识别特征】植株攀援状，长 1～4m。叶轴细长；叶略呈二型；不育羽片三角形，长宽均 10～12cm，一回小羽片 2～4 对，卵圆形，二回小羽片 2～3 对，三角状卵形，掌状 3 裂，末回裂片短阔，边缘有不规则的浅圆锯齿；能育羽片三角状卵形，长宽约相等，为 10～20cm，一回小羽片 4～5 对，椭圆披针形，二回小羽片 3～4 对，三角状卵形，羽状深裂。孢子囊穗排列稀疏，暗褐色，长 2～4mm。

【药用部位及功效】地上部分——清热解毒，利水通淋，活血通络；孢子——利水通淋，清热解毒。

海金沙

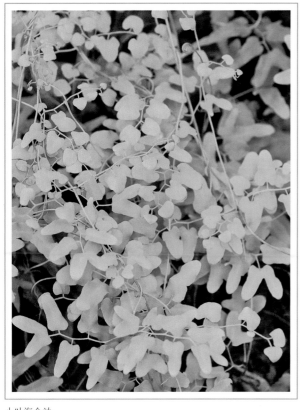

小叶海金沙

小叶海金沙　石韦藤
Lygodium microphyllum (Cav.) R. Br.

【分布】澳门、广东（广州、深圳、惠州、东莞）；福建、台湾、云南、广东、广西、海南；印度、印度尼西亚、马来西亚、缅甸、尼泊尔、菲律宾、澳大利亚、南太平洋群岛，非洲、北美洲。

【识别特征】植株攀援状，高达 5～7m。叶轴纤细如铜丝，二回羽状，羽片多数；不育羽片生于叶轴下部，长圆形，长 7～8cm，宽 4～7cm，柄长 1～1.2cm，顶生小羽片有时二叉，小羽片 4 对，互生，各片相距约 8mm，卵状三角形、阔披针形或长长圆形，边缘有钝齿，或齿不明显，叶干后暗黄绿色，两面光滑；能育羽片长圆形，长 8～10cm，宽 4～6cm，通常奇数，小羽片 9～11，互生。孢子囊穗排列于叶缘，到达先端，5～8 对，线形，黄褐色，光滑。

【药用部位及功效】全草及孢子——清热利湿，舒筋活络，止血。

P22. 金毛狗蕨科 Cibotiaceae

金毛狗蕨属 Cibotium Kaulf.

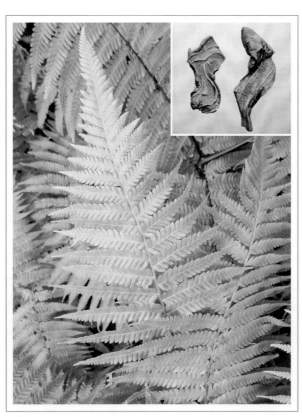

金毛狗蕨

金毛狗蕨　鲸口蕨、黄狗头
Cibotium barometz (L.) J. Sm.

【国家重点保护等级】Ⅱ级

【分布】澳门、广东（广州、深圳、惠州、东莞、江门、肇庆、佛山）；湖南、江西、浙江、福建、台湾、广东、广西、海南、重庆、贵州、四川、云南、西藏；印度、印度尼西亚、日本、马来西亚、缅甸、泰国、越南。

【识别特征】多年生树状蕨类，植株高 2～3m。根茎粗大，顶端连同叶柄基部密生金黄色长柔毛。叶丛生；叶柄粗壮，长约 120cm；叶片革质，阔卵状三角形，长达 2m，三回羽裂；羽片互生，末回裂片镰状披针形，长 1～1.4cm，宽约 3mm，边缘有浅锯齿。孢子囊群生于裂片侧脉顶端，每裂片有 1～5 对；囊群盖 2 瓣，成熟时张开如蚌壳状。

【药用部位及功效】根茎——强腰膝，祛风湿，利关节。

P25. 桫椤科 Cyatheaceae

桫椤属 Alsophila R. Br.

桫椤 刺桫椤、蕨树
Alsophila spinulosa (Wall. ex Hook.) R. M. Tryon

【国家重点保护等级】Ⅱ级

【IUCN 濒危等级】NT

【分布】澳门、广东（广州、深圳、惠州、东莞、肇庆、佛山）；福建、江西、台湾、广东、广西、海南、重庆、贵州、四川、云南、西藏；孟加拉国、印度、印度尼西亚、日本、斯里兰卡、泰国、缅甸、不丹、尼泊尔。

【识别特征】多年生木本，植株高可达6m，直径10～20cm，上部有残存的叶柄，向下密被交织的不定根。叶螺旋状排列于茎顶端；叶柄长30～50cm，通常棕色，连同叶轴和羽轴有刺状突起；叶片长矩圆形，长1～2m，宽0.4～1.5m，三回羽状深裂；羽片17～20对，互生，基部一对缩短。孢子囊群生于侧脉分叉处，靠近中脉；囊群盖球形，薄膜质，外侧开裂，易破，成熟时反折覆盖于主脉上面。

【药用部位及功效】茎——祛风除湿，活血通络，止咳平喘，清热解毒，杀虫。

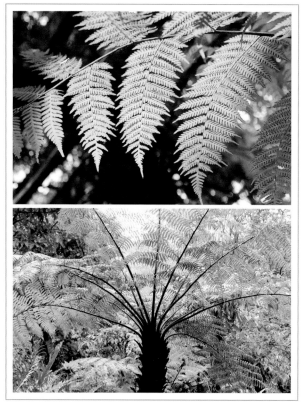
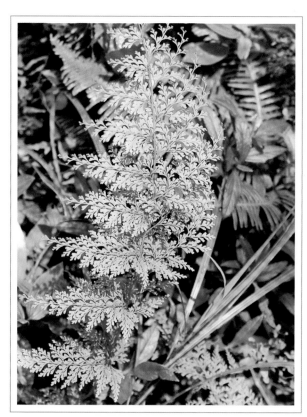

桫椤

P29. 鳞始蕨科 Lindsaeaceae

乌蕨属 Odontosoria Fée

乌蕨 乌韭、大叶金花草
Odontosoria chinensis (L.) J. Sm.

【分布】澳门、广东（广州、深圳、惠州、东莞、江门）；安徽、福建、贵州、湖北、湖南、江西、四川、台湾、西藏、云南、浙江、广东、广西、海南；孟加拉国、不丹、印度、日本、朝鲜半岛、马来西亚、缅甸、尼泊尔、菲律宾、斯里兰卡、泰国、越南、马达加斯加、太平洋群岛。

【识别特征】多年生常绿蕨类，植株高达65cm。根状茎短而横走，粗壮，密被赤褐色的钻状鳞片。叶近生；叶柄长达25cm，禾秆色，有光泽；叶片披针形，长20～40cm，宽5～12cm，四回羽状；羽片15～20对，互生，有短柄，卵状披针形，长5～10cm，宽2～5cm；小羽片再分裂成短而同形的裂片；叶脉在上表面不明显，下表面明显，在小裂片上为二叉分枝；叶干后棕褐色。孢子囊群边缘着生，每裂片上1或2；囊群盖灰棕色，革质，半杯形。

【药用部位及功效】全草或根茎——清热解毒，利湿，止血。

乌蕨

P30. 凤尾蕨科 Pteridaceae

铁线蕨属 Adiantum L.

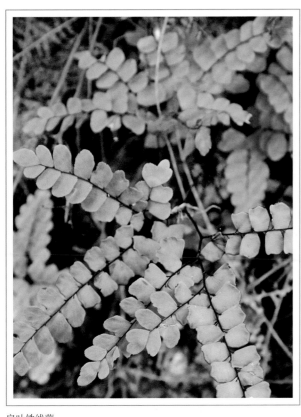

扇叶铁线蕨

扇叶铁线蕨　过坛龙、铁线蕨
Adiantum flabellulatum L.

【分布】香港、澳门、广东（广州、深圳、惠州、东莞、江门、肇庆）；安徽、福建、贵州、湖南、江西、四川、台湾、云南、浙江、广东、广西、海南；印度、印度尼西亚、日本、马来西亚、缅甸、菲律宾、斯里兰卡、泰国、越南。

【识别特征】多年生常绿蕨类，植株高 20~45cm。根状茎短，密被棕色、有光泽的钻状披针形鳞片。叶簇生；叶柄长 10~30cm；叶片扇形，长 10~25cm，二至三回不对称的二叉分枝，通常中央的羽片较长，奇数一回羽状；小羽片 8~15 对，互生，平展；叶脉多回二歧分叉，直达边缘，两面均明显；叶干后近革质，绿色或褐色。孢子囊群每羽片 2~5，横生于裂片上缘和外缘；囊群盖半圆形或长圆形，革质，褐黑色，宿存。

【药用部位及功效】全草或根茎——清热利湿，解毒散结。

凤尾蕨属 Pteris L.

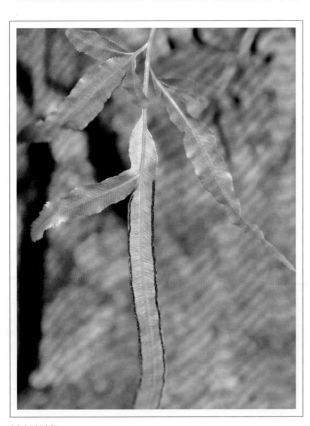

剑叶凤尾蕨

剑叶凤尾蕨　三叉草
Pteris ensiformis Burm. f.

【分布】澳门、广东（广州、深圳、惠州、东莞、江门）；浙江、江西、福建、台湾、贵州、四川、重庆、云南、广东、广西、海南；日本、不丹、尼泊尔、越南、老挝、柬埔寨、缅甸、印度北部、斯里兰卡、马来西亚、澳大利亚、太平洋群岛。

【识别特征】多年生常绿蕨类，植株高 30~50cm。根状茎短，斜升或横走，疏生披针形鳞片。叶二型，簇生；营养叶柄长 8~10cm，禾秆色；叶片长圆状卵形或卵形，长 10~25cm，宽 4~15cm，先端尾状，单数二回羽状；羽片 2~5 对，二回羽片边缘有小锯齿。孢子叶柄长 9~15cm，叶片与营养叶相似而较大；孢子囊群线形，生于羽片边缘；囊群盖线形，膜质，灰白色。

【药用部位及功效】根茎或全草——清热利湿，凉血止血，解毒消肿。

半边旗
Pteris semipinnata L.

【分布】澳门、广东（广州、深圳、惠州、东莞、江门）；台湾、福建、江西、广东、广西、湖南、贵州、四川、云南；日本、菲律宾、尼泊尔、不丹、印度尼西亚、越南、老挝、泰国、缅甸、马来西亚、斯里兰卡、印度。

【识别特征】陆生多年生蕨类，植株高35～80cm。根状茎长而横走，粗1～1.5cm，先端及叶柄基部被褐色鳞片。叶簇生，近一型；叶柄长15～55cm，连同叶轴均为栗红色，有光泽；叶片长圆披针形，长15～40cm，宽6～15cm，二回半边深裂；顶生羽片阔披针形至长三角形，长10～18cm，先端尾状，深羽裂几达叶轴，裂片6～12对，对生；侧生羽片4～7对，对生或近对生，半三角形而略呈镰刀状，长5～10cm，基部偏斜，两侧极不对称。孢子囊群线形，连续排列于叶缘；囊群盖线形，膜质，黄棕色。

【药用部位及功效】全草或根茎——清热利湿，凉血止血，解毒消肿。

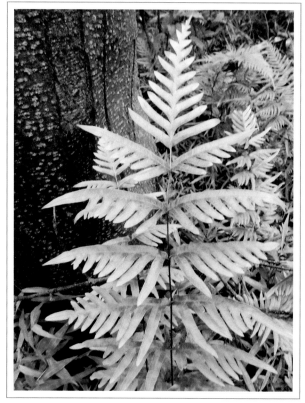

半边旗

蜈蚣草
Pteris vittata L.

【分布】香港、澳门、广东（广州、深圳、东莞、中山）；安徽、福建、甘肃、广东、广西、贵州、江西、陕西、四川、台湾、西藏、云南、浙江、河南、湖北、湖南；旧大陆的热带、亚热带地区。

【识别特征】陆生中型蕨类，植株高30～100cm。根状茎短粗，密被蓬松的黄褐色鳞片。叶簇生；叶柄长10～30cm，深禾秆色至浅褐色；叶片倒披针状长圆形，长20～90cm，宽5～25cm，一回羽状；顶生羽片与侧生羽片同形，侧生羽片多数，互生或近对生，向下羽片逐渐缩短，基部羽片仅为耳形；不育叶的边缘有均匀的密锯齿。在成熟的植株上除下部缩短的羽片不育外，几乎全部羽片均能育。孢子囊群线形，沿叶缘连续延伸，仅先端不育；囊群盖线形，灰棕色或棕色，膜质，宿存。

【药用部位及功效】全草或根茎——祛风除湿，舒筋活络，解毒杀虫。

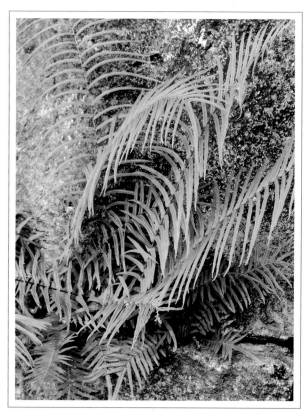

蜈蚣草

P40. 乌毛蕨科 Blechnaceae

乌毛蕨属 Blechnum L.

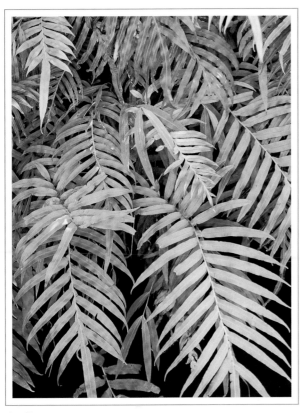

乌毛蕨

乌毛蕨　龙船蕨、东方乌毛蕨
Blechnum orientale L.

【分布】澳门、广东（广州、深圳、惠州、东莞）；浙江、江西、福建、台湾、湖南、广东、广西、海南、重庆、贵州、四川、云南、西藏；日本、澳大利亚、太平洋群岛，热带亚洲。

【识别特征】陆生蕨类，植株高 0.5～2m。根状茎直立，粗短，黑褐色，先端及叶柄下部密被鳞片；鳞片狭披针形，长约 1cm。叶簇生；叶柄长 3～80cm；叶片卵状披针形，长达 1m，宽 20～60cm，一回羽状；羽片多数，二型，互生，下部羽片不育，长仅数毫米，向上羽片突然伸长，能育，中上部羽片最长，线形或线状披针形，长 10～30cm，上部羽片向上渐短，基部与叶轴合生并沿叶轴下延；叶近革质，干后棕色。孢子囊群线形，连续，紧靠主脉两侧，与主脉平行；囊群盖线形，开向主脉，宿存。

【药用部位及功效】根茎——清热解毒，活血止血，驱虫。

苏铁蕨属 Brainea J. Sm.

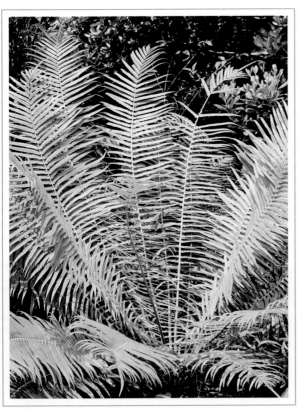

苏铁蕨

苏铁蕨
Brainea insignis (Hook.) J. Sm.

【国家重点保护等级】II 级

【IUCN 濒危等级】VU

【分布】香港、澳门、广东（广州、深圳、东莞、珠海）；福建、贵州、台湾、云南、广东、广西、海南；热带亚洲。

【识别特征】陆生大型草本，植株高可达 1.5m。根状茎短而粗壮，木质，主轴直立或斜升。叶簇生于主轴的顶部，略呈二型；叶柄长 10～30cm，粗 3～6mm，棕禾秆色；叶片椭圆状披针形，长 50～100cm，一回羽状；羽片 30～50 对，对生或互生，线状披针形至狭披针形，先端长渐尖，基部为不对称心形，近无柄，边缘有细密的锯齿，下部羽片略缩短，中部羽片最长，可达 15cm；能育叶与不育叶同形，仅羽片较短较狭，彼此较疏离；叶脉两面均明显。孢子囊群沿主脉两侧的小脉着生，成熟时逐渐满布于主脉两侧，最终满布能育羽片的背面。

【药用部位及功效】根茎——清热解毒，活血止血，驱虫。

P42. 金星蕨科 Thelypteridaceae

毛蕨属 Cyclosorus Link

华南毛蕨 　金星草
Cyclosorus parasiticus (L.) Farw.

【分布】香港、澳门、广东（广州、深圳、东莞）；重庆、福建、贵州、湖南、江西、四川、台湾、云南、浙江、广东、广西、海南；印度、印度尼西亚、日本、朝鲜、韩国、老挝、缅甸、尼泊尔、菲律宾、斯里兰卡、泰国、越南。

【识别特征】中型常绿草本，植株高达 70cm。根状茎短，匍匐或近直立，连同叶柄基部有深棕色披针形鳞片。叶柄簇生，长 15～30cm；叶片椭圆状披针形，长 30～50cm，宽 16～19cm，二回羽裂；羽片 14～18 对，互生，全缘；叶干后灰绿色，两面均被毛，下表面于小脉上有橙黄色腺体。孢子囊群圆形，每裂片 3～4 对，着生于小脉中部；囊群盖小，肾形，棕色，上面密生柔毛，宿存。

【药用部位及功效】全草——祛风除湿。

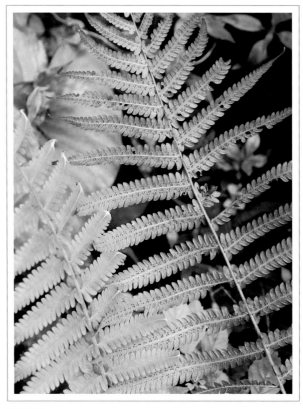

华南毛蕨

P46. 肾蕨科 Nephrolepidaceae

肾蕨属 Nephrolepis Schott

肾蕨 　圆羊齿
Nephrolepis cordifolia (L.) C. Presl

【分布】澳门、广东（广州、深圳、惠州、东莞、江门）；福建、贵州、湖南、台湾、西藏、云南、浙江、广东、广西、海南；不丹、印度尼西亚、日本、韩国、老挝、马来西亚、缅甸、尼泊尔、巴基斯坦、菲律宾、新加坡、斯里兰卡、泰国、越南、澳大利亚、太平洋群岛、非洲、亚洲、美洲。

【识别特征】草本，植株高 30～80cm。根状茎直立，被蓬松的淡棕色鳞片，下部有粗铁丝状的匍匐茎向四周伸展；匍匐茎棕褐色，有纤细的褐棕色须根，其上生有近圆形的肉质块茎，直径 1～1.5cm。叶簇生；叶柄长 6～11cm；叶片线状披针形或狭披针形，长 30～70cm，宽 3～5cm，一回羽状；羽片 45～120 对，互生。孢子囊群成一行，位于主脉两侧，肾形，长约 1.5mm；囊群盖肾形，褐棕色。

【药用部位及功效】根茎或全草——清热利湿，通淋，止咳，解毒，消肿。

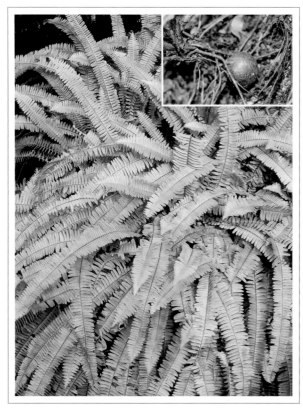

肾蕨

P51. 水龙骨科 Polypodiaceae

连珠蕨属 Aglaomorpha Schott

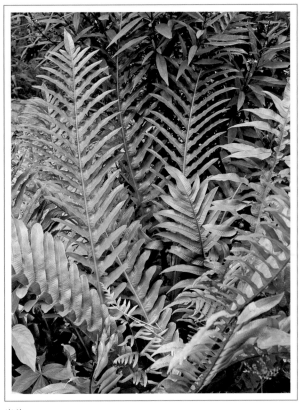

崖姜

崖姜
Aglaomorpha coronans (Wall. ex Mett.) Copel.

【分布】香港、澳门、广东（广州、深圳、东莞、江门）；福建、贵州、台湾、西藏、云南、广东、广西、海南；印度、日本、老挝、马来西亚、缅甸、尼泊尔、泰国、越南。

【识别特征】大型附生蕨类。根状茎横卧，粗大，密被蓬松的鳞片，盘结成大的垫状物，由此生出一丛无柄而略开展的叶，形成一个圆而中空的高冠，形体极似巢蕨。叶一型；叶片长圆状倒披针形，长 80～120cm，中部宽 20～30cm，向下渐变狭，基部以上叶片为羽状深裂；叶脉粗而明显。孢子囊群位于小脉交叉处，每一网眼内有 1 个孢子囊群，在主脉与叶缘间排成一长列，成熟后常汇合成一连贯的囊群线。

【药用部位及功效】根茎——补肾强骨，活血止痛。

伏石蕨属 Lemmaphyllum C. Presl

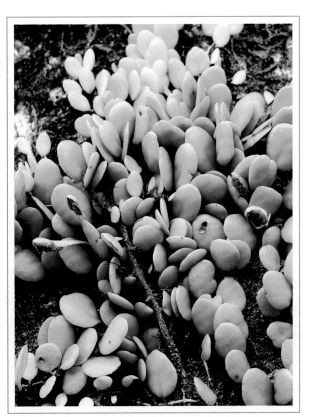

伏石蕨

伏石蕨
Lemmaphyllum microphyllum C. Presl

【分布】香港、澳门、广东（广州、深圳、惠州、东莞、江门、肇庆）；安徽、福建、贵州、湖北、江西、台湾、云南、浙江、广东、广西、海南；印度、日本、韩国、越南。

【识别特征】小型附生蕨类。根状茎细长，横走，淡绿色，疏生鳞片。叶二型；叶柄以关节与根状茎相连；不育叶近无柄，或有 2～4mm 的短柄，倒卵形或椭圆形，长 1.6～2.5cm，宽 1.2～1.5cm，全缘，近肉质；能育叶舌状或狭披针形，长 3.5～6cm，宽约 4mm，干后边缘反卷，柄长 3～8mm；叶脉网状，主脉不明显，内藏小脉朝向主脉。孢子囊群线形，位于主脉与叶缘之间，幼时被隔丝覆盖。

【药用部位及功效】全草——清肺止咳，凉血止血，清热解毒。

石韦属 **Pyrrosia** Mirb.

贴生石韦
Pyrrosia adnascens (Sw.) Ching

【分布】香港、澳门、广东（惠州）；福建、台湾、云南、广东、广西、海南；柬埔寨、印度、尼泊尔、泰国、越南。

【识别特征】小型附生草本，高5～12cm。根状茎细长，附生于树干和岩石上，密生鳞片。叶二型，以关节与根状茎相连；不育叶柄长1～1.5cm，淡黄色，关节连接处被鳞片，向上被星状毛，叶片倒卵状椭圆形或椭圆形，长2～4cm，宽8～10mm，上表面疏被星状毛，下表面密被星状毛，干后厚革质，黄色；能育叶条状至狭披针形，长8～15cm，宽5～8mm，全缘，主脉在下表面隆起，小脉网状，网眼内有单一内藏小脉。孢子囊群着生于内藏小脉顶端，聚生于能育叶片中部以上，幼时被星状毛覆盖，淡棕色，成熟后砖红色。

【药用部位及功效】全草——清热利水，散结解毒。

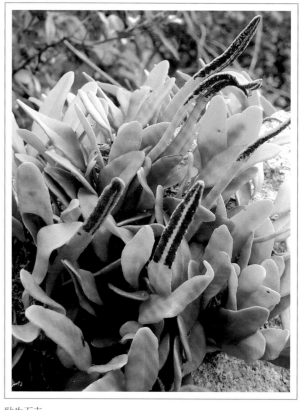

贴生石韦

石韦
Pyrrosia lingua (Thunb.) Farw.

【分布】香港、澳门、广东（广州、深圳、惠州、东莞、江门、肇庆、中山）；安徽、福建、甘肃、贵州、湖南、江苏、江西、辽宁、四川、台湾、云南、浙江、广东、广西、海南；印度、日本、朝鲜、韩国、缅甸、越南。

【识别特征】中型附生草本，高10～30cm。根茎长而横走，密被鳞片。叶近二型；叶柄与叶片大小和长短变化很大，能育叶远比不育叶高而较狭窄，叶片略比叶柄长；不育叶片近长圆形或长圆状披针形，宽1.5～5cm，长10～20cm，全缘，干后革质，上表面灰绿色，近光滑无毛，下表面淡棕色或砖红色，被星状毛。孢子囊群近椭圆形，在侧脉间整齐成多行排列，布满整个叶片背面，或聚生于叶片上半部，幼时为星状毛覆盖，淡棕色，成熟后呈砖红色。

【药用部位及功效】叶——利水通淋，清肺化痰，凉血止血。

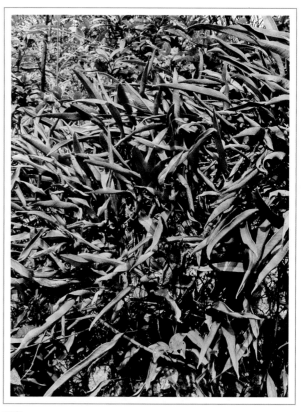

石韦

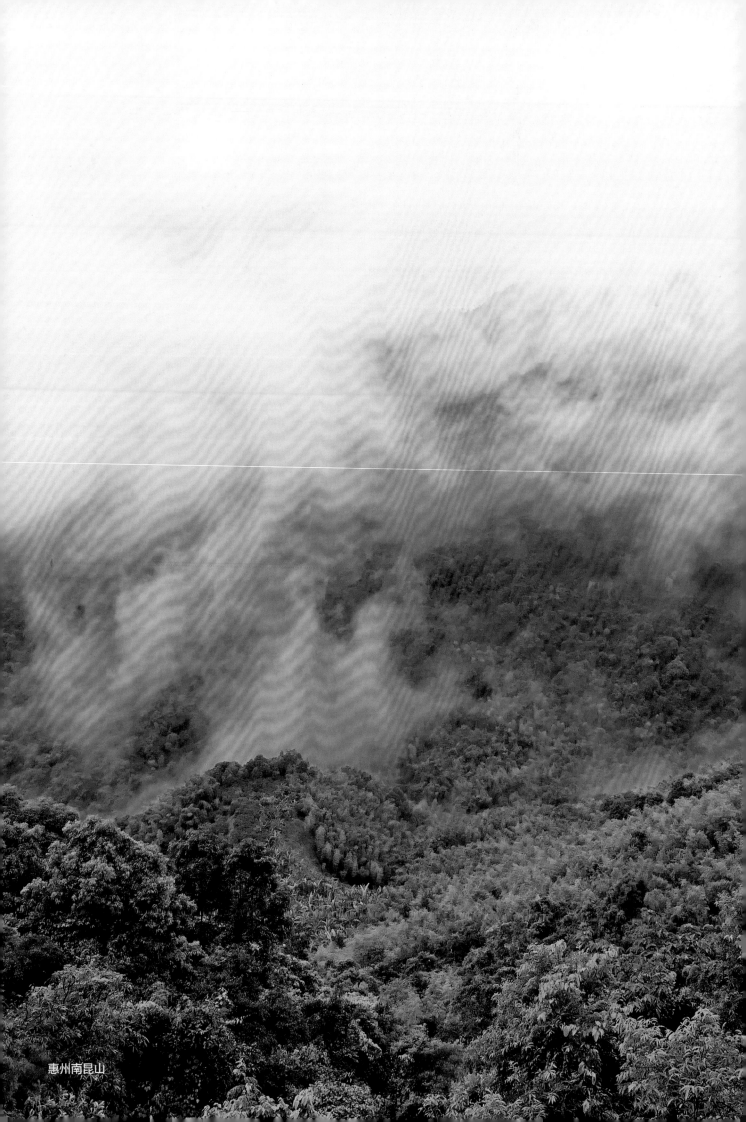
惠州南昆山

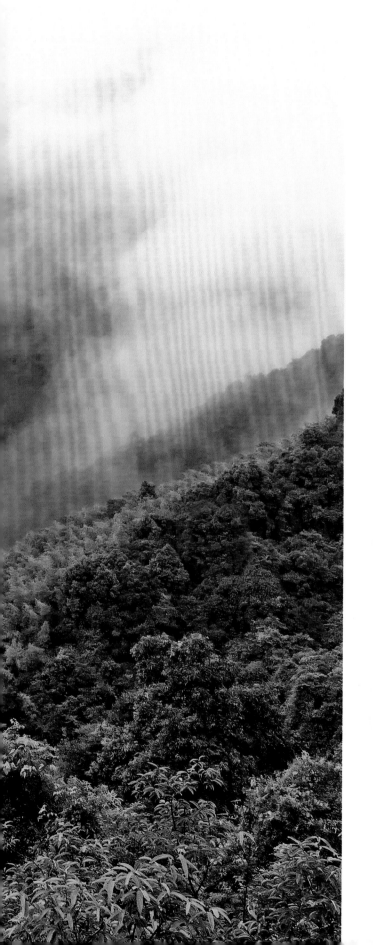

石松类和蕨类植物
LYCOPHYTES AND FERNS

裸子植物
GYMNOSPERMS

被子植物
ANGIOSPERMS

G1. 苏铁科 Cycadaceae

苏铁属 Cycas L.

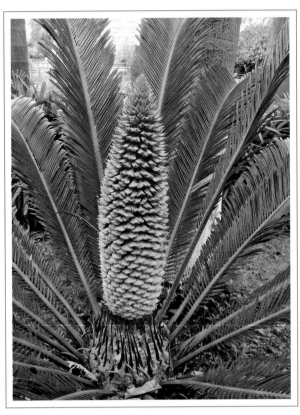

苏铁

苏铁　凤尾蕉、番蕉、铁树
Cycas revoluta Thunb.

【国家重点保护等级】Ⅰ级

【IUCN 濒危等级】LC

【分布】香港、澳门、广东（广州、深圳、惠州、东莞、江门、肇庆、佛山）栽培；福建，我国广泛栽培；日本；世界各地有栽培。

【识别特征】常绿棕榈状乔木。树干圆柱形，粗糙，不分枝，密被宿存的叶基和叶痕。大型羽状叶，浓绿亮泽，螺旋状排列，聚生于茎顶，基部两侧有刺；小叶片约 100 对，条形，边缘向下反卷。雌雄异株；雄球花金黄色宝塔形，生有多数鳞片状小孢子叶，每个小孢子叶下部着生许多花粉囊；雌球花圆球形，由多数掌状深裂呈扇形的大孢子叶覆瓦状紧密排列而成，表面密生黄褐色绒毛，上部羽状分裂，下部柄状。种子核果状，位于大孢子叶叶柄两侧，卵球形，橘红色，被灰黄色绒毛。花期 4～5 月，果期 9～10 月。

【药用部位及功效】根——祛风通络，活血止血（有小毒）；种子——平肝息风，止咳祛痰，收敛固涩（有毒）。

G3. 银杏科 Ginkgoaceae

银杏属 Ginkgo L.

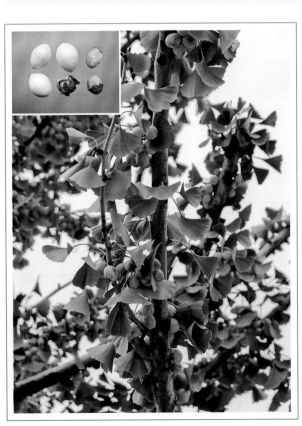

银杏

银杏*　公孙树、白果树
Ginkgo biloba L.

【国家重点保护等级】Ⅰ级

【IUCN 濒危等级】EN

【分布】香港、澳门、广东（广州、深圳、惠州、肇庆、佛山）有栽培；可能原产天目山，我国广泛栽培。

【识别特征】落叶乔木。长枝横生或下垂，短枝顶端有数片叶簇生。叶片扇形，长 3～7cm，宽 6～9cm，边缘有波状圆齿，先端 2 裂，2 叉脉序。花单性异株。种子核果状；外种皮肉质，有白粉，熟时淡黄色或橙黄色；中种皮骨质，白色，具 2～3 棱；内种皮膜质，胚乳丰富。花期 4～5 月，果期 9～10 月。

【药用部位及功效】种子——敛肺定喘，止带缩尿；叶——活血养心，敛肺涩肠。

G5. 买麻藤科 Gnetaceae

买麻藤属 Gnetum L.

买麻藤　倪藤、木花生
Gnetum montanum Markgr.

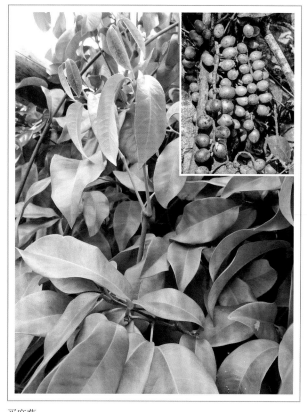

买麻藤

【分布】深圳、江门、肇庆；云南、广东、广西、海南；
不丹、印度、老挝、缅甸、泰国、越南。

【识别特征】缠绕大藤本，高达 10m 以上。小枝圆或扁圆，
光滑，稀具细纵皱纹。叶柄长 8～15mm；叶片大小多变，
通常呈矩圆形，稀矩圆状披针形或椭圆形，革质或半革
质，长 10～25cm，宽 4～11cm；侧脉 8～13 对。雄球花
序一至二回三出分枝，排列疏松；雌球花序侧生老枝上，
单生或数序丛生，雌球花穗熟时长约 10cm。种子矩圆状
卵圆形或矩圆形，直径 1～1.2cm，具短柄，熟时黄褐色或
红褐色。花期 6～7 月，果期 8～10 月。

【药用部位及功效】茎叶——祛风除湿，散瘀止痛。

G9. 罗汉松科 Podocarpaceae

竹柏属 Nageia Gaertn.

竹柏　船家树、铁甲树
Nageia nagi (Thunb.) Kuntze

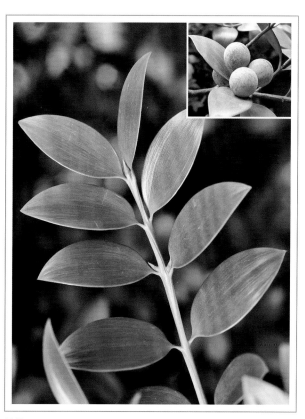

竹柏

【分布】香港、澳门、广东（广州、深圳、惠州、肇庆）；
福建、湖南、江西、四川、台湾、浙江、广东、广西、海
南；日本。

【识别特征】乔木，高达 20m。树冠广圆锥形。叶对生；
叶片革质，长卵形、卵状披针形或披针状椭圆形，有多数
并列的细脉，无中脉，长 3.5～9cm，宽 1.5～2.5cm，上表
面深绿色，有光泽，下表面浅绿色。雄球花穗状圆柱形，
单生于叶腋；雌球花单生于叶腋，基部有数枚苞片。种子
圆球形，径 1.2～1.5cm，熟时假种皮暗紫色，有白粉；骨
质外种皮黄褐色，顶端圆，基部尖，其上密被细小的凹
点；内种皮膜质。花期 3～4 月，果期 10 月。

【药用部位及功效】叶——止血，接骨；根或树皮——祛
风除湿。

罗汉松属 Podocarpus L'Hér. ex Pers.

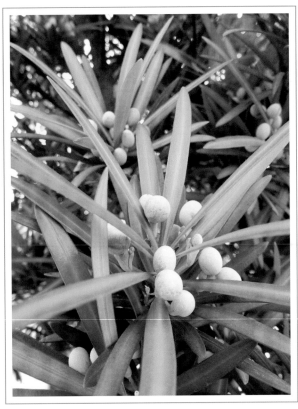

罗汉松

罗汉松　罗汉杉、土杉
Podocarpus macrophyllus (Thunb.) Sweet

【IUCN 濒危等级】VU

【分布】香港、澳门、广东（广州、深圳、肇庆）；安徽、福建、广东、广西、贵州、湖北、湖南、江苏、江西、四川、台湾、云南、浙江、陕西；日本、缅甸。

【识别特征】乔木，高达 20m。树皮灰色或灰褐色，成薄片状脱落。枝开展或斜展，较密。叶螺旋状着生；叶片条状披针形，长 7～12cm，宽 7～10mm，先端尖，上表面深绿色，有光泽，下表面带白色、灰绿色或淡绿色。雄球花穗状腋生，常 3～5 个簇生于极短的总梗上，长 3～5cm，基部有数枚三角状苞片；雌球花单生于叶腋，有梗，基部有少数苞片。种子卵圆形，径约 1cm，先端圆，熟时肉质假种皮紫黑色，有白粉；种托肉质圆柱形，红色或紫红色。花期 4～5 月，果期 8～9 月。

【药用部位及功效】种子及花托——行气止痛，温中补血；叶——止血。

G11. 柏科 Cupressaceae

杉木属 Cunninghamia R. Br. ex A. Rich.

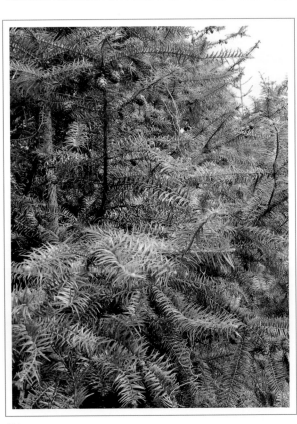

杉木

杉木　沙木、沙树、杉树
Cunninghamia lanceolata (Lamb.) Hook.

【分布】香港、广东（广州、惠州、东莞、中山）有栽培；安徽、福建、甘肃、贵州、江苏、江西、陕西、四川、台湾、云南、浙江、河南、湖北、湖南、广东、广西、海南；柬埔寨、老挝、越南。

【识别特征】乔木，高可达 30m。幼树尖塔形，大树圆锥形。叶在主枝上辐射伸展，在侧枝上基部扭转；叶片披针形或条状披针形，微弯呈镰状，革质，坚硬，长 2～6cm，宽 3～5mm，沿中脉两侧各有 1 条白粉气孔带。雌雄同株；雄球花簇生于枝顶，雄蕊多数，螺旋状排列，花药 3，下垂；雌球花单生，苞鳞与种鳞合生。球果卵圆形，直径 3～4cm；熟时苞鳞棕黄色，三角状卵形，长约 1.7cm。种鳞很小，腹面有 3 粒种子。花期 4 月，球果 10 月下旬成熟。

【药用部位及功效】心材及树枝——辟恶除秽，除湿散毒，活血止痛；根——祛风利湿，行气止痛，理伤接骨。

水松属 Glyptostrobus Endl.

水松
Glyptostrobus pensilis (Staunt. ex D. Don) K. Koch

【IUCN 濒危等级】CR

【分布】香港、澳门、广东（广州、惠州、佛山）；福建、江西、四川、云南、广东、广西、海南；越南。

【识别特征】乔木，高 8～10m。生于湿生环境者，树干基部膨大成柱槽状，并有伸出土面或水面的吸收根。大枝近平展，上部枝条斜伸。叶有 3 种类型；鳞形叶螺旋状着生于多年生或当年生的主枝上，长约 2mm，有白色气孔点，冬季不脱落；条形叶常排成 2 列，长 1～3cm，背面中脉两侧有气孔带；条状钻形叶长 4～11mm，辐射伸展或排成 3 列；条形叶及条状钻形叶均于冬季连同侧生短枝一同脱落。球果倒卵圆形，长 2～2.5cm。种鳞木质，苞鳞与种鳞几全部合生；种子椭圆形，褐色，下端有翅。花期 1～2月，球果秋后成熟。

【药用部位及功效】树皮——杀虫止痒，解毒；球果——理气止痛。

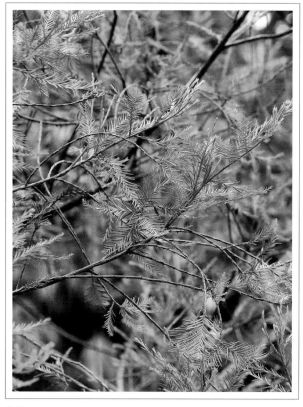

水松

侧柏属 Platycladus Spach

侧柏　扁柏、香柏
Platycladus orientalis (L.) Franco

【IUCN 濒危等级】NT

【分布】香港、澳门、广东（广州、深圳、惠州、肇庆）；甘肃、陕西、安徽、福建、广东、广西、贵州、江苏、江西、吉林、辽宁、山东、四川、西藏、云南、浙江、内蒙古、河北、山西、河南、湖北、湖南；朝鲜、俄罗斯。

【识别特征】常绿乔木。树皮淡红褐色，常呈薄片状剥落。小枝扁平。叶鳞片状，质厚，紧贴枝上，交互对生；叶片斜方形，长 2～4mm，气孔在两侧成 2～4 行。花单性同株；雄花生于上年枝顶端，雄蕊 6～10；雌花生于短枝顶端，心皮 6～8，每个内面着生 2 胚珠。球果卵状椭圆形，嫩时绿色，肉质，被白色蜡粉，熟时棕色，开裂。种子椭圆状卵形。花期 4 月，果期 8～10 月。

【药用部位及功效】叶——凉血止血，止咳祛痰，祛风湿，散肿毒；种仁——养心安神，敛汗，润肠通便。

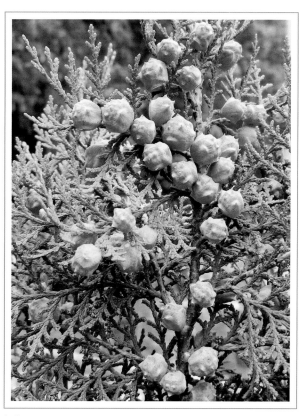

侧柏

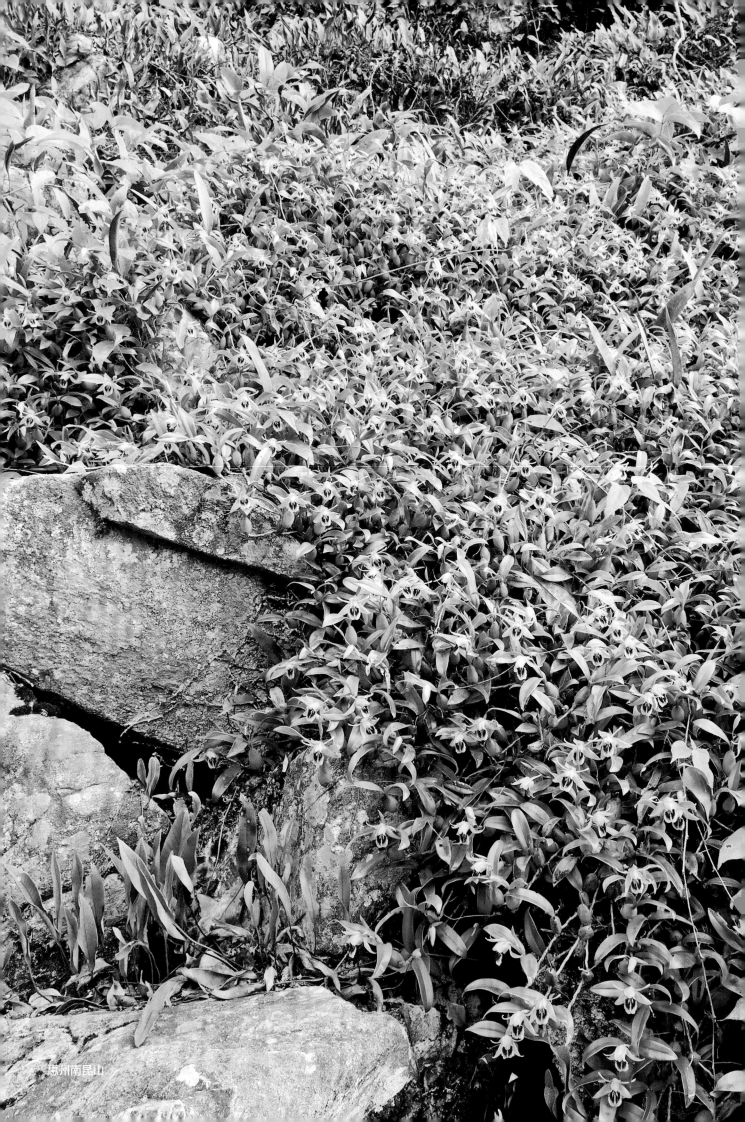
惠州南昆山

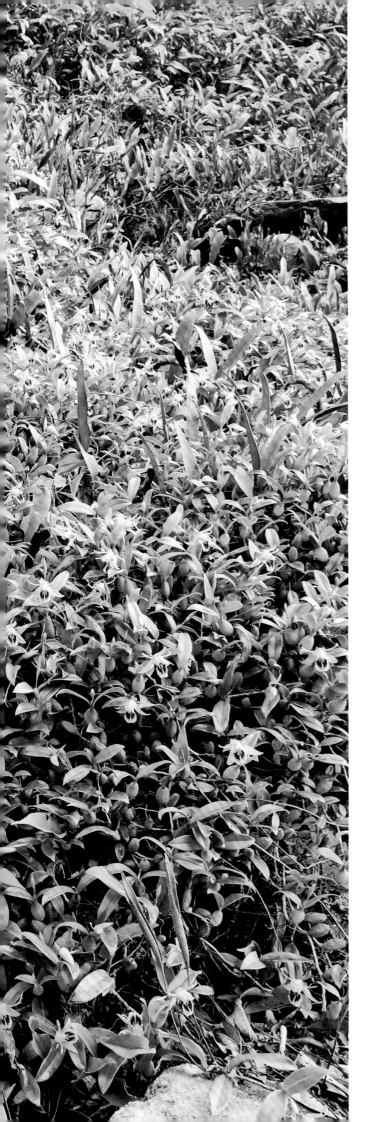

石松类和蕨类植物
LYCOPHYTES AND FERNS

裸子植物
GYMNOSPERMS

被子植物
ANGIOSPERMS

4. 睡莲科 Nymphaeaceae

芡属 Euryale Salisb.

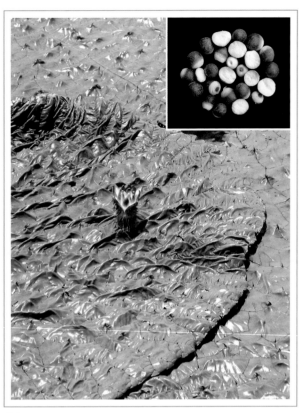

芡实

芡实
Euryale ferox Salisb. ex K. D. Koenig & Sims

【分布】肇庆；贵州、陕西、四川、云南、黑龙江、吉林、辽宁、内蒙古、河北、山西、河南、湖北、湖南、山东、江苏、安徽、浙江、江西、福建、台湾、广东、广西、海南；孟加拉国、印度、日本、克什米尔地区、韩国、俄罗斯。

【识别特征】水生草本，全株具尖刺。根茎粗壮而短；茎不明显。沉水叶箭形或椭圆状肾形，长 4～10cm，两面无刺；浮水叶革质，椭圆状肾形至圆形，直径 10～130cm，盾状，全缘，下表面带紫色，两面在叶脉分枝处有锐刺；叶柄及花梗粗壮，长可达 25cm。花单生，昼开夜合，长约 5cm；萼片 4，披针形，内面紫色；花瓣多数，长 1.5～2cm，紫红色，成数轮排列，向内渐变成雄蕊；雄蕊多数；子房下位，心皮 8。浆果球形，直径 3～5cm，污紫红色，外面密生硬刺。种子球形，直径约 10mm，黑色。花期 7～8 月，果期 8～9 月。

【药用部位及功效】种仁——固肾涩精，补脾止泻；根——散结止痛，止带。

萍蓬草属 Nuphar Sm.

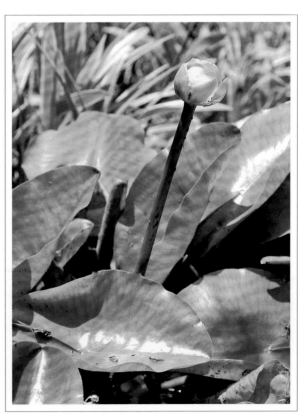

萍蓬草

萍蓬草　黄金莲、水萍蓬
Nuphar pumila (Timm) DC.

【分布】澳门、广东（深圳）有栽培；安徽、福建、广东、广西、贵州、河北、黑龙江、河南、湖北、江苏、江西、吉林、内蒙古、台湾、新疆、浙江；日本、韩国、蒙古国、俄罗斯，欧洲。

【识别特征】多年生水生草本。根状茎直径 2～3cm。叶柄长 20～50cm；叶片宽卵形或卵形，少数椭圆形，长 6～17cm，宽 6～12cm，基部心形，上表面光亮，下表面密生柔毛。花直径 3～4cm；花梗长 40～50cm；萼片黄色，花瓣状，背面中央绿色，长 1～2cm；花瓣多数，雄蕊状，长 5～7mm；雄蕊多数，比萼片短；心皮多数，着生在花托上，与其愈合，子房上位。浆果卵形，长约 3cm，不规则开裂。种子多数，矩圆形，长约 5mm，褐色。花期 5～7 月，果期 7～9 月。

【药用部位及功效】种子——健脾胃，活血调经；根茎——健脾益肺，活血调经。

睡莲属 Nymphaea L.

睡莲　瑞莲、子午莲
Nymphaea tetragona Georgi

【IUCN 濒危等级】LC

【分布】澳门、广东（广州、惠州）有栽培；福建、贵州、江苏、江西、陕西、山东、四川、台湾、新疆、西藏、云南、浙江、黑龙江、吉林、辽宁、内蒙古、河北、山西、河南、湖北、湖南、广东、广西、海南；印度、日本、哈萨克斯坦、韩国、俄罗斯、越南、克什米尔地区、美洲、欧洲。

【识别特征】多年生水生草本。根状茎短粗。叶柄长达60cm；叶片心状卵形或卵状椭圆形，长5～12cm，宽3～9cm，基部心形或箭形，全缘，上表面光亮，下表面带红色或紫色。花大，美丽，直径3～5cm，昼开夜闭；萼片4，长2～3.5cm，宿存；花瓣白色或紫色，长2～2.5cm；雄蕊多数，短于花瓣；心皮多数，半沉没于肉质花托，下部与其部分愈合，上部延伸成花柱。浆果海绵质，近球形，在水下成熟。种子黑色。花果期6～10月。

【药用部位及功效】花——消暑，解酒，定惊。

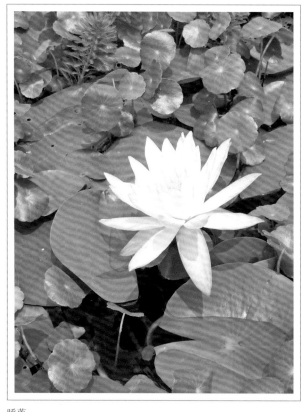

睡莲

7. 五味子科 Schisandraceae

八角属 Illicium L.

红花八角 *　野八角、山八角
Illicium dunnianum Tutcher

【分布】香港、广东（广州）；福建、广东、广西、湖南、贵州。

【识别特征】灌木，通常高1～2m。叶密集生于枝顶，3～8片簇生，或假轮生；叶片狭披针形或狭倒披针形，长5～12cm，宽0.8～1.2cm，基部下延至叶柄成明显狭翅。花单生于叶腋或2～3朵簇生于叶腋；花被片12～20，粉红色至红色、紫红色，最大的花被片长6～11mm；雄蕊19～31；心皮8～13，长2.5～3.5mm，子房上位。聚合果直径1.5～3cm，通常由7～8蓇葖果组成；蓇葖果有明显钻形尖头。花期3～7月，果期7～10月。

【药用部位及功效】根、树皮——祛风止痛，散瘀消肿。

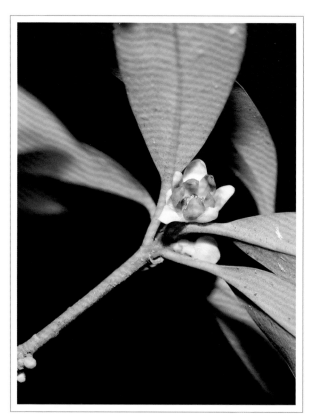

红花八角

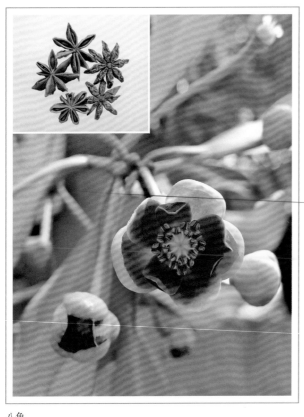

八角

八角[*]　八角茴香、大茴香、唛角
Illicium verum Hook. f.

【分布】澳门、广东（广州、江门）有栽培；广西。

【识别特征】乔木，高 10～15m。叶不整齐互生；叶柄长 8～20mm；叶片革质，倒卵状椭圆形、倒披针形或椭圆形，长 5～15cm，宽 2～5cm，在阳光下可见密布透明油点。花粉红色至深红色，单生叶腋或近顶生；花被片 7～12，常具不明显的半透明腺点；雄蕊 11～14；心皮通常 8，在花期长 2.5～4.5mm，子房上位。果梗长 20～56mm；聚合果直径 3.5～4cm，多由 7～8 蓇葖果组成；蓇葖果八角形，长 14～20mm，宽 7～12mm，先端钝或钝尖。花期 3～5 月，果期 9～10 月。

【药用部位及功效】果实——散寒，理气，止痛。

南五味子属 Kadsura Juss.

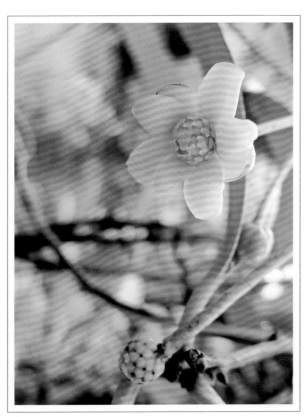

黑老虎

黑老虎　过山风、风沙藤、钻地风
Kadsura coccinea (Lem.) A. C. Sm.

【分布】香港、广东（广州、深圳、东莞）；江西、湖南、四川、贵州、云南、广东、广西、海南；越南。

【识别特征】藤本，全株无毛。单叶互生；叶柄长 1～2.5cm；叶片长圆形至卵状披针形，长 7～18cm，宽 3～8cm，全缘；侧脉每边 6～7 条。花单生于叶腋，雌雄异株；雄花花被片红色，10～16，中轮有 1 片最大，最内轮 3 片明显增厚，肉质，雄蕊 14～48；雌花花被片似雄花，离生心皮 50～80，子房上位。聚合浆果近球形，红色或暗紫色，直径 6～10cm 或更大；小浆果倒卵形，长约 4cm。花期 4～7 月，果期 7～11 月。

【药用部位及功效】根、茎——行气止痛，散瘀通络。

异形南五味子　大风沙藤、吹风散、大钻骨风
Kadsura heteroclita (Roxb.) Craib

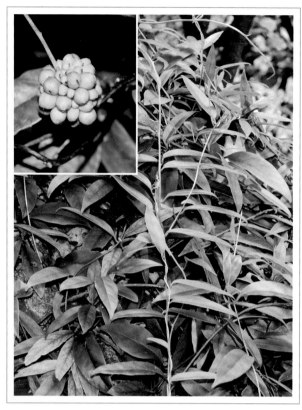

【分布】香港、广东（广州、深圳、东莞）；福建、贵州、湖南、陕西、四川、云南、广东、广西、海南；孟加拉国、不丹、印度、印度尼西亚、老挝、马来西亚、缅甸、斯里兰卡、泰国、越南。

【识别特征】常绿木质大藤本。小枝有明显的纵条纹，具椭圆形点状皮孔。老茎木栓层厚，块状纵裂。叶互生；叶柄长0.6~2.5cm；叶片卵状椭圆形至阔椭圆形，长6~15cm，宽3~7cm，全缘或上半部有小锯齿；侧脉每边7~11条。花单生于叶腋，雌雄异株；花被片白色或浅黄色，11~15；雄花的花托圆锥状凸出于雄蕊群外，雄蕊50~65，花丝极短；雌花的雌蕊群近球形，离生心皮，雌蕊30~55，子房上位。聚合果近球形，直径2.5~4cm。花期5~8月，果期8~12月。

【药用部位及功效】根茎——祛风除湿，行气止痛，舒筋活络；果实——益肾宁心，祛痰止咳。

异形南五味子

10. 三白草科 Saururaceae

裸蒟属 Gymnotheca Decne.

裸蒟
Gymnotheca chinensis Decne.

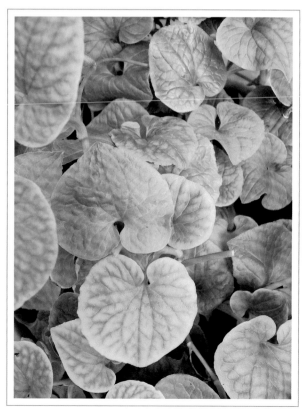

【分布】广州；广东、广西、贵州、湖北、湖南、四川、云南；越南。

【识别特征】多年生匍匐草本。茎纤细，匍匐，长30~65cm，节上生根。叶互生；叶柄与叶片近等长；托叶膜质，与叶柄边缘合生，基部扩大抱茎，叶鞘长为叶柄的1/3；叶片肾状心形，长3~6.5cm，宽4~7.5cm，基部具2耳，全缘或有不明显的细圆齿；叶脉5~7条，均自基部发出。花小，无花被，聚集成与叶对生的穗状花序；苞片倒披针形，长约3mm，最下的1片略大而近舌状；雄蕊6，着生于子房近顶部；雌蕊由4个心皮组成，子房下位，1室，花柱4，外弯。果未见。花期4~11月。

【药用部位及功效】全草或叶——消食，利水，活血，解毒。

裸蒟

蕺菜属 Houttuynia Thunb.

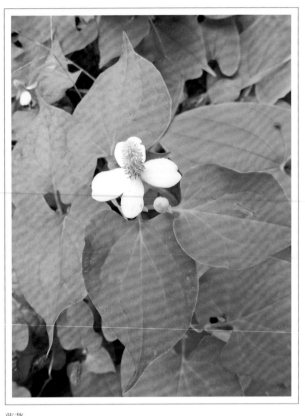

蕺菜

蕺菜　鱼腥草、折耳根、肺形草
Houttuynia cordata Thunb.

【分布】大湾区广布；安徽、福建、甘肃、贵州、江西、陕西、四川、台湾、西藏、云南、浙江、河南、湖北、湖南、广东、广西、海南；不丹、印度、印度尼西亚、日本、韩国、缅甸、尼泊尔、泰国。

【识别特征】多年生草本，高 30～60cm，全株有鱼腥味。茎下部伏地，节上轮生小根。单叶互生；托叶与叶柄合生成鞘；叶片心形或宽卵形，长 3～8cm，宽 4～6cm，基部心形，全缘，下表面常为紫红色。穗状花序与叶对生；总苞 4，白色，花瓣状；花小而密，无花被；雄蕊 3，花丝下部与子房合生；雌蕊由 3 个下部合生的心皮组成，子房上位。蒴果顶端开裂。种子多数。花期 5～7 月，果期 7～9 月。

【药用部位及功效】带根全草——清热解毒，排脓消痈，利水通淋。

三白草属 Saururus L.

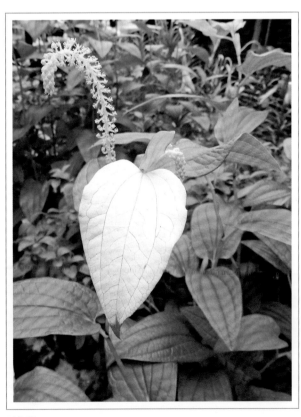

三白草

三白草　墙边藕、塘边藕
Saururus chinensis (Lour.) Baill.

【分布】香港、澳门、广东（广州、深圳、惠州、东莞、江门）；贵州、河北、青海、陕西、四川、云南、山东、江苏、安徽、浙江、江西、福建、台湾、河南、湖北、湖南、广东、广西、海南；印度、日本、韩国、菲律宾、越南。

【识别特征】多年生草本，具根状茎。茎粗壮，下部伏地。单叶互生，密生腺点；叶片阔卵形至卵状披针形，长 10～20cm，宽 5～10cm，基部心形或斜心形，全缘；上部叶较小，茎顶端的 2～3 片于花期常为白色，呈花瓣状。花小，两性，无花被，聚生成与叶对生的总状花序，长 12～20cm；雄蕊 6；离生心皮 3～4，子房上位。果近球形，直径约 3mm，表面多疣状凸起。花期 4～6 月，果期 7～8 月。

【药用部位及功效】地上部分——清热利水，解毒消肿；根茎——利水除湿，清热解毒。

11. 胡椒科 Piperaceae

草胡椒属 Peperomia Ruiz & Pav.

草胡椒
Peperomia pellucida (L.) Kunth

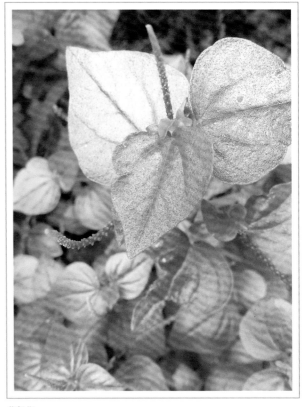

草胡椒

【分布】香港、澳门、广东（广州、深圳、惠州、东莞）归化；福建、云南、广东、广西、海南归化；原产北美洲、南美洲。

【识别特征】一年生肉质草本，高20～40cm。茎直立或基部有时平卧，下部节上常生不定根。叶互生；叶柄长1～2cm；叶片半透明，阔卵形或卵状三角形，长和宽近相等，1～3.5cm，基部心形；叶脉5～7条，基出，网状脉不明显。穗状花序顶生或与叶对生，细弱，长2～6cm；花小，两性，无花被；苞片近圆形，直径约0.5mm；雄蕊2，花丝短；子房上位，1室。浆果球形，顶端尖，直径约0.5mm。花果期4～7月。

【药用部位及功效】全草——清热解毒，散瘀止痛，止血。

胡椒属 Piper L.

山蒟*
Piper hancei Maxim.

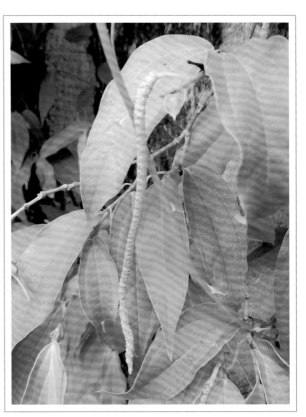

山蒟

【分布】香港、澳门、广东（广州、深圳、惠州、东莞、江门）；福建、广东、广西、贵州、湖南、云南、浙江。

【识别特征】常绿攀援藤本，揉之有香气。茎有关节，关节处常生有不定根。单叶互生；叶片卵状披针形或椭圆形，长6～12cm，宽2.5～4.5cm，全缘。穗状花序与叶对生，长2～8cm，下垂；花小，单性，无花被，雌雄异株；雄花序长1～6cm，雄蕊2，花丝短；雌花序长约3cm，子房上位。浆果近球形，熟时黄色，直径3～4mm。花期5～6月，果期8～9月。

【药用部位及功效】茎叶或根——祛风除湿，活血消肿，行气止痛，化痰止咳。

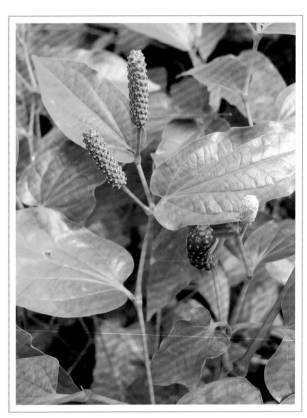

荜拔

荜拔
Piper longum L.

【分布】广州，澳门栽培；云南、福建、广东、广西、海南；印度、马来西亚、尼泊尔、斯里兰卡、越南。

【识别特征】藤本，攀援状，长达数米。枝有粗纵棱和沟槽。叶互生，有密细腺点；下部的叶卵圆形，具长柄，向上渐次为卵形至卵状长圆形，长6～12cm，宽3～12cm，叶柄长1～2cm；顶端的叶近无柄而抱茎；叶脉7条，全部基出；叶鞘长为叶柄的1/3。花单性异株，聚集成与叶对生的穗状花序；雄花苞片近圆形，直径约1.5mm，具短柄，盾状，雄蕊2，花丝极短；雌花惟苞片略小，子房上位。浆果下部嵌生于花序轴中并与其合生，直径约2mm。花期7～10月。

【药用部位及功效】果穗——温中散寒，下气止痛；根——温中行气，降逆消食，散瘀止痛，截疟。

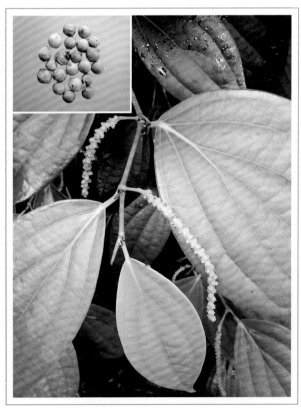

胡椒

胡椒
Piper nigrum L.

【分布】深圳有栽培；福建、广东、广西、云南广泛栽培；原产亚洲东南部。

【识别特征】木质藤本。茎长数十米，攀援状，节膨大。叶互生；叶柄长1～2cm，叶鞘延长，常为叶柄之半；叶片近革质，阔卵形、卵状长圆形或椭圆形，长10～15cm，宽5～9cm，基部圆，常稍偏斜；基出脉5～7条，全缘。花无花被，杂性同株，排成与叶对生的穗状花序；苞片匙状长圆形，长3～3.5cm，中部宽约0.8mm；雄蕊2；子房上位，1室，1胚珠。浆果球形，直径3～4mm，熟时红色。花期4～10月，果期10月至翌年4月。

【药用部位及功效】果实——温中散寒，下气止痛，止泻开胃，解毒。

假蒟
Piper sarmentosum Roxb.

【分布】大湾区广布；福建、贵州、西藏、云南、广东、广西、海南；柬埔寨、印度、印度尼西亚、老挝、马来西亚、菲律宾、越南。

【识别特征】多年生草本，有香气。单叶互生，有细小腺点；下部叶阔卵形或近圆形，长 7～14cm，宽 6～13cm，基部心形；上部叶小，卵形或卵状披针形。花单性异株，聚集成与叶对生的穗状花序，无花被；雄花序长 1.5～2cm；苞片扁圆形，盾状，雄蕊 2，花药近球形；雌花序长 6～8mm，苞片近圆形，盾状，子房上位，柱头 4。浆果近球形，具 4 角棱，直径 2.5～3mm，基部嵌生于花序轴中，并与其合生。花期 4～11 月。

【药用部位及功效】茎、叶或全草——祛风散寒，行气止痛，活络，消肿。

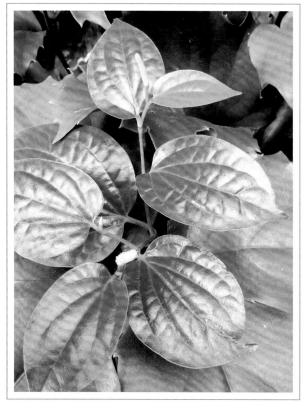

假蒟

14. 木兰科 Magnoliaceae

厚朴属 Houpoea N. H. Xia & C. Y. Wu

厚朴 *
Houpoea officinalis (Rehder & E. H. Wilson) N. H. Xia & C. Y. Wu

【国家重点保护等级】Ⅱ级

【IUCN 濒危等级】EN

【分布】广州；安徽、福建、甘肃、广东、广西、贵州、江西、陕西、四川、浙江、河南、湖北、湖南。

【识别特征】落叶乔木，高 7～15m。树皮紫褐色，皮孔凸起而显著。冬芽由托叶包被。单叶互生，密集枝顶；叶片椭圆状倒卵形，长 20～45cm，宽 10～25cm，革质，全缘或微波状，上表面绿色，下表面灰绿色。花与叶同时开放，单生于枝顶，直径 10～15cm，芳香；花被片 9～12，内面白色，外面紫红色；雄蕊多数，花丝扁平；离生心皮，雌蕊多数。聚合果卵状椭圆形，木质。种子三角状倒卵形，长约 1cm。花期 5～6 月，果期 8～10 月。

【药用部位及功效】树皮、根皮、枝皮——行气消积，燥湿除满，降逆平喘。

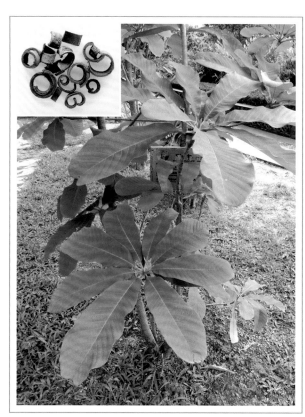

厚朴

长喙木兰属 **Lirianthe** Spach

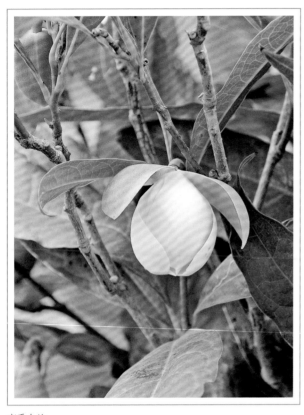

夜香木兰

夜香木兰　夜合花
Lirianthe coco (Lour.) N. H. Xia & C. Y. Wu

【分布】香港、澳门、广东（广州、深圳、珠海、肇庆、江门）有栽培；浙江、福建、台湾、广东、广西、云南；越南。

【识别特征】常绿灌木或小乔木，高 2～4m。叶互生；叶柄长 5～10mm；托叶痕达叶柄顶端；叶片革质，椭圆形、狭椭圆形或倒卵状椭圆形，长 7～14cm，宽 2～4.5cm，上表面深绿色，有光泽。花梗向下弯垂；花近圆球形，直径 3～4cm；花被片 9，肉质，倒卵形，外面的 3 片带绿色，长约 2cm，内两轮纯白色，长 3～4cm，宽约 4cm；雄蕊多数；雌蕊群绿色，心皮约 10 枚，长 5～6mm。聚合果长约 3cm；蓇葖果近木质。花期夏季，在广州几全年持续开花，果期秋季。

【药用部位及功效】花——行气祛瘀，止咳。

鹅掌楸属 **Liriodendron** L.

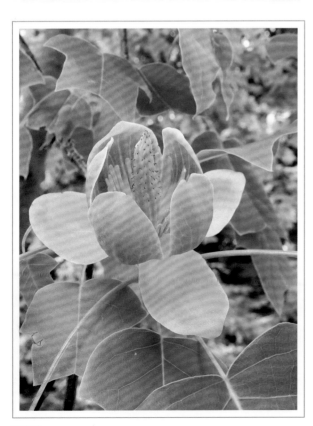

鹅掌楸

鹅掌楸
Liriodendron chinense (Hemsl.) Sarg.

【分布】香港、澳门、广东（广州、深圳、惠州）；福建、台湾、广东、广西、海南；印度。

【识别特征】落叶乔木，高达 40m。小枝灰色或灰褐色，具分隔的髓心。叶互生；叶柄长 4～16cm；叶片马褂状，长 4～18cm，近基部每边具 1 侧裂片，先端具 2 浅裂，下表面苍白色。花单生于枝顶，杯状；花被片 9，外轮 3 片绿色，萼片状，向外弯垂，内两轮 6 片，直立，花瓣状，倒卵形，长 3～4cm，绿色，具黄色纵条纹；雄蕊多数；雌蕊群无柄，心皮多数，螺旋状排列，黄绿色，花期超出花被之上。聚合果纺锤形，长 7～9cm，具翅的小坚果长约 6mm。种子 1～2 粒。花期 5 月，果期 9～10 月。

【药用部位及功效】根——祛风湿，强筋骨；树皮——祛风除湿，散寒止咳。

木兰属 Magnolia L.

荷花玉兰　广玉兰
Magnolia grandiflora L.

【分布】香港、澳门、广东（广州、惠州、东莞）；长江流域以南各城市有栽培；原产北美洲东南部。

【识别特征】常绿乔木，高可达 30m。小枝粗壮，具横隔的髓心，小枝、芽、叶下表面、叶柄均密被褐色或灰褐色短绒毛。单叶互生；叶柄长 1.5～4cm；叶片厚革质，椭圆形、长圆状椭圆形或倒卵状椭圆形，长 10～20cm，宽 4～7cm，上表面深绿色，有光泽。花白色，芳香，直径 15～20cm；花被片 9～12，倒卵形，长 6～10cm，宽 5～7cm；雄蕊多数，花丝扁平，紫色；雌蕊群密被长绒毛，心皮多数。聚合蓇葖果圆柱状或卵圆形，长 7～10cm，直径 4～5cm，密被绒毛。花期 5～6 月，果期 9～10 月。

【药用部位及功效】花、树皮——祛风散寒，行气止痛。

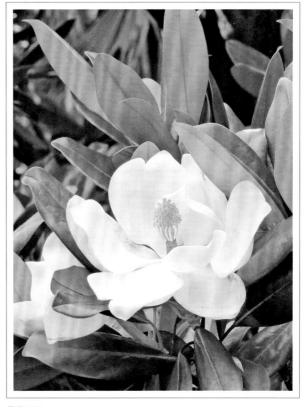

荷花玉兰

含笑属 Michelia L.

白兰　白兰花、缅桂花
Michelia alba DC.

【分布】香港、澳门、广东（广州、深圳、惠州、东莞、江门、肇庆）有栽培；广东、广西、海南、福建、台湾、云南有栽培；原产印度尼西亚。

【识别特征】常绿乔木，高达 17m。树皮灰色。枝叶芳香，嫩枝及芽密被淡黄白色微柔毛。单叶互生；叶柄长 1.5～2cm；托叶痕为叶柄全长的 1/3；叶片长椭圆形或披针状椭圆形，长 10～27cm，宽 4～9.5cm。花白色，极香；花被片 10，披针形，长 3～4cm，宽 3～5mm；雄蕊多数，药隔伸出成长尖头状；雌蕊群柄长约 4mm，心皮多数，通常部分不发育，成熟时随着花托的延伸，形成聚合蓇葖果。蓇葖果疏离，革质，成熟时鲜红色。花期 4～9 月，夏季盛开，通常不结实。

【药用部位及功效】花——化湿，行气，止咳；叶——清热利水，止咳化痰。

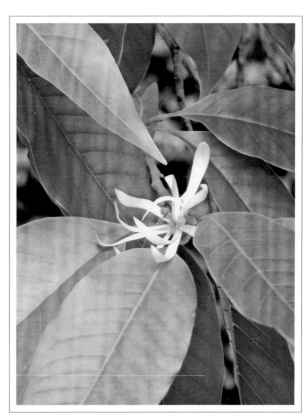

白兰

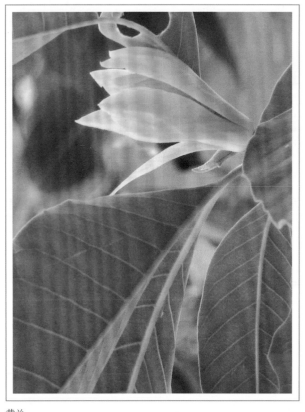

黄兰

黄兰　黄缅桂、黄玉兰
Michelia champaca L.

【国家重点保护等级】（Ⅱ级）

【IUCN 濒危等级】VU

【分布】香港、澳门、广东（广州、深圳、惠州）有栽培；西藏、云南、福建、台湾、广东、海南有栽培；印度、印度尼西亚、日本、老挝、马来西亚、缅甸、尼泊尔、泰国、越南。

【识别特征】常绿乔木，高达十余米。芽、嫩枝、嫩叶和叶柄均被淡黄色柔毛。叶互生；叶柄长 2～4cm；托叶痕超过叶柄长度之半；叶片披针状卵形或披针状长椭圆形，长 10～20cm，宽 4.5～9cm。花黄色，极香；花被片 15～20，倒披针形，长 3～4cm，宽 4～5mm；雄蕊多数，药隔伸出成长尖头状；雌蕊群柄长约 3mm，心皮多数。聚合果长 7～15cm；蓇葖倒卵状长圆形，长 1～1.5cm。花期 6～7 月，果期 9～10 月。

【药用部位及功效】根——祛风湿，利咽喉；果实——健胃止痛。

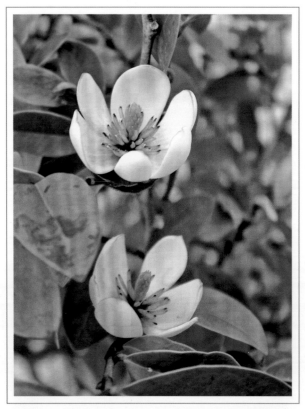

含笑花

含笑花[*]　含笑
Michelia figo (Lour.) Spreng.

【分布】香港、澳门、广东（肇庆、广州、深圳、惠州、东莞）；原产广东、广西、海南，现长江以南地区广泛栽培。

【识别特征】常绿灌木，高 2～3m，分枝多而密，幼枝、芽鳞、叶柄及花梗均密被黄褐色绒毛。叶互生；叶柄长 2～4mm；托叶痕长达叶柄顶端；叶片革质，椭圆形或卵状椭圆形，长 4～10cm，宽 1.5～4cm，上表面有光泽，下表面沿脉被黄色柔毛。花蕾卵状椭圆形，长约 2cm；花单生，具甜味芳香；花被片 6，乳黄色，边缘带紫红色，长 12～20cm，宽 6～11mm；雄蕊多数，长 7～8mm，药隔伸出成尖头状；离生心皮多数，子房上位。聚合蓇葖果长 2～3.5cm。花期 3～5 月，果期 7～8 月。

【药用部位及功效】花的芳香油——祛瘀生新，芳香化湿，活血止痛。

18. 番荔枝科 Annonaceae

番荔枝属 Annona L.

番荔枝
Annona squamosa L.

【分布】香港、澳门、广东（广州、深圳）有栽培；福建、台湾、云南、浙江、广东、广西、海南有栽培；原产热带美洲。

【识别特征】落叶小乔木，高 3～5m。叶互生，排成 2 列；叶片椭圆状披针形或长圆形，长 6～17.5cm，宽 2～7.5cm，下表面白绿色；侧脉 8～15 对。花单生或 2～4 朵聚生于枝顶或与叶对生，长约 2cm，青黄色，下垂；萼片 3；花瓣 6，排成 2 轮，外轮 3 片狭而厚，肉质，长圆形，内轮退化成鳞片状；雄蕊多数；心皮多数。聚合浆果圆球状或心状圆锥形，直径 5～10cm，由多数心皮合生而成，黄绿色，外面被白色粉霜。花期 5～6 月，果期 6～11 月。

【药用部位及功效】果实——补脾胃，清热解毒，杀虫；叶——收敛涩肠，清热解毒。

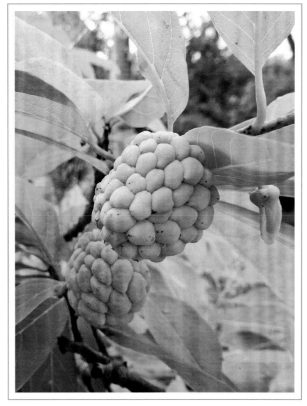

番荔枝

鹰爪花属 Artabotrys R. Br.

鹰爪花　莺爪、鹰爪兰
Artabotrys hexapetalus (L. f.) Bhandari

【分布】香港、澳门、广东（广州、深圳、惠州、肇庆）有栽培；福建、贵州、江西、台湾、云南、浙江、广东、广西、海南有栽培；原产印度、斯里兰卡。

【识别特征】攀援灌木，高达 4m。单叶互生；叶片长圆形或阔披针形，长 6～16cm，宽 2.5～6cm。花 1～2 朵，生于木质钩状总花托上，淡绿色或淡黄色，芳香；萼片 3，绿色，卵形，长约 8mm；花瓣 6，排成 2 轮，长 3～4.5cm，近基部收缩；雄蕊多数；心皮多数。果实卵圆状，长 2.5～4cm，直径约 2.5cm，顶端尖，数个群集于果托上。花期 5～8 月，果期 5～12 月。

【药用部位及功效】根——截疟；果实——清热解毒，散结。

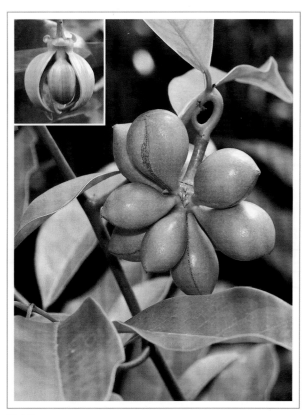

鹰爪花

假鹰爪属 Desmos Lour.

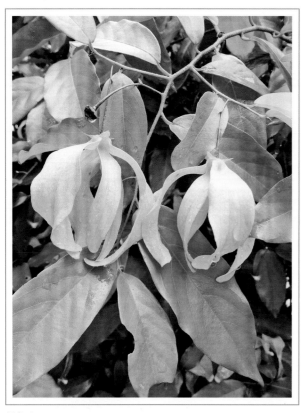

假鹰爪

假鹰爪　串珠酒饼叶、山桔叶、酒饼叶
Desmos chinensis Lour.

【分布】大湾区广布；贵州、云南、广东、广西、海南；不丹、柬埔寨、印度、印度尼西亚、老挝、马来西亚、尼泊尔、菲律宾、泰国、越南。

【识别特征】直立或攀援灌木。叶互生；叶片长圆形、椭圆形或阔卵形，长4～13cm，宽2～5cm，上表面有光泽，下表面粉绿色。花芳香，黄白色，单朵与叶对生或互生；花梗长2～5.5cm；萼片3，卵圆形，长3～5mm；花瓣6，排成2轮，外轮比内轮大，长达9cm，宽达2cm；花托凸起；雄蕊多数；心皮多数，柱头2裂。果有柄，念珠状，长2～5cm，内有种子1～7粒。种子球状，直径约5mm。花期夏季至冬季，果期6月至翌年春季。

【药用部位及功效】叶——祛风利湿，化瘀止痛，健脾和胃，截疟杀虫；根——祛风止痛，行气化瘀，杀虫止痒。

紫玉盘属 Uvaria L.

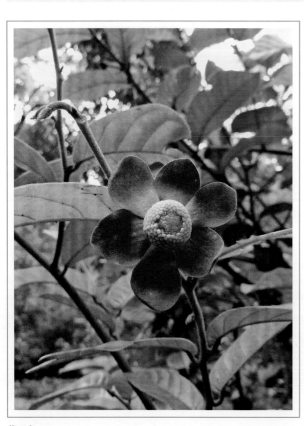

紫玉盘

紫玉盘　酒饼婆、酒饼木
Uvaria macrophylla Roxb.

【分布】香港、澳门、广东（广州、深圳、惠州、东莞、肇庆、中山）；福建、台湾、云南、广东、广西、海南；孟加拉国、印度尼西亚、马来西亚、巴布亚新几内亚、菲律宾、斯里兰卡、泰国、越南。

【识别特征】直立灌木，高约2m。枝条蔓延性，幼枝、幼叶、叶柄、花梗、苞片、萼片、花瓣、心皮和果均被黄色星状柔毛。单叶互生；叶片革质，长倒卵形或长椭圆形，长10～23cm，宽5～11cm。花1～2朵，与叶对生，暗紫红色或淡红褐色，直径2.5～3.5cm；萼片3，阔卵形，长约5mm；花瓣6，2轮，内外轮相似，长约2cm，宽约1.3cm；雄蕊多数；心皮多数，每心皮胚珠多数。果卵圆形，长1～2cm，直径1～1.5cm，暗紫褐色。花期3～8月，果期7月至翌年3月。

【药用部位及功效】根、叶——祛风除湿，行气健脾，止痛，化痰止咳。

23. 莲叶桐科 Hernandiaceae

青藤属 Illigera Blume

红花青藤
Illigera rhodantha Hance

【分布】惠州、东莞、广州；广东、广西、海南、贵州、云南；柬埔寨、老挝、泰国、越南。

【识别特征】常绿藤本。茎有沟棱，幼枝、叶柄、花序等均被金黄褐色绒毛。指状复叶互生，有小叶 3，叶柄长 4～10cm；小叶卵形至卵状椭圆形，长 6～11cm，宽 3～7cm，全缘，侧脉约 4 对，小叶柄长 0.3～1.5cm。聚伞花序组成圆锥花序；萼片 5，紫红色，长约 8mm；花瓣 5，与萼片同形，稍短，玫瑰红色；能育雄蕊 5，退化雄蕊花瓣状，具柄；子房下位，柱头扩大成鸡冠状；花盘上有 5 个腺体。果具 4 翅。花期 9～11 月，果期 12 月至翌年 5 月。

【药用部位及功效】根、茎——祛风止痛，散瘀消肿。

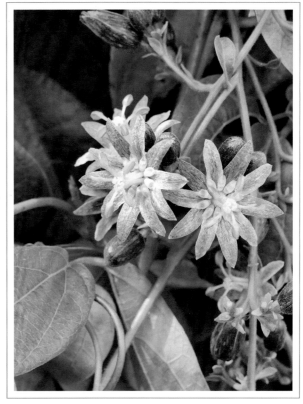

红花青藤

25. 樟科 Lauraceae

无根藤属 Cassytha Osbeck

无根藤　　无爷藤、过天藤、无根草
Cassytha filiformis L.

【分布】香港、澳门、广东（深圳、惠州）；福建、贵州、湖南、江西、台湾、云南、浙江、广东、广西、海南；澳大利亚，热带亚洲、非洲。

【识别特征】寄生缠绕草本，借盘状吸根攀附于寄主植物上。茎线形，绿色或绿褐色。叶退化为微小的鳞片。穗状花序长 2～5cm；花小，两性，白色，长不及 2mm，无梗；花被裂片 6，排成 2 轮，外轮 3 枚小，有缘毛，内轮 3 枚较大；能育雄蕊 9，退化雄蕊 3，位于最内轮；子房上位。果小，卵球形，包藏于花后增大的肉质果托内。花果期 5～12 月。

【药用部位及功效】全草——清热利湿，凉血解毒。

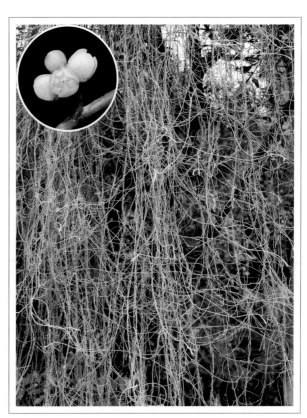

无根藤

樟属 Cinnamomum Schaeff.

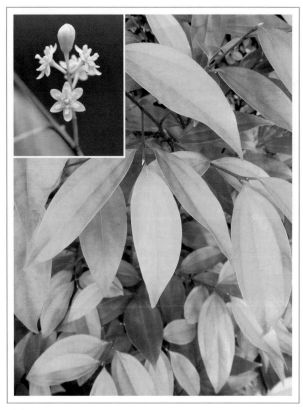

阴香

阴香 广东桂皮、小桂皮、山肉桂
Cinnamomum burmannii (Nees & T. Nees) Blume

【分布】香港、澳门、广东（广州、深圳、惠州、东莞、珠海）；福建、云南、广东、广西、海南；印度、印度尼西亚、缅甸、菲律宾、越南。

【识别特征】常绿乔木，高8～15m。树皮内面红色，有肉桂香气。叶柄长0.5～1.2cm；叶片革质，互生或近对生，卵圆形、长圆形至披针形，长5.5～11.5cm，宽2～5cm，上表面绿色，光亮，下表面粉绿色，晦暗；离基三出脉。圆锥花序腋生，长3～6cm；花芳香，绿白色，长约5mm；花被裂片6，近等大；能育雄蕊9，排成3轮，退化雄蕊3，位于最内轮；子房上位，柱头盘状。浆果卵球形，长约8mm，熟时橙黄色。花期春季至夏初，果实秋季成熟。

【药用部位及功效】树皮——温中止痛，祛风散寒，解毒消肿；叶——祛风化湿，止泻。

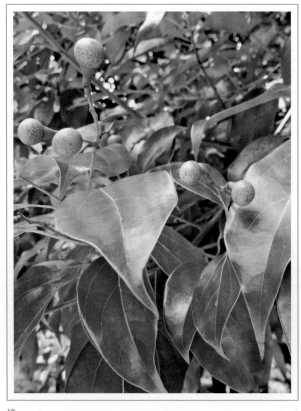

樟

樟 樟木、香樟、芳樟
Cinnamomum camphora (L.) J. Presl

【分布】香港、澳门、广东（广州、深圳、惠州、东莞、珠海、中山、肇庆）；我国长江流域以南广布；越南、韩国、日本，许多国家有引种栽培。

【识别特征】常绿大乔木，高可达30m。树冠广卵形。枝、叶及木材均有樟脑气味。叶互生；叶柄纤细，长2～3cm；叶片卵状椭圆形，长6～12cm，宽2.5～5.5cm，全缘；离基三出脉，侧脉脉腋下有明显腺窝。圆锥花序腋生；花绿白色或带黄色，长约3mm；花被筒倒锥形，长约1mm；花被裂片6，椭圆形，长约2mm；能育雄蕊9，退化雄蕊3，位于最内轮；子房上位。果卵球形或近球形，直径6～8mm，紫黑色；果托杯状，长约5mm。花期4～5月，果期8～11月。

【药用部位及功效】木材——祛风散寒，温中理气，活血通络；根——温中止痛，避秽和中，祛风除湿。

肉桂　桂、玉桂、桂皮
Cinnamomum cassia (L.) J. Presl

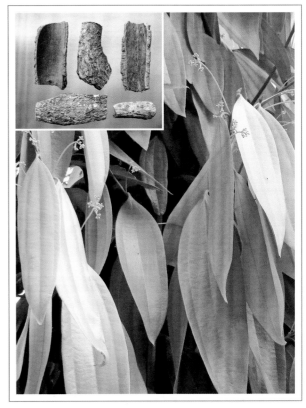

【分布】香港、澳门、广东（深圳、惠州、肇庆）有栽培；原产我国南部，福建、贵州、台湾、云南、广东、广西、海南广泛栽培；印度、印度尼西亚、老挝、马来西亚、泰国、越南有栽培。

【识别特征】常绿乔木，高 12～17m。树皮灰褐色。幼枝略呈四棱形，被褐色短茸毛。叶互生或近对生；叶片长椭圆形至近披针形，长 8～16cm，宽 3～6cm，革质，全缘，上表面绿色，有光泽，下表面粉绿色，被毛；离基三出脉。圆锥花序；花小，两性，黄绿色；能育雄蕊 9；子房上位。浆果，熟时黑紫色。花期 6～7 月，果期翌年 2～3 月。

【药用部位及功效】树皮——温中散寒，止痛；嫩枝——散寒解表，温通经脉，通阳化气。

肉桂

山胡椒属 Lindera Thunb.

乌药　天台乌药
Lindera aggregata (Sims) Kosterm.

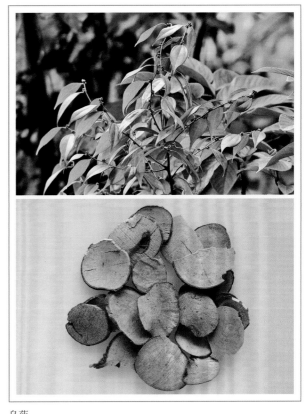

【分布】香港、广东（广州、深圳、江门、肇庆）；安徽、福建、贵州、湖南、江西、台湾、浙江、广东、广西、海南；越南、菲律宾。

【识别特征】常绿灌木或小乔木。根膨大呈纺锤状或结节状，外面棕黄色至棕黑色，有香气和刺激性清凉感，微苦。幼枝青绿色，密被金黄色绢毛。单叶互生；叶片革质，椭圆形至卵形，长 3～7.5cm，宽 1.5～4cm，全缘，有光泽；离基三出脉。伞形花序腋生，总花梗极短；花单性异株，黄绿色；花被片 6；雄蕊 9，排成 3 轮，内向瓣裂；子房上位。核果卵形或椭圆形，紫黑色，直径 4～7mm。花期 3～4 月，果期 5～11 月。

【药用部位及功效】根——行气止痛，温肾散寒；叶——温中理气，消肿止痛。

乌药

木姜子属 Litsea Lam.

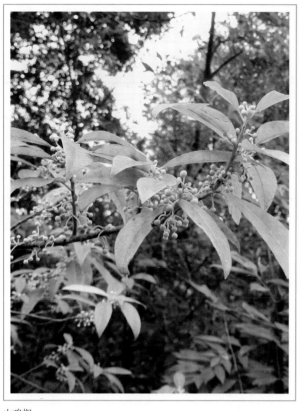

山鸡椒

山鸡椒　山苍子、山苍树、木姜子
Litsea cubeba (Lour.) Pers.

【分布】大湾区广布；安徽、福建、贵州、湖北、湖南、江苏、江西、四川、台湾、西藏、云南、浙江、广东、广西、海南；亚洲南部和东南部。

【识别特征】落叶灌木或小乔木，高 8～10m，枝叶有芳香味。单叶互生；叶柄长 6～20mm；叶片披针形或长圆形，长 4～11cm，宽 1.1～2.4cm，上表面深绿色，下表面粉绿色；羽状脉，侧脉每边 6～10 条。伞形花序；花单性，先叶开放或与叶同时开放；花被片 6；能育雄蕊 9，第 3 轮雄蕊基部的腺体具短柄；子房上位，柱头头状。果实近球形，直径约 5mm，熟时黑色。花期 2～3 月，果期 7～8 月。

【药用部位及功效】果实——温中止痛，行气活血，平喘利水；根——祛风，散寒，除湿，温中理气，止痛。

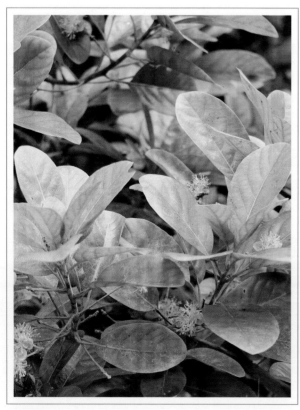

潺槁木姜子

潺槁木姜子　潺槁树、潺槁木姜、香胶木
Litsea glutinosa (Lour.) C. B. Rob.

【分布】香港、澳门、广东（广州、深圳、惠州、东莞、肇庆、中山）；福建、云南、广东、广西、海南；不丹、印度、缅甸、尼泊尔、菲律宾、泰国、越南。

【识别特征】常绿灌木或小乔木，高 3～15m，全株有香气。叶互生；叶柄长 1～2.6cm，有灰黄色绒毛；叶片倒卵形、倒卵状长圆形或椭圆状披针形，长 6～26cm，宽 5～10cm，革质，幼时两面均有毛；羽状脉，侧脉 8～12 对。伞形花序生于小枝上部叶腋，每一花序有花数朵；花单性，雌雄异株；花被不完全或缺；能育雄蕊通常 15；子房上位。果球形，直径约 7mm。花期 5～6 月，果期 9～10 月。

【药用部位及功效】树皮、叶——拔毒生肌，止血，消肿止痛。

润楠属 **Machilus** Rumph. ex Nees

绒毛润楠 绒毛桢楠
Machilus velutina Champ. ex Benth.

【分布】香港、澳门、广东（广州、深圳、惠州、东莞、佛山）；广东、广西、福建、江西、浙江；柬埔寨、老挝、越南。

【识别特征】乔木，高可达 18m。枝、芽、叶下表面和花序均密被锈色绒毛。叶互生；叶柄长 1~2.5cm；叶片狭倒卵形、椭圆形或狭卵形，长 5~11cm，宽 2~5cm，革质，上表面有光泽。花序近似团伞状，单独顶生或数个密集在小枝顶端；花两性，黄绿色，有香气，被锈色绒毛；内轮花被裂片 3，长约 6mm，外轮 3 枚较小；能育雄蕊 9，排成 3 轮，花丝基部有绒毛，退化雄蕊 3；子房上位。果球形，直径约 4mm，紫红色。花期 10~12 月，果期翌年 2~3 月。

【药用部位及功效】根或叶——化痰止咳，消肿止痛，止血。

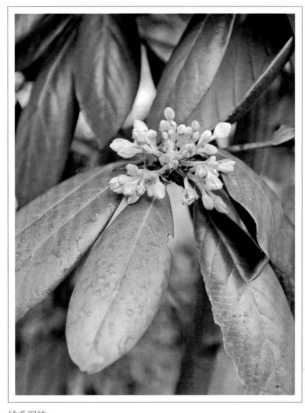

绒毛润楠

26. 金粟兰科 Chloranthaceae

金粟兰属 **Chloranthus** Sw.

金粟兰 珠兰、珍珠兰
Chloranthus spicatus (Thunb.) Makino

【分布】香港、澳门、广东（惠州、肇庆、广州、深圳）有栽培或野生；福建、广东、贵州、四川、云南；日本、东南亚国家栽培或野生。

【识别特征】半灌木，高 30~60cm。单叶对生；叶片椭圆形或倒卵状椭圆形，长 5~11cm，宽 2.5~5.5cm，边缘具圆齿状锯齿，齿端有一腺体，上表面深绿色，光亮，下表面淡黄绿色；侧脉 6~8 对。穗状花序排成圆锥状；花小，两性，黄绿色，极芳香；雄蕊 3，药隔合生成一卵状体，不整齐 3 裂，中央裂片较大；花药 2 室，两侧裂片较小，各有 1 个 1 室的花药；子房上位。核果倒卵形。花果期 4~9 月。

【药用部位及功效】全株或根、叶——祛风湿，活血止痛，杀虫。

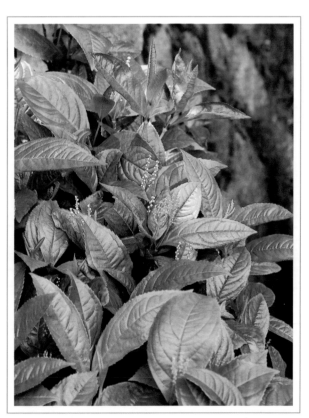

金粟兰

草珊瑚属 Sarcandra Gardner

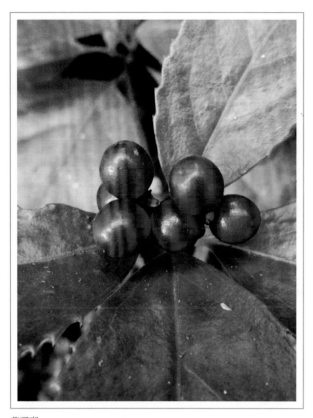

草珊瑚

草珊瑚 肿节风、观音茶、接骨金粟兰
Sarcandra glabra (Thunb.) Nakai

【分布】大湾区广布；安徽、福建、贵州、湖北、湖南、江西、四川、台湾、云南、浙江、广东、广西、海南；柬埔寨、印度、日本、韩国、老挝、马来西亚、菲律宾、斯里兰卡、泰国、越南。

【识别特征】常绿半灌木，高 50~120cm，茎节膨大。单叶对生；叶柄长 0.5~1.5cm，基部合生成鞘状；叶片椭圆形、卵形至卵状披针形，长 6~17cm，宽 2~6cm，边缘有粗锯齿，齿尖有一腺体。穗状花序顶生，多少呈圆锥花序状；花两性，无花被；雄蕊 1，肉质，棒状至圆柱状；子房上位。核果球形，直径 3~4mm，熟时亮红色。花期 6 月，果期 8~10 月。

【药用部位及功效】全草或根——祛风除湿，活血散瘀，清热解毒。

27. 菖蒲科 Acoraceae

菖蒲属 Acorus L.

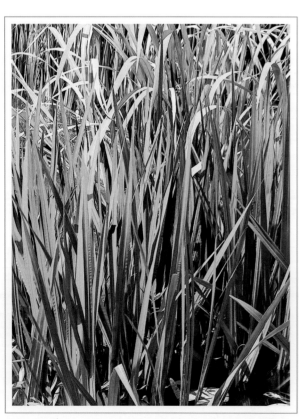

菖蒲

菖蒲 水菖蒲、泥菖蒲
Acorus calamus L.

【分布】澳门、广东（广州）；我国广布；阿富汗、孟加拉国、不丹、印度、印度尼西亚、日本、韩国、马来西亚、尼泊尔、巴基斯坦、俄罗斯、斯里兰卡、泰国、越南，亚洲西南部、欧洲、北美洲。

【识别特征】多年生草本。根茎横走，稍扁，分枝，直径 5~10mm，外皮黄褐色，芳香，肉质根多数。叶基生；叶鞘长 10~20cm，扁平；叶片剑形，2 行排列，长 30~100cm，宽 1~2cm；中脉明显。花葶长 20~60cm，扁平或略呈三棱形；佛焰苞似叶状，与叶近等长；肉穗花序圆柱状，长 5~10cm，直径 10~15mm；花小，密集，黄绿色；花被片 6；雄蕊 6；子房上位。浆果，熟时红色。花期 6~7 月。

【药用部位及功效】根茎——化痰通窍，除湿健胃，杀虫止痒。

金钱蒲 钱蒲、小石菖蒲、大节菖蒲
Acorus gramineus Sol. ex Aiton

【分布】香港、澳门、广东（广州、惠州、东莞、江门、肇庆、深圳）；山西、宁夏、甘肃、青海、新疆、贵州、四川、云南、西藏、山东、江苏、安徽、浙江、江西、福建、台湾、河南、湖北、湖南、广东、广西、海南；柬埔寨、印度、日本、朝鲜、韩国、老挝、缅甸、菲律宾、俄罗斯、泰国、越南。

【识别特征】多年生草本。根茎横生，有香气。叶基生；叶片剑状线形，长 20～30cm，宽 3～6mm；叶脉平行，无中脉。肉穗花序，长 3～10cm；花密生，淡黄绿色，两性；花被片6；雄蕊6；子房上位。浆果倒卵形。花期5～6月，果期7～8月。

【药用部位及功效】根茎——开窍化痰，化湿行气，祛风利痹，消肿止痛。

注：FOC 中已将石菖蒲 Acorus tatarinowii 合并入金钱蒲 Acorus gramineus。

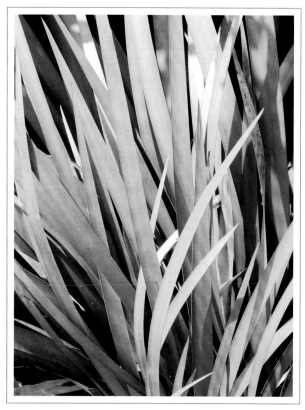

金钱蒲

28. 天南星科 Araceae

广东万年青属 Aglaonema Schott

广东万年青 大叶万年青、粤万年青
Aglaonema modestum Schott ex Engl.

【分布】香港、澳门、广东（广州、惠州）；广东、广西、贵州；老挝、泰国、越南。

【识别特征】多年生常绿草本，高40～70cm。叶柄长5～20cm，1/2 以上具鞘；叶片深绿色，卵形或卵状披针形，长 15～25cm，宽 10～13cm，先端有长约 2cm 的渐尖。佛焰苞长 6～7cm；肉穗花序，圆柱形，长为佛焰苞的 2/3；花单性，无花被；雄花序在上，长 2～3cm，雄花具雄蕊 2，花丝短，药隔粗厚；雌花序在下，长 5～7.5mm，雌蕊近球形，花柱短，柱头盘状。浆果绿色至黄红色，长圆形，长 2cm，粗 8mm，冠以宿存柱头。花期5月，果 10～11月成熟。

【药用部位及功效】根茎或茎叶——清热凉血，消肿拔毒，止痛（有毒）。

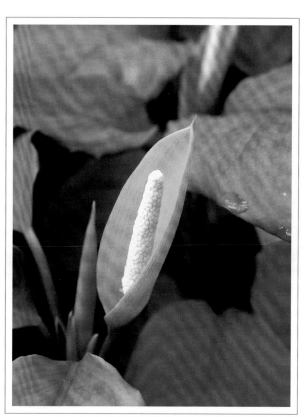

广东万年青

海芋属 Alocasia (Schott) G. Don

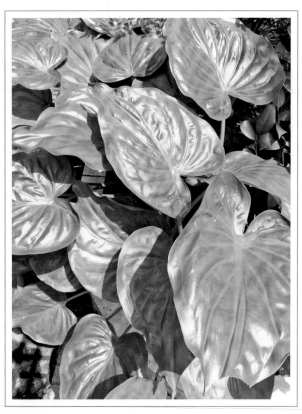

尖尾芋

尖尾芋　老虎耳、假海芋、蛇芋
Alocasia cucullata (Lour.) G. Don

【分布】香港、澳门、广东（广州、深圳、惠州）；福建、贵州、四川、台湾、云南、广东、广西、海南；孟加拉国、印度、老挝、缅甸、尼泊尔、斯里兰卡、泰国、越南。

【识别特征】直立草本。地上茎粗 3～6cm，黑褐色，具环形叶痕，通常由基部伸出许多短缩的芽条，发出新枝，呈丛生状。叶柄绿色，长 25～80cm，由中部至基部强烈扩大成宽鞘；叶片宽卵状心形，先端骤狭具凸尖，长 10～16cm，宽 7～18cm；侧脉 5～8 对。花序柄圆柱形，长 20～30cm；佛焰苞上部淡黄色，下部淡绿色，长 4～8cm，边缘内卷；肉穗花序长约 10cm；花单性，无花被。浆果淡红色，近球形，直径 6～8mm。种子单一。花期 5～6 月，果期 7～8 月。

【药用部位及功效】根茎——清热解毒，散结止痛（有大毒）。

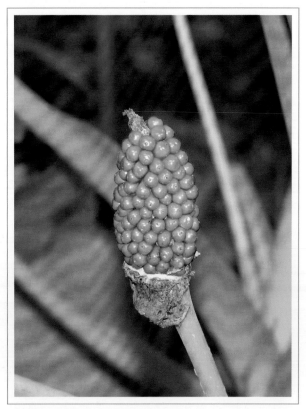

海芋

海芋　广东狼毒、野芋、滴水观音
Alocasia odora (Lindl.) K. Koch

【IUCN 濒危等级】LC

【分布】香港、澳门、广东（广州、惠州、东莞）；福建、贵州、湖南、江西、四川、台湾、云南、广东、广西、海南；孟加拉国、不丹、柬埔寨、印度、日本、老挝、缅甸、尼泊尔、泰国。

【识别特征】大型常绿草本，具匍匐的根茎，有直立的地上茎。随植株的年龄和人类活动干扰的程度不同，茎有不到 10cm 高的，也有高达 3～5m 的，粗 10～30cm。叶多数；叶柄螺旋状排列，粗厚；叶片箭状卵形，边缘波状，长 50～90cm，宽 40～90cm。佛焰苞管部绿色，檐部蕾时绿色，花时黄绿色；肉穗花序圆柱形，长 12～60cm；花单性，无花被。浆果红色，卵状，长 8～10mm，粗 5～8mm。种子 1 或 2 粒。花期四季，但在密阴的林下常不开花。

【药用部位及功效】根茎——清热解毒，行气止痛，散结消肿（有大毒）。

蘑芋属 Amorphophallus Blume ex Decne

疣柄蘑芋　南星头、鸡爪芋、南芋
Amorphophallus paeoniifolius (Dennst.) Nicolson

【分布】广州；台湾、云南、广东、广西、海南；孟加拉国、印度、印度尼西亚、老挝、缅甸、新几内亚岛、菲律宾、斯里兰卡、泰国、越南、澳大利亚、太平洋群岛、印度洋群岛。

【识别特征】多年生草本。块茎扁球形，直径约20cm。叶单一；叶柄长50～80cm，具疣凸，粗糙，有苍白色斑块；叶片3全裂，裂片二歧分裂或羽状深裂；侧脉近平行，近边缘连接成集合脉。花序柄粗短；佛焰苞长20cm以上，喉部宽约25cm，外面绿色，饰以紫色条纹和绿白色斑块，内面具疣，深紫色，漏斗状；肉穗花序极臭，下部为雌花序，紫褐色，上部为雄花序，黄绿色；花单性，无花被；雄蕊花丝长约5mm；子房球形。浆果椭圆形，直径1.7～2cm，橘红色，2室，每室种子1粒。花期4～5月，果期10～11月。

【药用部位及功效】块茎——疏肝健脾，解毒散结。

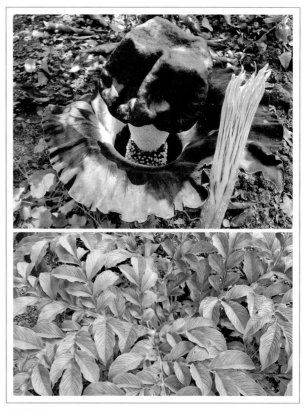

疣柄蘑芋

芋属 Colocasia Schott

芋　芋头、水芋、毛芋
Colocasia esculenta (L.) Schott

【分布】香港、澳门、广东（广州、深圳、惠州、东莞）有栽培；安徽、福建、贵州、湖北、湖南、江苏、江西、四川、台湾、云南、浙江、广东、广西、海南；世界热带、亚热带地区广泛栽培。

【识别特征】草本。块茎卵形，常生多数小球茎，均富含淀粉。叶基生，具长柄，绿色或淡紫色，长20～90cm；叶片盾状着生，卵形，长20～60cm，基部2裂；侧脉4～6对。花序柄单生，短于叶柄；佛焰苞长达20cm，下部成筒状，长约4cm，绿色，上部披针形，内卷，渐尖，长16～18cm，淡黄色至绿白色；肉穗花序长约10cm，下部为雌花，上部为雄花，二者中间有一段不孕部分，顶端具附属体。花期夏秋季。

【药用部位及功效】根茎——健脾补虚，散结解毒；叶片——止泻，敛汗，消肿，解毒。

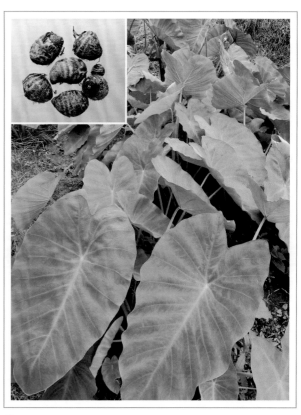

芋

麒麟叶属 Epipremnum Schott

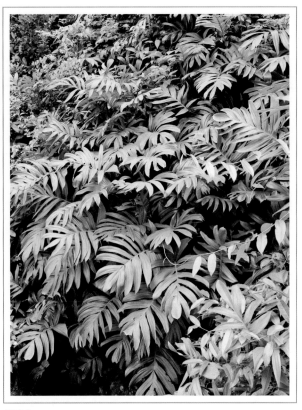

麒麟叶

麒麟叶　蓬莱蕉、上树龙、百足藤
Epipremnum pinnatum (L.) Engl.

【分布】澳门、广东（广州、深圳、惠州），香港有栽培；台湾、云南、广东、广西、海南；孟加拉国、柬埔寨、印度、印度尼西亚、日本、老挝、马来西亚、缅甸、巴布亚新几内亚、菲律宾、新加坡、泰国、越南、澳大利亚、太平洋群岛。

【识别特征】攀援藤本。气生根具发达的皮孔，紧贴于树皮或石面。茎粗壮，多分枝。叶柄长 25～40cm，上部有膨大的关节，叶鞘膜质，逐渐撕裂，脱落；幼叶狭披针形或披针状长圆形，基部浅心形；成熟叶宽长圆形，基部宽心形，沿中肋有 2 行星散的小穿孔；叶片长 40～60cm，宽 30～40cm，两侧不等地羽状深裂。花序柄粗壮，长 10～14cm，基部有鞘状鳞叶包围；佛焰苞外面绿色，内面黄色，长 10～12cm，渐尖；肉穗花序长约 10cm；花两性，无花被；雄蕊 4；雌蕊具棱。浆果小。种子肾形。花期 4～5 月。

【药用部位及功效】茎叶或根——清热凉血，活血散瘀，解毒消肿。

千年健属 Homalomena Schott

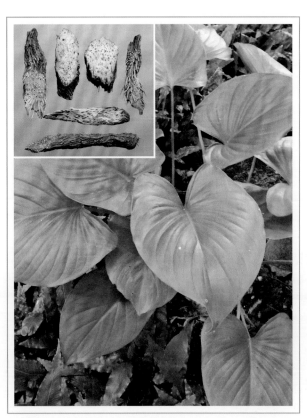

千年健

千年健　香芋、一包针、假苏芋
Homalomena occulta (Lour.) Schott

【分布】广州、肇庆，澳门有栽培；云南、广东、广西、海南；老挝、泰国、缅甸。

【识别特征】多年生草本。根茎匍匐，粗约 1.5cm；地上茎高 30～50cm。叶柄长 25～40cm，下部具鞘；叶片箭状心形至心形，长 15～30cm，宽 15～28cm。佛焰苞绿白色，盛花时上部略展开成短舟状；肉穗花序，花序 1～3；雌花序位于下部，长 1～1.5cm；雄花序位于上部，长 2～3cm；花单性，无花被；能育雄蕊 2～4；子房上位，3 室，胚珠多数。种子褐色，长圆形。花期 7～9 月。

【药用部位及功效】根茎——祛风湿，舒筋活络，止痛消肿（有小毒）。

刺芋属 Lasia Lour.

刺芋　天河芋、刺茨菇、簕芋
Lasia spinosa (L.) Thwaites

【分布】香港、澳门、广东（广州、肇庆）；台湾、西藏、云南、广东、广西、海南；孟加拉国、不丹、柬埔寨、印度、印度尼西亚、老挝、马来西亚、缅甸、尼泊尔、新几内亚岛、斯里兰卡、泰国、越南。

【识别特征】多年生有刺常绿草本，高可达 1m。茎圆柱形，横走，多少具皮刺，多分枝，节环状，多少膨大。叶柄长 20～50cm；叶片形状多变，幼株上的戟形，长6～10cm，宽 9～10cm，成年植株过渡为鸟足羽状深裂，长宽 20～60cm，下表面脉上疏生皮刺。花序柄长 20～35cm；佛焰苞长 15～30cm，上部螺状旋转；肉穗花序长 2～3cm，黄绿色；花两性；花被片 4；雄蕊 4～6；子房上位。果序长 6～8cm；浆果倒卵圆状，顶部四角形，长约 1cm。花期 9 月，果翌年 2 月成熟。

【药用部位及功效】根茎或全草——清热利湿，解毒消肿（有小毒）。

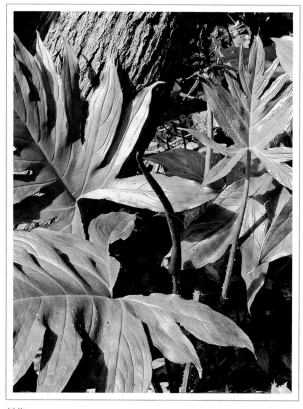

刺芋

浮萍属 Lemna L.

浮萍　青萍、田萍、浮萍草
Lemna minor L.

【IUCN 濒危等级】LC

【分布】香港、澳门、广东（广州、深圳、惠州、东莞）；我国广布；世界热带至温带地区广布。

【识别特征】水生漂浮草本。根白色，长 3～4cm，根冠钝头，根鞘无翅。叶状体对称，上表面绿色，下表面浅黄色或绿白色或常为紫色，近圆形、倒卵形或倒卵状椭圆形，全缘，长 1.5～5mm，宽 2～3mm，背面垂生丝状根 1 条；叶状体背面一侧具囊，新叶状体于囊内形成浮出，以极短的细柄与母体相连，随后脱落。佛焰苞膜质；花单性，雌雄同株；每花序有雄花 2 朵、雌花 1 朵；雌花具弯生胚珠1。果实近陀螺状。花果期夏季。

【药用部位及功效】全草——发汗解表，透疹止痒，利水消肿，清热解毒。

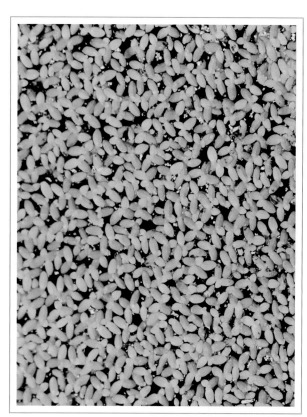

浮萍

半夏属 Pinellia Tonore

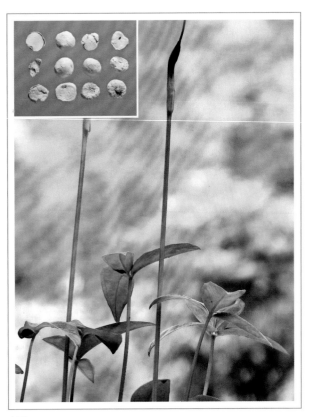

半夏

半夏
Pinellia ternata (Thunb.) Makino

【分布】香港、广东（深圳、惠州、肇庆）；我国除内蒙古、青海、西藏外的其他地区广布；日本、朝鲜、韩国，欧洲、北美洲归化。

【识别特征】多年生草本，高 15～30cm。块茎近球形。叶基生，一年生者为单叶，卵状心形；二至三年生者为 3 小叶的复叶；小叶卵状椭圆形至披针形，中间一片较大，长 3～10cm，宽 2～4cm，全缘；叶柄长 10～20cm。佛焰苞绿色，下部管状，喉部闭合；肉穗花序；花单性同株，无花被；雌花位于花序下部，贴生于佛焰苞上，子房上位，1 室 1 胚珠；雄花位于花序上部，中段为不育部分，雄蕊 2。浆果卵圆形，熟时红色。花期 5～7 月，果期 8～9 月。

【药用部位及功效】块茎——燥湿化痰，降逆止呕，消痞散结（有毒）。

大薸属 Pistia L.

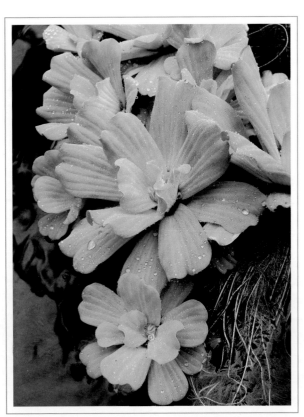

大薸

大薸　猪姆莲、大浮萍、水浮萍
Pistia stratiotes L.

【分布】香港、澳门、广东（广州、东莞）有栽培或已归化；福建、广东、广西、台湾、云南、安徽，湖北、湖南、江苏、江西、山东、四川有栽培或已归化；世界热带、亚热带地区广布。

【识别特征】水生漂浮草本。根多数，长而悬垂，须根密集。叶簇生，呈莲座状；叶片因发育阶段不同，形态各异，倒三角形、倒卵状、扇形至倒卵状长楔形，长 1.3～10cm，宽 1.5～6cm，基部厚，两面被毛。佛焰苞长约 1.2cm，白色；花单性，无花被；雄蕊 3；子房上位。浆果小。种子多数。花期 5～11 月。

【药用部位及功效】全草——疏风透疹，利水除湿，凉血活血。

石柑属 Pothos L.

石柑子　藤桔、石葫芦、风瘫药
Pothos chinensis (Raf.) Merr.

【分布】香港、澳门、广东（广州、深圳、惠州、东莞、江门、肇庆）；贵州、湖北、湖南、四川、台湾、西藏、云南、广东、广西、海南；孟加拉国、不丹、柬埔寨、印度、老挝、缅甸、尼泊尔、泰国、越南。

【识别特征】附生藤本，长 0.4～6m。茎亚木质，淡褐色，近圆柱形，具纵条纹，粗约 2cm，节上常有气生根。叶柄长 1～4cm；叶片椭圆形、披针状卵形至披针状长圆形，长 6～13cm，宽 1.5～5.6cm，先端常有芒状尖头，基部钝；侧脉 4 对，最下一对基出，弧形上升，细脉多数，近平行。佛焰苞卵状，绿色，长约 8mm；花序腋生，肉穗花序，淡绿色或淡黄色，长 7～8mm；花两性；花被片 6；雄蕊 6；子房上位，3 室。浆果黄绿色至红色，卵形或长圆形，长约 1cm。花果期四季。

【药用部位及功效】全草——行气止痛，消积，祛风湿，散瘀解毒（有小毒）。

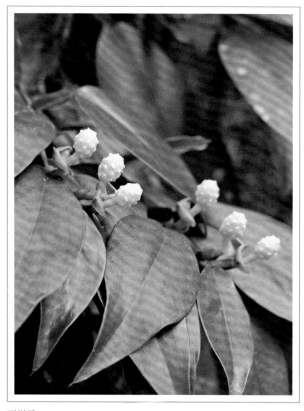

石柑子

犁头尖属 Typhonium Schott

犁头尖　犁头草、老鼠尾、土半夏
Typhonium blumei Nicolson & Sivad.

【分布】香港、澳门、广东（广州、惠州、东莞、肇庆、中山）；福建、贵州、湖北、湖南、江西、四川、台湾、云南、浙江、广东、广西、海南；柬埔寨、印度、印度尼西亚、日本、缅甸、泰国、尼泊尔、越南、菲律宾、太平洋群岛，非洲有引种。

【识别特征】多年生草本。块茎小。叶与花序柄同时出现；叶柄长 20～24cm，基部鞘状；叶片戟状三角形，长 7～10cm，宽 7～9cm。花序柄单一，从叶腋抽出；佛焰苞管部绿色，檐部绿紫色，卷成长角状，长 12～18cm，盛花时展开；肉穗花序；花单性，无花被；雄花近无柄，雄蕊 2；雌花子房上位，1 室；中性花同型，线形，长约 4mm。浆果卵圆形。种子 1～2 粒。花期 5～7 月。

【药用部位及功效】块茎及全草——解毒消肿，散瘀止血（有毒）。

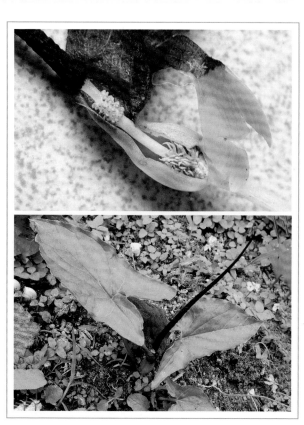

犁头尖

30. 泽泻科 Alismataceae

泽泻属 Alisma L.

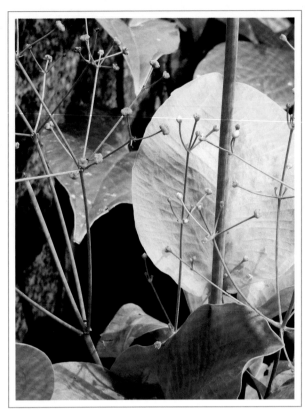

东方泽泻

东方泽泻　水泽、耳泽
Alisma orientale (Sam.) Juz.

【分布】深圳；安徽、福建、广东、广西、贵州、江苏、江西、山东、四川、云南、浙江、黑龙江、吉林、辽宁、内蒙古、河北、山西、河南、湖北、湖南、陕西、青海、甘肃、宁夏、新疆；印度、日本、朝鲜、韩国、蒙古国、缅甸、尼泊尔、俄罗斯、越南、克什米尔地区。

【识别特征】多年生沼生草本，高 50～100cm。块茎球形。叶基生；叶柄长 5～50cm，基部鞘状；叶片椭圆形、卵状椭圆形或宽卵形，长 3～18cm，宽 1～10cm，基部心形、圆形或宽楔形，全缘。花茎由叶丛中生出；大型轮生状圆锥花序；花被片 6，外轮 3，萼片状，内轮 3，花瓣状，白色；雄蕊 6；花柱宿存，心皮多数，离生。瘦果倒卵形。花期 6～8 月，果期 7～9 月。

【药用部位及功效】块茎——利水渗湿，泄热通淋；叶——益肾，止咳，通脉，下乳。

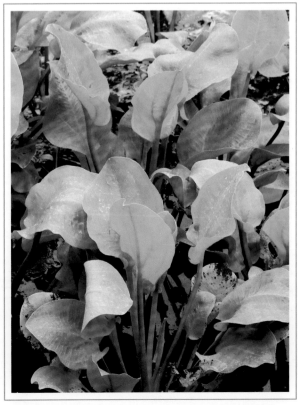

泽泻

泽泻
Alisma plantago-aquatica L.

【IUCN 濒危等级】LC

【分布】香港、澳门、广东（广州、深圳、肇庆）有栽培；内蒙古、陕西、新疆、云南、黑龙江、吉林、辽宁；阿富汗、印度、日本、哈萨克斯坦、朝鲜、韩国、吉尔吉斯斯坦、缅甸、尼泊尔、巴基斯坦、俄罗斯、塔吉克斯坦、泰国、乌兹别克斯坦、越南、澳大利亚，非洲、亚洲、欧洲、北美洲。

【识别特征】多年生水生或沼生草本。块茎直径 1～3.5cm。叶基生；沉水叶条形或披针形；挺水叶宽披针形、椭圆形至卵形，长 2～11cm，宽 1.3～7cm；叶脉通常 5；叶柄长 1.5～30cm。花葶高 78～100cm；花小，两性；外轮花被片 3，长 2.5～3.5mm，内轮花被片 3，远大于外轮，白色、粉红色或浅紫色；雄蕊 6；心皮 17～23，排列整齐。瘦果椭圆形或近矩圆形，长约 2.5mm。花果期 5～10 月。

【药用部位及功效】块茎——利水渗湿，泻热通淋。

45. 薯蓣科 Dioscoreaceae

薯蓣属 Dioscorea L.

参薯 云饼山药、脚板薯、毛薯
Dioscorea alata L.

【分布】香港、澳门、广东（广州、深圳、东莞）有栽培；广东、湖北有栽培；世界泛热带地区广泛栽培。

【识别特征】草质藤本。野生的块茎多为长圆柱形，栽培的形态变异较大，通常圆锥形或球形的外皮褐色或紫黑色，断面白色带紫色，其余的外皮淡灰黄色，断面白色；茎右旋，通常有4条狭翅。单叶，下部互生，中部以上对生；叶腋内有大小不等的珠芽；叶片卵形至卵圆形，长6~15cm，宽4~13cm，基部心形至箭形。穗状花序；雄花花被片6，排成2轮，雄蕊6；雌花花被片6，退化雄蕊6，子房下位，3室。蒴果三棱状扁圆形。花期11月至翌年1月，果期12月至翌年1月。

【药用部位及功效】块茎——健脾止泻，益肺滋肾，解毒敛疮。

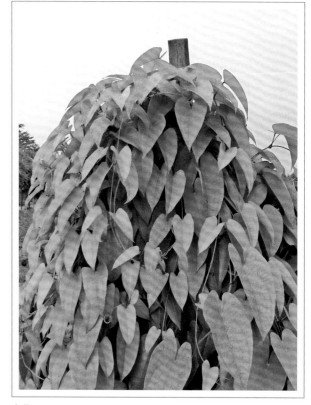

参薯

黄独 黄药子、零余薯
Dioscorea bulbifera L.

【分布】香港、澳门、广东（广州、深圳、惠州、东莞）；安徽、福建、甘肃、贵州、江苏、江西、陕西、四川、台湾、西藏、云南、浙江、河南、湖北、湖南、广东、广西、海南；不丹、柬埔寨、印度、日本、韩国、缅甸、泰国、越南、非洲。

【识别特征】草质藤本。块茎卵圆形或梨形，直径4~10cm；茎左旋，浅绿色稍带红紫色。单叶互生；叶腋内有紫棕色球形或卵圆形珠芽，大小不等；叶片宽卵状心形或卵状心形，长3~15cm，宽2~14cm，全缘或微波状。雄花序穗状，下垂，常数个丛生于叶腋；雄花花被片6，鲜时紫色，雄蕊6，着生于花被片基部；雌花序与雄花序相似，雌花花被片6，退化雄蕊6，子房下位，3室。蒴果下垂，三棱状长圆形，长1.5~3cm，熟时草黄色，密被紫色小斑点。花期7~10月，果期8~11月。

【药用部位及功效】块茎——散结消瘿，清热解毒，凉血止血（有小毒）；珠芽——清热化痰，止咳平喘，解毒散结（有小毒）。

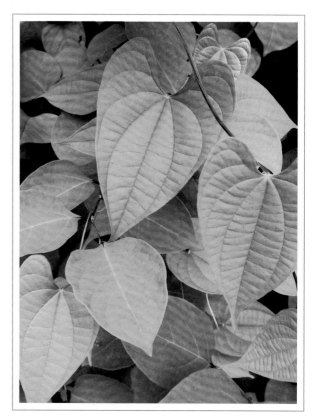

黄独

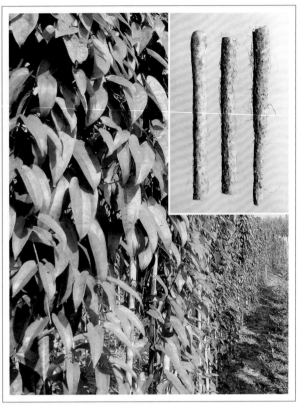

薯莪

薯莪　野山豆、野脚板薯、淮山
Dioscorea polystachya Turcz.

【分布】广州、惠州、东莞、江门；吉林、辽宁、河北、广西、广东、陕西、甘肃、贵州、四川、云南、山东、江苏、安徽、浙江、江西、福建、台湾、河南、湖北、湖南；朝鲜、日本。

【识别特征】多年生缠绕草本。块茎长圆柱形，垂直生长，长可达 1m 多，外皮灰褐色，断面干时白色；茎常带紫红色，右旋。单叶在茎下部互生，中部以上对生，稀 3 叶轮生；叶片卵状三角形、宽卵形或戟形，变异大，长 3～9cm，宽 2～7cm，基部心形，边缘常 3 裂；叶腋内有珠芽。穗状花序，花极小，单性异株；雄花序生于叶腋，雄花花被片 6，雄蕊 6；雌花序生于叶腋，雌花有退化雄蕊，子房下位。蒴果，具 3 翅。花期 6～9 月，果期 7～11 月。

【药用部位及功效】块茎——补脾，养肺，固肾，益精；珠芽——补虚，益肾强腰。

裂果薯属 Schizocapsa Hance

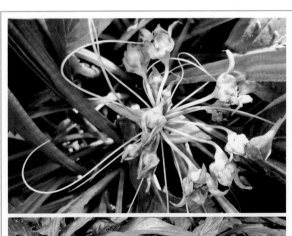

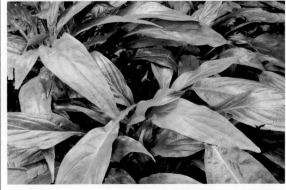

裂果薯

裂果薯　水田七
Schizocapsa plantaginea Hance

【分布】香港、广东（广州、江门），澳门有栽培；广东、广西、贵州、湖南、江西、云南；老挝、泰国、越南。

【识别特征】多年生草本，高 20～30cm。根状茎粗短，常弯曲。叶全部基生；叶柄长 7～11cm，基部有鞘；叶片狭椭圆形或狭椭圆状披针形，长 10～15cm，宽 4～6cm，基部下延，沿叶柄两侧成狭翅。伞形花序顶生，总苞片 4；花被裂片 6，淡绿色至淡紫色，外轮 3，披针形，长约 6mm，内轮 3，较外轮短而宽；雄蕊 6，花丝极短；子房上位，柱头 3 裂。蒴果近倒卵形，3 瓣裂。种子多数。花果期 4～11 月。

【药用部位及功效】块茎——清热解毒，止咳祛痰，理气止痛，散瘀止血；叶——清热解毒。

48. 百部科 Stemonaceae

百部属 Stemona Lour.

大百部　对叶百部
Stemona tuberosa Lour.

【分布】香港、广东（广州、深圳、东莞、江门、肇庆）；福建、贵州、湖北、湖南、江西、四川、台湾、云南、广东、广西、海南；孟加拉国、柬埔寨、印度、老挝、缅甸、菲律宾、泰国、越南。

【识别特征】多年生草本。块根肉质，纺锤状或圆柱形，长达 30cm。茎具少数分枝，攀援状，下部木质化。叶通常对生；叶柄长 3～10cm；叶片广卵形，长 8～30cm，宽 2.5～10cm，基部浅心形，边缘稍波状；叶脉 7～15 条。花单生或 2～3 朵排成总状花序；花被片 4，排成 2 轮，黄绿色带紫色脉纹，长 3.5～7.5cm，宽 7～10mm，内轮比外轮稍宽；雄蕊 4，生于花被片基部，药隔肥厚，向上延伸为长钻状或披针形的附属物；子房上位。蒴果光滑。种子多数。花期 4～7 月，果期 7～8 月。

【药用部位及功效】根——润肺止咳，杀虫灭虱。

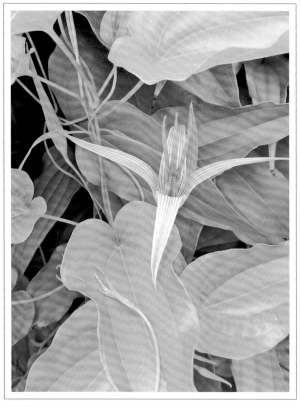

大百部

50. 露兜树科 Pandanaceae

露兜树属 Pandanus Parkinson

露兜树　露兜簕、林投、野菠萝
Pandanus tectorius Parkinson

【分布】香港、澳门、广东（广州、深圳、东莞、江门、肇庆）；福建、贵州、台湾、云南、广东、广西、海南；澳大利亚热带地区、太平洋群岛，亚洲。

【识别特征】常绿乔木或灌木，茎常左右扭曲，具气根。叶聚生于枝顶，紧密螺旋状排列；叶片条形，长达 80cm，宽约 4cm，先端渐狭，成一长尾尖，边缘及下表面沿中脉具尖锐的刺。花单性，雌雄异株，无花被；花序具佛焰苞；雄花序穗状，雄花多数，每花雄蕊 10 或多数；雌花序头状，心皮 5～12 合为一束，中下部联合，上部分离，每室胚珠 1，子房上位。聚花果大，由 40～80 个核果束组成，熟时橘红色。花期 1～5 月。

【药用部位及功效】根——发汗解表，清热利湿，行气止痛；嫩叶——清热，凉血，解毒。

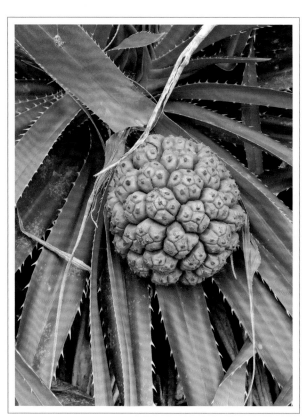

露兜树

53. 藜芦科 Melanthiaceae

重楼属 Paris L.

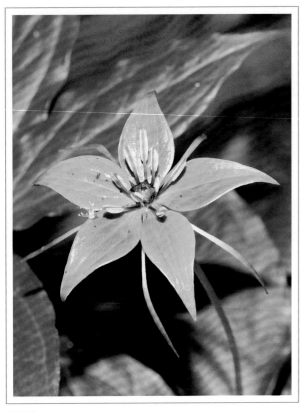

华重楼

华重楼
Paris polyphylla var. **chinensis** (Franch.) H. Hara

【分布】香港、广东（深圳）；安徽、福建、甘肃、广东、广西、贵州、湖北、湖南、江苏、江西、四川、台湾、云南；老挝、缅甸、泰国、越南。

【识别特征】多年生草本，高35～80cm。根状茎粗厚，密生多数环节和许多须根。叶轮生，5～8，通常7片；叶柄长2～6cm；叶片倒卵状披针形、矩圆状披针形或倒披针形，长7～15cm，宽2.5～5cm。花梗长5～25cm；外轮花被片3～6，内轮花被片狭条形，通常中部以上变宽，长1.5～3.5cm，为外轮的1/3至近等长；雄蕊8～10，离生；子房上位，近球形。蒴果紫色。种子多数，具鲜红色多浆汁的外种皮。花期5～7月，果期8～10月。

【药用部位及功效】根茎——清热解毒，消肿止痛，平肝定惊（有小毒）。

56. 秋水仙科 Colchicaceae

万寿竹属 Disporum Salisb.

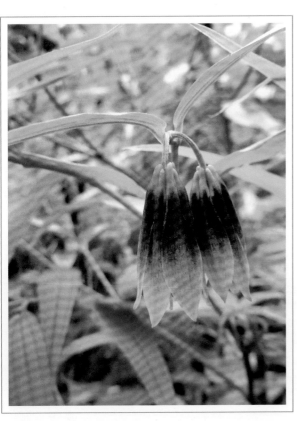

万寿竹

万寿竹　万寿草、山竹花
Disporum cantoniense (Lour.) Merr.

【分布】澳门、广东（广州、深圳）；安徽、福建、广东、广西、贵州、湖北、湖南、陕西、四川、台湾、西藏、云南；不丹、印度、老挝、缅甸、尼泊尔、斯里兰卡、泰国、越南。

【识别特征】多年生草本。根状茎呈结节状，簇生多数须根；茎高50～150cm。叶互生；叶柄短；叶片披针形至狭椭圆状披针形，长5～12cm，宽1～5cm；有明显的3～7脉，下面脉上和边缘有乳头状突起。伞形花序，有花3～10朵；花下垂，白色或淡紫色；花被片6，长1.5～2.8cm，宽4～5mm，先端尖，边缘有乳头状突起，基部有长2～3mm的距；雄蕊6，内藏；子房上位。浆果近球形，直径8～10mm。花期5～7月，果期8～10月。

【药用部位及功效】根及根茎——祛风湿，舒筋活血，清热，止咳祛痰。

59. 菝葜科 Smilacaceae

菝葜属 Smilax L.

菝葜　金刚藤
Smilax china L.

【分布】香港、澳门、广东（广州、惠州、东莞、江门、肇庆）；广东、广西、贵州、辽宁、四川、云南、山东、江苏、安徽、浙江、江西、福建、台湾、河南、湖北、湖南；缅甸、菲律宾、泰国、越南。

【识别特征】攀援灌木。根状茎坚硬，为不规则的块状，粗2～3cm；茎长1～3m，疏生刺。单叶互生；叶柄基部几乎均有卷须；叶片卵圆形或圆形、椭圆形，长3～10cm，宽1.5～6cm，有时具粉霜。伞形花序生于叶尚幼嫩的小枝上；花单性，雌雄异株，绿黄色；外轮花被片3，长3.5～4.5mm，内轮花被片3，稍狭；雄蕊6，长约为花被片的2/3；雌花与雄花大小相似，子房上位。浆果熟时红色，有粉霜。花果期2～11月。

【药用部位及功效】根茎——祛风利湿，解毒消痈；叶——祛风，利湿，解毒。

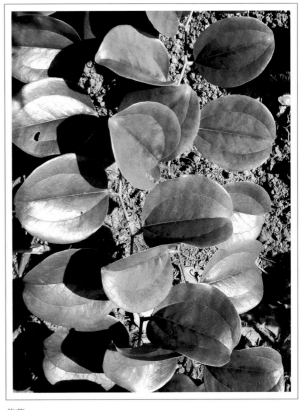

菝葜

土茯苓　光叶菝葜
Smilax glabra Roxb.

【分布】香港、澳门、广东（广州、惠州）；安徽、福建、甘肃、贵州、湖北、湖南、江苏、江西、四川、台湾、西藏、云南、浙江、广东、广西、海南；印度、缅甸、泰国、越南。

【识别特征】攀援灌木。根状茎粗厚，块状；茎长1～4m，光滑，无刺。叶互生；叶柄具狭鞘，有卷须；叶片狭椭圆状披针形至狭卵状披针形，长6～12cm，宽1～4cm。花单性，雌雄异株，淡绿色，六棱状球形，直径约3mm，通常10余朵排成伞形花序；花被片2轮，每轮3片；雄蕊6，花丝极短；子房上位。浆果熟时黑色，具粉霜。花期7～11月，果期11月至翌年4月。

【药用部位及功效】根茎——清热除湿，泄浊解毒，通利关节。

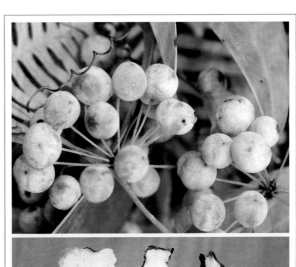

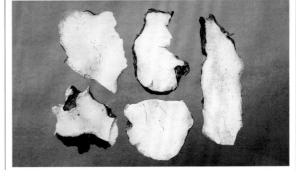

土茯苓

60. 百合科 Liliaceae

百合属 Lilium L.

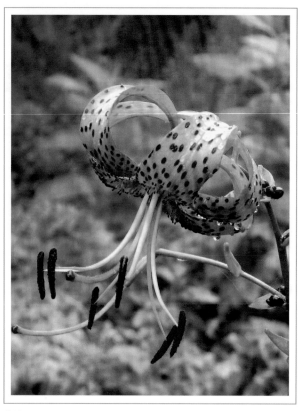

卷丹

卷丹
Lilium lancifolium Thunb.

【分布】澳门有栽培；安徽、甘肃、广西、河北、江苏、江西、吉林、青海、陕西、山东、山西、四川、西藏、浙江、河南、湖北、湖南；日本、朝鲜。

【识别特征】多年生草本，高 80~150cm。鳞茎宽球形，高约 3.5cm，直径 4~8cm；鳞叶宽卵形，长 2.5~3cm，宽 1.4~2.5cm，白色，肉质；茎带紫色条纹，具白色绵毛。叶散生；叶片矩圆状披针形或披针形，长 6.5~9cm，宽 1~1.8cm，边缘有乳头状突起，叶腋生紫黑色珠芽。花 3~6 朵或更多，下垂；花被片 6，披针形，橘红色，有紫黑色斑点，向外反卷，长达 6~10cm；雄蕊 6，短于花被；子房上位。蒴果狭长卵形，长 3~4cm。花期 7~8月，果期 9~10 月。

【药用部位及功效】鳞茎——养阴润肺，清心安神。

郁金香属 Tulipa L.

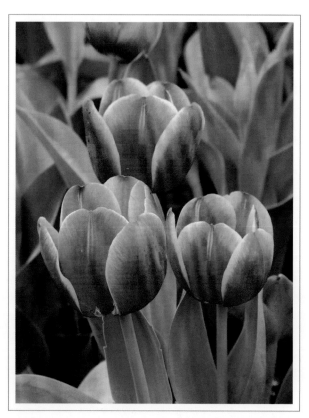

郁金香

郁金香
Tulipa gesneriana L.

【分布】大湾区广泛栽培；我国引种栽培；原产欧洲。

【识别特征】多年生草本。鳞茎有多层纸质外皮；茎直立，下部常埋于地下。叶 3~5，在茎上互生；叶片条状披针形至卵状披针形。花单朵顶生，直立，大型而艳丽；花被片红色或杂有白色和黄色，有时为白色或黄色，长 5~7cm，宽 2~4cm；雄蕊 6，等长，花丝无毛；子房上位，3 室，胚珠多数，无花柱，柱头增大呈鸡冠状。花期 4~5 月。

【药用部位及功效】花——化湿辟秽。

61. 兰科 Orchidaceae

开唇兰属 Anoectochilus Blume

金线兰 花叶开唇兰
Anoectochilus roxburghii (Wall.) Lindl.

【国家重点保护等级】（Ⅱ级）

【分布】广州、深圳、惠州、东莞；福建、湖南、江西、四川、西藏、云南、浙江、广东、广西、海南；孟加拉国、不丹、印度、日本、老挝、尼泊尔、泰国、越南。

【识别特征】矮小草本，高8~18cm。根状茎匍匐，肉质；茎直立，稍肉质，下部具2~4叶。叶互生；叶片卵圆形或卵形，长1.3~3.5cm，宽0.8~3cm，上表面暗紫色或黑紫色，具金红色带有绢丝光泽的网脉，下表面淡紫红色；叶柄长4~10mm，基部扩大成抱茎的鞘。总状花序，具花2~6朵；中萼片卵形，凹陷成舟状，与花瓣黏合成兜状；侧萼片张开；花瓣白色或淡红色，唇瓣位于上方，长约12mm，呈"Y"形；蕊柱长约2.5mm，前面两侧各具1片状附属物；子房下位，长圆柱形，不扭转。花期9~11月。

【药用部位及功效】全草——清热凉血，除湿解毒。

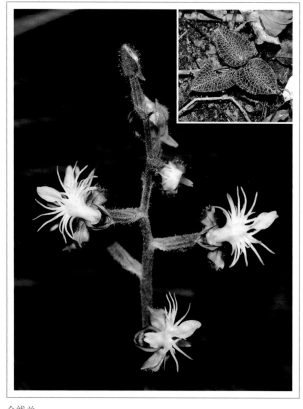

金线兰

竹叶兰属 Arundina Blume

竹叶兰
Arundina graminifolia (D. Don) Hochr.

【国家重点保护等级】（Ⅱ级）

【分布】香港、澳门、广东（广州、深圳、东莞、珠海）；福建、贵州、湖南、江西、四川、台湾、西藏、云南、浙江、广东、广西、海南；不丹、柬埔寨、印度、印度尼西亚、老挝、马来西亚、缅甸、尼泊尔、斯里兰卡、泰国、越南。

【识别特征】多年生草本，高40~80cm。根茎常在连接茎基部处膨大，貌似假鳞茎；茎直立，常数个丛生或成片生长，细竹竿状。叶互生；叶片线状披针形，长8~20cm，宽3~20mm，基部具圆筒状的鞘，抱茎。总状花序，具花2~10朵，每次仅开1花；花粉红色或略带紫色或白色；萼片长2.5~4cm；花瓣与萼片近等长；唇瓣近长圆状卵形，长2.5~4cm，3裂；侧裂片钝，内弯，围抱蕊柱；蕊柱长2~2.5cm。蒴果近长圆形，长约3cm。花果期9~11月。

【药用部位及功效】全草和根茎——清热解毒，祛风利湿，散瘀止痛。

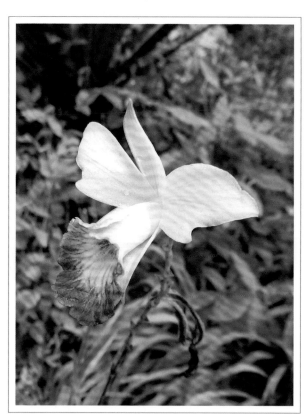

竹叶兰

白及属 Bletilla Rchb. f.

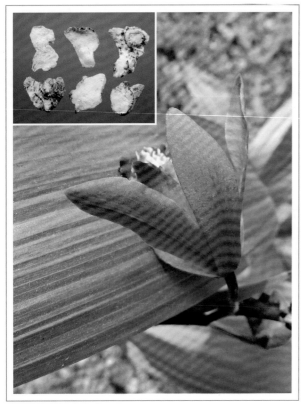

白及

白及
Bletilla striata (Thunb.) Rchb. f.

【国家重点保护等级】（Ⅱ级）

【分布】香港、广东（广州）；广东、广西、安徽、甘肃、福建、贵州、湖南、湖北、江西、陕西、四川、浙江；日本、朝鲜半岛、缅甸。

【识别特征】多年生草本。地下块茎肥厚，常数个相连。叶3~5，互生；叶片宽披针形，长8~30cm，宽2~6cm，基部下延成鞘状，全缘。总状花序，有花3~8朵；花被片6，淡红色；唇瓣倒卵形，3裂，有紫色斑点，具5条褶片；蕊柱由雌蕊与雄蕊结合而成，长18~20mm，柱状，具狭翅；花粉团4对；子房下位。蒴果长圆状纺锤形，直立。花期4~6月，果期7~9月。

【药用部位及功效】根茎——收敛止血，消肿生肌。

兰属 Cymbidium Sw.

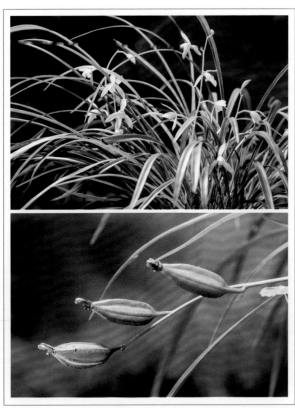

建兰

建兰　四季兰
Cymbidium ensifolium (L.) Sw.

【国家重点保护等级】（Ⅰ级）

【分布】香港、澳门、广东（深圳、惠州）；安徽、浙江、江西、福建、湖南、湖北、四川、贵州、云南、西藏、台湾、广东、广西、海南；日本、印度、斯里兰卡、泰国、越南、老挝、柬埔寨、菲律宾、马来西亚、印度尼西亚、巴布亚新几内亚。

【识别特征】地生植物。假鳞茎卵球形，包藏于叶基之内。叶2~4，带形，长30~60cm，宽1~1.5cm。花葶从假鳞茎基部发出，长20~35cm；总状花序，具花3~9朵；花梗和子房长2~2.5cm；花有香气，通常为浅黄绿色而具紫斑；萼片3，长2.3~2.8cm；花瓣3，长1.5~2.4cm，唇瓣近卵形；蕊柱长1~1.4cm，两侧具狭翅；花粉团4，成两对，宽卵形。蒴果狭椭圆形，长5~6cm。花期6~10月。

【药用部位及功效】花——理气和中，止咳，明目；叶——清肺止咳，凉血止血，利湿解毒。

春兰
Cymbidium goeringii (Rchb. f.) Rchb. f.

【国家重点保护等级】（Ⅰ级）

【分布】广州；安徽、福建、甘肃、广东、广西、贵州、江苏、江西、陕西、四川、台湾、云南、浙江、河南、湖北、湖南；不丹、印度、日本、韩国。

【识别特征】地生植物。假鳞茎卵球形，长1～2.5cm，宽1～1.5cm，包藏于叶基之内。叶4～7，带状，长20～40cm，宽5～9mm，下部多少对折而呈"V"形，边缘无齿或具细齿。花葶从假鳞茎基部叶腋中抽出，长3～15cm，明显短于叶；花梗和子房长2～4cm；花单生；花色泽变化较大，绿色或淡褐黄色而有紫褐色脉纹，有香气；萼片3，长2.5～4cm；花瓣3，长1.7～3cm，与萼片近等宽；唇瓣近卵形，不明显3裂；蕊柱长1.2～1.8cm，两侧有较宽的翅；花粉团4，成两对。蒴果狭椭圆形，长6～8cm，宽2～3cm。花期1～3月。

【药用部位及功效】花、叶、根——清肺除热，化痰止咳，凉血止血。

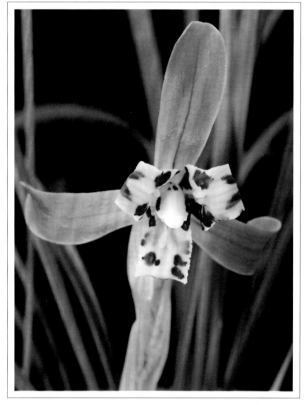

春兰

墨兰　报岁兰
Cymbidium sinense (Jacks. ex Andrews) Willd.

【国家重点保护等级】（Ⅰ级）

【分布】广州、惠州；安徽、江西、福建、台湾、四川、贵州、云南、广东、广西、海南；印度、缅甸、越南、泰国、日本。

【识别特征】地生植物。假鳞茎卵球形，长2.5～6cm，宽1.5～2.5cm，包藏于叶基之内。叶3～5，带形，长45～80cm，宽2～3cm，有光泽。花葶从假鳞茎基部发出，长50～90cm；总状花序，具花10～20朵或更多；花梗和子房长2～2.5cm；花的色泽变化较大，较常为暗紫色或紫褐色而具浅色的唇瓣，也有黄绿色、桃红色或白色的，香气较浓；萼片3，长2～3cm；花瓣3，长2～2.7cm；唇瓣近卵状长圆形，不明显3裂；蕊柱长1.2～1.5cm；花粉团4，成两对，宽卵形。蒴果狭椭圆形，长6～7cm，宽1.5～2cm。花期10月至翌年3月。

【药用部位及功效】根——清心润肺，止咳定喘。

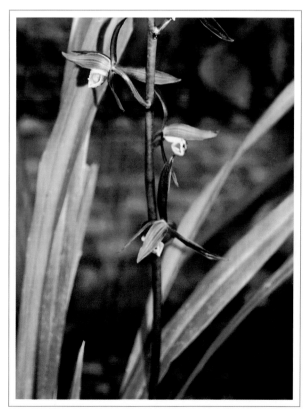

墨兰

石斛属 Dendrobium Sw.

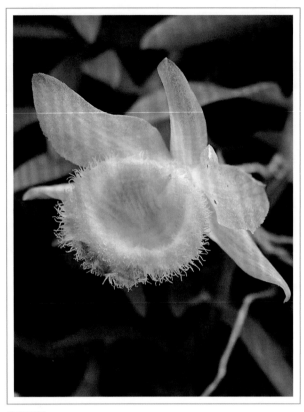

美花石斛

美花石斛　粉花石斛
Dendrobium loddigesii Rolfe

【国家重点保护等级】（Ⅰ级）

【分布】香港、广东（惠州、广州）；贵州、云南、广东、广西、海南；老挝、越南。

【识别特征】附生草本。茎丛生，常下垂，具多节，长10~45cm，粗约3mm，干后金黄色。叶互生；叶片舌形，长圆状披针形，长2~4cm，宽1~1.3cm，基部具鞘。花白色或紫红色，每束1~2朵，侧生于具叶的老茎上部；花梗和子房淡绿色，长2~3cm；中萼片与侧萼片均长1.7~2cm，萼囊近球形，长约5mm；花瓣与中萼片等长；唇瓣近圆形，上面中央金黄色，周边淡紫红色，边缘具短流苏，两面密布短柔毛；蕊柱白色，正面两侧具红色条纹，长约4mm。花期4~5月。

【药用部位及功效】茎——生津养胃，滋阴清热，润肺益肾。

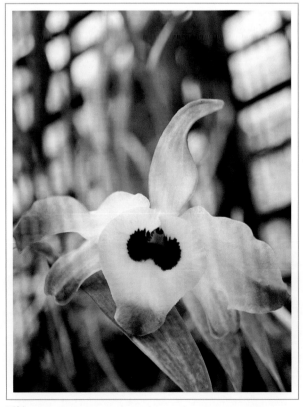

石斛

石斛　金钗石斛
Dendrobium nobile Lindl

【国家重点保护等级】（Ⅰ级）

【分布】香港；海南、广西、贵州、湖北、四川、台湾、西藏、云南；不丹、印度、老挝、缅甸、尼泊尔、泰国、越南。

【识别特征】多年生草本，附生于高山的树干或岩石上，高30~50cm。茎黄绿色，上部稍扁，略呈"之"字形弯曲，具纵槽纹。叶片近革质，长圆形，长6~12cm，宽1~3cm，先端偏斜状凹缺；叶鞘抱茎。总状花序；花大，3基数，直径6~8cm；花萼与花瓣白色，先端紫红色；唇瓣卵圆形，边缘微波状，基部有1个深紫色的斑块；雄雌蕊形成合蕊柱；花粉团4；子房下位。蒴果。花期4~5月。

【药用部位及功效】茎——生津养胃，滋阴清热，润肺益肾。

斑叶兰属 Goodyera R. Br.

高斑叶兰　穗花斑叶兰
Goodyera procera (Ker Gawl.) Hook.

【国家重点保护等级】（Ⅱ级）

【分布】香港、广东（深圳、惠州、广州、肇庆）；安徽、浙江、福建、台湾、贵州、云南、四川、西藏、广东、广西、海南；日本、印度、斯里兰卡、尼泊尔、不丹、孟加拉国、缅甸、泰国、柬埔寨、越南、老挝、菲律宾、印度尼西亚。

【识别特征】地生草本，高22~80cm。根状茎短而粗，具节；茎直立。叶6~8，互生；叶片长圆形或狭椭圆形，长7~15cm，宽2~5.5cm；叶柄长3~7cm，基部扩大成抱茎的鞘。花茎长12~50cm；总状花序具多数密生的小花，似穗状，长10~15cm；鞘状苞片5~7；花白色带淡绿色，芳香；中萼片与花瓣黏合成兜状，侧萼片2，偏斜的卵形；花瓣匙形，长3~3.5mm；唇瓣宽卵形，基部凹陷，囊状，内面有腺毛，前端反卷；蕊柱长约2mm；花粉团2，狭长；子房下位。蒴果直立。花期4~5月。

【药用部位及功效】全草——祛风除湿，行气活血，止咳平喘。

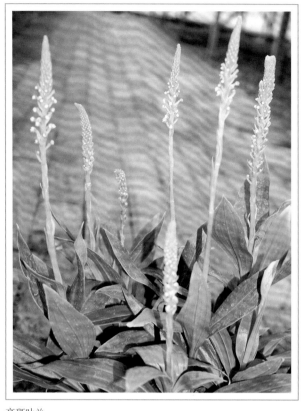

高斑叶兰

玉凤花属 Habenaria Willd.

橙黄玉凤花　红唇玉凤花
Habenaria rhodocheila Hance

【国家重点保护等级】（Ⅱ级）

【分布】香港、广东（广州、深圳、惠州、东莞）；福建、贵州、湖南、江西、广东、广西、海南；柬埔寨、老挝、马来西亚、菲律宾、泰国、越南。

【识别特征】多年生草本，高8~35cm。块茎长圆形，肉质，直径1~2cm；茎直立，下部具4~6叶，向上有1~3枚苞片状小叶。叶片线状披针形至近长圆形，长10~15cm，宽1.5~2cm，基部抱茎。总状花序；花中等大；萼片和花瓣绿色；唇瓣橙黄色、橙红色或红色；中萼片直立，长约9mm，与花瓣靠合成兜状；侧萼片反折；花瓣长约8mm；蕊柱短，两侧通常有耳；花药2室；子房下位，扭转。蒴果纺锤形，长约1.5cm，先端具喙。花期7~8月，果期10~11月。

【药用部位及功效】块茎——清热解毒，活血止痛。

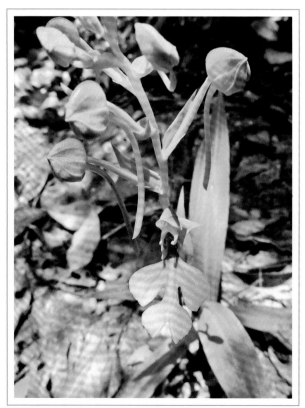

橙黄玉凤花

鹤顶兰属 Phaius Lour.

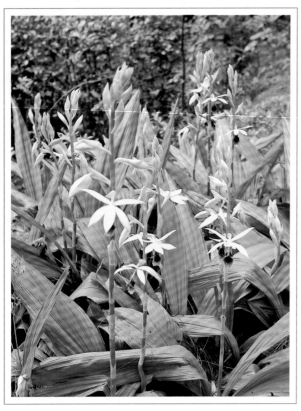

鹤顶兰

鹤顶兰
Phaius tancarvilleae (L'Hér.) Blume

【国家重点保护等级】（Ⅱ级）

【分布】香港、澳门、广东（深圳、广州、惠州）；福建、台湾、云南、西藏、广东、广西、海南；亚洲热带和亚热带地区、大洋洲。

【识别特征】地生草本。假鳞茎圆锥形，被鞘。叶2～6，互生于假鳞茎的上部；叶片长圆状披针形，长达70cm，宽达10cm，基部收狭为长达20cm的柄。花葶直立，高可达1m；总状花序具多数花；花梗和子房长3～4cm；花大，美丽，背面白色，内面暗赭色或棕色，直径7～10cm；萼片3，近相似，长4～6cm；花瓣与萼片等长而稍狭；唇瓣贴生于蕊柱基部，中部以上浅3裂；蕊柱白色，长约2cm，蕊喙近舌形；花粉团8，卵形，近等大。花期3～6月。

【药用部位及功效】假鳞茎——止咳祛痰，活血止血。

绶草属 Spiranthes Rich.

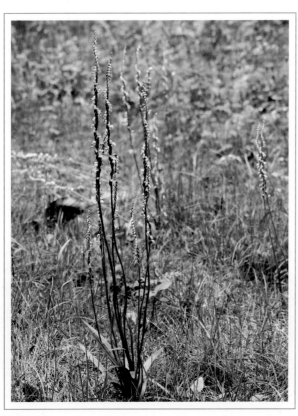

绶草

绶草
Spiranthes sinensis (Pers.) Ames

【国家重点保护等级】（Ⅱ级）

【IUCN 濒危等级】LC

【分布】大湾区广布；我国广布；阿富汗、不丹、印度、日本、韩国、马来西亚、蒙古国、缅甸、尼泊尔、菲律宾、泰国、越南、俄罗斯、克什米尔地区、澳大利亚。

【识别特征】地生小草本，高13～30cm。根簇生，肉质，指状。叶2～5，基生；叶片宽线形或线状披针形，长3～10cm，宽5～10mm，基部下延成柄状鞘，抱茎。总状花序顶生，螺旋状扭曲，具多数密集的花；花小，两性，紫红色、粉红色或白色；中萼片长约4mm，常与花瓣靠合呈兜状，侧萼片偏斜，长约5mm；花瓣斜菱状长圆形；唇瓣长约4mm，基部凹陷呈浅囊状；花药直立，2室，位于蕊柱背侧；子房下位，纺锤形。花期7～8月。

【药用部位及功效】根和全草——益气养阴，清热解毒。

66. 仙茅科 Hypoxidaceae

仙茅属 Curculigo Gaertn.

仙茅
Curculigo orchioides Gaertn.

【分布】香港、澳门、广东（广州、深圳、东莞、肇庆）；福建、广东、广西、贵州、湖南、江西、四川、台湾、浙江；柬埔寨、印度、印度尼西亚、日本、老挝、缅甸、巴基斯坦、巴布亚新几内亚、菲律宾、泰国、越南。

【识别特征】多年生草本。根状茎近圆柱状，直径约 1cm，长可达 10cm。叶基生；叶片线形、线状披针形或披针形，大小变化甚大，长 10～45cm，宽 5～25mm，基部渐狭成短柄或近无柄。花茎甚短，大部分藏于鞘状叶柄基部之内；总状花序，具 4～6 花；花黄色；花被裂片 6，长 8～12mm，宽 2.5～3mm；雄蕊 6，长约为花被裂片的 1/2；子房下位。浆果近纺锤状，长 1.2～1.5cm，宽约 6mm，顶端有长喙。花果期 4～9 月。

【药用部位及功效】根茎——补肾壮阳，散寒除痹。

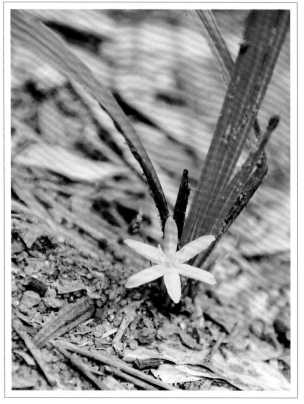

仙茅

70. 鸢尾科 Iridaceae

射干属 Belamcanda Adans.

射干　交剪草、野萱花
Belamcanda chinensis (L.) DC.

【分布】香港、澳门、广东（广州、惠州、东莞）；甘肃、贵州、河北、宁夏、陕西、山西、四川、西藏、云南、黑龙江、吉林、辽宁、山东、江苏、安徽、浙江、江西、福建、台湾、河南、湖北、湖南、广东、广西、海南；不丹、印度、日本、韩国、缅甸、尼泊尔、菲律宾、俄罗斯、越南，亚洲南部。

【识别特征】多年生草本，高 50～120cm。根状茎呈结节状，鲜黄色，生多数须根。叶 2 列，嵌叠状排列；叶片剑形，扁平，长 20～60cm，宽 2～4cm，基部抱茎；叶脉平行。伞房花序顶生；花橘黄色，直径 3～5cm；花被片 6，散生暗红色斑点，内轮 3 片略小，基部合生成短筒；雄蕊 3，着生于外轮花被裂片的基；子房下位，花柱 3 裂。蒴果 3 瓣裂。花期 6～8 月，果期 7～9 月。

【药用部位及功效】根茎——清热解毒，祛痰利咽，消瘀散结（有毒）。

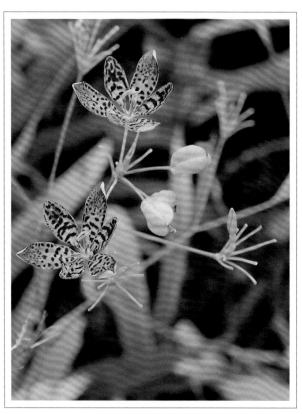

射干

红葱属 Eleutherine Herb.

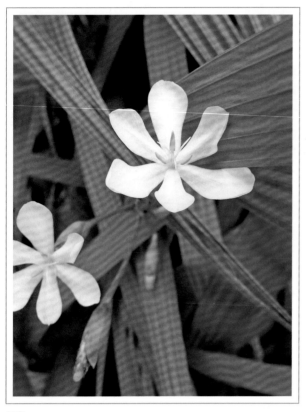

红葱

红葱　小红蒜
Eleutherine bulbosa (Mill.) Urb.

【分布】广州、江门有栽培；云南有栽培或逸为野生；原产西印度群岛。

【识别特征】多年生草本。根柔嫩，黄褐色。鳞茎卵圆形，直径约2.5cm；鳞片肥厚，紫红色，无膜质包被。叶基生；叶片宽披针形或宽条形，长25～40cm，宽1.2～2cm；4～5条纵脉平行而突出。聚伞花序生于花茎顶端；花白色，无明显的花被管；花被片6，2轮排列，内、外轮花被片近等大，倒披针形；雄蕊3，着生于花被片基部；子房下位，3室，花柱顶端3裂。蒴果椭圆形，成熟时3裂。花期6月。

【药用部位及功效】全草——清热凉血，活血通经，消肿解毒；鳞茎——养血补虚，活血止血。

鸢尾属 Iris L.

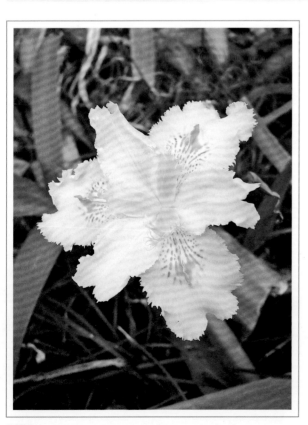

蝴蝶花

蝴蝶花　日本鸢尾、扁竹根
Iris japonica Thunb.

【分布】深圳有栽培；安徽、福建、甘肃、贵州、湖北、湖南、江苏、江西、青海、陕西、山西、四川、西藏、云南、浙江、广东、广西、海南；日本、缅甸。

【识别特征】多年生草本。根状茎有两种；直立的扁圆形，具多数较短的节间，棕褐色；横走的节间长，黄白色。叶基生；叶片剑形，长25～60cm，宽1.5～3cm，顶端渐尖。花茎直立；苞片叶状；花淡蓝色或蓝紫色，直径4.5～5cm；花被管长1.1～1.5cm，外轮花被裂片3，长2.5～3cm，中脉上有隆起的黄色鸡冠状附属物，内轮花被裂片3，边缘有细齿裂；雄蕊3，花药白色，花丝淡蓝色；子房下位，花柱分枝3。蒴果椭圆状柱形，直径1.2～1.5cm，成熟时自顶端开裂至中部。花期3～4月，果期5～6月。

【药用部位及功效】全草——清热解毒，消肿止痛；根茎——利水解毒，活血止痛。

鸢尾 屋顶鸢尾、蓝蝴蝶、紫蝴蝶
Iris tectorum Maxim.

【分布】澳门、广东（广州、深圳）有栽培；安徽、福建、甘肃、湖北、湖南、江苏、江西、青海、陕西、山西、浙江、广东、广西、海南、重庆、贵州、四川、云南、西藏；日本、韩国。

【识别特征】多年生草本。叶基生；叶片黄绿色，剑形，长 15～50cm，宽 1.5～3.5cm，基部鞘状，有数条不明显的纵脉。花茎高 20～40cm；苞片 2～3，内含 1～2 朵花；花蓝紫色，直径约 10cm；花梗甚短；花被管长约 3cm，上端膨大成喇叭形，外轮花被裂片长 5～6cm，宽约 4cm，中脉上有不规则的鸡冠状附属物，内轮花被裂片长 4.5～5cm，宽约 3cm，爪部突然变细；雄蕊 3；子房下位，花柱分枝淡蓝色，长约 3.5cm。蒴果长椭圆形或倒卵形，成熟时 3 瓣裂。花期 4～5 月，果期 6～8 月。

【药用部位及功效】叶或全草——清热解毒，祛风利湿，消肿止痛；根茎——消积杀虫，破瘀行水，解毒。

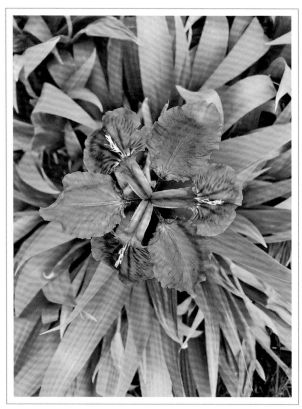

鸢尾

72. 阿福花科 Asphodelaceae

芦荟属 Aloe L.

芦荟 油葱
Aloe vera (L.) Burm. f.

【分布】澳门、广东（广州、深圳、惠州、东莞、江门）有栽培；云南可能有归化；可能原产地中海地区，全世界广泛栽培。

【识别特征】多年生肉质草本。茎较短。叶呈莲座状簇生；叶片肥厚多汁，条状披针形，粉绿色，长 15～35cm，基部宽 4～5cm，顶端及边缘有小齿。花葶高 60～90cm；总状花序；花下垂；花被片 6，2 轮，淡黄色而有红斑，外轮花被片合生至中部，长约 2.5cm，裂片先端稍外弯；雄蕊 6，与花被片近等长；子房上位。蒴果。种子多数。花果期 7～9 月。

【药用部位及功效】叶汁浓缩干燥品——泻下，清肝，杀虫；叶——泻火，解毒，化瘀，杀虫。

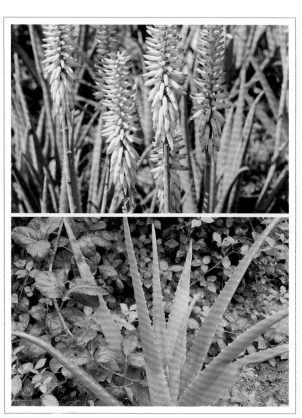

芦荟

山菅属 Dianella Lam. ex Juss.

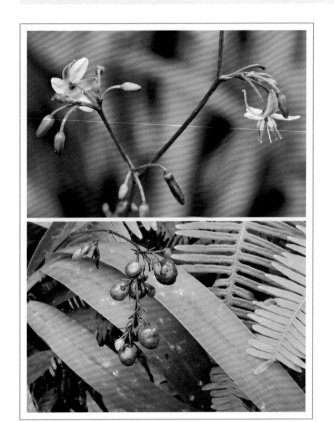

山菅

山菅　山菅兰、山交剪、老鼠砒
Dianella ensifolia (L.) DC.

【分布】香港、澳门、广东（广州、深圳、惠州、东莞、江门、肇庆）；福建、贵州、江西、四川、台湾、云南、广东、广西、海南；孟加拉国、不丹、柬埔寨、印度、印度尼西亚、日本、老挝、马来西亚、缅甸、尼泊尔、菲律宾、斯里兰卡、泰国、越南、澳大利亚、太平洋群岛、非洲。

【识别特征】多年生常绿草本，高 0.3～0.6m。根状茎圆柱状，横走，粗 10～40mm。叶片狭条状披针形，2 列，长 30～60cm，宽 1～2.5cm，基部收狭成鞘状。顶生圆锥花序长 10～40cm，分枝疏散；花两性；花被片 6，2 轮，绿白色、淡黄色至青紫色，具 5 脉；雄蕊 6，花药条形，花丝上部膨大；子房上位。浆果近球形，直径约 6mm，成熟时深蓝色，有光泽。花果期 3～8 月。

【药用部位及功效】根茎或全草——拔毒消肿，散瘀止痛（有毒）。

萱草属 Hemerocallis L.

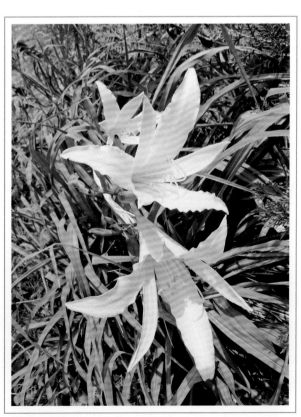

黄花菜

黄花菜　金针菜、萱草花、鹿葱花
Hemerocallis citrina Baroni

【分布】深圳、惠州有栽培；安徽、河北、江苏、江西、内蒙古、陕西、山东、四川、浙江、河南、湖北、湖南；日本、朝鲜半岛。

【识别特征】多年生草本。根近肉质，中下部常有纺锤状膨大。根状茎短。叶基生，密集；叶片条形，长 50～130cm，宽 0.6～2.5cm，稍肉质。花葶长短不一；花梗短；花两性；花被管漏斗状，淡黄色，裂片 6，长 6～12cm；雄蕊 6，着生于花被管上端；子房上位，3 室。蒴果三棱状椭圆形，长 3～5cm。种子多数，黑色。花果期 5～9 月。

【药用部位及功效】花蕾——清热利湿，宽胸解郁，凉血解毒（生用有毒）。

萱草
Hemerocallis fulva (L.) L.

【分布】澳门、广东（广州、深圳、东莞、惠州、肇庆）野生或栽培；广东、广西、贵州、河北、陕西、山西、四川、西藏、云南、山东、江苏、安徽、浙江、江西、福建、台湾、河南、湖北、湖南；印度、日本、韩国、俄罗斯。

【识别特征】多年生草本。根近肉质，中下部常有纺锤状膨大。根状茎短。叶基生，2列；叶片条形，长40～80cm，宽1.5～3.5cm，下面呈龙骨状突起。花葶粗壮，高40～80cm；蝎尾状聚伞花序组成圆锥状；花两性，橘红色至橘黄色；花被长7～12cm，下部2～3cm合生，花被裂片6，内轮的裂片下部常有"八"字形彩斑；雄蕊6，着生丁花被管上端；子房上位，3室。蒴果长圆形。种子多数，黑色。花果期5～9月。

【药用部位及功效】根——清热利湿，凉血止血，解毒消肿（有毒）。

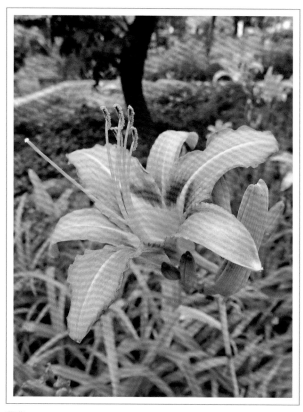

萱草

73. 石蒜科 Amaryllidaceae

葱属 **Allium** L.

洋葱
Allium cepa L.

【分布】大湾区广泛栽培；我国广泛栽培；全世界广泛栽培。

【识别特征】多年生草本，具有特殊的辛辣气味。鳞茎粗大，近球状至扁球状；鳞茎外皮紫红色、褐红色、淡褐红色至淡黄色，纸质至薄革质，内层肉质肥厚。叶基生，圆筒状，中空，中部以下最粗，向上渐狭，比花葶短。花葶粗壮，中空，下部被叶鞘；伞形花序球状，具多而密集的花；花粉白色；花被片6，排成2轮，长4～5mm，宽约2mm；雄蕊6，内轮雄蕊花丝的基部扩大；子房上位，近球状。花果期5～7月。

【药用部位及功效】鳞茎——健胃理气，解毒杀虫。

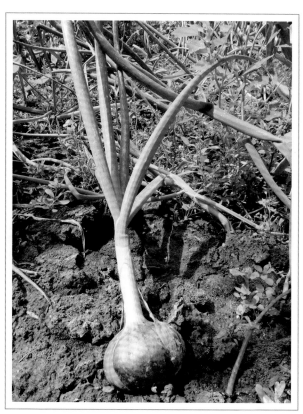

洋葱

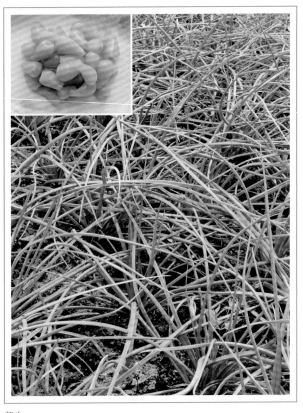

薤头

薤头 *　　薙、薤子、荞头
Allium chinense G. Don

【分布】大湾区野生或栽培；安徽、福建、贵州、江西、浙江、广东、广西、海南；世界热带、亚热带地区广泛栽培。

【识别特征】多年生草本，具有辛辣的特殊气味。鳞茎数枚聚生，狭卵状，粗 1～1.5cm；鳞茎外皮白色或带红色，膜质，不破裂。叶基生，2～5，具 3～5 棱的圆柱状，中空，近与花葶等长，粗 1～3mm。花葶高 20～40cm，下部被叶鞘；伞形花序近半球形；花淡紫色至暗紫色；花被片 6，排成 2 轮，长 4～6mm，内轮稍长；雄蕊 6，花丝约为花被片长的 1.5 倍，基部合生并与花被片贴生；子房上位，倒卵球状，花柱伸出花被外。花果期 10～11 月。

【药用部位及功效】鳞茎——理气宽胸，通阳散结。

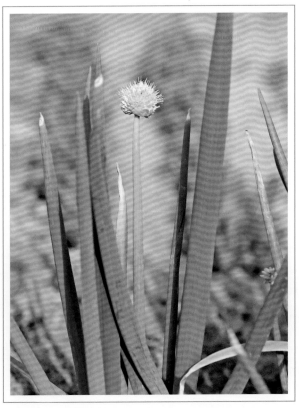

葱

葱
Allium fistulosum L.

【分布】大湾区广泛栽培；我国广泛栽培；全世界广泛栽培。

【识别特征】多年生草本，具有辛辣的特殊气味。鳞茎单生，圆柱状，粗 1～2cm；鳞茎外皮白色，稀淡红褐色，膜质至薄革质，不破裂。叶基生，圆筒状，中空，向顶端渐狭，约与花葶等长。花葶圆柱状，中空，高 30～50cm；伞形花序球状，多花；花白色；花被片 6，排成 2 轮，长 6～8.5mm，近卵形，先端具反折的尖头，外轮稍短；雄蕊 6，花丝长于花被片，基部合生并与花被片贴生；子房上位，倒卵状，花柱细长，伸出花被外。花果期 4～7 月。

【药用部位及功效】鳞茎——发表通阳，解毒，杀虫；汁——散瘀止血，通窍，驱虫，解毒。

蒜 大蒜、葫

Allium sativum L.

【分布】大湾区广泛栽培；我国广泛栽培；原产亚洲，全世界广泛栽培。

【识别特征】多年生草本，具有辛辣的特殊气味。鳞茎球状至扁球状，由多数肉质、瓣状的小鳞茎紧密地排列而成，外面被数层白色至带紫色的膜质鳞茎外皮。叶基生；叶片宽条形至条状披针形，扁平，先端长渐尖，宽可达2.5cm。花葶实心，圆柱状，高可达60cm；伞形花序，具珠芽；花常为淡红色；花被片6，排成2轮，披针形至卵状披针形，长3～4mm，内轮较短；雄蕊6，花丝比花被片短，基部合生并与花被片贴生；子房上位，球状，花柱不伸出花被外。花期7月。

【药用部位及功效】鳞茎——温中行滞，解毒，杀虫。

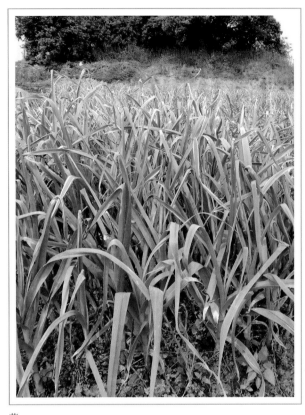

蒜

韭

Allium tuberosum Rottler ex Spreng.

【分布】大湾区广泛栽培；原产山西，我国南方已归化；热带亚洲。

【识别特征】多年生草本，具有辛辣的特殊气味。根状茎横生；鳞茎簇生，近圆柱状；鳞茎外皮暗黄色至黄褐色，破裂成纤维状，呈网状或近网状。叶基生；叶片条形，扁平，宽1.5～8mm，边缘平滑。花葶圆柱状，常具2纵棱，高25～60cm，下部被叶鞘；伞形花序半球形或近球形；花白色；花被片6，排成2轮，长4～7mm，宽2.1～3.5mm；雄蕊6，基部合生并与花被片贴生；子房上位，倒圆锥状球形，具3圆棱。花果期7～9月。

【药用部位及功效】叶——补肾，温中，行气，散瘀，解毒；种子——补益肝肾，壮阳固精。

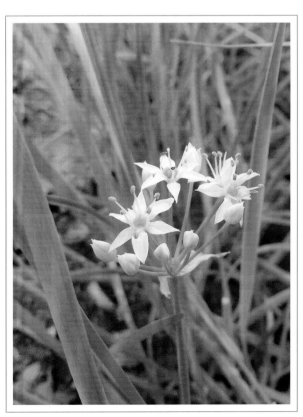

韭

文殊兰属 Crinum L.

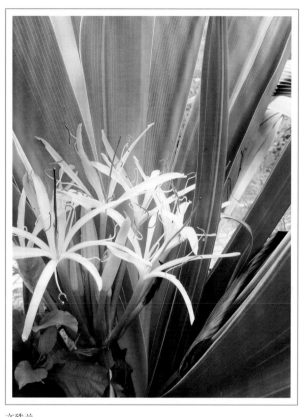

文殊兰

文殊兰 *　文珠兰、罗裙带、十八学士
Crinum asiaticum var. sinicum (Roxb. ex Herb.) Baker

【分布】香港、澳门、广东（广州、深圳、惠州、东莞）；福建、广东、广西、台湾。

【识别特征】多年生粗壮草本。鳞茎长柱形。叶基生，20～30；叶片带状披针形，长可达1m，宽7～12cm，边缘波状，暗绿色。花茎直立，几与叶等长；伞形花序，有花10～24朵；佛焰苞状总苞片披针形，长6～10cm；花高脚碟状，芳香；花被管长约10cm，花被裂片线形，长4.5～9cm，白色；雄蕊6，着生于花被管喉部；子房下位。蒴果近球形，直径3～5cm。花期夏季。

【药用部位及功效】叶、根——清热解毒，散瘀止痛（有毒）。

水鬼蕉属 Hymenocallis Salisb.

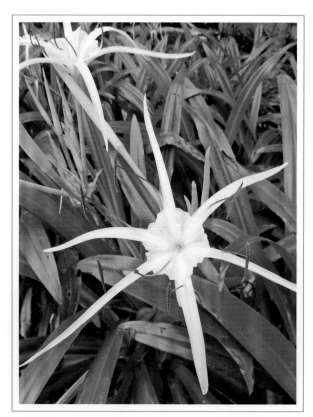

水鬼蕉

水鬼蕉　蜘蛛兰
Hymenocallis littoralis (Jacq.) Salisb.

【分布】香港、澳门、广东（广州、深圳、惠州）有栽培；我国广泛栽培；原产热带美洲。

【识别特征】多年生草本。鳞茎球形。叶基生，10～12；叶片剑形，长45～75cm，宽2.5～6cm，顶端急尖，基部渐狭，深绿色，多脉，无柄。花茎扁平，高30～80cm；佛焰苞状总苞片长5～8cm，基部极阔；3～8朵小花着生于茎顶，白色；花被管纤细，长短不等，长者可达10cm以上，花被裂片线形，通常短于花被管；雄蕊6，花丝基部合生成一薄膜质的杯状副花冠；子房下位，3室，花柱与雄蕊等长或更长。蒴果肉质。花期夏末秋初。

【药用部位及功效】叶——舒筋活血，消肿止痛。

石蒜属 Lycoris Herb.

忽地笑　铁色箭、黄花石蒜
Lycoris aurea (L'Hér.) Herb.

【分布】东莞、广州、惠州、肇庆，澳门、广东（深圳）有栽培；福建、甘肃、广东、广西、贵州、江苏、江西、陕西、四川、台湾、云南、浙江、河南、湖北、湖南；印度、印度尼西亚、日本、老挝、缅甸、巴基斯坦、泰国、越南。

【识别特征】多年生草本。鳞茎卵形，直径约5cm。叶基生；叶片剑形，长约60cm，最宽处达2.5cm，向基部渐狭，中间淡色带明显，秋季出叶。伞形花序；花茎高约60cm；总苞片2，披针形，长约35cm；花4～8朵，黄色；花被裂片6，2轮，长约6cm，宽约1cm，强烈反卷与皱缩；雄蕊6，略伸出于花被外；子房下位，3室，花柱上部玫瑰红色。蒴果具3棱。种子少数，近球形，黑色。花期8～9月，果期10月。

【药用部位及功效】鳞茎——解毒消肿，润肺祛痰，催吐（有毒）。

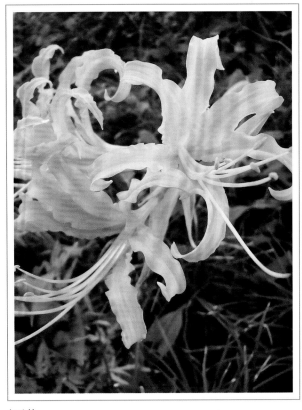

忽地笑

石蒜　红花石蒜、蟑螂花、龙爪花
Lycoris radiata (L'Hér.) Herb.

【分布】香港、广东（深圳、广州、东莞、惠州）；安徽、福建、广东、广西、贵州、江苏、江西、山东、陕西、四川、云南、浙江、河南、湖北、湖南；日本、韩国、尼泊尔。

【识别特征】多年生草本。鳞茎近球形，直径2.5～3.5cm。叶基生；叶片狭带形，长约15cm，宽约0.5cm，顶端钝，中间有粉绿色带，秋季出叶，开花时无叶。伞形花序；花4～7朵，鲜红色；花被管绿色，长约0.5cm；花被裂片6，2轮，狭倒披针形，长约3cm，宽约0.5cm，强烈皱缩与反卷；雄蕊6，比花被裂片长1倍左右；子房下位，3室。蒴果。种子近球形，黑色。花期7～10月，果期10～11月。

【药用部位及功效】鳞茎——祛痰催吐，解毒散结（有毒）。

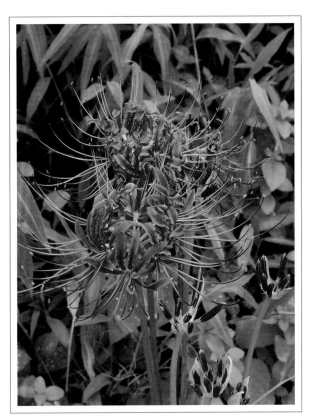

石蒜

水仙属 Narcissus L.

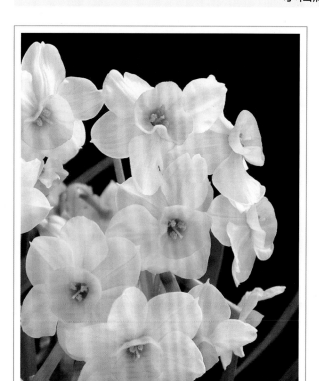

水仙

水仙* 金盏银台
Narcissus tazetta var. **chinensis** M. Roem.

【分布】大湾区广泛栽培；福建、浙江沿海岛屿自生，我国广泛栽培。

【识别特征】多年生草本。鳞茎卵球形。叶基生；叶片宽线形，长 20～40cm，宽 8～15mm，钝头，全缘，粉绿色。花茎几与叶等长；伞形花序有花 4～8 朵；佛焰苞状总苞膜质；花梗长短不一；花被管细，灰绿色，近三棱形，长约 2cm；花被裂片 6，卵圆形至阔椭圆形，顶端具短尖头，白色，芳香；副花冠浅杯状，淡黄色，不皱缩，长不及花被的一半；雄蕊 6，着生于花被管内；子房下位，3 室。蒴果。花期春季。

【药用部位及功效】花——清心悦神，理气调经，解毒辟秽；鳞茎——清热解毒，散结消肿（有毒）。

网球花属 Scadoxus Raf.

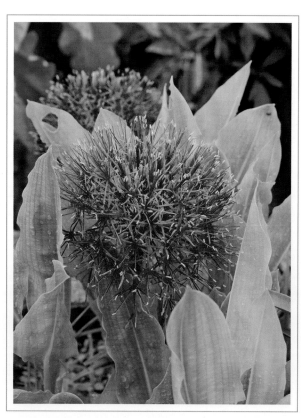

网球花

网球花 虎耳兰
Scadoxus multiflorus (Martyn) Raf.

【分布】澳门、广东（广州、深圳）有栽培；我国南方有栽培；原产热带非洲。

【识别特征】多年生草本。鳞茎球形，直径 4～7cm。叶基生，3～4；叶柄短，鞘状；叶片长圆形，长 15～30cm；主脉两侧各有纵脉 6～8 条，横行细脉排列较密而偏斜。花茎直立，实心，稍扁平，高 30～90cm，先叶抽出，淡绿色或有红斑；伞形花序具多花，直径 7～15cm；花红色；花被管圆筒状，长 6～12mm；花被裂片 6，线形，长约为花被管的 2 倍；雄蕊 6，着生于花被管喉部，花药黄色，花丝红色，伸出花被之外；子房下位。浆果鲜红色。花期夏季。

【药用部位及功效】鳞茎——解毒消肿（有毒，仅外用）。

葱莲属 Zephyranthes Herb.

葱莲　玉帘、葱兰
Zephyranthes candida (Lindl.) Herb.

【分布】大湾区广泛栽培；我国南方广泛栽培；原产南美洲。

【识别特征】多年生草本。鳞茎卵形，直径约 2.5cm，具有明显的颈部。叶基生；叶片狭线形，肥厚，亮绿色，长 20～30cm，宽 2～4mm。花茎中空；花梗长约 1cm；花单生于花茎顶端，下有带褐红色的佛焰苞状总苞；花白色，外面常带淡红色；几无花被管；花被片 6，长 3～5cm，宽约 1cm，近喉部常有很小的鳞片；雄蕊 6，长约为花被的 1/2；子房下位，花柱细长。蒴果近球形，直径约 1.2cm，3 瓣开裂。种子黑色，扁平。花期秋季。

【药用部位及功效】全草——平肝熄风。

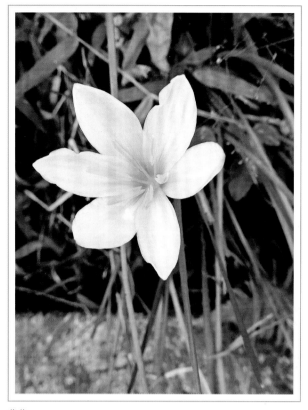

葱莲

韭莲　风雨花
Zephyranthes carinata Herb.

【分布】大湾区广泛栽培；我国南方广泛栽培；原产墨西哥。

【识别特征】多年生草本。鳞茎卵球形，直径 2～3cm。基生叶常数枚簇生；叶片线形，扁平，长 15～30cm，宽 6～8mm。花单生于花茎顶端，下有佛焰苞状总苞；总苞片常带淡紫红色，长 4～5cm，下部合生成管；花梗长 2～3cm；花被管长 1～2.5cm；花被片 6，长 3～6cm；花玫红色或粉红色；雄蕊 6，长为花被的 2/3～4/5，花药"丁"字形着生；子房下位，3 室，胚珠多数，花柱细长，柱头深 3 裂。蒴果近球形。种子黑色。花期夏秋季。

【药用部位及功效】全草——凉血止血，解毒消肿。

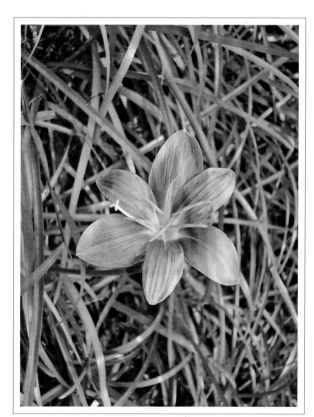

韭莲

74. 天门冬科 Asparagaceae

天门冬属 Asparagus L.

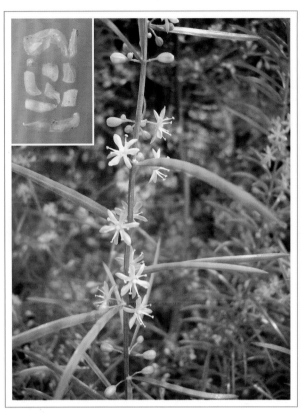

天门冬

天门冬
Asparagus cochinchinensis (Lour.) Merr.

【分布】香港、澳门、广东（广州、惠州、东莞、江门、珠海、肇庆、中山）；甘肃、贵州、河北、陕西、山西、四川、西藏、云南、山东、江苏、安徽、浙江、江西、福建、台湾、河南、湖北、湖南、广东、广西、海南；日本、韩国、老挝、越南。

【识别特征】多年生攀援草本，长可达1～2m。块根纺锤形，肉质，簇生。茎细长，多分枝，长可达1～2m。叶状枝通常每3枚成簇，扁平，镰刀状，长1～3cm，宽1～2mm，退化。叶成鳞片状，顶端长尖，基部伸长为2.5～3mm的刺。花常2朵腋生，单性异株，淡绿色，大小相似；雄花花被片6，雄蕊6，稍短于花被；雌花具退化雄蕊6，子房上位。浆果球形，熟时红色。花期5～7月，果期8～10月。

【药用部位及功效】块根——滋阴润燥，清肺降火。

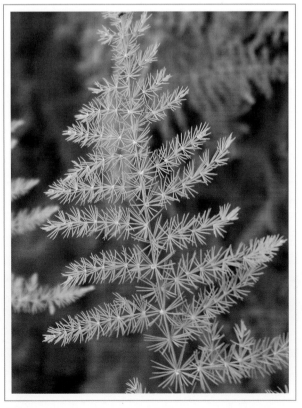

文竹

文竹
Asparagus setaceus (Kunth) Jessop

【分布】大湾区广泛栽培；我国广泛栽培，偶有归化；原产非洲。

【识别特征】多年生攀援草本，高可达4m。根稍肉质，细长。茎的分枝极多，分枝近平滑。叶状枝通常每10～13枚成簇，刚毛状，略具3棱，长4～5mm。鳞片状叶基部稍具刺状距或距不明显。花小，白色，通常每1～3朵腋生，有短梗；花被片6，排成2轮，长约7mm；雄蕊6；子房上位。浆果球形，直径6～7mm，熟时紫黑色，有1～3粒种子。花期9～10月，果期冬季至翌年春季。

【药用部位及功效】块根或全株——润肺止咳，凉血通淋。

蜘蛛抱蛋属 Aspidistra Ker Gawl.

蜘蛛抱蛋
Aspidistra elatior Blume

【分布】大湾区广泛栽培；我国广泛栽培；原产日本。

【识别特征】多年生常绿草本。根状茎横走，直径5～10mm，具节和鳞片。叶单生，彼此相距1～3cm；叶片矩圆状披针形、披针形至近椭圆形，长22～46cm，宽8～11cm，边缘近皱波状；叶柄粗壮，长5～35cm。总花梗从根状茎上生出，较短；苞片3～4；花单生于总花梗顶端，钟状，长12～18mm，直径10～15mm，紫色或暗紫色，6～8裂；雄蕊与花被片同数而对生，花丝短；子房上位，柱头盾状膨大。浆果球形。种子1粒。花期1～4月。

【药用部位及功效】根茎——活血止痛，清肺止咳，利水通淋。

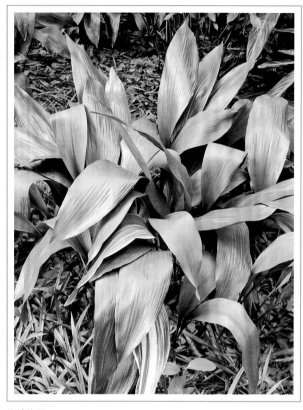

蜘蛛抱蛋

吊兰属 Chlorophytum Ker Gawl.

吊兰
Chlorophytum comosum (Thunb.) Jacques

【分布】大湾区广泛栽培；我国广泛栽培；原产非洲南部。

【识别特征】多年生草本。根状茎短而肥厚，呈纺锤状。叶丛生；叶片剑形，绿色或有黄色条纹，长10～30cm，宽1～2cm，向两端稍变狭。花葶比叶长，有时长可达50cm，常变为纤匍枝，在近顶部具叶簇或幼小植株；花白色，常2～4朵簇生；花梗长7～12mm；花被片6，排成2轮，长7～10mm，具3脉；雄蕊6，稍短于花被片；子房上位，花柱线形。蒴果三棱状扁球形，长约5mm，宽约8mm。花期5月，果期8月。

【药用部位及功效】全草或根——化痰止咳，散瘀消肿，清热解毒。

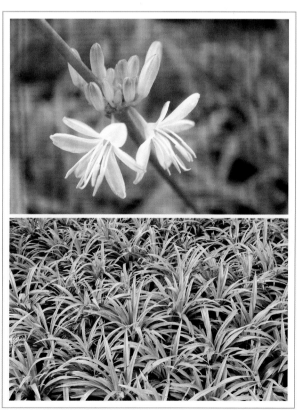

吊兰

朱蕉属 Cordyline Comm. ex R. Br.

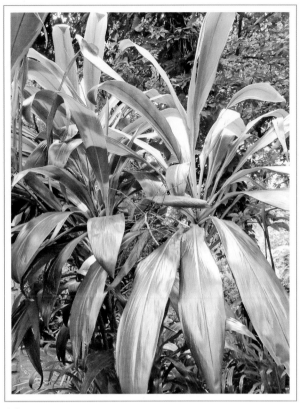

朱蕉

朱蕉　铁树
Cordyline fruticosa (L.) A. Chev.

【分布】大湾区广泛栽培；福建、广东、广西、海南有栽培或已归化，我国广泛栽培；原产太平洋群岛。

【识别特征】灌木状。茎直立，高 1～3m，粗 1～3cm，有时分枝。叶聚生于茎枝上端；叶柄长 10～30cm，基部抱茎；叶片矩圆形至矩圆状披针形，长 25～50cm，宽 5～10cm，绿色或带紫红色。圆锥花序长 30～60cm，侧枝基部有大的苞片；花小，两性，淡红色、青紫色至黄色，长约 1cm；花被片 6，下部合生成短筒；雄蕊 6，着生于花被筒喉部；子房上位，3 室，花柱细长。浆果。种子 1 至多数。花期 11 月至翌年 3 月。

【药用部位及功效】叶或根——凉血止血，散瘀止痛；花——清热化痰，凉血止血。

玉簪属 Hosta Tratt.

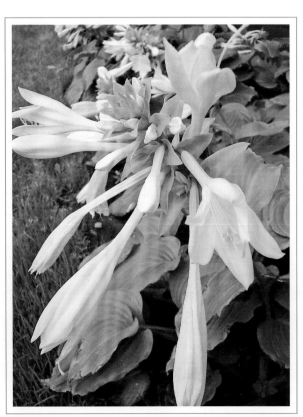

玉簪

玉簪 *
Hosta plantaginea (Lam.) Asch.

【分布】广州、东莞有栽培；原产安徽、福建、广东、广西、湖北、湖南、江苏、四川，我国其他地区广泛栽培。

【识别特征】多年生草本。根状茎粗 1.5～3cm。叶基生；叶片卵状心形、卵形或卵圆形，长 14～24cm，宽 8～16cm，先端渐尖，基部心形，弧形脉；叶柄长 20～40cm。花葶高 40～80cm；花单生或 2～3 朵簇生，长 10～13cm，白色，漏斗状；雄蕊 6，与花被近等长，基部贴生于花被管上；子房上位。蒴果圆柱状，具 3 棱，长约 6cm，直径约 1cm。种子多数，黑色。花期 7～8 月，果期 8～10 月。

【药用部位及功效】花——清热解毒，利水，通经；叶或全草——清热解毒，散结消肿。

山麦冬属 Liriope Lour.

山麦冬
Liriope spicata (Thunb.) Lour.

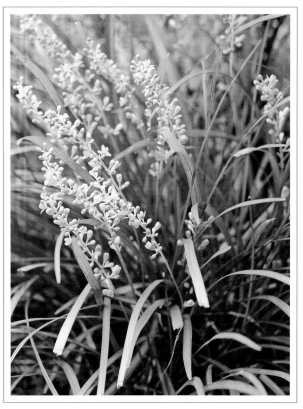

山麦冬

【分布】大湾区广布；甘肃、贵州、河北、陕西、山西、四川、云南、山东、江苏、安徽、浙江、江西、福建、台湾、河南、湖北、湖南、广东、广西、海南；日本、韩国、越南。

【识别特征】多年生草本。根近末端处常膨大成矩圆形、椭圆形或纺锤形的肉质小块根。叶基生；叶片长线形，长25～60cm，宽4～6mm，基部常包以褐色的叶鞘，上表面深绿色，下表面粉绿色，具5脉，边缘具细锯齿。花葶通常与叶近等长；总状花序；花3～5朵簇生于苞片腋内；花被片6，2轮，长4～5mm，淡紫色或淡蓝色；雄蕊6，生于花被片基部；子房上位，3室。果早期破裂，露出浆果状种子，近球形，熟时黑色。花期5～7月，果期8～10月。

【药用部位及功效】块根——养阴生津。

沿阶草属 Ophiopogon Ker Gawl.

麦冬　麦门冬、沿阶草
Ophiopogon japonicus (L. f.) Ker Gawl.

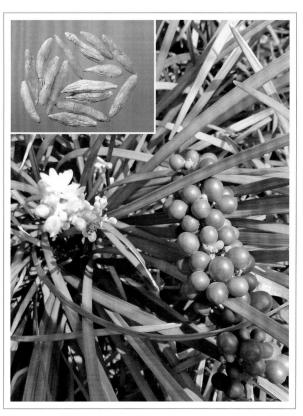

麦冬

【分布】香港、澳门、广东（惠州、江门、肇庆）；广东、广西、贵州、河北、陕西、四川、云南、河南、湖北、湖南、山东、江苏、安徽、浙江、江西、福建、台湾；日本、韩国。

【识别特征】多年生草本，高12～14cm。须根中部或先端常膨大为纺锤状的肉质小块根。地下匍匐茎细长。叶基生；叶片长线形，基部有多数纤维状的老叶残基，长15～50cm，宽1.5～4mm。花葶比叶短；总状花序；花微下垂；花被片6，披针形，长约5mm，淡紫色或白色；雄蕊6；子房半下位，3室。浆果球形，熟时深蓝色。花期5～7月，果期7～10月。

【药用部位及功效】块根——滋阴润肺，益胃生津，清心除烦。

黄精属 Polygonatum Mill.

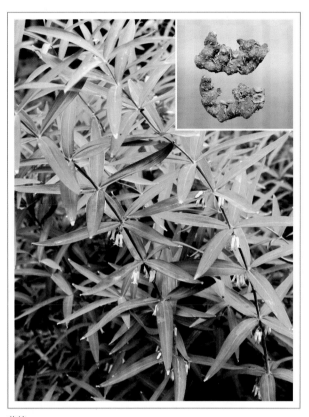

黄精

黄精　鸡头黄精、笔管
Polygonatum sibiricum F. Delaroche

【分布】惠州有栽培；安徽、甘肃、河南、宁夏、陕西、山东、浙江、黑龙江、吉林、辽宁、内蒙古、河北、山西；韩国、蒙古国、俄罗斯。

【识别特征】多年生草本，以卷曲的叶尖卷他物而上升，高可达 1m 以上。根状茎横生，肥厚，圆柱状，长达 20cm，白色，有节；地上茎单一，有纵棱。叶 4～6，轮生；叶片条状披针形，长 8～15cm，宽 6～16mm，先端拳卷或弯曲成钩状，全缘，上表面绿色，下表面粉白色。花序具花 2～4 朵；总花梗腋生；花淡绿色或白色，全长 9～12mm；花被筒中部稍缢缩，裂片 6，长约 4mm；雄蕊 6，内藏；子房上位，3 室。浆果球形，熟时黑色。花期 5～6 月，果期 7～9 月。

【药用部位及功效】根状茎——补脾润肺，养阴生津。

虎尾兰属 Sansevieria Thunb.

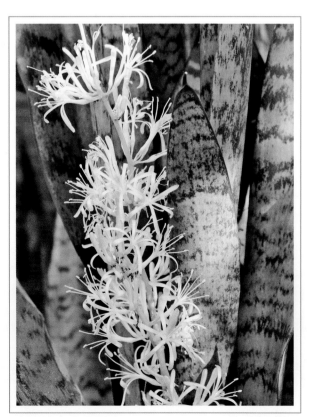

虎尾兰

虎尾兰
Sansevieria trifasciata Prain

【分布】香港、澳门、广东（广州、惠州）有栽培；我国广泛栽培；原产非洲西部。

【识别特征】多年生草本，有横走的根状茎。叶基生，1～6，直立；叶片硬革质，扁平，长条状披针形，长 30～70cm，宽 3～5cm，两面均有白色和深绿色相间的横带斑纹，边缘绿色，向下部渐狭成长短不等的、有槽的柄。花葶高 30～80cm，基部有淡褐色的膜质鞘；花淡绿色或白色，3～8 朵簇生，排成总状花序；花被片 6，长 1.6～2.8cm，下部合生；雄蕊 6，着生于花被筒喉部；子房上位。浆果，直径 7～8mm。花期 11～12 月。

【药用部位及功效】叶——清热解毒，活血消肿。

76. 棕榈科 Arecaceae

假槟榔属 Archontophoenix H. Wendl. & Drude

假槟榔　亚力山大椰子
Archontophoenix alexandrae (F. Muell.) H. Wendl. & Drude

【分布】大湾区广泛栽培；福建、台湾、广东、海南、广西、云南等热带、亚热带地区有栽培；原产澳大利亚。

【识别特征】乔木状，高达 10～25m。茎粗约 15cm，圆柱状，基部略膨大。叶羽状全裂，生于茎顶，长 2～3m；羽片排成 2 列，线状披针形，长达 45cm，宽 1.2～2.5cm，全缘或有缺刻；中脉明显；叶轴和叶柄厚而宽，叶鞘膨大而包茎。花序生于叶鞘下，下垂，长 30～40cm，多分枝，具 2 个鞘状佛焰苞；花单性，雌雄同株，白色；雄花萼片 3，长约 3mm，花瓣 3，长约 6mm，雄蕊通常 9～10；雌花萼片 3，花瓣 3，退化雄蕊 3，子房 1 室，柱头 3，外弯。果实卵球形，红色，长 12～14mm。花期 4 月，果期 4～7 月。

【药用部位及功效】叶鞘纤维——止血。

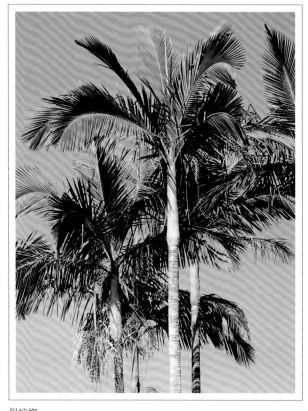
假槟榔

槟榔属 Areca L.

槟榔　槟榔子、大腹子、宾门
Areca catechu L.

【分布】广州有栽培；广西、海南、台湾、云南广泛栽培；原产马来半岛，热带亚洲广泛栽培。

【识别特征】乔木。大型羽状复叶，丛生于茎顶，长可达 2m；小叶线形或线状披针形。肉穗花序生于叶鞘下；佛焰苞黄绿色；花单性同株；雄花小，生于花序顶端，花被 6，雄蕊 6；雌花较大，生于花序底部，子房上位，1 室。坚果长椭圆形，熟时橙红色，中果皮厚，纤维质，内含种子 1 粒。花期 3～8 月，果期 11 月至翌年 2 月。

【药用部位及功效】种子——驱虫消积，下气行水，截疟；果皮——下气宽中，行水消肿。

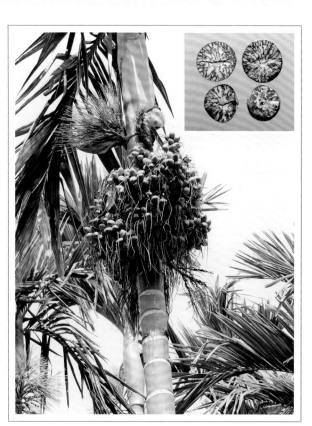
槟榔

鱼尾葵属 Caryota L.

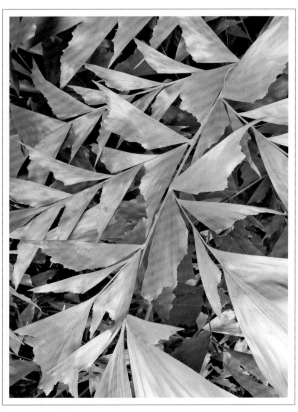

短穗鱼尾葵

短穗鱼尾葵
Caryota mitis Lour.

【分布】大湾区广泛栽培；广东、广西、海南；加里曼丹岛、柬埔寨、印度、印度尼西亚、老挝、马来西亚、缅甸、菲律宾、新加坡、泰国、越南。

【识别特征】丛生，小乔木状。茎绿色，高5～8m，直径8～15cm。叶长3～4m；下部羽片小于上部羽片，羽片呈楔形或斜楔形，外缘笔直，内缘1/2以上成不规则的齿缺，且延伸成尾尖或短尖；叶鞘边缘具网状的棕黑色纤维。花序长25～40cm，具密集的分枝；雄花萼片3，长约2.5mm，花瓣3，长约11mm，淡绿色，雄蕊15～20，几无花丝；雌花萼片3，花瓣3，退化雄蕊3，子房3室。果球形，直径1.2～1.5cm，成熟时紫红色，具1粒种子。花期4～6月，果期8～11月。

【药用部位及功效】髓部加工所得的淀粉——健脾和胃，收敛止泻。

椰子属 Cocos L.

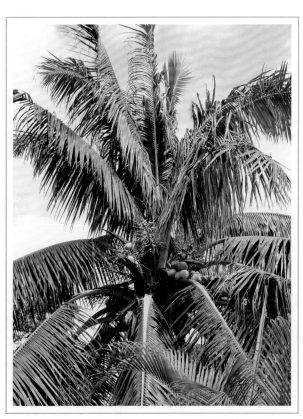

椰子

椰子　可可椰子
Cocos nucifera L.

【分布】澳门、广东（深圳）有栽培；广东、海南、台湾、云南；世界热带沿海地区广布。

【识别特征】乔木状，高15～30m。茎粗壮，有环状叶痕，基部增粗，常有簇生小根。叶羽状全裂，长3～4m，聚生于茎顶；裂片多数，线状披针形，长65～100cm或更长，宽3～4cm；叶柄粗壮，长达1m以上。花序腋生，多分枝；佛焰苞纺锤形，厚木质，老时脱落；雄花萼片3，鳞片状，长3～4mm，花瓣3，长1～1.5cm，雄蕊6；雌花萼片与花瓣各3，子房3室，仅1室发育。果实近球形，长15～25cm，外果皮薄，中果皮厚纤维质，内果皮木质坚硬，基部有3孔，其中的1孔与胚相对，萌发时即由此孔穿出，其余2孔坚实；果腔含有胚乳（即果肉或种仁）、胚和汁液（椰子水）。花果期主要在秋季。

【药用部位及功效】果肉——益气健脾，杀虫，消疳；种子——补脾益肾，催乳。

散尾葵属 **Dypsis** Noronha ex Mart.

散尾葵 黄椰子
Dypsis lutescens (H. Wendl.) Beentje & J. Dransf.

【分布】大湾区广泛栽培；我国南方广泛栽培；世界热带、亚热带常见栽培。

【识别特征】丛生灌木，高 2～5m。茎粗 4～5cm。叶羽状全裂，长约 1.5m；羽片 40～60 对，2 列，黄绿色，披针形，长 35～50cm，宽 1.2～2cm，顶端的羽片渐短；叶柄及叶轴光滑，叶鞘长而略膨大。花序生于叶鞘下，2～3 次分枝；花小，金黄色，螺旋状着生于小穗轴上；雄花萼片和花瓣各 3，雄蕊 6；雌花萼片和花瓣与雄花略同，子房 1 室。果实陀螺形或倒卵形，直径 0.8～1cm，鲜时土黄色，干时紫黑色。花期 5 月，果期 8 月。

【药用部位及功效】叶鞘纤维——收敛止血。

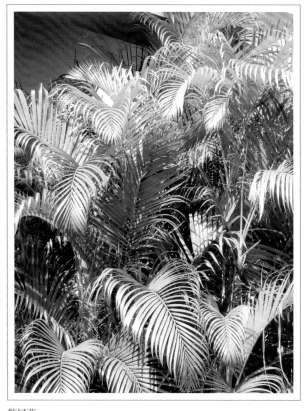
散尾葵

蒲葵属 **Livistona** R. Br.

蒲葵
Livistona chinensis (Jacq.) R. Br. ex Mart.

【分布】大湾区广泛栽培；广东、海南、台湾；日本。

【识别特征】乔木状，高 5～20m，直径 20～30cm，基部常膨大。叶大，扇形，直径可达 1m，掌状深裂至中部，裂片线状披针形，基部宽 4～4.5cm，顶部长渐尖，2 深裂成丝状下垂的小裂片。花序圆锥状，约有 6 个分枝花序，每分枝基部有 1 佛焰苞；花小，两性，长约 2mm；花萼与花冠裂片各 3；雄蕊 6，其基部合生成杯状并贴生于花冠基部；子房由 3 个离生心皮组成，顶端有一合生的花柱。果实橄榄状，长 1.8～2.2cm，直径 1～1.2cm，黑褐色。花期 3～4 月，果期 10～12 月。

【药用部位及功效】根——止痛，平喘；种子——活血化瘀，软坚散结。

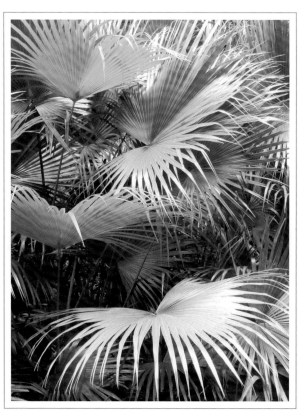
蒲葵

棕竹属 **Rhapis** L. f. ex Aiton

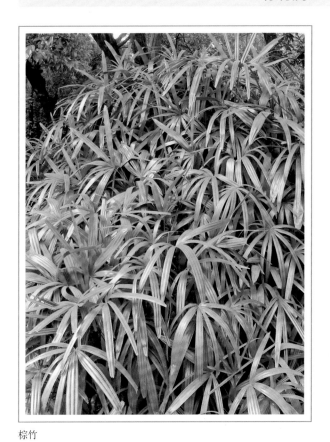

棕竹

棕竹　筋头竹、观音竹
Rhapis excelsa (Thunb.) A. Henry

【分布】大湾区广泛栽培；福建、广东、贵州、海南、云南；泰国、越南。

【识别特征】丛生灌木，高2～3m。茎圆柱形，有节，直径1.5～3cm，上部被叶鞘，分解成马尾状淡黑色粗糙而硬的网状纤维。叶掌状深裂，裂片4～10，不均等，在基部联合，长20～32cm，宽1.5～5cm，宽线形或线状椭圆形，边缘具稍锐利的锯齿，横小脉多而明显。花序长约30cm；花小，单性，螺旋状着生于小花枝上；花萼与花冠裂片均为3；雄蕊6，2轮，贴生于花冠筒上；仅1心皮发育。果实球状倒卵形，直径8～10mm。花期6～7月。

【药用部位及功效】叶——收敛止血；根——祛风除湿，收敛止血。

棕榈属 **Trachycarpus** H. Wendl.

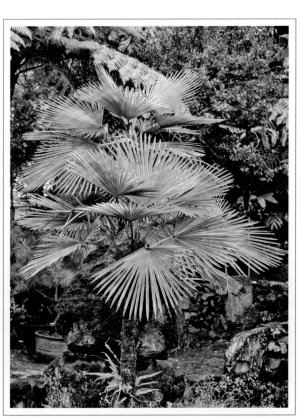

棕榈

棕榈　棕树、山棕
Trachycarpus fortunei (Hook.) H. Wendl.

【分布】大湾区广泛栽培；秦岭南部、长江以南有栽培；不丹、印度、缅甸、尼泊尔、越南。

【识别特征】乔木状，高3～10m。树干单生，被不易脱落的老叶柄基部和网状纤维，不能自行脱落。叶片近圆形，深裂成30～50片线状剑形，宽2.5～4cm，长60～70cm的裂片，裂片先端短2裂或2齿，硬挺甚至顶端下垂；叶柄长75～80cm。花序粗壮，多次分枝，从叶腋抽出；雌雄异株；雄花序具有2～3个分枝花序，雄花黄绿色，花萼3，花冠约2倍长于花萼，雄蕊6；雌花序长80～90cm，雌花淡绿色，萼片3，基部合生，花瓣长于萼片1/3，退化雄蕊6，心皮3，分离。果实阔肾形，宽11～12mm，熟时由黄色变为淡蓝色，有白粉。花期4月，果期12月。

【药用部位及功效】干燥叶柄——收敛止血；根——收敛止血，涩肠止痢。

78. 鸭跖草科 Commelinaceae

鸭跖草属 Commelina L.

鸭跖草
Commelina communis L.

【分布】香港、广东（广州、深圳、惠州、江门、珠海、肇庆）；我国除青海、新疆、西藏外广布；柬埔寨、日本、韩国、老挝、马来西亚、俄罗斯、泰国、越南。

【识别特征】一年生披散草本。茎匍匐生根，多分枝，长可达 1m，上部被短毛。叶互生；叶片披针形至卵状披针形，长 3～9cm，宽 1.5～2cm。总苞片佛焰苞状，与叶对生，折叠状，边缘常有硬毛；聚伞花序；萼片 3，膜质，长约 5mm，内面 2 枚常合生；花瓣深蓝色，内面 2 枚具爪，长近 1cm；能育雄蕊 3，退化雄蕊 3，顶端裂片蝴蝶状；子房上位，花柱丝状。蒴果椭圆形，长 5～7mm，2 室，2 瓣裂，每室种子 2 粒。花期 7～9 月，果期 9～10 月。

【药用部位及功效】全草——清热解毒，利水消肿。

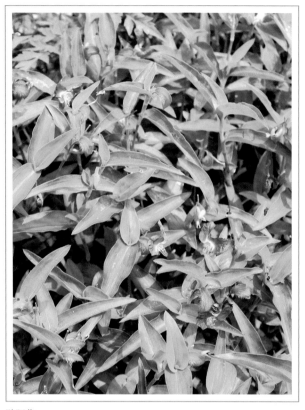
鸭跖草

水竹叶属 Murdannia Royle

大苞水竹叶　痰火草
Murdannia bracteata (C. B. Clarke) Kuntze ex J. K. Morton

【分布】香港、澳门、广东（广州、肇庆、惠州）；云南、广东、广西、海南；老挝、泰国、越南。

【识别特征】多年生草本。根须状而极多，密被长绒毛。主茎不育，极短；可育茎通常 2 支，由主茎下部叶丛中发出。叶在主茎密集成莲座状；叶片剑形，长 20～30cm，宽 1.2～1.8cm，下部边缘有睫毛；可育茎上的叶卵状披针形至披针形，长 3～12cm，宽 1～1.5cm。蝎尾状聚伞花序，因花密集而呈头状；花两性；萼片 3，卵状椭圆形，长约 4mm；花瓣 3，蓝色或紫色；发育雄蕊与退化雄蕊各 3；子房上位，3 室。蒴果宽椭圆状三棱形，长约 4mm。花果期 5～11 月。

【药用部位及功效】全草——化痰散结，清热通淋。

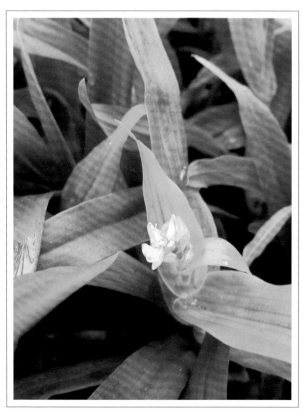
大苞水竹叶

紫万年青属 Tradescantia L.

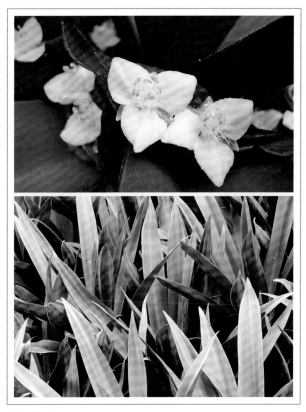

紫背万年青

紫背万年青　蚌花、蚌兰花、菱角花
Tradescantia spathacea Sw.

【分布】大湾区广泛栽培，香港归化；我国南方广泛栽培；原产加勒比地区、中美洲。

【识别特征】多年生草本，高不及 50cm。茎粗厚而短，不分枝。叶互生；叶片披针形，长 15～25cm，宽 2.5～6cm，先端渐尖，上表面暗绿色，下表面紫色。花序腋生，具短柄；花小，两性，白色，为 2 枚蚌壳状苞片所包裹；苞片大而扁压，长 3～4cm，淡紫色；萼片 3，分离，花瓣状；花瓣 3；雄蕊 6，花丝被长毛；子房上位，3 室，每室胚珠 1。蒴果室背开裂。花期 5～7 月。

【药用部位及功效】花——清肺化痰，凉血止血，解毒止痢；叶——清热解毒，凉血止血。

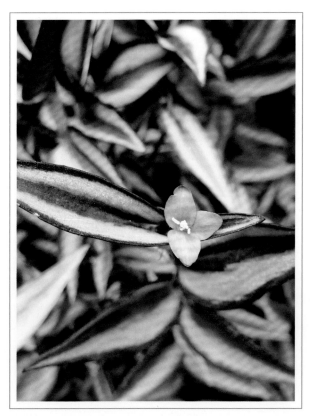

吊竹梅

吊竹梅
Tradescantia zebrina Bosse

【分布】大湾区广泛栽培，香港归化；福建、广西、台湾等地归化；原产热带美洲。

【识别特征】多年生草本。茎匍匐地面，呈蔓性生长，节上生根。叶互生，无柄；叶片椭圆状卵圆形或长圆形，长 5～7cm，宽 3～4cm，先端尖锐，基部钝，全缘，上表面紫绿色或杂以银白色条纹，下表面紫红色；叶鞘长 0.8～1.2cm，具缘毛。花两性，聚生于叶状苞内；萼片 3，长约 5mm；花瓣 3，玫瑰红色，长约 6mm；雄蕊 6，花丝被毛；子房上位，3 室。蒴果。花期 6～8 月。

【药用部位及功效】全草——清热利湿，凉血解毒。

80. 雨久花科 Pontederiaceae

凤眼蓝属 **Eichhornia** Kunth

凤眼蓝 凤眼莲、水浮莲、水葫芦
Eichhornia crassipes (Mart.) Solms

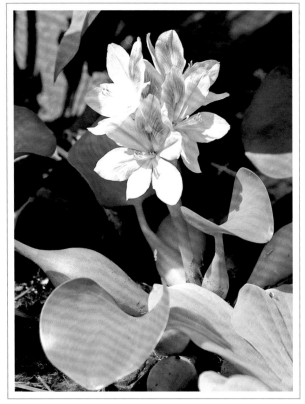

【分布】大湾区各地归化；贵州、河北、陕西、四川、云南、广东、广西、海南、河南、湖北、湖南、山东、江苏、安徽、浙江、江西、福建、台湾归化；原产巴西，世界热带、亚热带地区广泛引种或归化。

【识别特征】浮水草本，高30~60cm。茎极短，具长匍匐枝，与母株分离后长成新植物。叶5~10，丛生，莲座状排列；叶片圆形、宽卵形或宽菱形，长4.5~14.5cm，宽5~14cm，全缘，弧形脉，上表面深绿色，光亮，质地厚实；叶柄长短不等，中部膨大成囊状或纺锤形，内有许多气室。穗状花序，有花9~12朵；花被裂片6，花瓣状，紫蓝色，上方1枚长约3.5cm，四周淡紫红色，中间蓝色，在蓝色中央有1黄色圆斑，其余各片长约3cm，基部合生成筒；雄蕊6，3长3短；子房上位，3室。蒴果卵形。花期7~10月，果期8~11月。

【药用部位及功效】全草——清热解毒，利水消肿。

凤眼蓝

86. 美人蕉科 Cannaceae

美人蕉属 **Canna** L.

美人蕉
Canna indica L.

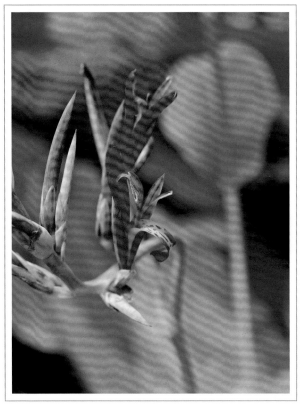

【分布】大湾区广泛栽培；福建、江苏、江西、湖南、四川、台湾、云南、浙江、广东、广西、海南有栽培；原产热带美洲，世界热带地区广泛栽培。

【识别特征】多年生草本，植株全部绿色，高可达1.5m。叶互生；叶片卵状长圆形，长10~30cm，宽达10cm。总状花序；花红色；苞片绿色，长约1.2cm；萼片3，长约1cm；花冠筒长不及1cm，花冠裂片披针形，长3~3.5cm，绿色或红色；唇瓣披针形，长约3cm，弯曲；外轮退化雄蕊花瓣状，其中1枚特别小，能育雄蕊长约2.5cm；子房下位。蒴果绿色，长卵形，有软刺，长1.2~1.8cm。花果期3~12月。

【药用部位及功效】根茎及花——清热利湿，解毒，止血。

美人蕉

88. 闭鞘姜科 Costaceae

闭鞘姜属 Costus L.

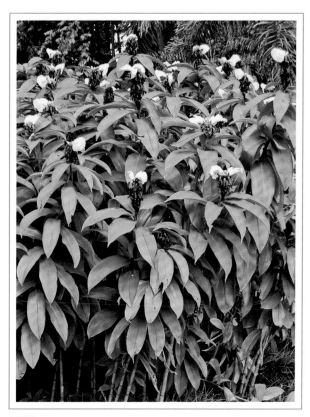

闭鞘姜

闭鞘姜　广商陆
Costus speciosus (J. Koenig) Sm.

【分布】香港、澳门、广东（广州、深圳、惠州、东莞、江门、肇庆）；广东、广西、台湾、云南；不丹、柬埔寨、印度、印度尼西亚、老挝、马来西亚、缅甸、尼泊尔、菲律宾、斯里兰卡、泰国、越南、澳大利亚。

【识别特征】多年生草本。茎高 1～3m，常旋扭。叶螺旋状排列；叶片长圆形或披针形，长 15～20cm，宽 6～10cm，下表面密被绢毛。穗状花序顶生，多花；苞片卵形，红色，长约 2cm；花萼管红色，长 1.8～2cm，3 裂；花冠管长约 1cm，裂片长约 5cm，白色或顶部红色；唇瓣宽喇叭形，纯白色；雄蕊 1，花瓣状，长约 4.5cm；子房下位，3 室。蒴果木质，红色，长约 1.3cm。种子黑色。花果期 7～11 月。

【药用部位及功效】根茎——利水消肿，清热解毒。

89. 姜科 Zingiberaceae

山姜属 Alpinia Roxb.

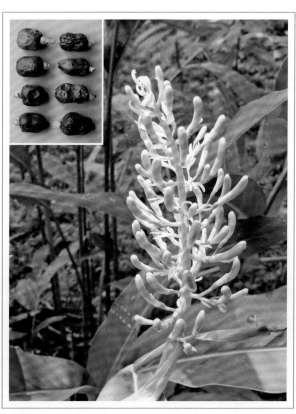

红豆蔻

红豆蔻　大高良姜
Alpinia galanga (L.) Willd.

【分布】香港、澳门、广东（广州、深圳、东莞、肇庆、惠州）；福建、台湾、云南、广东、广西、海南；印度、印度尼西亚、马来西亚、缅甸、泰国、越南。

【识别特征】多年生草本，高 1.5～2m。根茎块状，有香气。叶 2 列；叶片矩圆形或披针形，长 25～35cm，宽 6～10cm；叶柄长约 6mm。圆锥花序，每一分枝上有花 3～6 朵；花绿白色；萼筒长 6～10mm，裂片 3，果时宿存；花冠筒与萼筒近等长，裂片 3，长 1.6～1.8cm；唇瓣倒卵状匙形，长达 2cm，白色而有红线条，深 2 裂；能育雄蕊 1，与唇瓣近等长，退化雄蕊 2；子房下位。蒴果长圆形，长 1～1.5cm，中部稍收缩，熟时棕色或枣红色，不开裂。花期 5～8 月，果期 9～11 月。

【药用部位及功效】果实——温中燥湿，醒脾消食；根茎——温中散寒，行气止痛。

草豆蔻　海南山姜
Alpinia hainanensis K. Schum.

【分布】香港、澳门、广东（深圳、惠州、东莞、中山）；广东、广西、海南；越南。

【识别特征】多年生草本，高 1～2m。叶 2 列；叶片狭椭圆形或披针形，长 50～65cm，宽 6～9cm，全缘；叶柄长1.5～2cm，叶鞘膜质，开放，抱茎。总状花序顶生，长达20cm；花萼钟状，长 2～2.5cm，顶端不规则齿裂；花冠白色，筒长约 8mm，裂片矩圆形；唇瓣三角状卵形，长3.5～4cm，顶端微 2 裂，具自中央向边缘放射的彩色条纹；能育雄蕊 1；子房下位，被毛，直径约 5mm。蒴果圆球形，直径约 3cm，熟时金黄色，密被粗毛。花期 4～6月，果期 5～8 月。

【药用部位及功效】种子团——温中燥湿，行气健脾。

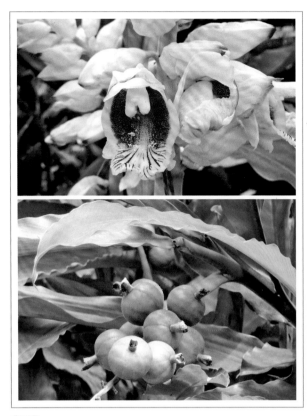

草豆蔻

华山姜
Alpinia oblongifolia Hayata

【分布】香港、广东（广州、深圳、东莞、惠州）；福建、湖南、江西、四川、台湾、云南、浙江、广东、广西、海南；老挝、越南。

【识别特征】多年生草本，高可达 1m。叶 2 列；叶片长圆形、卵状披针形或披针形，长 20～30cm，宽 3～10cm；叶鞘开放；叶舌膜质，有缘毛。圆锥花序长 15～30cm；小苞片脱落；花梗极短；花萼管状，5～7mm，顶端 3 齿裂；花冠筒稍长于花萼，裂片长圆形；能育雄蕊 1；子房下位，3 室。蒴果红色，球状，直径 5～8mm。种子 5～8 粒。花期 5～7 月，果期 6～12 月。

【药用部位及功效】根茎——温中暖胃，散寒止痛。

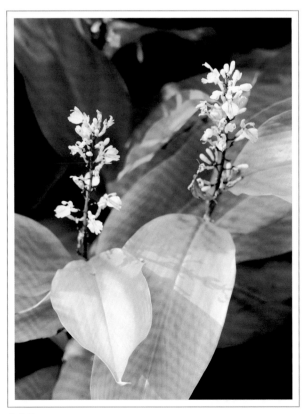

华山姜

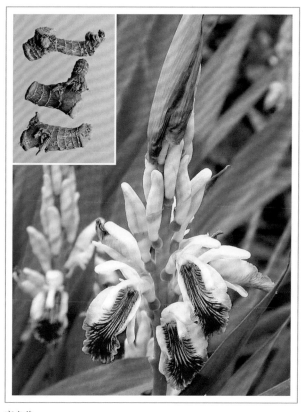

高良姜

高良姜 *
Alpinia officinarum Hance

【分布】香港、广东（广州、东莞），澳门有栽培；广东、广西、海南。

【识别特征】多年生草本，高 30～120cm。根茎圆柱形，芳香。叶 2 列；叶片线状披针形，长 15～30cm，宽 1.5～2cm；叶鞘开放，抱茎；叶舌膜质，棕色。圆锥状总状花序；花萼筒状，长 7～14mm，先端 3 浅裂；花冠筒漏斗状，长约 1cm，裂片 3；唇瓣浅红色，中部具紫红色条纹，长 2～2.5cm；侧生退化雄蕊锥状，能育雄蕊 1；子房下位，3 室。蒴果球形，熟时橘红色。花期 4～10 月，果期 9～11 月。

【药用部位及功效】根茎——温中散寒，理气止痛。

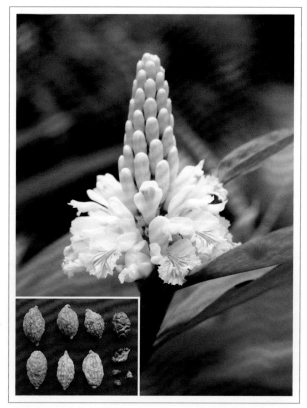

益智

益智 *
Alpinia oxyphylla Miq.

【分布】广州、惠州，澳门有栽培；福建、云南、广东、广西、海南。

【识别特征】多年生草本，高 1～3m。茎丛生；根茎短。叶 2 列；叶片披针形，长 25～35cm，宽 3～6cm；叶柄短；叶舌膜质，2 裂。总状花序；花萼筒状，长约 1.2cm，一侧开裂至中部，先端 3 裂；花冠筒长 8～10mm，裂片长约 1.8cm，后方的 1 枚稍大，白色；唇瓣倒卵形，长约 2cm，粉白色而具红色脉纹，先端边缘皱波状；退化雄蕊钻状，能育雄蕊 1，花丝长约 1.2cm，花药长约 7mm；子房下位，密被绒毛。蒴果鲜时球形，干时纺锤形，宽约 1cm，果皮上有隆起的维管束线条。花期 3～5 月，果期 4～9 月。

【药用部位及功效】果实——温脾止泻，缩尿固精。

艳山姜
Alpinia zerumbet (Pers.) B. L. Burtt & R. M. Sm.

【分布】香港、澳门、广东（广州、深圳、惠州、东莞、中山）；台湾、云南、广东、广西、海南；孟加拉国、柬埔寨、印度、印度尼西亚、老挝、马来西亚、缅甸、菲律宾、斯里兰卡、泰国、越南。

【识别特征】多年生草本，高 2～3m。叶 2 列；叶片披针形，长 30～60cm，宽 5～10cm，顶端渐尖而有 1 旋卷的小尖头；叶柄长 1～1.5cm；叶舌长 5～10mm。圆锥花序呈总状，下垂，长达 30cm，每一分枝上有花 1～3 朵；花萼近钟形，长约 2cm，白色，顶粉红色，一侧开裂；花冠管较花萼短，裂片长约 3cm，后方 1 枚较大；唇瓣匙状宽卵形，长 4～6cm，顶端皱波状，黄色而有紫红色纹彩；退化雄蕊钻状，长约 2mm，能育雄蕊长约 2.5cm；子房下位。蒴果卵圆形，直径约 2cm，具显著的条纹，熟时朱红色。花期 4～6 月，果期 7～10 月。

【药用部位及功效】根茎和果实——温中燥湿，行气止痛，截疟。

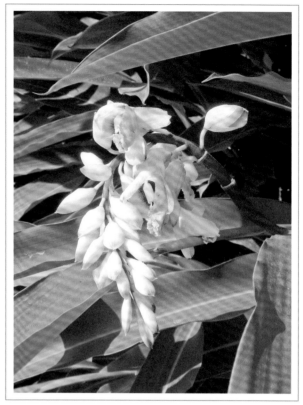

艳山姜

豆蔻属 Amomum Roxb.

海南砂仁 *　海南壳砂仁、海南砂
Amomum longiligulare T. L. Wu

【分布】广州；广东、海南。

【识别特征】多年生草本，高达 1.5m，具匍匐根茎。叶 2 列；叶片线形或线状披针形，长 20～30cm，宽 2.5～3cm；叶柄长约 5mm；叶舌披针形，长 2～4.5cm。总花梗长 1～3cm；小苞片长约 2cm，包卷住萼管；萼管长约 2cm，白色，顶端 3 裂；花冠管较萼管略长，裂片长约 1.5cm；唇瓣圆匙形，长和宽约 2cm，白色，顶端具黄色小尖头，中脉隆起，紫色；雄蕊 1，药隔附属体 3 裂；子房下位。蒴果卵圆形，具钝 3 棱，长 1.5～2.2cm，宽 0.8～1.2cm，被片状分裂的短柔刺。花期 4～6 月，果期 6～9 月。

【药用部位及功效】果实或种子团——化湿开胃，行气宽中，温脾止泻，安胎。

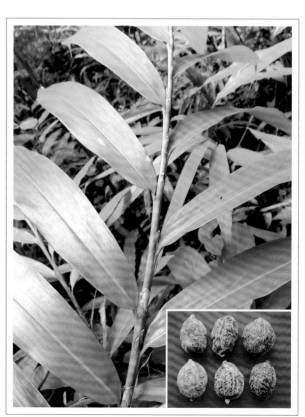

海南砂仁

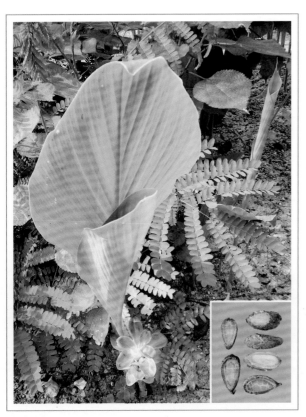

砂仁

砂仁　阳春砂仁
Amomum villosum Lour.

【IUCN 濒危等级】LC

【分布】澳门、广东（广州、江门、珠海、肇庆）有栽培；福建、广东、广西、云南；柬埔寨、印度、老挝、缅甸、泰国、越南。

【识别特征】多年生草本，高达 1.5m。根茎横生；地上茎直立，无分枝。叶 2 列；叶片窄长圆形或条状披针形，长 14～60cm，宽 2～8cm，全缘；羽状平行脉；无柄，叶鞘抱茎。花茎自根茎生出；穗状花序成疏松的球形，具花 8～12 朵；花萼筒状，先端 3 浅裂；花冠管细长，裂片 3，白色，长约 1.2cm，先端兜状；唇瓣匙形，白色，中部有淡黄色及红色斑点，先端有不整齐缺刻，基部有爪；雄蕊 1；子房下位，3 室。蒴果近球形，熟时红棕色，果皮表面有肉刺状凸起。种子多数，有浓郁香气，味苦凉。花期 5～6 月，果期 8～9 月。

【药用部位及功效】果实或种子团——化湿开胃，行气宽中，温脾止泻，安胎。

姜黄属 Curcuma L.

郁金

郁金
Curcuma aromatica Salisb.

【分布】香港、广东（广州、东莞、肇庆）；福建、贵州、四川、西藏、云南、浙江、广东、广西、海南；不丹、印度、缅甸、尼泊尔、斯里兰卡。

【识别特征】多年生草本，株高约 1m。根茎肉质，肥大，椭圆形或长椭圆形，黄色，芳香；根端膨大呈纺锤状。叶基生；叶片长圆形，长 30～60cm，宽 10～20cm，顶端具细尾尖，基部渐狭，下表面被短柔毛；叶柄约与叶片近等长。穗状花序自根茎抽出，圆柱形，长约 15cm；花冠管漏斗形，长 2.3～2.5cm，喉部被毛，裂片长圆形，长约 1.5cm，白色而带粉红色，后方 1 片较大，顶端具小尖头，被毛；唇瓣黄色，倒卵形，长约 2.5cm，顶端 2 裂；退化雄蕊花瓣状，黄色，能育雄蕊 1；子房下位。蒴果。花期 4～6 月。

【药用部位及功效】块茎——活血止痛，行气解郁，清心凉血，疏肝利胆。

莪术　蓬莪茂
Curcuma phaeocaulis Valeton

【分布】东莞、广州；云南、台湾、福建、江西、海南、广东、广西、四川；印度尼西亚、越南。

【识别特征】多年生草本，高约 1m。根细长或末端膨大成块根。根茎圆柱形，肉质，有樟脑般香气，淡黄色或白色。叶基生；叶片椭圆状长圆形至长圆状披针形，长 25～35cm，宽 10～15cm，中部常有紫斑。花葶由根茎单独发出，常先叶而生，长 10～20cm；穗状花序，长 10～18cm，宽 5～8cm；花萼长 1～1.2cm，白色，顶端 3 裂；花冠管长 2～2.5cm，黄色，裂片 3，后方 1 片较大；唇瓣黄色，近倒卵形，长约 2cm；退化雄蕊花瓣状，能育雄蕊 1，药隔基部具叉开的距；子房下位。蒴果球形，藏于苞片内，3 瓣裂。种子小，有假种皮。花期 4～6 月。

【药用部位及功效】根茎——行气破瘀，消积止痛。

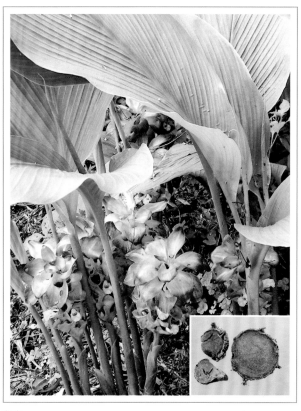

莪术

姜花属 Hedychium J. Koenig

姜花　蝴蝶花、白草果
Hedychium coronarium J. Koenig

【分布】香港、澳门、广东（广州、深圳、惠州、东莞）；广东、广西、湖南、四川、台湾、云南；不丹、印度、印度尼西亚、马来西亚、缅甸、尼泊尔、斯里兰卡、泰国、越南、澳大利亚。

【识别特征】多年生草本，高 1～2m。叶 2 列；叶片长圆状披针形或披针形，长 20～40cm，宽 4.5～8cm，无柄。穗状花序顶生，长 10～20cm，宽 4～8cm；苞片呈覆瓦状排列，卵圆形，长 4.5～5cm，宽 2.5～4cm，每一苞片内有花 2～3 朵；花芬芳，白色；花萼管长约 4cm，顶端一侧开裂；花冠管纤细，长约 8cm，裂片披针形，长约 5cm，后方的 1 枚兜状；唇瓣倒心形，长和宽约 6cm，白色，顶端 2 裂；侧生退化雄蕊长约 5cm，能育雄蕊 1，花丝长约 3cm；子房下位，被毛。花期 8～12 月。

【药用部位及功效】根茎——祛风散寒，温经止痛；果实——温中散寒，止痛。

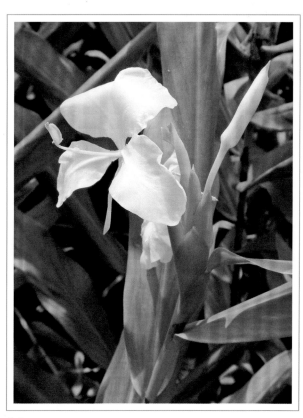

姜花

山奈属 Kaempferia L.

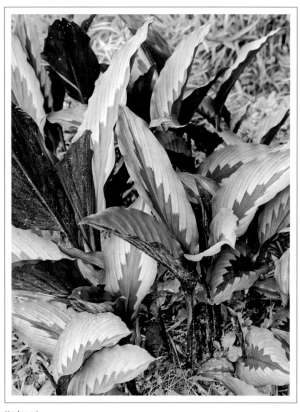

海南三七

海南三七
Kaempferia rotunda L.

【分布】澳门、广东（深圳）有栽培；台湾、云南、广东、广西、海南；印度、印度尼西亚、马来西亚、缅甸、斯里兰卡、泰国。

【识别特征】多年生低矮草本，先花后叶。根茎块状。叶基生；叶片长椭圆形，长 17～27cm，宽 7.5～9.5cm，上表面淡绿色，中脉两侧深绿色，下表面紫色；叶柄短。头状花序，有花 4～6 朵，春季直接自根茎发出；苞片紫褐色，长 4.5～7cm；花萼管长 4.5～7cm，一侧开裂；花冠管约与花萼管等长，花冠裂片线形，白色，长约 5cm；唇瓣蓝紫色，近圆形，深 2 裂至中部以下，裂片长约 3.5cm，宽约 2cm，下垂；侧生退化雄蕊披针形，长约 5cm，白色，能育雄蕊 1，药隔附属体呈鱼尾状；子房下位。蒴果。花期 4 月。

【药用部位及功效】根茎——活血止痛。

姜属 Zingiber Mill.

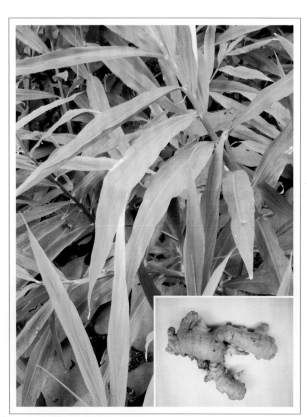

姜

姜
Zingiber officinale Roscoe

【分布】大湾区广泛栽培；安徽、福建、贵州、江西、陕西、山东、四川、台湾、云南、浙江、河南、湖北、湖南、广东、广西、海南；世界热带、亚热带地区广泛栽培。

【识别特征】多年生草本，高 0.5～1m。根茎肥厚，多分枝，有芳香及辛辣味。叶 2 列；叶片披针形或线状披针形，长 15～30cm，宽 2～2.5cm。穗状花序球果状，长 4～5cm；苞片卵形，长约 2.5cm，淡绿色或边缘淡黄色，顶端有小尖头；花萼管长约 1cm；花冠黄绿色，管长 2～2.5cm，裂片披针形，长不及 2cm；退化雄蕊与唇瓣结合，形成有 3 个裂片的唇瓣，有紫色条纹及淡黄色斑点，能育雄蕊 1，暗紫色，花药长约 9mm，药隔附属体钻状；子房下位。蒴果。花期秋季。

【药用部位及功效】新鲜根茎——散寒解表，降逆止呕，化痰止咳；干燥根茎——温中散寒，回阳通脉。

红球姜
Zingiber zerumbet (L.) Roscoe ex Sm.

【分布】香港、澳门、广东（广州、深圳、惠州、肇庆）；广东、广西、台湾、云南；柬埔寨、印度、老挝、马来西亚、缅甸、斯里兰卡、泰国、越南。

【识别特征】多年生草本，株高 0.6～2m。根茎块状，内部淡黄色。叶 2 列；叶片披针形至长圆状披针形，长 15～40cm，宽 3～8cm。花序球果状，长 6～15cm，宽 3.5～5cm；花序梗长 10～30cm；苞片覆瓦状排列，紧密，近圆形，长 2～3.5cm，初时淡绿色，后变红色，内常贮有黏液；花萼长 1.2～2cm，一侧开裂；花冠管长 2～3cm，纤细；唇瓣淡黄色，中央裂片近圆形或近倒卵形，长 1.5～2cm，宽约 1.5cm，顶端 2 裂，侧裂片倒卵形，长约 1cm；能育雄蕊长约 1cm，药隔附属体喙状，并包裹住花柱；子房下位。蒴果椭圆形，长 8～12mm。种子黑色。花期 7～9 月，果期 10 月。

【药用部位及功效】根茎——活血祛瘀，行气止痛。

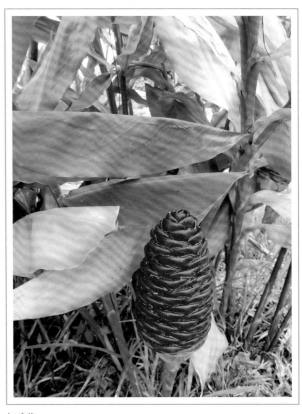

红球姜

90. 香蒲科 Typhaceae

香蒲属 Typha L.

水烛　蒲草、水蜡烛、狭叶香蒲
Typha angustifolia L.

【IUCN 濒危等级】LC

【分布】香港、澳门、广东（深圳）有栽培；甘肃、贵州、河北、河南、湖北、江苏、内蒙古、陕西、山东、台湾、新疆、云南、黑龙江、吉林、辽宁；印度、印度尼西亚、日本、哈萨克斯坦、吉尔吉斯斯坦、马来西亚、蒙古国、缅甸、尼泊尔、巴基斯坦、菲律宾、俄罗斯、塔吉克斯坦、泰国、乌兹别克斯坦、澳大利亚、亚洲西南部、欧洲、北美洲。

【识别特征】多年生水生或沼生草本。茎直立，粗壮，高 1.5～2.5m。叶 2 列，互生；叶片长 54～120cm，宽 0.4～0.9cm，上部扁平，下部横切面呈半圆形；叶鞘抱茎。雌雄穗状花序分离，从不相连接；雄花序轴单出或分叉，雄花由 3 枚雄蕊合生，花丝短，下部合生成柄；雌花序长 15～30cm，雌花具小苞片，孕性雌花子房纺锤形，子房柄长约 5mm。小坚果长椭圆形，长约 1.5mm，具褐色斑点。花果期 6～9 月。

【药用部位及功效】花粉——收敛止血，活血散瘀，利水通淋。

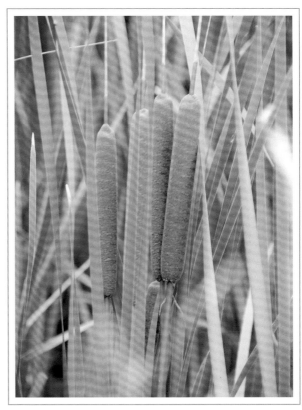

水烛

东方香蒲
Typha orientalis C. Presl

【IUCN 濒危等级】LC

【分布】大湾区广泛栽培；安徽、广东、贵州、河南、湖北、江苏、江西、内蒙古、陕西、山东、台湾、云南、浙江、河北、山西；日本、韩国、蒙古国、缅甸、菲律宾、俄罗斯、澳大利亚。

【识别特征】多年生水生或沼生草本。根茎匍匐，有多数须根；地上茎粗壮，向上渐细，高 1.3～2m。叶片狭线形，长 40～70cm，宽 4～10mm，近基部鞘状，抱茎。花单性，雌雄同株；穗状花序单一，顶生，圆柱形；雄花序在上，长 20～30cm，雄花有雄蕊 2～3，花被鳞片状或茸毛状；雌花序在下，长 9～30cm，花被茸毛状，早落，柱头线形。小坚果椭圆形至长椭圆形，果皮具长形褐色斑点。花期 6～7 月，果期 7～8 月。

【药用部位及功效】花粉——止血，祛瘀，利水。

东方香蒲

91. 凤梨科 Bromeliaceae

凤梨属 Ananas Mill.

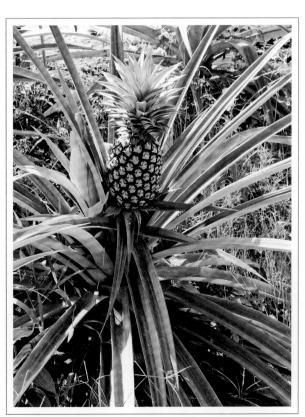

凤梨

凤梨　菠萝
Ananas comosus (L.) Merr.

【分布】香港、澳门、广东（广州）有栽培；台湾、云南、广东、广西、海南有栽培；原产热带美洲。

【识别特征】大型草本植物。茎短。叶多数，莲座状排列；叶片剑形，长 40～90cm，宽 4～7cm，顶端渐尖，全缘或有锐齿，上表面绿色，下表面粉绿色，边缘和顶端常带褐红色，生于花序顶部的叶变小，常呈红色。花序于叶丛中抽出，状如松球，长 6～8cm，结果时增大；萼片 3，宽卵形，肉质，顶端带红色，长约 1cm；花瓣 3，长椭圆形，端尖，长约 2cm，上部紫红色，下部白色，基部有舌状小鳞片 2；雄蕊 6；子房下位，藏于花序轴内。聚花果肉质，长 15cm 以上。花期夏季至冬季。

【药用部位及功效】果皮——解毒，止咳，止痢；根或叶——消肿，排脓。

97. 灯心草科 Juncaceae

灯心草属 Juncus L.

灯心草
Juncus effusus L.

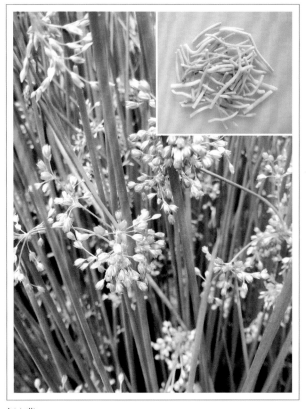

灯心草

【分布】香港、澳门、广东（广州、深圳、惠州、东莞、江门）；甘肃、广东、广西、贵州、河北、四川、西藏、云南、黑龙江、吉林、辽宁、山东、江苏、安徽、浙江、江西、福建、台湾、河南、湖北、湖南；不丹、印度、印度尼西亚、日本、韩国、老挝、马来西亚、尼泊尔、斯里兰卡、泰国、越南，世界温暖地区广布。

【识别特征】多年生草本，高27~100cm。根状茎横走；茎直立，圆柱形，淡绿色，具纵条纹，直径1.5~3mm，茎内充满白色的髓心。叶片退化为刺芒状。聚伞花序，含多花，排列紧密或疏散；总苞片圆柱形，生于顶端，似茎的延伸；花淡绿色；花被片6，排成2轮，线状披针形，长2~12mm；雄蕊3，长约为花被片的2/3；子房上位，3室。蒴果长圆形，长约2.8mm，黄褐色。花期4~7月，果期6~9月。

【药用部位及功效】茎髓或全草——利水通淋，清心降火；根——利水通淋，清心安神。

98. 莎草科 Cyperaceae

莎草属 Cyperus L.

风车草
Cyperus involucratus Rottb.

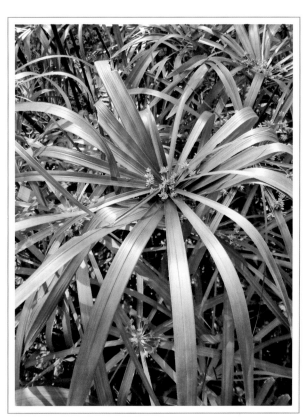

风车草

【分布】香港、澳门、广东（广州、惠州、东莞）有栽培；广东、湖南、台湾有栽培，有时逸为野生；原产非洲东部、亚洲西南部。

【识别特征】多年生草本。根状茎短粗，须根坚硬。秆稍粗壮，高30~150cm，近圆柱状，基部包裹以无叶的棕色鞘。苞片约20枚，长度几相等，较花序长约2倍，宽2~11mm，向四周展开，平展；多次复出长侧枝聚伞花序；小穗密集于第二次辐射枝上端，压扁，具花6~26朵；雄蕊3，花药线形，顶端具刚毛状附属物；花柱短，柱头3。小坚果椭圆形，近于三棱形，长为鳞片的1/3，褐色。

【药用部位及功效】茎叶——行气活血，解毒。

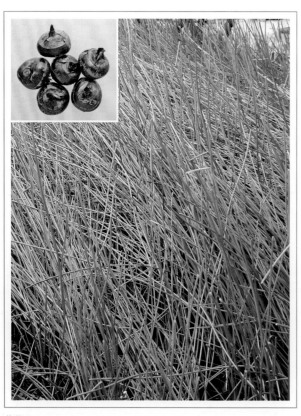

香附子

香附子　莎草、香头草
Cyperus rotundus L.

【IUCN 濒危等级】LC

【分布】香港、澳门、广东（广州、深圳、惠州、东莞、江门、肇庆）；山东、江苏、安徽、浙江、江西、福建、台湾、河南、湖北、湖南、广东、广西、海南、重庆、贵州、四川、云南、西藏、辽宁、河北、山西、陕西、甘肃；阿富汗、不丹、印度、印度尼西亚、日本、哈萨克斯坦、朝鲜半岛、吉尔吉斯斯坦、马来西亚、缅甸、尼泊尔、巴基斯坦、巴布亚新几内亚、菲律宾、斯里兰卡、塔吉克斯坦、泰国、乌兹别克斯坦、越南、澳大利亚、印度洋群岛、马达加斯加、太平洋群岛，非洲、亚洲西南部、美洲、欧洲。

【识别特征】多年生草本。根状茎呈纺锤状；茎三棱形。叶丛生于茎基部；叶片窄线形，长 20～60cm，宽 2～5mm，全缘；具平行脉；叶鞘闭合抱茎。复穗状花序，3～6 个排成伞状；每颖生 1 花；雄蕊 3；柱头 3。小坚果长圆状倒卵形，具 3 棱。花期 6～8 月，果期 7～11 月。

【药用部位及功效】根茎——理气解郁，调经止痛，安胎；茎叶——行气开郁，祛风止痒。

荸荠属 Eleocharis R. Br.

荸荠

荸荠
Eleocharis dulcis (Burm. f.) Trin. ex Hensch.

【分布】香港、澳门、广东（广州、深圳、东莞）有栽培；福建、湖北、湖南、江苏、台湾、广东、广西、海南；印度、印度尼西亚、日本、朝鲜半岛、马来西亚、缅甸、尼泊尔、巴基斯坦、巴布亚新几内亚、菲律宾、斯里兰卡、泰国、越南、澳大利亚、印度洋群岛、马达加斯加、太平洋群岛，非洲。

【识别特征】多年生水生草本。匍匐茎细长，其顶端生块茎。秆多数，丛生，直立，高 15～60cm，无叶片，秆基部有叶鞘 2～3。叶鞘近膜质，绿黄色、紫红色或褐色，高 2～20cm，鞘口斜。小穗顶生，长 1.5～4cm，有多数花，小穗基部有 2 片鳞片中无花，其余鳞片全有花，松散地复瓦状排列；雄蕊 3；花柱基部与子房连生，柱头 3。小坚果宽倒卵形，双凸状，长约 2.4mm，成熟时棕色，光滑。花果期 5～10 月。

【药用部位及功效】球茎——清热生津，化痰，消积。

103. 禾本科 Poaceae

芦竹属 Arundo L.

芦竹　荻芦竹、冬密草
Arundo donax L.

【IUCN 濒危等级】LC

【分布】香港、广东（深圳、惠州、东莞）；福建、广东、贵州、海南、湖南、江苏、四川、西藏、云南、浙江；阿富汗、不丹、柬埔寨、印度、印度尼西亚、日本、哈萨克斯坦、老挝、马来西亚、缅甸、尼泊尔、巴基斯坦、塔吉克斯坦、泰国、土库曼斯坦、乌兹别克斯坦、越南，非洲北部、亚洲中部和西南部、欧洲南部广布，其他地区广泛栽培。

【识别特征】多年生草本，具发达的根状茎。秆粗大直立，高 3～6m，坚韧，有多数节。叶鞘长于节间；叶舌长约 1.5mm；叶片扁平，长 30～50cm，宽 3～5cm，上面与边缘微粗糙，基部白色，抱茎。圆锥花序极大型，长 30～60cm，宽 3～6cm，分枝稠密，斜升；小穗含 2～4 小花；雄蕊 3，花药长 2～3mm。颖果纺锤形，细小，黑色。花果期 9～12 月。

【药用部位及功效】根茎——清热泻火，生津除烦，利水。

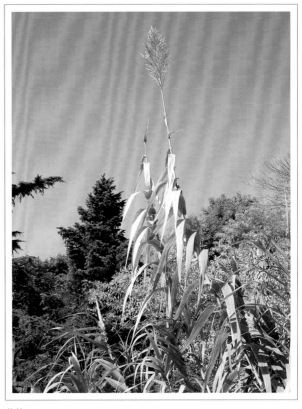

芦竹

簕竹属 **Bambusa** Schreb.

青秆竹 *　水竹、青竿竹、硬生桃竹
Bambusa tuldoides Munro

【分布】香港、澳门、广东（广州、深圳）；广东、广西。

【识别特征】灌木或乔木状竹类。秆高 6～10m，直径 3～5cm，节间长 30～36cm，幼时被白蜡粉。箨鞘早落；箨耳不相等；箨舌高 3～4mm，条裂，边缘密生流苏状毛；箨片直立，易脱落。叶鞘边缘仅一侧被短纤毛；叶舌极低矮，全缘；叶片披针形至狭披针形，长 10～18cm，宽 1.5～2cm。小穗含小花 6 或 7 朵，位于上下两端者不孕；中间的小花为两性；雄蕊 6，花丝分离，花药长约 3mm；子房上位，具柄，柱头 3，羽毛状。颖果圆柱形，长约 8mm，直径约 1.5mm。笋期夏秋两季。

【药用部位及功效】竹茹（茎秆去外皮刮出的中间层）——清热化痰，除烦止呕，安胎凉血。

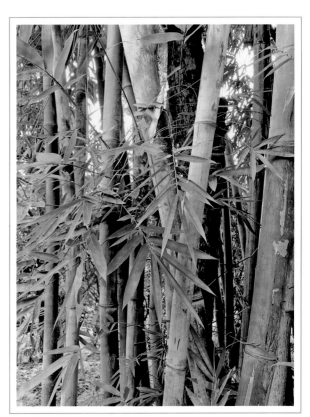

青秆竹

薏苡属 Coix L.

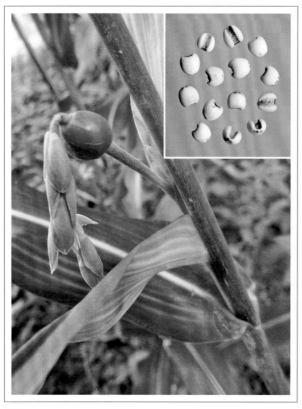

薏米

薏米
Coix lacryma-jobi var. **ma-yuen** (Rom. Caill.) Stapf ex Hook. f.

苡米、六谷米、回回米

【分布】香港、澳门、广东（广州、深圳、惠州、江门）；安徽、福建、广东、广西、河北、河南、湖北、江苏、江西、辽宁、陕西、四川、台湾、云南、浙江；不丹、印度、印度尼西亚、老挝、马来西亚、缅甸、菲律宾、泰国、越南。

【识别特征】多年生草本，高1～1.5m。秆直立。叶互生；叶片长披针形，长达40cm，宽1.5～3cm，基部鞘状抱茎。总状花序腋生；小穗单性；雄小穗2～3，生于花序上部，仅1枚无柄小穗可育，雄蕊3；雌小穗2～3，生于花序下部，仅1枚发育成熟。果实成熟时，总苞坚硬而光滑，内含1颖果。花果期7～10月。

【药用部位及功效】种仁——利湿健脾，舒筋除痹，清热排脓；根——清热通淋，利湿杀虫。

香茅属 Cymbopogon Spreng.

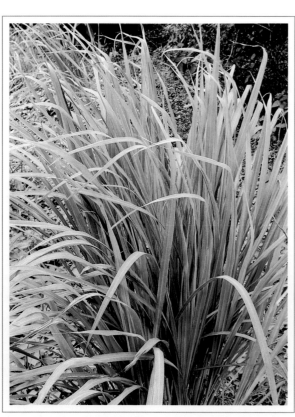

香茅

香茅　柠檬草
Cymbopogon citratus (DC.) Stapf

【分布】澳门、广东（广州、深圳、惠州）有栽培；福建、广东、贵州、海南、湖北、台湾、云南、浙江有栽培；热带亚洲及其他地区广泛栽培。

【识别特征】多年生密丛型芳香草本。秆高达2m，粗壮，节下被白色蜡粉。叶鞘不向外反卷；叶舌质厚，长约1mm；叶片长30～90cm，宽5～15mm。圆锥状花序具多次复合分枝，长约50cm，疏散，顶端下垂；总状花序不等长，无柄小穗线状披针形，长5～6mm；第一颖背部扁平或下凹成槽，上部具窄翼，边缘有短纤毛；第二外稃狭小，长约3mm，先端具2微齿，无芒或具长约0.2mm之芒尖；有柄小穗长4.5～5mm。花果期夏季，少见有开花者。

【药用部位及功效】全草——祛风通络，温中止痛，止泻。

穇属 Eleusine Gaertn.

牛筋草　蟋蟀草
Eleusine indica (L.) Gaertn.

【IUCN 濒危等级】LC

【分布】香港、澳门、广东（广州、深圳、惠州、东莞）；安徽、北京、福建、广东、贵州、海南、黑龙江、江西、陕西、山东、上海、四川、台湾、天津、西藏、云南、浙江、河南、湖北、湖南；世界热带、亚热带地区广布。

【识别特征】一年生草本。根系极发达。秆丛生，基部倾斜，高 10～90cm。叶鞘两侧压扁而具脊，松弛；叶舌长约 1mm；叶片平展，线形，长 10～15cm，宽 3～5mm。穗状花序 2～7 个，指状着生于秆顶，长 3～10cm，宽 3～5mm；小穗含 3～6 小花，颖披针形，具脊，脊粗糙；第一外稃长 3～4mm，卵形，具脊，脊上有狭翼，内稃短于外稃，具 2 脊，脊上有狭翼。果实卵形，长约 1.5mm。花果期 6～10 月。

【药用部位及功效】根或全草——清热利湿，凉血解毒。

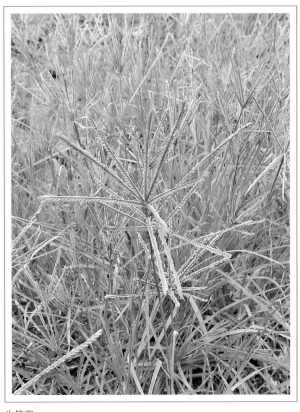

牛筋草

白茅属 Imperata Cirillo

白茅
Imperata cylindrica (L.) Raeusch.

【分布】澳门、广东（广州、惠州、东莞、肇庆）；贵州、黑龙江、辽宁、陕西、四川、新疆、西藏、云南、内蒙古、河北、山西、山东、江苏、安徽、浙江、江西、福建、台湾、河南、湖北、湖南、广东、广西、海南；阿富汗、不丹、印度、印度尼西亚、日本、哈萨克斯坦、韩国、吉尔吉斯斯坦、马来西亚、缅甸、尼泊尔、新几内亚岛、巴基斯坦、菲律宾、俄罗斯、斯里兰卡、泰国、土库曼斯坦、乌兹别克斯坦、越南、澳大利亚，非洲、亚洲西南部、欧洲南部。

【识别特征】多年生草本，高 20～100cm。根状茎横走。秆直立。叶片线形或线状披针形；叶鞘褐色，具短叶舌。圆锥花序紧缩呈穗状，顶生；小穗成对排列；花两性，每小穗具 1 花；雄蕊 2；雌蕊 1，柱头羽毛状。颖果椭圆形，成熟果序被白色长柔毛。花期 5～6 月，果期 6～7 月。

【药用部位及功效】根茎——凉血止血，清热生津，利水通淋；花穗——止血，止痛。

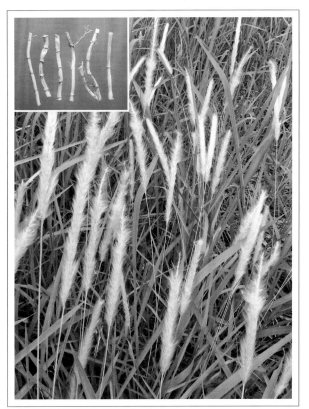

白茅

淡竹叶属 Lophatherum Brongn.

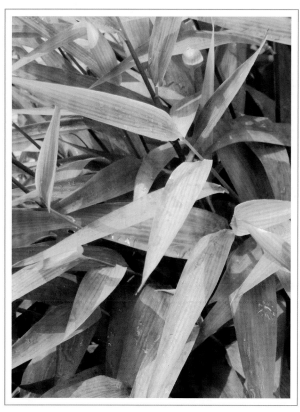

淡竹叶

淡竹叶
Lophatherum gracile Brongn.

【分布】香港、澳门、广东（广州、深圳、惠州、东莞、江门、肇庆）；安徽、福建、贵州、湖北、湖南、江苏、江西、四川、台湾、云南、浙江、广东、广西、海南；柬埔寨、印度、印度尼西亚、日本、韩国、马来西亚、缅甸、尼泊尔、新几内亚岛、菲律宾、斯里兰卡、泰国、越南、澳大利亚、太平洋群岛。

【识别特征】多年生草本。须根黄白色，中部常膨大呈纺锤形块根。秆高 40～90cm，直立，中空。叶互生；叶片广披针形，长 5～20cm，宽 1.5～3cm，全缘；叶脉平行，小横脉明显，呈方格状。圆锥花序顶生，分枝较少，疏散；小穗狭披针形；小花两性；外稃较颖为长，内稃短于外稃；子房卵形，花柱 2，柱头羽状。颖果纺锤形。花期 7～9 月，果期 10 月。

【药用部位及功效】全草——清热，除烦，利水。

稻属 Oryza L.

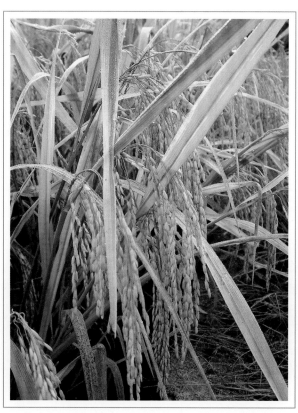

稻

稻 糯、粳、禾
Oryza sativa L.

【分布】大湾区广泛栽培；我国广泛栽培；亚洲东南部有引种。

【识别特征】一年生水生草本。秆直立，高 0.5～1.5m，随品种而异。叶鞘松弛；叶舌披针形，长 10～25cm，两侧基部下延长成叶鞘边缘，具 2 枚镰形抱茎的叶耳；叶片线状披针形，长 40cm 左右，宽约 1cm，粗糙。圆锥花序，长约 30cm，分枝多，棱粗糙，成熟期向下弯垂；小穗含 1 成熟花，两侧甚压扁，长约 10mm，宽 2～4mm；颖极小，退化外稃 2，锥刺状，长 2～4mm；两侧孕性花外稃质厚，具 5 脉，中脉成脊，有芒或无芒；内稃与外稃同质，具 3 脉，先端尖而无喙；雄蕊 6。颖果长约 5mm，宽约 2mm，厚 1～1.5mm。

【药用部位及功效】去壳的种仁——补气健脾，除烦渴，止泻痢；经加工存储年久的粳米——调中和胃，渗湿止泻，除烦。

狼尾草属 Pennisetum Rich.

狼尾草　狼茅、老鼠根、狗仔尾
Pennisetum alopecuroides (L.) Spreng.

【分布】香港、澳门、广东（广州、深圳、惠州）；北京、甘肃、贵州、黑龙江、河南、湖北、陕西、四川、天津、西藏、云南、山东、江苏、安徽、浙江、江西、福建、台湾、广东、广西、海南；印度、印度尼西亚、日本、韩国、马来西亚、缅甸、菲律宾、澳大利亚、太平洋群岛。

【识别特征】多年生草本。秆直立，丛生，高30～120cm，花序下密生柔毛。叶鞘光滑，两侧压扁，主脉呈脊；叶舌具纤毛；叶片线形，长10～80cm，宽3～8mm，先端长渐尖。圆锥花序直立，刚毛粗糙，淡绿色或紫色，长1.5～3cm；小穗通常单生，线状披针形，长5～8mm；第一颖微小或缺，第二颖卵状披针形；第一、第二外稃均与小穗等长，第二外稃边缘包着同质的内稃；雄蕊3；花柱基部联合。颖果长圆形，长约3.5mm。花果期夏秋季。

【药用部位及功效】全草——消肿止咳，凉血明目。

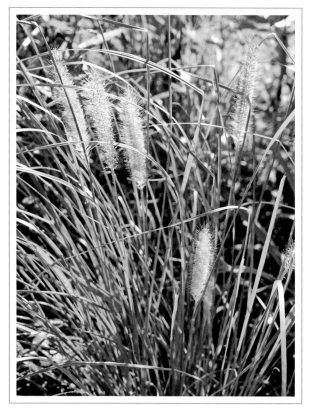

狼尾草

芦苇属 Phragmites Adans.

芦苇　芦、苇、葭
Phragmites australis (Cav.) Trin. ex Steud.

【IUCN 濒危等级】LC

【分布】香港、澳门、广东（广州、深圳、惠州、东莞）；我国广布；全世界广布。

【识别特征】多年生高大草本，高1～3m。地下茎粗壮，横走，节间中空，节上有芽；茎直立，中空。叶2列，互生；叶鞘圆筒状；叶舌有毛；叶片扁平，长15～45cm，宽1～3.5cm，边缘粗糙。穗状花序排列成大型的圆锥花序，顶生；小穗通常有花4～7朵。颖果椭圆形至长圆形。花果期7～10月。

【药用部位及功效】根茎——清热生津，除烦止呕，利水，透疹；嫩茎——清肺解毒，止咳排脓。

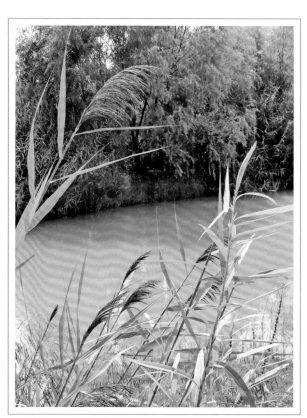

芦苇

金发草属 **Pogonatherum** P. Beauv.

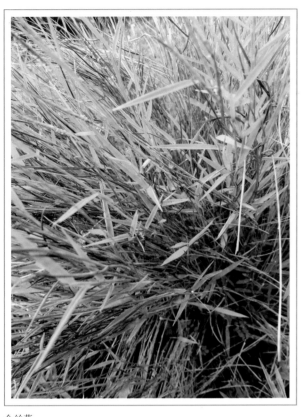

金丝草

金丝草　笔子草、金丝茅、黄毛草
Pogonatherum crinitum (Thunb.) Kunth

【分布】香港、澳门、广东（广州、深圳、惠州、东莞、江门、肇庆）；安徽、福建、贵州、湖北、湖南、江西、四川、台湾、云南、浙江、广东、广西、海南；不丹、印度、印度尼西亚、日本、马来西亚、尼泊尔、新几内亚岛、巴基斯坦、菲律宾、斯里兰卡、泰国、越南、澳大利亚。

【识别特征】直立草本。秆丛生，高 10～30cm，节上被白色髯毛。叶鞘短于或长于节间，向上部渐狭；叶舌短，纤毛状；叶片线形，长 1.5～5cm，宽 1～4mm，两面均被微毛而粗糙。穗形总状花序单生于秆顶，长 1.5～3cm，细弱而微弯曲，乳黄色；芒金黄色，长 15～18mm，粗糙；雄蕊 1，花药细小。颖果卵状长圆形，长约 0.8mm。花果期 5～9 月。

【药用部位及功效】全草——清热解毒，凉血止血，利湿。

狗尾草属 **Setaria** P. Beauv.

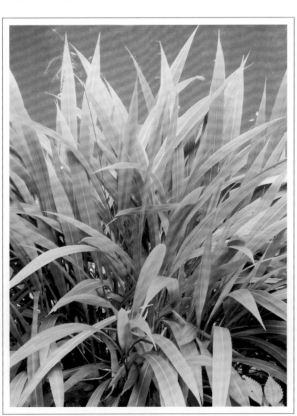

棕叶狗尾草

棕叶狗尾草　箬叶莩、雏茅、棕叶草
Setaria palmifolia (J. Koenig) Stapf

【分布】香港、广东（广州、深圳、东莞、珠海）；安徽、福建、贵州、湖北、湖南、江西、四川、台湾、西藏、云南、浙江、广东、广西、海南；非洲西部、热带亚洲。

【识别特征】多年生草本，具根茎。秆直立或基部稍膝曲，高 0.75～2m，具支柱根。叶鞘松弛；叶舌长约 1mm；叶片纺锤状宽披针形，长 20～59cm，宽 2～7cm，先端渐尖，基部窄缩呈柄状。圆锥花序，呈开展或狭窄的塔形；小穗卵状披针形，长 2.5～4mm，紧密或稀疏排列于小枝的一侧；第一小花雄性或中性，第一外稃与小穗等长或略长，内稃窄而短小，长为外稃的 2/3；第二小花两性，第二外稃等长或稍短于第一外稃，成熟小穗不易脱落。颖果卵状披针形。花果期 8～12 月。

【药用部位及功效】全草——益气固脱。

狗尾草　谷莠子、莠
Setaria viridis (L.) P. Beauv.

【分布】澳门、广东（广州、深圳、东莞）；广东、贵州、黑龙江、吉林、四川、西藏、云南、内蒙古、河北、山西、山东、江苏、安徽、浙江、江西、福建、台湾、河南、湖北、湖南、陕西、青海、甘肃、宁夏、新疆；旧世界亚热带、温带地区，现各地有引种。

【识别特征】一年生草本，高 10～100cm。基部径达 3～7mm。叶鞘边缘具毛；叶舌极短；叶片扁平，长三角状狭披针形或线状披针形，先端长渐尖或渐尖，基部钝圆，长 4～30cm，宽 2～18mm，边缘粗糙。圆锥花序紧密呈圆柱状，直立或稍弯垂。颖果灰白色。花果期 5～10 月。

【药用部位及功效】全草——清热利湿，祛风明目。

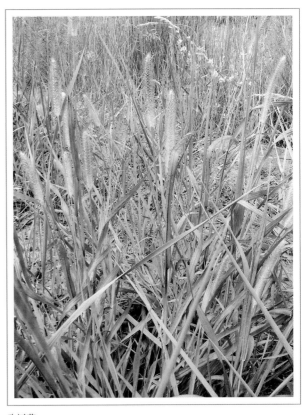

狗尾草

玉蜀黍属 Zea L.

玉蜀黍　玉米、包谷、珍珠米
Zea mays L.

【分布】大湾区广泛栽培；我国广泛栽培；原产美洲，全世界广泛栽培。

【识别特征】一年生高大草本。秆直立，粗壮，实心，下部节上常有支柱根。叶舌膜质，长约 2mm；叶片扁平宽大，线状披针形，基部圆形呈耳状，中脉粗壮。雄性圆锥花序大型，顶生；雌花序生于叶腋，被多数宽大的鞘状苞片所包藏；雌小穗孪生，成 16～30 纵行排列于粗壮之序轴上，雌蕊具极长而细弱的线形花柱。颖果球形或扁球形，成熟后露出颖片和稃片之外，其大小随生长条件不同产生差异，一般长 5～10mm。花果期秋季。

【药用部位及功效】花柱、柱头——利水消肿，平肝利胆。

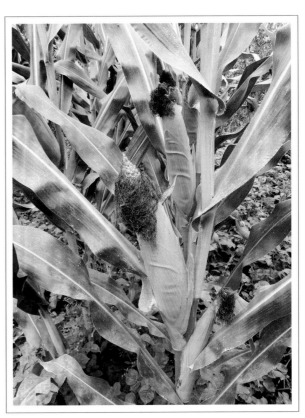

玉蜀黍

菰属 Zizania L.

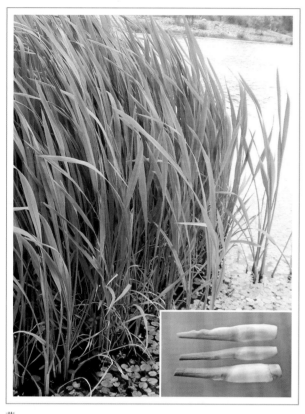

菰

菰　茭儿菜、茭白、茭笋
Zizania latifolia (Griseb.) Turcz. ex Stapf

【分布】广州有栽培；贵州、河北、吉林、辽宁、陕西、四川、云南、山东、江苏、安徽、浙江、江西、福建、台湾、河南、湖北、湖南、广东、广西、海南；印度、日本、朝鲜半岛、俄罗斯，亚洲东南部有栽培。

【识别特征】多年生草本。须根黄白色，中部常膨大形似纺锤形块根。秆高40～90cm，直立，中空。叶互生；叶片广披针形，长5～20cm，宽1.5～3cm，全缘；叶脉平行，小横脉明显，呈方格状。圆锥花序顶生，分枝较少，疏散；小穗狭披针形；小花两性，外稃较颖为长，内稃短于外稃；子房卵形，花柱2，柱头羽状。颖果纺锤形。花期7～9月，果期10月。

【药用部位及功效】嫩茎秆被菰黑粉菌刺激形成的纺锤形肥大部分——解热毒，除烦渴，利二便；根茎及根——除烦止渴，清热解毒。

106. 罂粟科 Papaveraceae

蓟罂粟属 Argemone L.

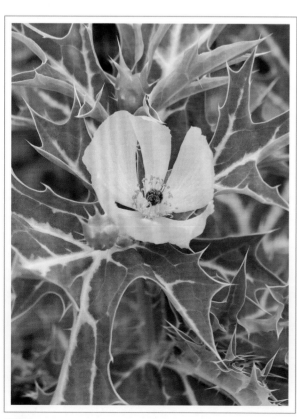

蓟罂粟

蓟罂粟　刺罂粟
Argemone mexicana L.

【分布】澳门有栽培；台湾、福建、广东有逸生；原产美洲。

【识别特征】一年生或多年生草本，通常粗壮，高30～100cm，含苦味液汁。茎被黄褐色刺。基生叶宽倒披针形、倒卵形或椭圆形，长5～20cm，宽2.5～7.5cm，边缘羽状深裂，裂片具波状齿，齿端具尖刺，沿脉散生尖刺；茎生叶互生，与基生叶同形，但上部叶较小，无柄，常半抱茎。花单生；花梗极短；萼片2，舟状，长约1cm，早落；花瓣6，宽倒卵形，长1.7～3cm，黄色或橙黄色；雄蕊多数；子房上位，花柱极短，柱头4～6裂，深红色。蒴果长圆形或宽椭圆形，长2.5～5cm，被黄褐色刺，4～6瓣裂。花果期3～10月。

【药用部位及功效】全草——发汗利水，清热解毒，止痛止痒；根——利小便，杀虫。

白屈菜属 Chelidonium L.

白屈菜 土黄连、水黄连、水黄草
Chelidonium majus L.

【分布】广州有栽培；安徽、甘肃、贵州、河北、江苏、青海、陕西、山东、山西、四川、云南、浙江、黑龙江、吉林、辽宁、河南、湖北、湖南；日本、朝鲜半岛、俄罗斯，欧洲。

【识别特征】多年生草本，高 30～60cm，含橘黄色液汁。茎多分枝，被短柔毛。基生叶倒卵状长圆形或宽倒卵形，长 8～20cm，羽状全裂，全裂片 2～4 对，裂片边缘圆齿状，上表面绿色，下表面具白粉，叶柄长 2～5cm，基部扩大成鞘；茎生叶长 2～8cm，宽 1～5cm，其他同基生叶。伞形花序；花梗纤细，长 2～8cm；萼片 2，早落；花瓣 4，倒卵形，长约 1cm，黄色；雄蕊多数；子房上位，线形，柱头 2 裂。蒴果狭圆柱形，长 2～5cm，粗 2～3mm。花果期 4～9 月。

【药用部位及功效】全草——镇痛止咳，利水解毒；根——散瘀止痛，止血，解蛇毒。

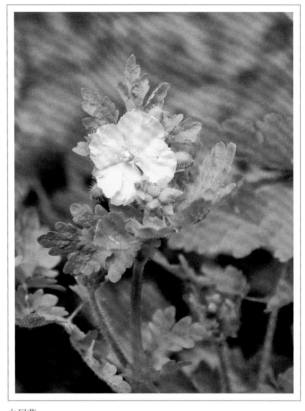

白屈菜

博落回属 Macleaya R. Br.

博落回 大叶莲、三钱三
Macleaya cordata (Willd.) R. Br.

【分布】广州；安徽、甘肃、广东、贵州、江西、陕西、山西、四川、台湾、浙江、河南、湖北、湖南；日本。

【识别特征】多年生草本，基部木质化，含乳黄色液汁，有剧毒。茎直立，高 1～4m，被白粉，中空，上部多分枝。叶互生；叶柄长 1～12cm；叶片宽卵形或近圆形，长 5～27cm，宽 5～25cm，7 或 9 深裂或浅裂，边缘波状、缺刻状或具齿，下表面多白粉；基出脉通常 5 条。大型圆锥花序，多花；花两性，长约 1cm；萼片 2，舟状，黄白色；无花瓣；雄蕊 24～30，花丝长约 5mm；子房上位，柱头 2 裂。蒴果狭倒卵形或倒披针形，长 1.3～3cm，2 瓣裂。花果期 6～11 月。

【药用部位及功效】根或全草——散瘀，祛风，解毒，止痛，杀虫（有大毒）。

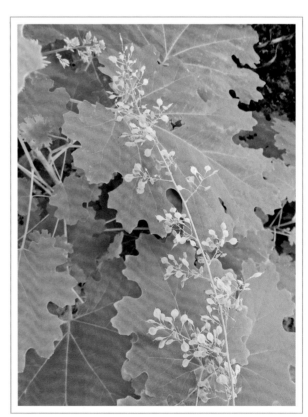

博落回

罂粟属 Papaver L.

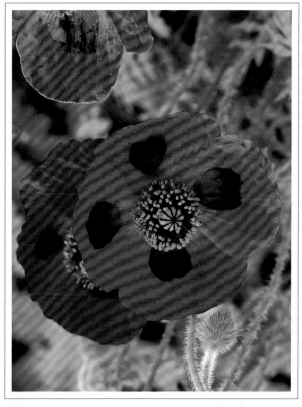

虞美人

虞美人 丽春花、赛牡丹、锦被花
Papaver rhoeas L.

【分布】香港、广东（广州）有栽培；我国广泛栽培，台湾有逸生；原产亚洲西南部、欧洲、非洲北部。

【识别特征】一年生草本。茎直立，高25～90cm，茎叶、花梗及萼片均被淡黄色刚毛。单叶互生；下部叶具柄，上部叶无柄；叶片轮廓披针形或狭卵形，长3～15cm，宽1～6cm，羽状分裂，下部全裂，上部深裂或浅裂。花单生于枝顶；花梗长10～15cm；萼片2，宽椭圆形，长1～1.8cm，绿色；花瓣4，长2.5～4.5cm，紫红色，基部通常具深紫色斑点；雄蕊多数，长约8mm，深紫红色，花药黄色；子房上位，柱头5～18，辐射状，联合成扁平、边缘圆齿状的盘状体。蒴果宽倒卵形，长1～2.2cm。种子多数。花果期3～8月。

【药用部位及功效】全草或花、果实——镇咳，镇痛，止泻。

108. 木通科 Lardizabalaceae

大血藤属 Sargentodoxa Rehder & E. H. Wilson

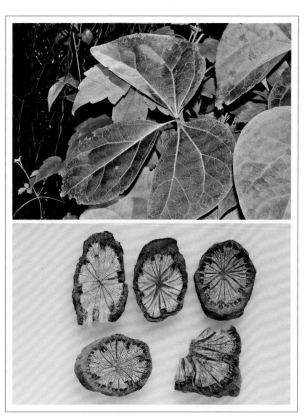

大血藤

大血藤 红藤
Sargentodoxa cuneata (Oliv.) Rehder & E. H.Wilson

【分布】香港、广东（广州、深圳、惠州、东莞）；安徽、福建、贵州、江苏、江西、陕西、四川、云南、浙江、河南、湖北、湖南、广东、广西、海南；老挝、越南。

【识别特征】落叶木质藤本，长达十余米。藤茎粗达9cm。当年枝条暗红色。叶互生，三出复叶；中间小叶片菱状倒卵形，长4～12.5cm，宽3～9cm；两侧小叶片斜卵形，基部偏斜，全缘，几无柄，较中间者稍小。总状花序腋生，下垂；花单性，雌雄同株；雄花萼片6，花瓣状，黄绿色，花瓣6，极小，雄蕊6，花丝甚短；雌花的萼片和花瓣与雄花相似，具退化雄蕊6，心皮多数，螺旋状排列。浆果近球形，直径约1cm，熟时蓝黑色。花期4～5月，果期6～9月。

【药用部位及功效】藤茎——解毒消痈，活血止痛，祛风除湿，杀虫。

109. 防己科 Menispermaceae

木防己属 Cocculus DC.

木防己
Cocculus orbiculatus (L.) DC.

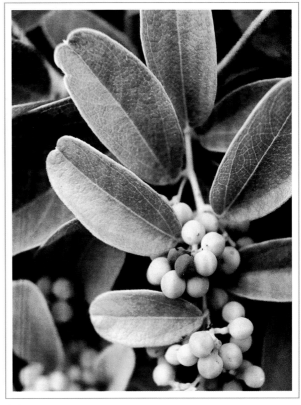

木防己

【分布】香港、澳门、广东（广州、深圳、东莞、江门、肇庆）；贵州、陕西、四川、云南、山东、江苏、安徽、浙江、江西、福建、台湾、河南、湖北、湖南、广东、广西、海南；印度、印度尼西亚、日本、老挝、马来西亚、尼泊尔、菲律宾、印度洋群岛、太平洋群岛。

【识别特征】木质藤本。叶互生；叶柄长 1~3cm；叶片形状变异极大，线状披针形至卵状近圆形、狭椭圆形、近圆形、卵状心形，全缘，有时掌状 3~5 裂，长 3~8cm，宽不等，两面被毛；掌状脉 3~5 条。聚伞花序腋生；花小，单性，雌雄同株；雄花萼片 6，排成 2 轮，外轮较小，花瓣 6，基部内折呈耳状，顶端 2 裂，雄蕊 6，短于花瓣；雌花萼片和花瓣似雄花，退化雄蕊 6，心皮 6。核果近球形，红色至紫红色，直径 7~8mm；果核骨质。花果期夏秋季。

【药用部位及功效】根——祛风除湿，通经活络，解毒消肿；茎——祛风除湿，调气止痛，利水消肿。

千金藤属 Stephania Lour.

金线吊乌龟 *　独脚乌桕、白药、金线吊蛤蟆
Stephania cephalantha Hayata

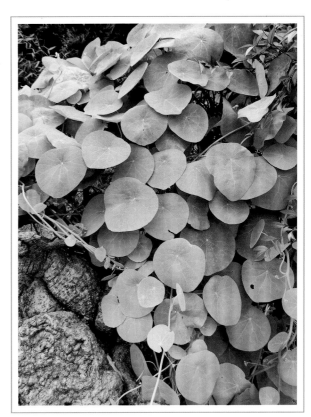

金线吊乌龟

【分布】广州、惠州、江门；安徽、福建、广东、广西、贵州、湖北、湖南、江苏、江西、陕西、山西、四川、台湾、浙江。

【识别特征】草质藤本，长 1~2m。块根团块状或不规则，褐色，有许多突起的皮孔。单叶互生；叶柄长 1.5~7cm，纤细；叶片三角状椭圆形至近圆形，长 2~6cm，宽 2.5~6.5cm，全缘或浅波状；掌状脉 7~9 条。头状花序；花单性，雌雄同株；雄花萼片 6，稀 8，长 1~1.5mm，花瓣 3 或 4，长约 0.5mm，雄蕊合生成盾状，花药通常 4；雌花萼片 1，花瓣 2，子房上位。核果宽倒卵圆形，长约 6.5mm，熟时红色。花果期 4~7 月。

【药用部位及功效】块根——清热解毒，祛风止痛，凉血止血（有小毒）。

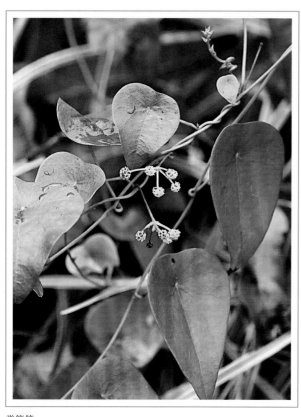

粪箕笃 黎壁叶、粪箕藤
Stephania longa Lour.

【分布】香港、澳门、广东（广州、深圳、惠州、东莞、江门、肇庆）；福建、台湾、云南、广东、广西、海南；老挝。

【识别特征】草质藤本，长1～4m，除花序外，全株无毛。枝纤细，有条纹。叶互生；叶柄长1～4.5cm，基部常扭曲，盾状着生于叶片的近基部；叶片三角状卵形，长3～9cm，宽2～6cm，上表面深绿色，下表面粉绿色；掌状脉10～11条。复伞形聚伞花序腋生；花小，单性，雌雄异株；雄花萼片8，排成2轮，长约1mm，花瓣4，绿黄色，近圆形，长约0.4mm，聚药雄蕊长约0.6mm；雌花萼片和花瓣均为4，子房上位。核果红色，长5～6mm；果核背部有2行小横肋，每行9～10条。花期春末夏初，果期秋季。

【药用部位及功效】全株——清热解毒，利湿消肿。

粪箕笃

110. 小檗科 Berberidaceae

鬼臼属 Dysosma Woodson

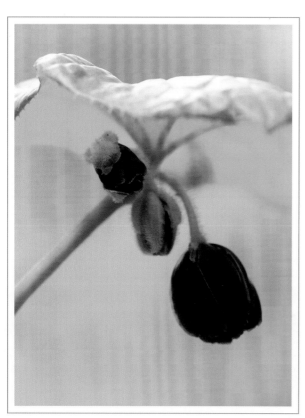

八角莲[*] 鬼臼、一把伞、江边一碗水
Dysosma versipellis (Hance) M. Cheng ex T. S. Ying

【分布】广州、惠州；安徽、广东、广西、贵州、江西、山西、云南、浙江、河南、湖北、湖南。

【识别特征】多年生草本，高40～150cm。根状茎粗壮，横生；茎直立，不分枝。叶2，互生；叶片盾状，近圆形，直径达30cm，掌状4～9浅裂；叶脉明显隆起，边缘具细齿。花深红色，5～8朵簇生于离叶基部，下垂；萼片6，长圆状椭圆形，长0.6～1.8cm；花瓣6，长约2.5cm；雄蕊6；子房上位。浆果椭圆形，长约4cm。花果期3～9月。

【药用部位及功效】根及根茎——清热解毒，化痰散结，祛瘀止痛（有毒）；叶——清热解毒，止咳平喘（有毒）。

八角莲

十大功劳属 Mahonia Nutt.

阔叶十大功劳[*]　土黄连、土黄柏、功劳木

Mahonia bealei (Fortune) Carrière

【分布】澳门、广东（广州、惠州）；安徽、福建、广东、广西、贵州、江苏、江西、陕西、四川、浙江、河南、湖北、湖南；日本、墨西哥、美国温暖地区、欧洲国家等广泛栽培，美国东南部已归化。

【识别特征】灌木或小乔木，高 0.5～4m。茎土黄色至褐色。奇数羽状复叶互生，叶片狭倒卵形至长圆形，长 27～51cm，宽 10～20cm；小叶 4～10 对，上表面暗灰绿色，下表面被白霜，厚革质，自叶下部往上小叶渐次变长而狭，叶缘有粗锯齿。总状花序直立，通常 3～9 个簇生；花黄色；萼片 9，排成 3 轮；花瓣 6，基部有 2 个蜜腺；雄蕊 6；子房上位。浆果卵形，长约 1.5cm，直径 1～1.2cm，深蓝色，被白粉。花期 9 月至翌年 1 月，果期 3～5 月。

【药用部位及功效】茎或茎皮——清热燥湿，解毒；根——消肿，清热燥湿，解毒。

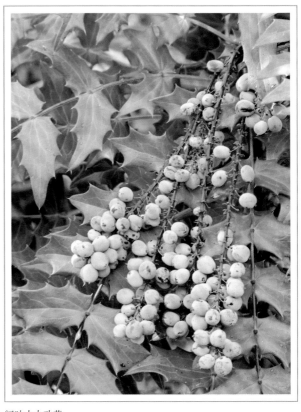

阔叶十大功劳

十大功劳[*]　细叶十大功劳

Mahonia fortunei (Lindl.) Fedde

【分布】澳门、广东（广州、惠州）有栽培；重庆、广西、四川、贵州、湖北、湖南、江西、台湾、浙江，我国其他地区广泛栽培；日本、印度尼西亚、美国有栽培。

【识别特征】灌木，高 0.5～2m。茎直立，多分枝。奇数羽状复叶互生，长 10～28cm，宽 8～18cm；小叶 5～13，革质，狭披针形至狭椭圆形，长 4.5～14cm，宽 0.9～2.5cm，边缘每边具 5～10 刺齿，上表面深绿色，有光泽，下表面黄绿色。总状花序，长 3～6cm；花黄色；萼片 9，花瓣状；花瓣 6，长圆形，长 3.5～4mm，基部腺体明显；雄蕊 6，花药瓣裂；子房上位。浆果球形，直径 4～6mm，紫黑色，被白粉。花期 7～8 月，果期 8～10 月。

【药用部位及功效】茎或茎皮——清热燥湿，解毒；根——消肿，清热燥湿，解毒。

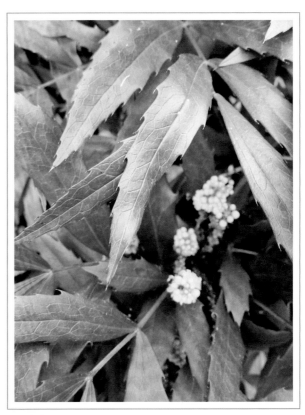

十大功劳

南天竹属 **Nandina** Thunb.

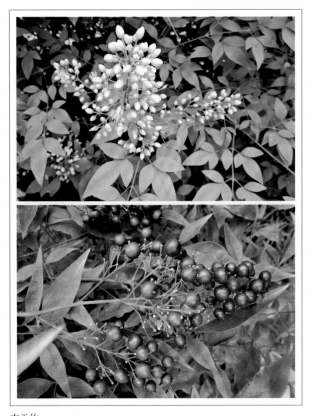

南天竹

南天竹　南天烛、南竹子
Nandina domestica Thunb.

【分布】香港、澳门、广东（广州、深圳、惠州、江门）；安徽、福建、广东、广西、贵州、江苏、江西、陕西、山东、山西、四川、云南、浙江、河南、湖北、湖南；印度、日本，北美洲东南部、南美洲有栽培。

【识别特征】常绿小灌木。茎常丛生，高 1～3m。幼枝常为红色。叶互生，集生于茎的上部，三回羽状复叶，长 30～50cm，二至三回羽片对生；小叶椭圆形或椭圆状披针形，长 2～10cm，宽 0.5～2cm，全缘，上表面深绿色，冬季变红色，近无柄。圆锥花序；花小，白色，芳香，直径 6～7mm；萼片多轮，外轮长 1～2mm，向内各轮渐大；花瓣长圆形，长约 4.2mm；雄蕊 6，花丝短，药隔延伸；子房上位，1 室。浆果球形，直径 5～8mm，熟时鲜红色。花期 3～6 月，果期 5～11 月。

【药用部位及功效】果实——敛肺止咳，平喘（有毒）；根——清热解毒，除湿。

111. 毛茛科 Ranunculaceae

铁线莲属 **Clematis** L.

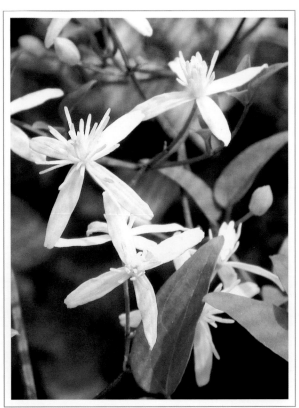

威灵仙

威灵仙　铁脚威灵仙、黑须公、老虎须
Clematis chinensis Osbeck

【分布】香港、澳门、广东（广州、深圳、惠州、东莞、肇庆）；安徽、福建、贵州、江苏、江西、陕西、四川、台湾、云南、浙江、河南、湖北、湖南、广东、广西、海南；日本、越南。

【识别特征】木质藤本，长 10～15m，干时变黑。根状茎丛生，有多数细根。羽状复叶，对生；小叶通常 5，狭卵形或三角状卵形，长 3～6cm，宽 1.3～3.2cm，全缘，主脉 3 条。圆锥花序顶生及腋生；花直径约 1.5cm；萼片 4 或 5，花瓣状，白色；无花瓣；雄蕊多数，不等长；心皮多数，离生，子房上位。瘦果扁平，卵形至宽椭圆形，长 5～7cm，花柱宿存，延长成白色羽毛状。花期 6～9 月，果期 8～11 月。

【药用部位及功效】根及根茎——祛风除湿，通络止痛。

翠雀属 Delphinium L.

还亮草　山芹菜
Delphinium anthriscifolium Hance

【分布】广州、佛山；安徽、福建、甘肃、广东、广西、贵州、江苏、江西、陕西、山西、四川、云南、浙江、河南、湖北、湖南；越南。

【识别特征】一年生或二年生草本，高30～78cm。叶为二至三回近羽状复叶，或为三出复叶，互生；叶片菱状卵形或三角状卵形，长5～11cm，宽4.5～8cm；羽片2～4对，对生，稀互生。总状花序，有花2～15朵；花轴和花梗均被反曲的短柔毛；花长1～1.8cm；萼片5，堇色或紫色，长6～9mm，距钻形或圆锥状钻形，稍向上弯曲或近直；花瓣2，紫色；退化雄蕊与萼片同色，能育雄蕊多数；离生心皮3，子房上位。蓇葖果长1.1～1.6cm。种子有翅。花期3～5月。

【药用部位及功效】全草——祛风除湿，通络止痛（有毒）。

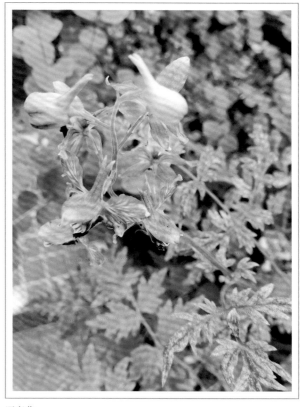

还亮草

毛茛属 Ranunculus L.

禺毛茛　自扣草、小回回蒜
Ranunculus cantoniensis DC.

【分布】香港、广东（广州、深圳、东莞）；安徽、福建、甘肃、广东、广西、贵州、江苏、江西、陕西、山西、四川、云南、浙江、河南、湖北、湖南；不丹、日本、韩国、尼泊尔。

【识别特征】多年生草本，高25～60cm，上部分枝与叶柄密被淡黄色糙毛。三出复叶，基生叶和下部叶具长柄；叶片宽卵形至肾圆形，长3～6cm，宽3～9cm；中央小叶具长柄，椭圆形或菱形，侧生小叶具较短柄，2或3深裂。花两性；萼片5，船形，长约3mm；花瓣5，黄色，长约5mm，基部具蜜槽；雄蕊多数；离生心皮多数，子房上位。聚合瘦果近球形，直径约1cm。花果期4～7月。

【药用部位及功效】全草——清肝明目，除湿解毒，截疟（有毒）。

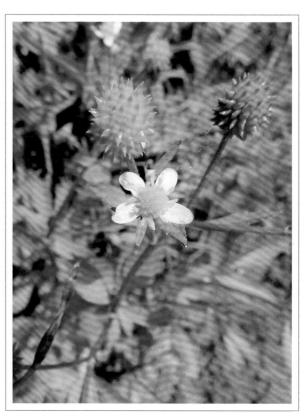

禺毛茛

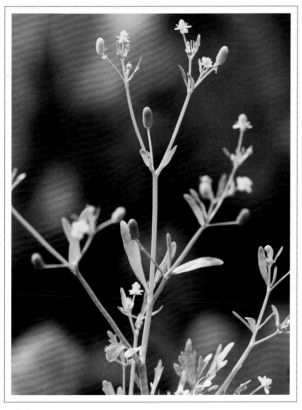

石龙芮

石龙芮
Ranunculus sceleratus L.

【分布】香港、澳门、广东（广州、深圳、东莞）；甘肃、广东、广西、贵州、河南、湖南、宁夏、陕西、四川、新疆、云南、黑龙江、吉林、辽宁、内蒙古、河北、山西、山东、江苏、安徽、浙江、江西、福建、台湾；阿富汗、不丹、印度、日本、哈萨克斯坦、韩国、尼泊尔、巴基斯坦、俄罗斯、泰国、亚洲西南部、欧洲、美洲。

【识别特征】一年生草本。茎直立，高10～50cm，上部多分枝。基生叶多数，叶片肾状圆形，长1～4cm，宽1.5～5cm，基部心形，3深裂不达基部，边缘有粗圆齿；茎生叶多数，下部叶与基生叶相似，上部叶较小，3全裂，全缘。聚伞花序；花小，两性；萼片5，长2～3.5mm；花瓣5，黄色，稍长于花萼；雄蕊多数；子房上位。瘦果小而极多。花果期5～8月。

【药用部位及功效】全草——清热解毒，消肿解散，止痛，截疟（有毒）；果实——祛风湿（有毒）。

113. 莲科 Nelumbonaceae

莲属 **Nelumbo** Adans.

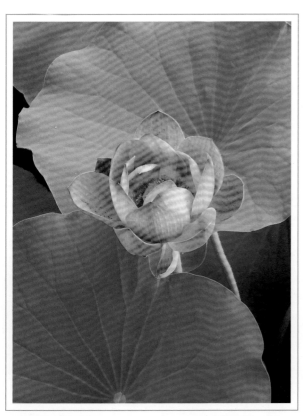

莲

莲
Nelumbo nucifera Gaertn.

【分布】澳门、广东（广州、深圳、惠州、肇庆）；我国除内蒙古、青海、西藏外均有分布；不丹、印度、印度尼西亚、日本、韩国、马来西亚、缅甸、尼泊尔、新几内亚岛、巴基斯坦、菲律宾、俄罗斯、斯里兰卡、泰国、越南、澳大利亚、亚洲西南部。

【识别特征】多年生水生草本。根茎肥厚横走，节部缢缩。叶伸出水面；叶柄粗大，盾状着生于叶下表面中央；叶片近圆形，直径25～90cm，全缘，稍呈波状。花大，单生，直径14～24cm，白色或粉红色；萼片4～5，绿色，早落；花瓣多数；雄蕊多数；心皮20～30，离生，嵌于平头倒圆锥形的肉质花托内，花托于果期膨大呈莲蓬，直径5～10cm，海绵质。坚果卵形或椭圆形。种子1粒。花期6～7月，果期8～10月。

【药用部位及功效】种子——补脾止泻，益肾固精，养心安神；叶——清热解暑，升发清阳，散瘀止血。

115. 山龙眼科 Proteaceae

银桦属 Grevillea R. Br. ex Knight

银桦
Grevillea robusta A. Cunn. ex R. Br.

【分布】澳门、广东（惠州）有栽培；云南、四川、广西、广东、福建、江西、浙江、台湾有栽培；原产澳大利亚。

【识别特征】乔木，高 10～25m。嫩枝被锈色绒毛。叶互生，长 15～30cm，二次羽状深裂，裂片 7～15 对，下表面被褐色绒毛和银灰色绢毛，边缘背卷；叶柄被绒毛。总状花序，长 7～14cm，或排成圆锥花序；花两性，橙色或黄褐色；花被管长约 1cm，顶部卵球形，下弯，开花时花被管下半部先分裂；花被片分离，外卷；雄蕊 4，生于花被片檐部，花丝几无，花药卵球状，长约 1.5mm；花盘半环状，子房具柄，花柱顶部圆盘状。蓇葖果卵状椭圆形，稍偏斜，长约 1.5cm；果皮革质，黑色。花期 3～5 月，果期 6～8 月。

【药用部位及功效】树脂——生肌止痛。

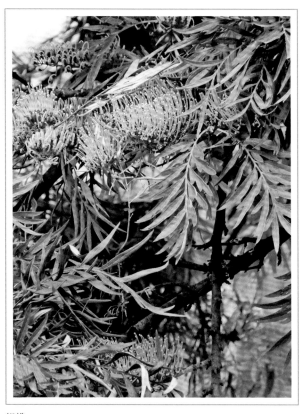

银桦

120. 五桠果科 Dilleniaceae

五桠果属 Dillenia L.

五桠果
Dillenia indica L.

【分布】香港、澳门、广东（广州、深圳）有栽培；广西、云南；不丹、印度、印度尼西亚、老挝、马来西亚、缅甸、尼泊尔、菲律宾、斯里兰卡、泰国、越南。

【识别特征】常绿乔木，高可达 25m。树皮红褐色，平滑，大块片状脱落。叶互生；叶柄长 5～7cm，有窄翅；叶片矩圆形或倒卵状矩圆形，长 15～40cm，宽 7～14cm，先端有长约 1cm 的短尖头；侧脉 25～56 对，边缘有锯齿，齿尖锐利。花单生于枝顶叶腋内，直径 12～20cm；花梗粗壮；萼片 5，肥厚肉质，近圆形，直径 3～6cm；花瓣 5，白色，倒卵形，长 7～9cm；雄蕊多数，排成 2 轮，花药长于花丝；离生心皮 16～20。果实圆球形，直径 10～15cm，不裂开，宿存萼片肥厚。种子压扁，边缘有毛。

【药用部位及功效】根或树皮——收敛，解毒。

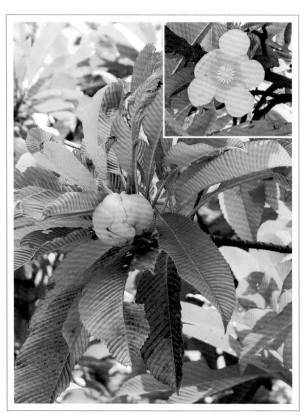

五桠果

锡叶藤属 Tetracera L.

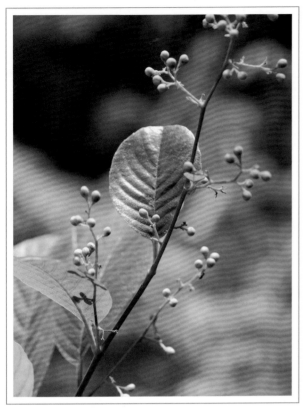

锡叶藤

锡叶藤　涩叶藤
Tetracera sarmentosa (L.) Vahl

【分布】香港、澳门、广东（广州、深圳、惠州、东莞、江门、肇庆、中山）；云南、广东、广西、海南；印度、印度尼西亚、马来西亚、缅甸、斯里兰卡、泰国。

【识别特征】常绿木质藤本，长达20m，多分枝。枝条粗糙。叶片革质，极粗糙，矩圆形，长4～12cm，宽2～5cm；侧脉10～15对，在下面显著地突起，全缘或上半部有小钝齿；叶柄长1～1.5cm。圆锥花序，长6～25cm，花序轴常为"之"字形屈曲；花小，两性，直径6～8mm；萼片5，大小不相等，边缘有睫毛；花瓣3，白色，约与萼片等长；雄蕊多数，花药"八"字形排在膨大药隔上；心皮单一，子房上位。果实长约1cm，熟时黄红色，干后果皮薄革质。花期4～5月。

【药用部位及功效】根或茎叶——收涩固脱，消肿止痛。

123. 蕈树科 Altingiaceae

枫香树属 Liquidambar L.

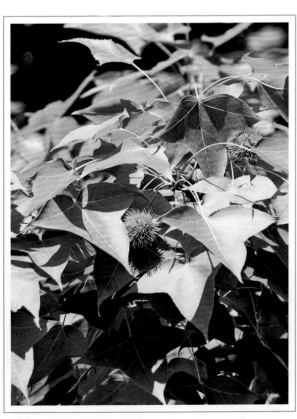

枫香树

枫香树
Liquidambar formosana Hance

【分布】香港、澳门、广东（广州、深圳、惠州、东莞、江门、肇庆）；安徽、福建、广东、贵州、海南、湖北、江苏、江西、四川、台湾、浙江；韩国、老挝、越南。

【识别特征】落叶乔木，高可达30m。单叶互生；叶柄长达11cm；叶片阔卵形，掌状3裂，中央裂片较长，两侧裂片平展，基部心形；掌状脉3～5条，边缘有锯齿，齿尖有腺状突起。花单性同株；雄花序穗状，花无花被，雄蕊多数，花丝不等长；雌花序头状，有花24～43朵；萼齿4～7，针刺状，长4～8mm，子房下半部藏于花序轴内。果序圆球形，木质，直径3～4cm；蒴果下半部藏于花序轴内，有宿存花柱及针刺状萼齿。种子多数，有翅。

【药用部位及功效】树脂——祛风活血，解毒止痛，止血生肌；根——解毒消肿，祛风止痛。

红花荷属 **Rhodoleia** Champ. ex Hook.

红花荷　红苞木
Rhodoleia championii Hook. f.

【分布】香港、澳门、广东（深圳、惠州）；广东、贵州、海南；印度尼西亚、马来西亚、缅甸、越南。

【识别特征】常绿乔木，高可达 12m。嫩枝粗壮，干后皱缩。单叶互生；叶柄长 3～5.5cm；叶片厚革质，卵形，长 7～13cm，宽 4.5～6.5cm，上表面深绿色，发亮，下表面灰白色；侧脉 7～9 对。头状花序，常弯垂；花两性；花萼筒短，包围子房基部；花瓣 2～5，匙形，长 2.5～3.5cm，红色；雄蕊 4～10，与花瓣等长；子房半下位。头状果序，直径 2.5～3.5cm，有蒴果 5 个；蒴果卵圆形，长约 1.2cm，干后上半部 4 裂。种子扁平，黄褐色。花期 3～4 月。

【药用部位及功效】叶——活血止血。

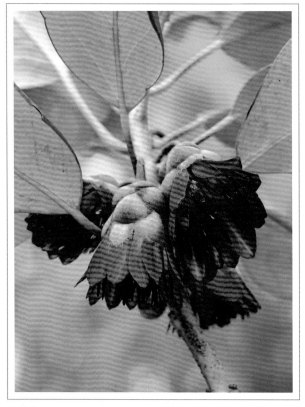
红花荷

半枫荷属 **Semiliquidambar** H. T. Chang

半枫荷 *
Semiliquidambar cathayensis H. T. Chang

【分布】澳门、广东（广州、珠海、肇庆）；福建、贵州、江西、广东、广西、海南。

【识别特征】常绿或半常绿乔木，高达 17m。树皮灰色。叶互生或簇生于枝顶；叶柄长 3～4cm；叶片革质，异型，不分裂的叶片卵状椭圆形，长 8～13cm，宽 3.5～6cm，或掌状 3 裂，中央裂片长 3～5cm，两侧裂片卵状三角形，长 2～2.5cm，边缘有具腺锯齿。花单性，雌雄同株；雄花的数个短穗状花序常排成总状，长约 6cm，无花被，雄蕊多数，花丝极短；雌花的头状花序单生，子房半下位。头状果序直径约 2.5cm，有蒴果 22～28 个，宿存萼齿比花柱短。花期 3～4 月，果期 9～10 月。

【药用部位及功效】根——祛风止痛，除湿，通络；叶——祛风除湿，通络止痛，止血。

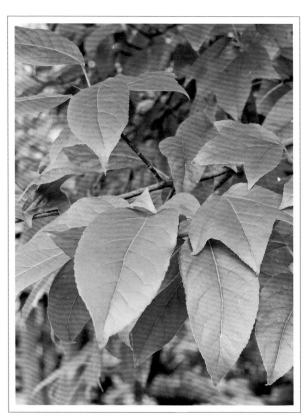
半枫荷

124. 金缕梅科 Hamamelidaceae

檵木属 Loropetalum R. Br.

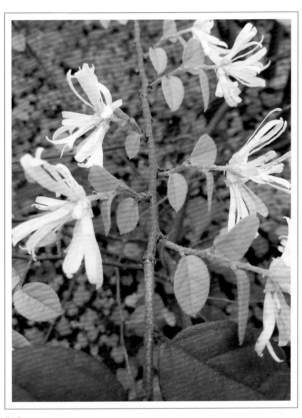

檵木

檵木
Loropetalum chinense (R. Br.) Oliv.

【分布】香港、广东（广州、深圳、惠州、佛山）；安徽、福建、广东、广西、贵州、湖北、湖南、江苏、江西、四川、云南、浙江；印度、日本。

【识别特征】灌木稀小乔木，高1～4m，多分枝。小枝、叶下表面、叶柄、花序及花萼等均被黄色星状毛。叶互生；叶柄长2～5mm；叶片革质，卵形，长2～5cm，宽1.5～2.5cm，侧脉约5对，全缘。花两性，3～8朵簇生，白色，比新叶先开放；萼筒杯状，萼齿4，长约2mm；花瓣4，带状，长1～2cm；能育雄蕊4，花丝极短，药隔突出成角状，退化雄蕊4，鳞片状，与能育雄蕊互生；子房下位，胚珠单一。蒴果卵圆形，长7～8mm。种子黑色，发亮。花期3～4月。

【药用部位及功效】花——清热止咳，收敛止血；根——止血，活血，收敛固涩。

126. 交让木科 Daphniphyllaceae

虎皮楠属 Daphniphyllum Blume

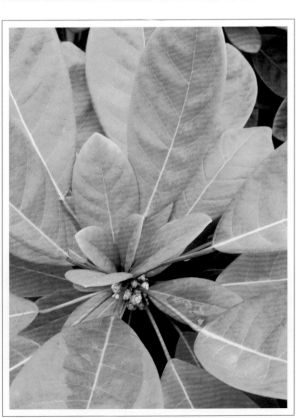

牛耳枫

牛耳枫　南岭虎皮楠
Daphniphyllum calycinum Benth.

【分布】香港、澳门、广东（广州、深圳、惠州）；福建、广东、广西、湖南、江西；日本、越南。

【识别特征】灌木，高1.5～4m。单叶互生；叶柄长4～8cm；叶片阔椭圆形或倒卵形，长12～16cm，宽4～9cm，全缘，略反卷，上表面具光泽，下表面多少被白粉；侧脉8～11对。总状花序腋生；花单性异株；雄花花萼盘状，径约4mm，3～4浅裂，雄蕊9～10，长约3mm，药隔发达，花丝极短；雌花萼片3～4，长约1.5mm，子房上位，柱头2。果序长4～5cm，密集排列；核果卵圆形，长约7mm，被白粉，具小疣状突起，先端具宿存柱头，基部具宿萼。花期4～6月，果期8～11月。

【药用部位及功效】果实——止痢；枝和叶——祛风止痛，解毒消肿。

129. 虎耳草科 Saxifragaceae

虎耳草属 Saxifraga L.

虎耳草　石荷叶、金线吊芙蓉、天荷叶
Saxifraga stolonifera Curtis

【分布】澳门、广东（广州、深圳、惠州）；安徽、福建、甘肃、广东、广西、贵州、河北、江苏、江西、陕西、山西、四川、台湾、云南、浙江、河南、湖北、湖南；日本、朝鲜半岛。

【识别特征】多年生草本，高8~45cm，植物体被腺毛。基生叶具长柄，叶片近心形、肾形至椭圆形，长1.5~7.5cm，宽2~12cm，基部近截形、圆形至心形，5~11浅裂，下表面红紫色，有斑点。聚伞花序圆锥状；花两性，两侧对称；萼片5，长1.5~3.5mm；花瓣5，3短2长，白色，中上部具紫红色斑点，基部具黄色斑点；雄蕊10，花丝棒状；花盘半环状，围绕子房；心皮2，下部合生。花果期4~11月。

【药用部位及功效】全草——疏风清热，凉血解毒。

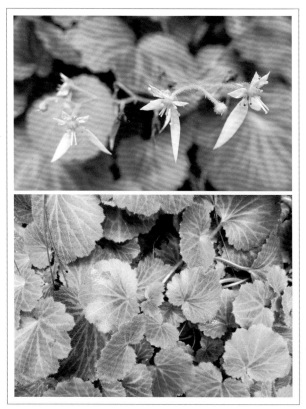

虎耳草

130. 景天科 Crassulaceae

落地生根属 Bryophyllum Salisb.

落地生根
Bryophyllum pinnatum (Lam.) Oken

【分布】澳门、广东（广州、惠州、东莞、江门）；福建、广东、广西、台湾、云南；非洲。

【识别特征】多年生草本，高40~150cm。单叶或羽状复叶，对生；小叶长圆形至椭圆形，长6~8cm，宽3~5cm，边缘有圆齿，圆齿底部容易生芽，芽长大后落地即成一新植物。圆锥花序顶生，长10~40cm；花下垂；花萼圆柱形，长2~4cm；花冠高脚碟形，长达5cm，裂片4，淡红色或紫红色；雄蕊8，着生于花冠筒基部；离生心皮4。蓇葖果包在花萼及花冠内。种子小，有条纹。花期3~5月，果期4~6月。

【药用部位及功效】根及全草——凉血止血，清热解毒。

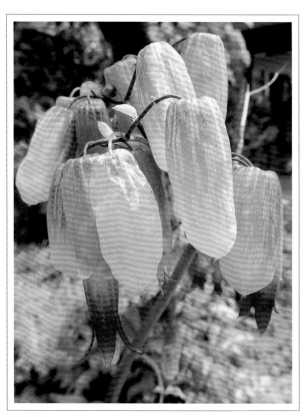

落地生根

伽蓝菜属 Kalanchoe Adans.

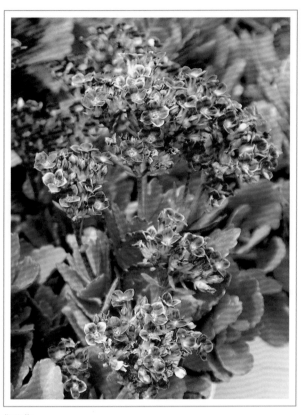

伽蓝菜

伽蓝菜 裂叶落地生根、假川莲、小灯笼草
Kalanchoe ceratophylla Haw.

【分布】广州有栽培；福建、广东、广西、台湾、云南；印度，亚洲。

【识别特征】多年生草本，高20～100cm。叶对生；叶柄长2.5～4cm；中部叶羽状深裂，全长8～15cm，裂片线形或线状披针形，边缘有浅锯齿或浅裂。聚伞花序排成圆锥状，长10～30cm；花两性；苞片线形；萼片4，披针形，长4～10mm；花冠黄色，高脚碟形，管部下部膨大，长约1.5cm，裂片4，长5～6mm；雄蕊8，贴生在花冠筒上；鳞片4，线形，长约3mm；离生心皮4。蓇葖果。种子多数，圆柱形。花期3月。

【药用部位及功效】全草——散瘀止血，清热解毒。

景天属 Sedum L.

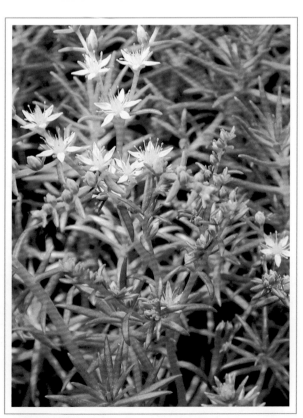

佛甲草

佛甲草 佛指甲、狗牙菜、禾雀脷
Sedum lineare Thunb.

【分布】澳门、广东（广州、惠州）；安徽、福建、甘肃、广东、贵州、江苏、江西、陕西、四川、云南、浙江、河南、湖北、湖南；日本。

【识别特征】多年生草本，高10～20cm。叶肉质，轮生或对生；叶片披针形，长20～25mm，宽约2mm，先端钝尖，基部无柄。花序聚伞状；花两性；萼片5，线状披针形，长2～7mm，先端钝；花瓣5，黄色，披针形，长4～6mm；雄蕊10；鳞片5；离生心皮5，子房上位。蓇葖果略叉开。花期4～5月，果期6～7月。

【药用部位及功效】茎叶——清热解毒，利湿，止血。

垂盆草　鼠牙半枝、卧茎景天、匍行景天
Sedum sarmentosum Bunge

【分布】广州、江门有栽培；安徽、福建、甘肃、贵州、河北、江苏、江西、吉林、辽宁、陕西、山东、山西、四川、浙江、河南、湖北、湖南；日本、韩国、泰国。

【识别特征】多年生肉质草本。茎匍匐，节上生根。3 叶轮生；叶片倒披针形至长圆形，长 15～28mm，宽 3～7mm，全缘。聚伞花序；花两性；萼片 5，披针形至长圆形，长 3.5～5mm；花瓣 5，披针形至长圆形，黄色，长 5～8mm；雄蕊 10，短于花瓣；离生心皮 5，长圆形，长 5～6mm，子房上位。蓇葖果。种子多数，卵形，长约 0.5mm。花期 5～7 月，果期 8 月。

【药用部位及功效】全草——清热利湿，解毒消肿。

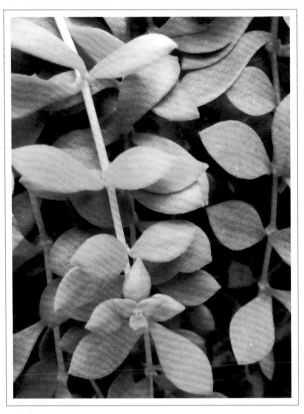

垂盆草

136. 葡萄科 Vitaceae

乌蔹莓属 Cayratia Juss.

乌蔹莓　五爪龙、虎葛
Cayratia japonica (Thunb.) Gagnep.

【分布】澳门、广东（广州、深圳、惠州、东莞、江门、肇庆）；安徽、福建、重庆、甘肃、贵州、河北、河南、湖南、江苏、陕西、山东、四川、台湾、云南、浙江、广东、广西、海南；不丹、印度、印度尼西亚、日本、韩国、老挝、马来西亚、缅甸、尼泊尔、菲律宾、泰国、越南、澳大利亚。

【识别特征】草质藤本。卷须 2～3 叉分枝，相隔 2 节，间断与叶对生。叶为鸟足状 5 小叶，互生；中央小叶椭圆形或狭椭圆形，长 2.5～4.5cm，宽 1.5～4.5cm；侧生小叶椭圆形或长椭圆形，长 1～7cm，宽 0.5～3.5cm，边缘每侧有 6～15 个锯齿；叶柄长 1.5～10cm。复二歧聚伞花序腋生；花萼碟形，全缘或波状浅裂；花瓣 4，三角状卵圆形，高 1～1.5mm；雄蕊 4；花盘发达，4 浅裂；子房下部与花盘合生。果实近球形，直径约 1cm。花期 3～8 月，果期 8～11 月。

【药用部位及功效】全草或根——清热利湿，解毒消肿。

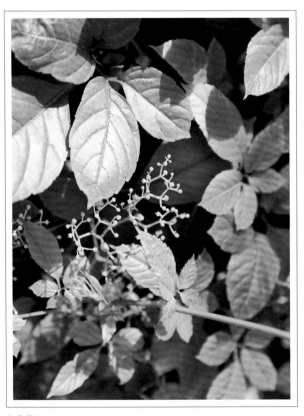

乌蔹莓

白粉藤属 Cissus L.

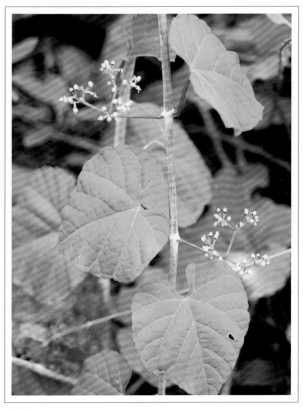

白粉藤

白粉藤　独脚乌桕
Cissus repens Lam.

【分布】香港、澳门、广东（广州、深圳、惠州、东莞、江门）；广东、广西、贵州、台湾、云南；不丹、柬埔寨、印度、老挝、马来西亚、尼泊尔、菲律宾、泰国、越南、澳大利亚。

【识别特征】草质藤本。小枝有纵棱纹，常被白粉。卷须2叉分枝，相隔2节间断与叶对生。叶柄长2.5～7cm；叶片心状卵圆形，长5～13cm，宽4～9cm，基部心形，边缘每侧有9～12个细锐锯齿；基出脉3～5条；托叶褐色，肾形，长5～6cm，宽2～3cm。花序顶生或与叶对生；花萼杯形，全缘或呈波状；花瓣4，卵状三角形，高约3mm；雄蕊4；花盘明显；子房下部与花盘合生。果实倒卵圆形，长0.8～1.2cm，宽0.4～0.8cm。种子1粒。花期7～10月，果期11月至翌年5月。

【药用部位及功效】块根——活血通络，解毒散结，消痈；茎藤——清热利湿，解毒消肿。

崖爬藤属 Tetrastigma (Miq.) Planch.

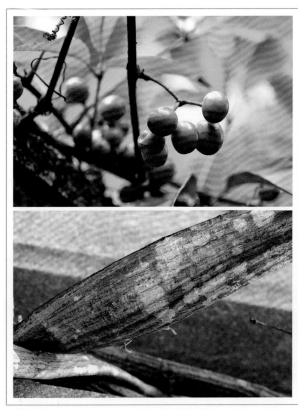

扁担藤

扁担藤
Tetrastigma planicaule (Hook. f.) Gagnep.

【分布】香港、广东（深圳、惠州、东莞、肇庆）；福建、广东、广西、贵州、西藏、云南；印度、老挝、斯里兰卡、越南。

【识别特征】木质大藤本。茎扁压，深褐色。卷须不分枝，相隔2节间断与叶对生。掌状复叶互生，具5小叶；小叶片长圆状披针形、披针形或卵状披针形，长9～16cm，宽3～6cm，边缘每侧有5～9个锯齿；叶柄长3～11cm。花序腋生，长15～17cm；花萼浅碟形；花瓣4，卵状三角形，高2～2.5mm，顶端呈风帽状；雄蕊4；花盘明显，4浅裂；子房上位，柱头4裂。果实近球形，直径2～3cm，多肉质。种子1～3粒。花期4～6月，果期8～12月。

【药用部位及功效】根或藤茎——祛风化湿，舒筋活络；叶——生肌敛疮。

140. 豆科 Fabaceae

相思子属 Abrus Adans.

广州相思子　鸡骨草、地香根、山弯豆
Abrus cantoniensis Hance

【分布】香港、广东（广州、惠州、东莞）；广东、广西、湖南；泰国、越南。

【识别特征】攀援灌木，高 1～2m。羽状复叶互生；小叶 6～11 对，长圆形或倒卵状长圆形，长 0.5～1.5cm，宽 0.3～0.5cm，先端截形或稍凹缺，具细尖。总状花序腋生；花小，长约 6mm，聚生于花序轴的短枝上；花冠蝶形，紫红色或淡紫色；雄蕊 9，单体；子房上位。荚果长圆形，扁平，长约 3cm，宽约 1.3cm，顶端具喙。种子 4～5 粒，黑褐色。花期 8 月。

【药用部位及功效】全草——清热利湿，散瘀止痛（种子有毒）。

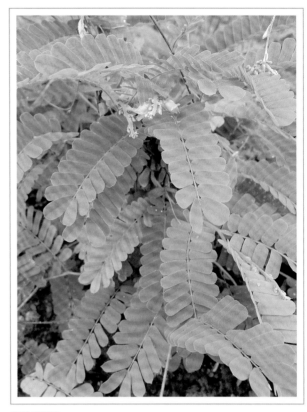

广州相思子

相思子　相思豆、相思藤、鸡母珠
Abrus precatorius L.

【分布】香港、澳门、广东（广州、东莞）；台湾、广东、广西、云南；世界热带地区广布。

【识别特征】藤本。偶数羽状复叶互生；小叶 8～13 对，对生，近长圆形，长 1～2cm，宽 0.4～0.8cm，先端具小尖头。总状花序腋生，长 3～8cm；花小，密集成头状；花萼钟状，萼齿 4 浅裂；花冠紫色，旗瓣柄三角形，翼瓣与龙骨瓣较窄狭；雄蕊 9，单体；子房上位。荚果长圆形，熟时开裂。种子 2～6 粒，椭圆形，有光泽，上部约 2/3 为鲜红色，下部约 1/3 为黑色。花期 3～6 月，果期 9～10 月。

【药用部位及功效】成熟种子——清热解毒，祛痰，杀虫（有大毒，不作内服）；茎叶——清热解毒，利水。

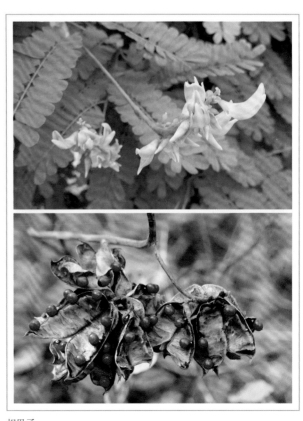

相思子

金合欢属 Acacia Mill.

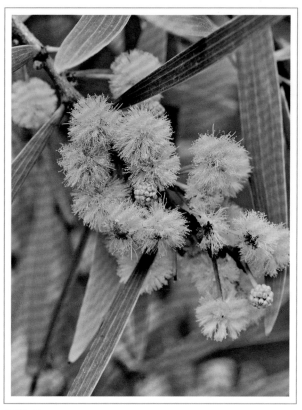

台湾相思

台湾相思　相思树、台湾柳、相思仔
Acacia confusa Merr.

【分布】香港、澳门、广东（广州、惠州、东莞、肇庆）有栽培；福建、江西、四川、台湾、云南、浙江、广东、广西、海南广泛栽培；原产菲律宾。

【识别特征】常绿乔木，高 6～15m。苗期第一片真叶为羽状复叶，长大后小叶退化，叶柄变为叶状柄；叶状柄革质，披针形，长 6～10cm，宽 5～13mm，直或微呈弯镰状，有纵脉 3～5 条。头状花序近球形，单生或 2～3 个簇生于叶腋，直径约 1cm；花金黄色，微香；花萼长约为花冠之半；花瓣淡绿色，长约 2mm；雄蕊多数，超出花冠之外；子房上位。荚果扁平，长 4～9cm，宽 7～10mm，种子间微缢缩。种子 2～8 粒。花期 3～10 月，果期 8～12 月。

【药用部位及功效】枝、叶、芽——去腐生肌，疗伤。

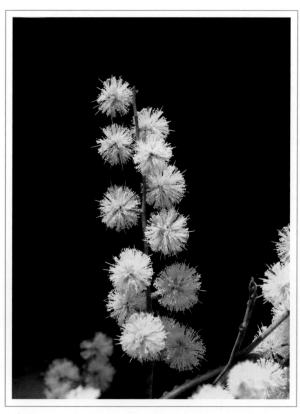

金合欢

金合欢　鸭皂树、刺毯花、消息花
Acacia farnesiana (L.) Willd.

【分布】香港、澳门、广东（广州、肇庆）有栽培；福建、贵州、河南、四川、台湾、云南、浙江、广东、广西、海南有栽培；原产热带美洲，世界热带地区广泛栽培或归化。

【识别特征】灌木或小乔木，高 2～4m。树皮粗糙。小枝常呈"之"字形弯曲。托叶针刺状，刺长 1～2cm。二回羽状复叶，长 2～7cm；羽片 4～8 对，长 1.5～3.5cm；小叶通常 10～20 对，线状长圆形，长 2～6mm，宽 1～1.5mm。头状花序单生或 2～3 个簇生于叶腋，直径 1～1.5cm；花黄色，有香气；花萼长约 1.5mm，5 齿裂；花瓣联合呈管状，长约 2.5mm，5 齿裂；雄蕊长约为花冠的 2 倍；子房上位。荚果膨胀，近圆柱状，长 3～7cm，宽 8～15mm，褐色。种子多数。花期 3～6 月，果期 7～11 月。

【药用部位及功效】树皮——收敛，止血，止咳；根——清热解毒，消痈排脓，祛风除湿。

合萌属 Aeschynomene L.

合萌 田皂角
Aeschynomene indica L.

【分布】香港、澳门、广东（广州、深圳、东莞、江门）；贵州、河北、吉林、辽宁、陕西、山西、四川、云南、山东、江苏、安徽、浙江、江西、福建、台湾、河南、湖北、湖南、广东、广西、海南；不丹、印度、日本、韩国、老挝、马来西亚、缅甸、尼泊尔、巴基斯坦、斯里兰卡、泰国、越南、克什米尔地区、澳大利亚、太平洋群岛、热带非洲、亚洲西南部、南美洲。

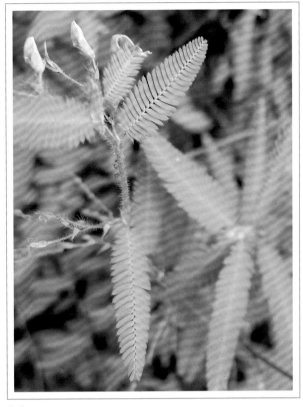

合萌

【识别特征】一年生亚灌木状草本，高 0.3～1m。羽状复叶互生；小叶 20～30 对，叶片线状长圆形，长 5～10mm，宽 2～2.5mm，上表面密布腺点，具细刺尖头，基部歪斜，全缘。总状花序；花萼二唇形，长约 4mm；花冠蝶形，淡黄色，具紫色的纵脉纹；二体雄蕊；子房上位。荚果线状长圆形，长 3～4cm，宽约 3mm，荚节 4～8，熟时逐节脱落。花期 7～8 月，果期 8～10 月。

【药用部位及功效】地上部分——清热利湿，祛风明目；根——清热利湿，消积，解毒。

合欢属 Albizia Durazz.

合欢 绒花树、马缨花
Albizia julibrissin Durazz.

【分布】香港、澳门、广东（广州、惠州）有栽培；甘肃、贵州、辽宁、陕西、山西、云南、山东、江苏、安徽、浙江、江西、福建、台湾、河南、湖北、湖南；亚洲中部、东部和西南部。

【识别特征】落叶乔木，高达 16m。小枝有棱角，嫩枝、花序和叶轴被绒毛或短柔毛。二回羽状复叶互生；总叶柄近基部及最顶一对羽片着生处各有 1 枚腺体；羽片 4～12 对或更多；小叶 10～30 对，线形至长圆形，长 6～12mm，宽 1～4mm，对生。头状花序排成圆锥状；花粉红色，5 数；雄蕊多数；子房上位。荚果带状，长 9～15cm，宽 1.5～2.5cm。花期 6～7 月，果期 8～10 月。

【药用部位及功效】树皮——安神解郁，活血消痈；花——安神解郁，理气开胃，明目，活血止痛。

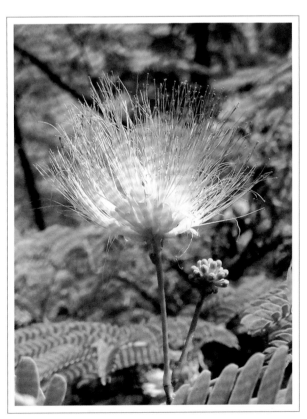

合欢

猴耳环属 Archidendron F. Muell.

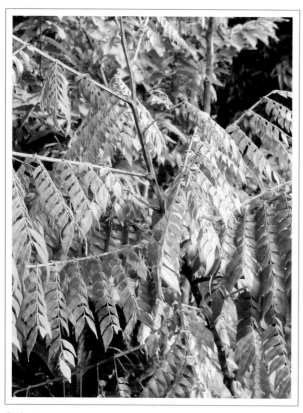

猴耳环

猴耳环　蛟龙木、围涎树、鸡心树
Archidendron clypearia (Jack) I. C. Nielsen

【分布】香港、澳门、广东（广州、惠州、东莞、江门、肇庆）；福建、台湾、云南、浙江、广东、广西、海南；热带亚洲。

【识别特征】乔木，高可达10m，有明显的棱角，密被黄褐色绒毛。二回羽状复叶互生；总叶柄具4棱，叶轴上及叶柄近基部处有腺体；羽片3～8对，最下部羽片有小叶3～6对，最顶部羽片有小叶10～12对；小叶对生，革质，斜菱形，长1～7cm，宽0.7～3cm。圆锥花序；花小，两性或杂性；花萼钟状，5齿裂；花冠白色或淡黄色，长4～5mm，中部以下合生；雄蕊多数，下部合生；子房上位。荚果旋卷，宽1～1.5cm，边缘在种子间缢缩。种子4～10粒，黑色。花期2～6月，果期4～8月。

【药用部位及功效】叶和果实——清热解毒，凉血消肿。

云实属 Caesalpinia L.

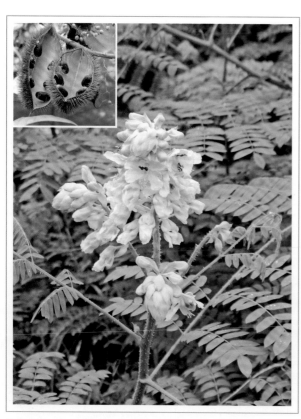

喙荚云实

喙荚云实　南蛇簕、蚺蛇簕、苦石莲
Caesalpinia minax Hance

【分布】香港、广东（广州、深圳、东莞、江门）；福建、广东、广西、贵州、四川、台湾、云南；印度、老挝、缅甸、泰国、越南。

【识别特征】有刺藤本。二回羽状复叶互生，长可达45cm；托叶锥状而硬；羽片5～8对；小叶6～12对，椭圆形或长圆形，长2～4cm，宽1.1～1.7cm，基部圆形，两面沿中脉被短柔毛。总状或圆锥花序；萼片5，长约13mm，密生黄色茸毛；花瓣5，假蝶形，白色，有紫色斑点；离生雄蕊10，花丝被毛；子房上位。荚果长圆形，长7.5～13cm，宽4～4.5cm，先端有喙，表面密生针状刺。种子4～8粒，圆柱形，似莲子，有环纹，长约2cm，宽约1cm。花期4～5月。

【药用部位及功效】种子——清热利湿，散瘀止痛（有小毒）；根——清热利湿，散瘀消肿。

苏木 苏枋、苏方木、苏方
Caesalpinia sappan L.

【分布】香港、澳门、广东（广州、深圳、珠海）；福建、贵州、四川、台湾、云南、广东、广西、海南；柬埔寨、印度、老挝、马来西亚、缅甸、斯里兰卡、越南、非洲、美洲。

【识别特征】小乔木，高达 6m。枝上皮孔密而显著。二回羽状复叶互生，长 30～45cm；羽片 7～13 对，对生；小叶 10～17 对，无柄，小叶片长圆形至长圆状菱形，长 1～2cm，宽 5～7mm。圆锥花序顶生或腋生；萼片 5，稍不等大；花瓣黄色，阔倒卵形，长约 9mm，最上面一片基部带粉红色；雄蕊 10，排成 2 轮，花丝下部密被柔毛；子房上位。荚果近长圆形至长圆状倒卵形，长约 7cm，先端斜向截平，上角有外弯或上翘的硬喙，不开裂。花期 5～10 月，果期 7 月至翌年 3 月。

【药用部位及功效】心材——活血散瘀，消肿定痛。

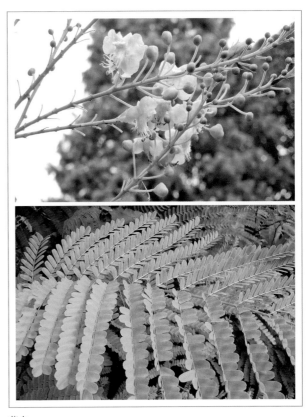

苏木

春云实 [*] 乌爪簕藤
Caesalpinia vernalis Champ. ex Benth.

【分布】香港、澳门、广东（广州、深圳、东莞）；福建、广东、浙江。

【识别特征】有刺藤本，各部被锈色绒毛。二回羽状复叶互生；叶轴长 25～35cm，有刺，被柔毛；羽片 8～16 对，长 5～8cm；小叶 6～10 对，对生，革质，卵状披针形、卵形或椭圆形，长 12～25mm，宽 6～12mm，上表面深绿色，有光泽，下表面粉绿色，疏被锈色绒毛。圆锥花序，多花；萼片 5，下面一片较其他的大，长约 1cm；花瓣 5，黄色，上面一片较小，外卷，有红色斑纹；雄蕊 10，排成 2 轮；子房上位。荚果斜长圆形，长 4～6cm，宽 2.5～3.5cm，木质，黑紫色，先端具喙。种子 2 粒。花期 4 月，果期 12 月。

【药用部位及功效】种子——祛痰止咳，止痢（有小毒）。

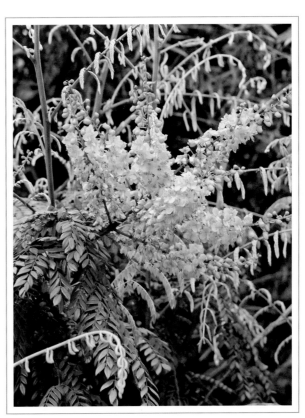

春云实

木豆属 Cajanus Adans.

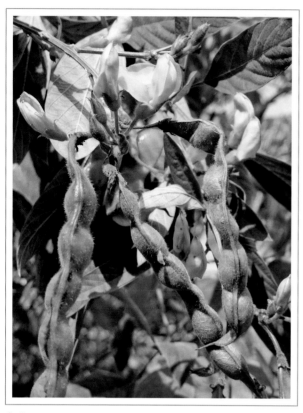

木豆

木豆
Cajanus cajan (L.) Huth

【分布】香港、澳门、广东（广州、深圳、东莞、江门）有栽培；福建、贵州、湖南、江西、四川、台湾、云南、浙江、广东、广西、海南有栽培；可能原产热带亚洲，全世界广泛栽培。

【识别特征】直立灌木，1～3m。小枝有明显纵棱。叶互生，具羽状 3 小叶；叶柄长 1.5～5cm；小叶披针形至椭圆形，长 5～10cm，宽 1.5～3cm，先端常有细凸尖，上表面被极短的灰白色短柔毛。总状花序；花两性；花萼钟状，长达 7mm；花冠蝶形，黄色，长约为花萼的 3 倍，旗瓣近圆形，背面有紫褐色纵线纹；二体雄蕊；子房上位。荚果线状长圆形，长 4～7cm，宽 6～11mm。种子 3～6 粒，种皮暗红色。花果期 2～11 月。

【药用部位及功效】种子——利湿消肿，散瘀止血；根——清热解毒，利湿，止血。

决明属 Cassia L.

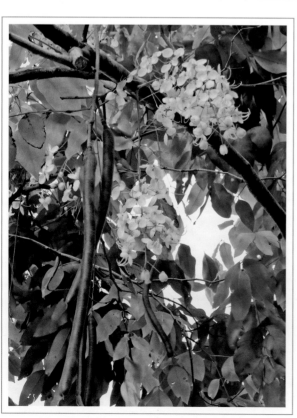

腊肠树

腊肠树　阿勃勒、婆罗门皂荚、波斯皂荚
Cassia fistula L.

【分布】香港、澳门、广东（广州、深圳、惠州）有栽培；华南、西南有栽培；原产印度，世界热带地区广泛栽培。

【识别特征】落叶小乔木或中等乔木，高可达 15m。羽状复叶互生，长 30～40cm；小叶 3～4 对，对生，阔卵形、卵形或长圆形，长 8～13cm，宽 3.5～7cm，全缘。总状花序长达 30cm，疏散，下垂；花与叶同时开放；花梗长 3～5cm；萼片 5，长 1～1.5cm，开花时向后反折；花瓣 5，黄色，长 2～2.5cm；雄蕊 10，3 枚不育，花丝不等长；子房上位。荚果圆柱形，长 30～60cm，直径 2～2.5cm，黑褐色，不开裂。种子 40～100 粒，为横隔膜所分开。花期 6～8 月，果期 10 月。

【药用部位及功效】果实——泄热通便，散瘀止痛（有小毒）；叶——祛风通络，解毒杀虫。

紫荆属 Cercis L.

紫荆 * 裸枝树、紫珠
Cercis chinensis Bunge

【分布】澳门、广东（广州、肇庆）有栽培；安徽、福建、广东、广西、贵州、河北、江苏、辽宁、陕西、山东、山西、四川、云南、浙江、河南、湖北、湖南。

【识别特征】丛生或单生灌木，高 2～5m。单叶互生；叶片近圆形或三角状圆形，长 5～10cm，宽与长近相等，基部浅至深心形，叶缘膜质透明，新鲜时明显可见。花紫红色或粉红色，2～10 朵成束，簇生于老枝和主干上，尤以主干上较多，先叶开放；花萼短钟状，红色，先端不等 5 裂；花冠蝶形，长 1～1.3cm，龙骨瓣基部具深紫色斑纹；雄蕊 10，离生；子房上位。荚果扁狭长形，长 4～8cm，宽 1～1.2cm。种子 2～6 粒，黑褐色，光亮。花期 3～4 月，果期 8～10 月。

【药用部位及功效】树皮——活血，通淋解毒；花——清热凉血，通淋解毒。

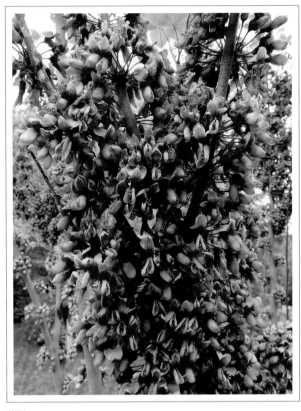

紫荆

山扁豆属 Chamaecrista (L.) Moench

山扁豆 含羞草决明
Chamaecrista mimosoides (L.) Greene

【分布】香港、澳门、广东（广州）有栽培；我国南部有栽培；原产热带美洲，世界热带、亚热带地区广泛栽培。

【识别特征】一年生或多年生亚灌木状草本，高 30～60cm。枝条纤细。偶数羽状复叶互生，长 4～8cm；叶柄上端最下一对小叶的下方有圆盘状腺体 1 枚；小叶 20～50 对，线状镰形，长 3～4mm，宽约 1mm；托叶线状锥形，长 4～7mm，宿存。花序腋生；花两性；花萼长 6～8mm；花瓣黄色，不等大，略长于萼片；雄蕊 10，5 长 5 短相间而生；子房上位。荚果镰形，扁平，长 2.5～5cm，宽约 4mm；果柄长 1.5～2cm。种子 10～16 粒。花果期 8～10 月。

【药用部位及功效】全草——清热解毒，健脾利湿，通便。

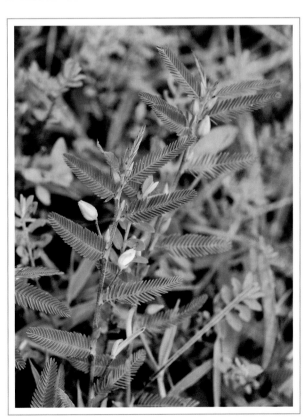

山扁豆

蝶豆属 Clitoria L.

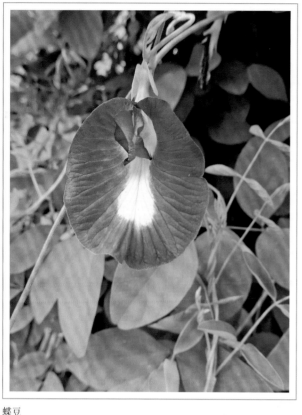

蝶豆

蝶豆　蝴蝶花豆、蓝蝴蝶、蓝花豆
Clitoria ternatea L.

【分布】香港、澳门、广东（广州）有栽培；福建、台湾、云南、浙江、广东、广西、海南；孟加拉国、不丹、柬埔寨、印度、印度尼西亚、老挝、马来西亚、缅甸、尼泊尔、巴基斯坦、巴布亚新几内亚、菲律宾、新加坡、斯里兰卡、泰国、越南、澳大利亚、印度洋群岛、太平洋群岛，非洲、美洲、亚洲西南部。

【识别特征】草质藤本。茎枝细弱。奇数羽状复叶互生；小叶 5～7，宽椭圆形或近卵形，长 2.5～5cm. 宽 1.5～3.5cm。花大，单朵腋生；花萼长 1.5～2cm，5 裂；花冠蓝色、粉红色或白色，长可达 5.5cm，旗瓣宽倒卵形，直径约 3cm，中央有一白色或橙黄色浅晕，翼瓣与龙骨瓣远较旗瓣为小；二体雄蕊；子房上位。荚果长 5～11cm，宽约 1cm，扁平，具长喙。种子 6～10 粒。花果期 7～11 月。

【药用部位及功效】种子——止痛（有毒）。

猪屎豆属 Crotalaria L.

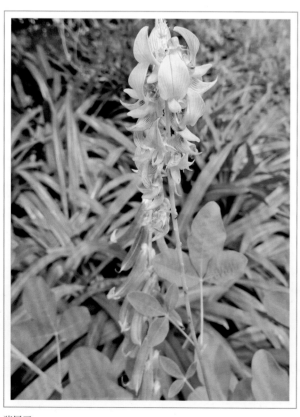

猪屎豆

猪屎豆
Crotalaria pallida Aiton

【分布】香港、澳门、广东（广州、惠州、东莞、中山）；福建、湖南、山东、四川、台湾、云南、浙江、广东、广西、海南；孟加拉国、不丹、柬埔寨、印度、印度尼西亚、老挝、马来西亚、缅甸、尼泊尔、巴基斯坦、菲律宾、斯里兰卡、泰国、越南，非洲、美洲。

【识别特征】多年生草本，或呈灌木状。茎枝密被紧贴的短柔毛。叶互生，三出复叶；叶柄长 2～4cm；小叶长圆形或椭圆形，长 3～6cm，宽 1.5～3cm。总状花序顶生，长达 25cm，有花 10～40 朵；花萼近钟形，长 4～6mm，5 裂；花冠黄色，伸出萼外，蝶形；雄蕊联合为单体，花药二型；子房上位。荚果长圆形，长 3～4cm，直径 5～8mm，果瓣开裂后扭转。种子 20～30 粒。花果期 9～12 月。

【药用部位及功效】全草——清热利湿，解毒散结（有毒）；根——解毒散结，消积化滞（有毒）。

吊裙草　凹叶野百合
Crotalaria retusa L.

【分布】香港、澳门、广东（广州、深圳、江门、惠州、珠海）；广东、海南；孟加拉国、不丹、柬埔寨、印度、老挝、马来西亚、缅甸、尼泊尔、巴基斯坦、菲律宾、斯里兰卡、泰国、越南、太平洋群岛，非洲、热带美洲、亚洲西南部。

【识别特征】多年生草本，高 60～120cm，各部被短柔毛。单叶互生；叶柄短；叶片长圆形或倒披针形，长 3～8cm，宽 1～3.5cm；叶脉清晰。总状花序顶生，有花 10～20 朵；花两性；花萼二唇形，长 10～12mm，萼齿 5；花冠黄色，旗瓣长 1～1.5cm，基部具 2 枚胼胝体，翼瓣与龙骨瓣约与旗瓣近等长，龙骨瓣中部以上变狭形成长喙，伸出萼外；雄蕊联合为单体，花药二型；子房上位。荚果长圆形，长 3～4cm。种子 10～20 粒。花果期 10 月至翌年 4 月。

【药用部位及功效】全草——祛风除湿，消肿止痛（有毒）。

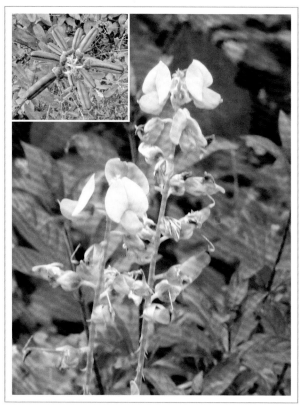

吊裙草

黄檀属 Dalbergia L. f.

南岭黄檀　南岭檀、水相思、秧青
Dalbergia assamica Benth.

【分布】香港、广东（广州、东莞）；浙江、福建、四川、贵州、广东、广西、海南；越南。

【识别特征】乔木，高 6～15m。树皮灰黑色，粗糙，有纵裂纹。奇数羽状复叶互生，长 10～15cm；小叶 6～7 对，长圆形或倒卵状长圆形，长 2～3cm，宽约 2cm。圆锥花序腋生；花两性；花萼钟状，长约 3mm，萼齿 5；花冠蝶形，白色，长 6～7mm；雄蕊 10，合生为 5+5 的二体；子房上位，密被短柔毛。荚果舌状或长圆形，长 5～6cm，宽 2～2.5cm。通常种子 1 粒。花期 6 月。

【药用部位及功效】木材——行气止痛，解毒消肿。

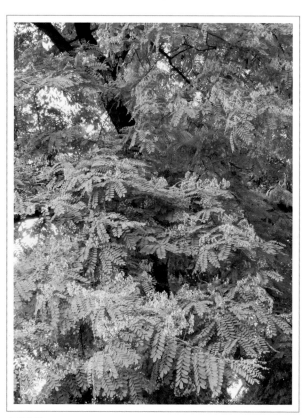

南岭黄檀

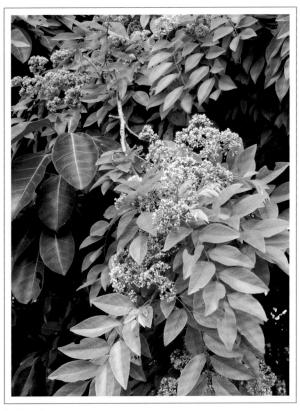

降香黄檀

降香黄檀* 降香、花梨母
Dalbergia odorifera T. C. Chen

【分布】香港、澳门、广东（广州、肇庆、珠海）有栽培；福建、海南、浙江。

【识别特征】乔木，高 10~15m。树皮褐色或淡褐色，粗糙，有纵裂纹。小枝有小而密集皮孔。羽状复叶互生，长 12~25cm；叶柄长 1.5~3cm；小叶 4~5 对，卵形或椭圆形，长 4~7cm，宽约 3cm。圆锥花序腋生；花两性；花萼长约 2mm，下方一枚萼齿较长；花冠蝶形，乳白色或淡黄色，各瓣近等长，旗瓣倒心形，长约 5mm；雄蕊 9，单体；子房上位，具长柄。荚果舌状长圆形，长 4.5~8cm，宽 1.5~1.8cm。种子 1~2 粒。花期 4~6 月。

【药用部位及功效】树干或心材——活血散瘀，止痛定痛，降气，辟秽。

凤凰木属 Delonix Raf.

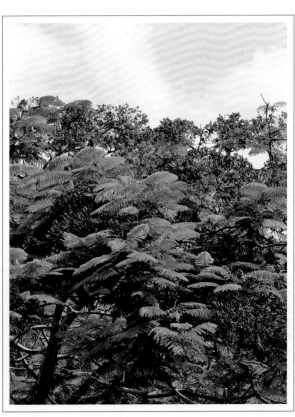

凤凰木

凤凰木 红花楹、火树、凤凰花
Delonix regia (Hook.) Raf.

【IUCN 濒危等级】LC

【分布】香港、澳门、广东（广州、深圳、惠州）有栽培；福建、广东、广西、台湾、云南有栽培；原产马达加斯加，世界热带地区广泛栽培。

【识别特征】落叶乔木，高可达 20 余米，胸径可达 1m，分枝多而开展。大型二回偶数羽状复叶，互生，叶长 20~60cm，具托叶；叶柄长 7~12cm；羽片对生，15~20 对；小叶 25 对，长圆形，长 4~8mm，宽 3~4mm，基部偏斜，全缘。伞房状总状花序顶生或腋生；花大而美丽，直径 7~10cm，鲜红色至橙红色；花梗长 4~10cm；萼片 5，内面红色，边缘绿黄色；花瓣 5，红色，具黄色及白色花斑，开花后向花萼反卷；雄蕊 10，不等长；子房上位。荚果带状，长 30~60cm，宽 3.5~5cm，熟时黑褐色。种子 20~40 粒。花期 6~7 月，果期 8~10 月。

【药用部位及功效】树皮——平肝潜阳。

刺桐属 Erythrina L.

龙牙花　象牙红、珊瑚树、珊瑚刺桐
Erythrina corallodendron L.

【分布】香港、澳门、广东（广州、惠州、肇庆）有栽培；广东、广西、贵州、昆明、浙江、台湾等地有栽培；原产南美洲。

【识别特征】灌木或小乔木，高3～5m。干和枝条散生皮刺。羽状复叶具3小叶；小叶菱状卵形，长4～10cm，宽2.5～7cm，有时叶柄和下面中脉上有刺。总状花序腋生，长可达30cm以上；花深红色，具短梗，与花序轴成直角或稍下弯，长4～6cm，狭而近闭合；花萼钟状，萼齿不明显；蝶形花冠，旗瓣长约4.2cm，翼瓣长约1.4cm，龙骨瓣长约2.2cm，均无瓣柄；二体雄蕊，略短于旗瓣；子房上位，有长柄。荚果长约10cm，先端有喙，在种子间缢缩。种子多粒，深红色，有一黑斑。花期6～11月。

【药用部位及功效】树皮——疏肝行气，止痛。

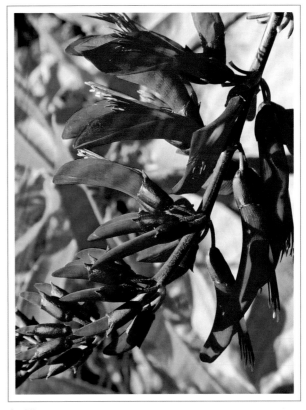

龙牙花

刺桐　海桐、鸡桐木、空桐树
Erythrina variegata L.

【分布】香港、澳门、广东（广州、肇庆）野生或栽培；福建、台湾、广东、广西、海南；孟加拉国、印度、印度尼西亚、日本、老挝、马来西亚、缅甸、菲律宾、斯里兰卡、泰国、越南、澳大利亚、太平洋群岛，非洲、美洲。

【识别特征】大乔木，高可达20m。枝有短圆锥形黑色直刺。羽状复叶互生，具3小叶；叶柄长10～15cm；小叶宽卵形或菱状卵形，长、宽15～30cm，基出脉3条，小叶柄基部有一对腺体状托叶。总状花序；花大，两性；萼佛焰苞状，口部偏斜，一侧开裂；花冠红色，蝶形，旗瓣长5～6cm，翼瓣与龙骨瓣近等长，龙骨瓣2片，离生；雄蕊10，单体；子房上位。荚果肥厚。种子间略缢缩，长15～30cm，宽2～3cm。花期3月，果期8月。

【药用部位及功效】树皮或根皮——祛风除湿，舒筋活络，杀虫止痒。

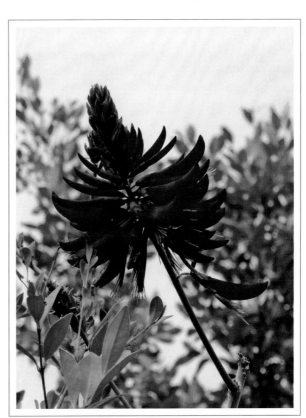

刺桐

千斤拔属 Flemingia Roxb. ex W. T. Aiton

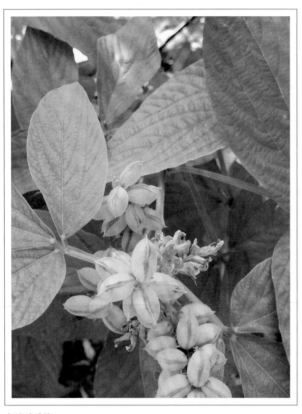

大叶千斤拔

大叶千斤拔
Flemingia macrophylla (Willd.) Kuntze ex Merr.

【分布】香港、广东（广州、深圳、肇庆、惠州、江门、东莞）；福建、贵州、江西、四川、台湾、云南、广东、广西、海南；孟加拉国、不丹、柬埔寨、印度、印度尼西亚、老挝、马来西亚、缅甸、尼泊尔、泰国、越南。

【识别特征】直立灌木，高 0.8～2.5m。幼枝有明显纵棱，密被柔毛。叶互生，具指状 3 小叶；叶柄长 3～6cm，具狭翅；顶生小叶宽披针形至椭圆形，长 8～15cm，宽 4～7cm，基出脉 3 条，下面被黑褐色小腺点，侧生小叶稍小，偏斜，基出脉 2～3 条。总状花序聚生于叶腋，长 3～8cm；花多而密集；花梗极短；花萼钟状；花冠蝶形，紫红色；二体雄蕊；子房上位。荚果椭圆形，长 1～1.6cm，宽 7～9mm，褐色。种子 1～2 粒，近球形，光亮，黑色。花期 6～9 月，果期 10～12 月。

【药用部位及功效】根——祛风湿，益肝肾，强筋骨。

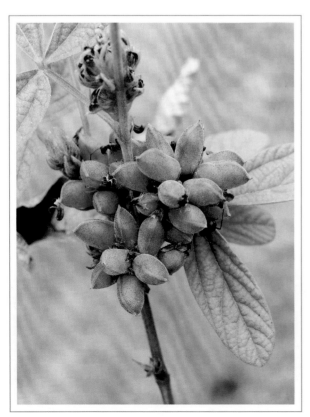

千斤拔

千斤拔　蔓千斤拔、吊马桩、一条根
Flemingia prostrata Roxb. f. ex Roxb.

【分布】香港、澳门、广东（广州、惠州、东莞）；福建、贵州、湖北、湖南、江西、四川、台湾、云南、广东、广西、海南；孟加拉国、印度、日本、缅甸。

【识别特征】亚灌木。幼枝三棱柱状，密被灰褐色短柔毛。叶具指状 3 小叶；叶柄长 2～2.5cm；小叶长椭圆形或卵状披针形，长 4～7cm，宽 1.7～3cm，下表面密被灰褐色柔毛，基出脉 3 条，侧生小叶略小。总状花序腋生，长 2～2.5cm，各部密被灰褐色至灰白色柔毛；花密生，两性；花萼裂片 5；花冠蝶形，紫红色；二体雄蕊；子房上位。荚果椭圆状，长 7～8mm，宽约 5mm。种子 2 粒，黑色。花果期夏秋季。

【药用部位及功效】根——祛风除湿，强筋壮骨，活血解毒。

假地豆属 Grona Lour.

假地豆
Grona heterocarpa (L.) H. Ohashi & K. Ohashi

【分布】香港、澳门、广东（广州、深圳、东莞、珠海）；福建、贵州、湖北、湖南、江苏、江西、四川、台湾、云南、浙江、广东、广西、海南；不丹、印度、印度尼西亚、日本、老挝、马来西亚、缅甸、尼泊尔、菲律宾、斯里兰卡、泰国、越南、澳大利亚、太平洋群岛，非洲。

【识别特征】小灌木或亚灌木，高 30～150cm。三出羽状复叶互生；托叶宿存，狭三角形，长 5～15mm；叶柄长 1～2cm；小叶 3，顶生小叶椭圆形、长椭圆形或宽倒卵形，长 2.5～6cm，宽 1.3～3cm，侧生小叶通常较小，先端具短尖，下表面被短柔毛，全缘。总状花序；花极密；花萼钟形，4 裂；花冠紫红色、紫色或白色，长约 5mm，旗瓣基部具短瓣柄，翼瓣具耳和瓣柄，龙骨瓣极弯曲；二体雄蕊，长约 5mm；子房上位。荚果密集，狭长圆形，长 12～20mm，有荚节 4～7，荚节近方形。花期 7～10 月，果期 10～11 月。

【药用部位及功效】全株——清热，利水，解毒。

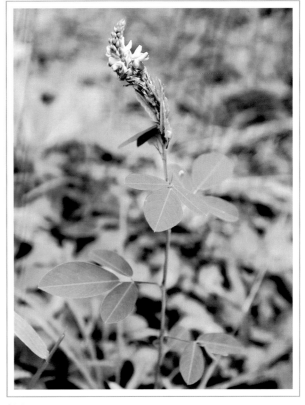

假地豆

广东金钱草 广金钱草
Grona styracifolia (Osbeck) H. Ohashi & K. Ohashi

【分布】香港、澳门、广东（广州、东莞、肇庆）；福建、湖北、云南、广东、广西、海南；柬埔寨、印度、老挝、马来西亚、缅甸、斯里兰卡、泰国、越南。

【识别特征】半灌木状草本，高 30～100cm。茎直立或平卧，密被黄色长柔毛。叶互生；小叶 1～3，近圆形，长 2.5～4.5cm，宽 2～4cm，基部心形，下表面密被灰白色绒毛。总状花序腋生或顶生；苞片卵状三角形，每个苞片内有花 2 朵；花萼钟形，萼裂齿披针形，长为萼筒的 2 倍；花冠紫色，蝶形；雄蕊二体；子房上位。荚果被毛，荚节 3～6。花期 6～9 月，果期 7～10 月。

【药用部位及功效】茎叶——清热利湿，通淋排石。

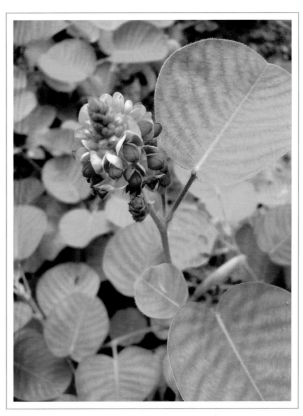

广东金钱草

扁豆属 Lablab Adans.

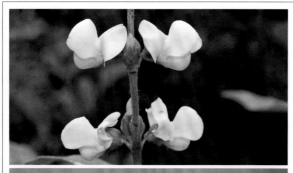

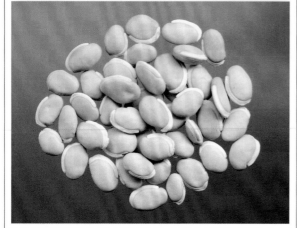

扁豆

扁豆　藕豆、火镰扁豆、膨皮豆
Lablab purpureus (L.) Sweet

【分布】香港、广东（广州、惠州、东莞、肇庆）有栽培；我国广泛栽培；原产非洲，世界热带地区广泛栽培。

【识别特征】一年生草质藤本。茎常呈淡紫色。三出复叶互生；叶柄长 4～14cm；顶生小叶宽三角状卵形，长和宽 5～10cm，侧生小叶较大，斜卵形。总状花序腋生；花萼宽钟状；花冠蝶形，白色或紫红色，长约 2cm；雄蕊 10，二体；子房线形，基部有腺体。荚果倒卵状长椭圆形，扁平，长 5～8cm，宽 1～3cm，具喙，边缘粗糙。种子 2～5 粒。花果期 6～9 月。

【药用部位及功效】白色成熟种子——健脾，化湿，消暑；种皮——消暑化湿，健脾和胃。
注：此处扁豆为开白花者。

胡枝子属 Lespedeza Michx.

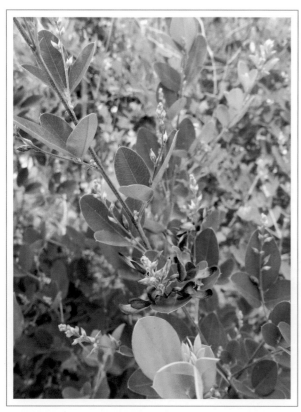

胡枝子

胡枝子
Lespedeza bicolor Turcz.

【分布】广州、惠州、江门、肇庆；安徽、福建、甘肃、广东、广西、河北、河南、湖南、江苏、内蒙古、陕西、山东、山西、浙江、黑龙江、吉林、辽宁；日本、韩国、蒙古国、俄罗斯。

【识别特征】直立灌木，高 1～2m。茎多分枝。小枝有条棱。三出羽状复叶互生；叶柄长 2～9cm；托叶 2，条状披针形；小叶卵形、倒卵形或卵状长圆形，长 1.5～5cm，宽 1～2cm，先端具短刺尖，全缘。总状花序腋生；花两性，两侧对称；花萼杯状，长约 5mm，5 浅裂，外面被白毛；花冠蝶形，红紫色，旗瓣倒卵形，翼瓣较短，龙骨瓣与旗瓣近等长；二体雄蕊；子房上位。荚果 1 节，斜倒卵形，密被短柔毛，不开裂。种子 1 粒。花期 7～9 月，果期 9～10 月。

【药用部位及功效】全草——清热润肺，利水通淋，止血。

美丽胡枝子 *

Lespedeza formosa (Vogel) Koehne

【分布】香港、广东（广州、深圳、惠州、肇庆）；福建、广东、广西、江苏、江西、台湾、浙江。

【识别特征】直立灌木，高 1～2m，多分枝。叶互生；叶柄长 1～5cm；托叶披针形至线状披针形，长 4～9mm，褐色；小叶椭圆形、长圆状椭圆形或卵形，长 2.5～6cm，宽 1～3cm，下表面贴生短柔毛。总状花序单一，腋生，或构成顶生圆锥花序；总花梗长可达 10cm；花萼钟状，长 5～7mm，5 深裂；花冠红紫色，长 10～15mm，旗瓣基部具耳和瓣柄，翼瓣短于旗瓣和龙骨瓣，龙骨瓣在花盛开时明显长于旗瓣，基部有耳和细长瓣柄；二体雄蕊；子房上位。荚果长约 8mm。种子 1 粒，不开裂。花期 7～9 月，果期 9～10 月。

【药用部位及功效】茎叶——清热，利水通淋。

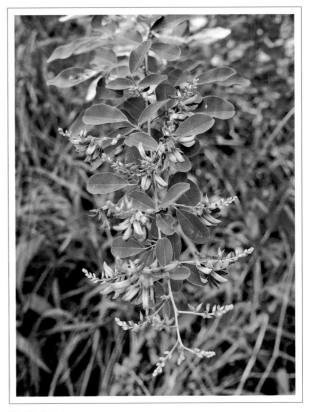

美丽胡枝子

苜蓿属 Medicago L.

紫苜蓿　苜蓿

Medicago sativa L.

【分布】香港、澳门、广东（广州、深圳）有栽培或呈半野生状态；我国广泛栽培；原产伊朗，全世界广泛栽培。

【识别特征】多年生草本，高 30～100cm。根粗壮，深入土层。茎直立、丛生或平卧，四棱形。枝叶茂盛。三出羽状复叶互生；托叶卵状披针形；小叶长卵形、倒长卵形至线状卵形，长 10～25mm，宽 3～10mm，边缘 1/3 以上具锯齿。花序总状或头状，有花 5～30 朵；花两性，两侧对称，长 6～12mm；花萼钟形，长 3～5mm，萼齿 5；花冠蝶形，深蓝色至暗紫色，花瓣均具长瓣柄，旗瓣明显长于翼瓣和龙骨瓣；二体雄蕊；子房上位。荚果螺旋状，直径 5～9mm，熟时棕色。种子多数。花期 5～7 月，果期 6～8 月。

【药用部位及功效】全草——清热解毒，利水退黄，通淋排石。

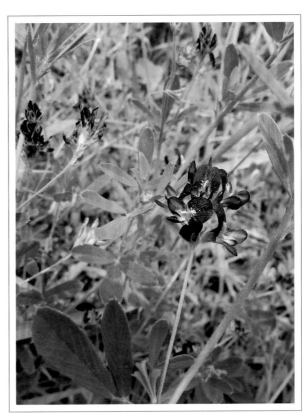

紫苜蓿

含羞草属 Mimosa L.

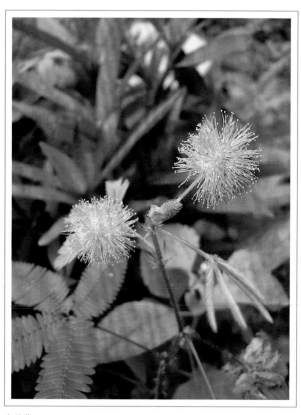

含羞草

含羞草　知羞草、呼喝草、怕丑草
Mimosa pudica L.

【分布】香港、澳门、广东（广州、深圳、惠州、东莞、江门、中山）栽培或归化；福建、江苏、台湾、云南、浙江、广东、广西、海南有栽培；原产热带美洲。

【识别特征】亚灌木状草本，高可达 1m。茎上有钩刺及倒生刺毛。二回羽状复叶，互生，触之即闭合而下垂；羽片 2 对，掌状排列于总叶柄顶端；小叶 10～20 对，线状长圆形，长 8～13mm，宽 1.5～2.5mm，边缘具刚毛。头状花序近球形，2～3 个生于叶腋，直径约 1cm；花小，两性，淡红色；花萼极小；花冠钟状，裂片 4；雄蕊 4，伸出于花冠外；子房上位。荚果长 1～2cm，扁平，具刺毛，每节荚种子 1 粒，成熟时节间脱落。花期 3～10 月，果期 5～11 月。

【药用部位及功效】全草——凉血解毒，清热利湿，镇惊安神（有小毒）；根——止咳化痰，利湿通络，和胃消积，明目镇惊（有毒）。

黧豆属 Mucuna Adans.

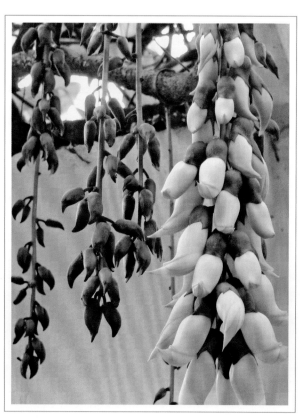

白花油麻藤

白花油麻藤 *　大兰布麻、禾雀花、血枫藤
Mucuna birdwoodiana Tutcher

【分布】香港、澳门、广东（广州、深圳、惠州、东莞、江门、肇庆）；福建、广东、广西、贵州、江西、四川。

【识别特征】大型常绿木质藤本。老茎外皮灰褐色，断面淡红褐色，有 3～4 偏心的同心圆圈，断面有血红色汁液凝结；幼茎具纵沟槽，皮孔褐色，凸起。羽状复叶互生，长 17～30cm，具 3 小叶；叶柄长 8～20cm；叶轴长 2～4cm；托叶早落；小叶近革质，顶生小叶椭圆形或卵形，侧生小叶偏斜。总状花序腋生，长 20～38cm，有花 20～30 朵；花萼钟状，两面被毛，萼齿 5；花冠蝶形，白色或带绿白色，旗瓣长 3.5～4.5cm；二体雄蕊；子房上位。荚果木质，长 30～45cm，宽 3.5～4.5cm，近念珠状。花期 4～6 月，果期 6～11 月。

【药用部位及功效】藤茎——补血活血，通经活络。

黧豆　龙爪豆、狗爪豆
Mucuna pruriens var. **utilis** (Wall. ex Wight) Baker ex Burck

【分布】广州、深圳有栽培；贵州、湖北、四川、台湾、广东、广西、海南有栽培；原产热带美洲，可能在印度被驯化，亚洲热带、亚热带地区广泛栽培。

【识别特征】一年生缠绕藤本。三出羽状复叶互生；小叶长6～15cm，宽4.5～10cm，顶生小叶明显小于侧生小叶。总状花序下垂，有花10～20朵；花萼阔钟状；花冠深紫色或带白色，旗瓣短于翼瓣和龙骨瓣；二体雄蕊；子房上位。荚果长8～12cm，宽18～20mm，嫩果绿色，膨胀，被毛，成熟时黑色。种子6～8粒。花期10月，果期11月。

【药用部位及功效】种子——温肾益气（有毒）；叶——凉血止痒。

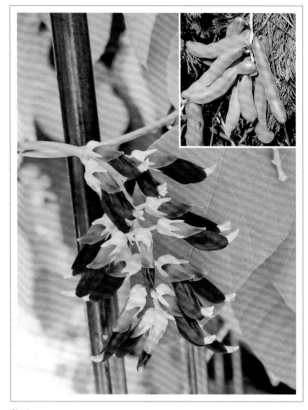

黧豆

常春油麻藤　牛马藤、棉麻藤
Mucuna sempervirens Hemsl.

【分布】广州；福建、广东、广西、贵州、湖北、湖南、江西、陕西、四川、云南、浙江；不丹、印度、日本、缅甸。

【识别特征】常绿木质藤本，长可达25m。老茎棕色或棕黄色，粗糙。羽状复叶互生，具3小叶，叶长21～39cm；叶柄长7～16.5cm；顶生小叶椭圆形、长圆形或卵状椭圆形，长8～15cm，宽3.5～6cm，侧生小叶极偏斜，长7～14cm，小叶柄长4～8mm，膨大。总状花序生于老茎上，长10～36cm，每节有3花，常有臭味；花萼密被毛，萼齿5；花冠蝶形，深紫色，干后黑色，长约6.5cm；二体雄蕊，管长约4cm；子房上位。果木质，带形，长30～60cm，宽3～3.5cm。种子间缢缩，外被金黄色粗毛。花期4～5月，果期8～10月。

【药用部位及功效】茎——活血调经，补血舒筋。

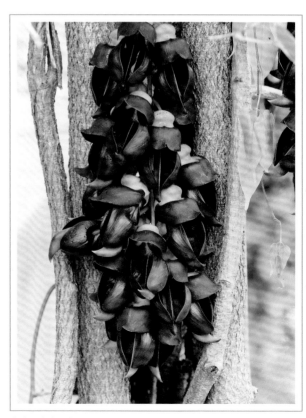

常春油麻藤

小槐花属 Ohwia H. Ohashi

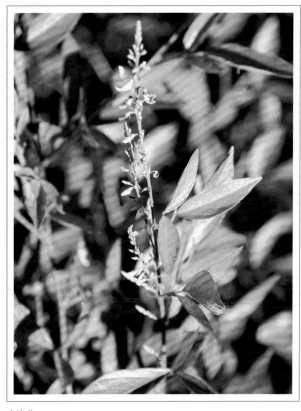

小槐花

小槐花　拿身草、粘人麻、山扁豆
Ohwia caudata (Thunb.) H. Ohashi

【分布】广州、深圳、惠州、肇庆、珠海、江门；安徽、福建、广东、广西、贵州、湖北、湖南、江苏、江西、四川、台湾、西藏、云南、浙江；不丹、印度、印度尼西亚、日本、韩国、老挝、马来西亚、缅甸、斯里兰卡、越南。

【识别特征】直立灌木或亚灌木，高 1～2m。羽状三出复叶互生；叶柄长 1.5～4cm，两侧具极窄的翅；托叶披针状线形，长 5～10mm，宿存；顶生小叶披针形或长圆形，长 5～9cm，宽 1.5～2.5cm，侧生小叶较小，全缘。总状花序顶生或腋生；花萼长 3.5～4mm，裂片 5，先端微 2 裂；花冠绿白色或黄白色，长约 5mm，具明显脉纹，旗瓣瓣柄极短；二体雄蕊；子房上位。荚果线形，扁平，长 5～7cm，被钩状毛，有荚节 4～8。花期 7～9 月，果期 9～11 月。

【药用部位及功效】全株——清热利湿，消积散瘀。

豆薯属 Pachyrhizus Rich. ex DC.

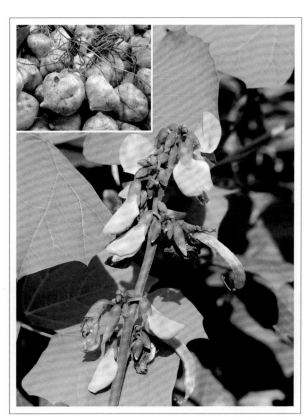

豆薯

豆薯　沙葛、番葛、凉薯
Pachyrhizus erosus (L.) Urb.

【分布】香港、澳门、广东（广州、深圳、惠州）有栽培；福建、贵州、湖南、四川、台湾、云南、广东、广西、海南有栽培；原产美洲。

【识别特征】粗壮草质藤本。根块状，纺锤形或扁球形，直径 20～30cm。羽状复叶互生，具 3 小叶；小叶菱形或卵形，长 4～18cm，宽 4～20cm，中部以上不规则浅裂，侧生小叶的两侧极不等。总状花序；花萼长 9～11mm；花冠浅紫色或淡红色，旗瓣长 15～20mm，中央近基部处有一黄绿色斑块及 2 枚胼胝状附属物，翼瓣和龙骨瓣近镰刀形；二体雄蕊；子房上位。荚果带状，长 7.5～13cm，扁平，被毛。种子 8～10 粒，近方形。花果期 8～11 月。

【药用部位及功效】块根——清肺生津，利水通乳，解酒毒；种子——杀虫止痒。

显豆属 Phanera Lour.

龙须藤　乌郎藤、百代藤、乌皮藤
Phanera championii Benth.

【分布】香港、澳门、广东（广州、深圳、惠州、东莞、江门）；福建、贵州、湖北、湖南、江西、台湾、云南、浙江、广东、广西、海南；越南。

【识别特征】木质藤本，有卷须，嫩枝和花序被柔毛。单叶互生；叶柄长 1～2.5cm；叶片卵形或心形，长 3～10cm，宽 2.5～6.5cm，先端锐渐尖、圆钝、微凹或 2 裂；基出脉 5～7 条。总状花序腋生，长 7～20cm；花小，两性；萼片披针形，长约 3mm；花瓣白色，长约 4mm；能育雄蕊 3，退化雄蕊 2；子房上位。荚果倒卵状长圆形或带状，扁平，长 7～12cm。种子 2～5 粒，圆形，扁平。花果期 6～12 月。

【药用部位及功效】根或茎——祛风除湿，行气活血；叶——利水，化痰，理气止痛。

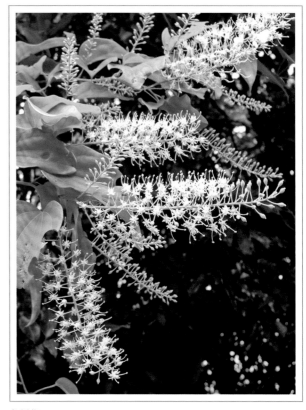

龙须藤

洋紫荆　羊蹄甲、红紫荆、宫粉羊蹄甲
Phanera variegata (L.) Benth.

【分布】香港、澳门、广东（广州、深圳、惠州）有栽培；原产云南，我国南部广泛栽培；柬埔寨、老挝、缅甸、泰国、越南有栽培，世界热带、亚热带地区广泛栽培。

【识别特征】落叶乔木。树皮暗褐色，近光滑。单叶互生；叶柄长约 3cm；叶近革质，广卵形至近圆形，长 5～9cm，宽 7～11cm，基部浅至深心形，先端 2 裂，达叶长的 1/3；基出脉 9～13 条。总状花序侧生或顶生；花两性，5 数；花萼佛焰状，一侧开裂；花瓣 5，长 4～5cm，紫红色或淡红色，具脉纹；能育雄蕊 5；子房上位。荚果带状，扁平，长 15～25cm，宽约 2cm。花期全年，3 月最盛。

【药用部位及功效】树皮、叶——健脾祛湿，止咳化痰。

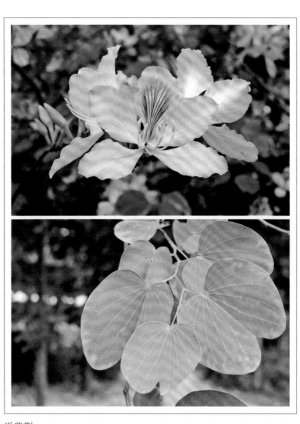

洋紫荆

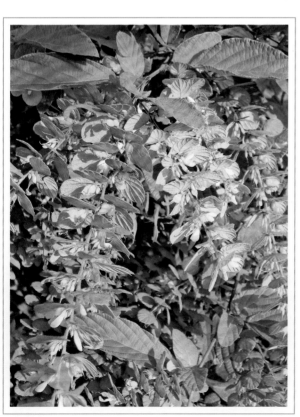

白花洋紫荆

白花洋紫荆* 老白花
Phanera variegata var. **candida** (Aiton) X. Y. Zhu

【分布】香港、澳门有栽培；原产云南；全世界广泛栽培。

【识别特征】小乔木或灌木。小枝"之"字形曲折。单叶互生；叶柄长 2.5～4cm；叶片卵圆形，长 9～12cm，宽 8～12.5cm，基部心形，先端 2 裂，达叶长的 1/3～2/5，下表面被短柔毛；基出脉 9～11 条。总状花序腋生，有花 3～15 朵；花萼佛焰状，一边开裂，顶端有细齿 5；花瓣 5，白色，长 3.5～5cm，宽约 2cm；能育雄蕊 10，2 轮，花丝长短不一；子房上位。荚果线状倒披针形，扁平，长 6～12cm，宽约 1.5cm。种子 5～12 粒。花期 4～6 月或全年，果期 6～8 月。

【药用部位及功效】根——健脾祛湿，止血。

排钱树属 Phyllodium Desv.

排钱树 圆叶小槐花、龙鳞草、排钱草
Phyllodium pulchellum (L.) Desv.

【IUCN 濒危等级】LC

【分布】香港、澳门、广东（广州、惠州、东莞、江门）；福建、贵州、江西、台湾、云南、广东、广西、海南；澳大利亚、新几内亚岛。

【识别特征】灌木，高 0.5～2m。小枝被白色或灰色短柔毛。羽状三出复叶互生；小叶革质，顶生小叶卵形、椭圆形或倒卵形，长 6～10cm，宽 2.5～4.5cm，侧生小叶约为顶生小叶的 1/2 大。伞形花序有花 5～6 朵，包藏于圆形、对生的叶状苞片内，叶状苞片直径 1～1.5cm；花萼钟状，5 裂；花冠蝶形，白色或淡黄色；单体雄蕊；子房上位。荚果长约 6mm。花期 7～9 月，果期 10～11 月。

【药用部位及功效】地上部分——清热解毒，祛风行水，活血消肿；根——化瘀消癥，清热利水。

排钱树

豌豆属 Pisum L.

豌豆 荷兰豆
Pisum sativum L.

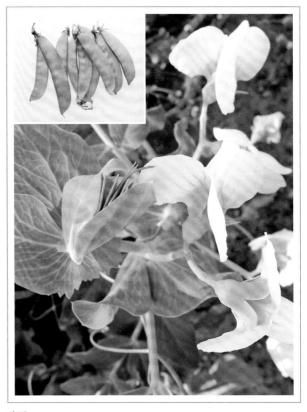

【分布】香港、澳门、广东（广州、深圳、惠州）有栽培；我国广泛栽培；世界气候温和地区广泛栽培。

【识别特征】一年生攀援草本，长达 2m，全株绿色，被白粉，光滑无毛。羽状复叶互生；叶轴末端有羽状分枝的卷须；托叶心形，叶状，抱茎，下部有齿；小叶 1～3 对，卵圆形，长 2～5cm，宽 1～2.5cm，全缘。花单生于叶腋或排成总状花序，两侧对称；花萼钟状，5 深裂；花冠蝶形，白色或紫色；雄蕊 10，二体；子房上位。荚果肿胀，长椭圆形，长 3～10cm，宽约 1cm，内侧有硬纸质的内皮。种子 2～10 粒，圆形，青绿色，干后变为黄色。花期 6～7 月，果期 7～9 月。

【药用部位及功效】嫩茎叶——清热解毒，凉血平肝；种子——和中下气，通乳利水，解毒。

豌豆

水黄皮属 Pongamia Vent.

水黄皮 水流豆、野豆
Pongamia pinnata (L.) Pierre

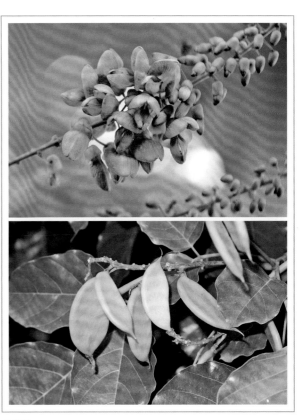

【分布】香港、澳门、广东（广州、东莞、珠海）；福建、广东、海南、台湾；孟加拉国、印度、印度尼西亚、日本、马来西亚、缅甸、新几内亚岛、菲律宾、斯里兰卡、泰国、越南、澳大利亚、太平洋群岛、非洲中部、中美洲。

【识别特征】乔木，高 8～15m。奇数羽状复叶互生；小叶 2～3 对，卵形、阔椭圆形至长椭圆形，长 5～10cm，宽 4～8cm，小叶柄长 6～8mm。总状花序腋生；花两性；花萼长约 3mm，萼齿不明显；花冠白色或粉红色，长 12～14mm，各瓣均具柄，旗瓣背面被丝毛，龙骨瓣略弯曲；二体雄蕊；子房上位。荚果长 4～5cm，不开裂。种子 1 粒，肾形。花期 5～6 月，果期 8～10 月。

【药用部位及功效】种子——祛风除湿，解毒杀虫（有小毒）。

水黄皮

葛属 Pueraria DC.

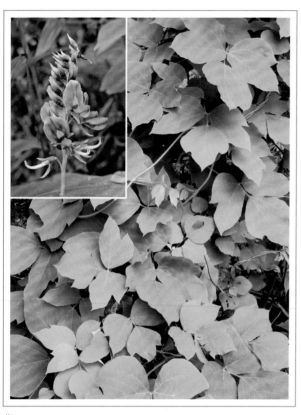

葛

葛　野葛、葛藤
Pueraria montana (Lour.) Merr.

【分布】香港、澳门、广东（广州、惠州、东莞、江门、肇庆）；我国除青海、新疆、西藏外广布；亚洲东南部至澳大利亚广布。

【识别特征】粗壮藤本，长可达 8m，全体被黄色长硬毛。茎基部木质，有粗厚的块状根。羽状复叶互生，具 3 小叶；小叶 3 裂，稀全缘，顶生小叶宽卵形或斜卵形，长 8～15cm，宽 5～12cm，侧生小叶斜卵形，稍小。总状花序；花萼钟状，长 8～10mm；花冠紫色，长 10～12mm，旗瓣倒卵形，基部有 2 耳及 1 附属物；二体雄蕊；子房上位。荚果长椭圆形，长 5～9cm，宽 8～11mm，扁平，被褐色长硬毛。花期 9～10 月，果期 11～12 月。

【药用部位及功效】块根——解肌退热，发表透疹，生津止渴，升阳止泻；花——解酒醒脾。

鹿藿属 Rhynchosia Lour.

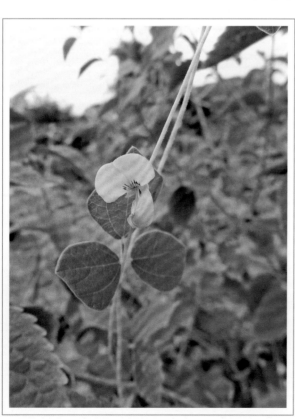

鹿藿

鹿藿　老鼠眼、痰切豆
Rhynchosia volubilis Lour.

【分布】香港、广东（广州、惠州、东莞）；广东、海南、台湾；日本、韩国、越南。

【识别特征】草质藤本，全株被灰色至淡黄色柔毛。叶互生，羽状或近指状 3 小叶；叶柄长 2～5.5cm；顶生小叶菱形或倒卵状菱形，长 3～8cm，宽 3～5.5cm，下表面有黄褐色腺点，侧生小叶较小，常偏斜。总状花序腋生；花长约 1cm；花萼钟状，5 裂；花冠黄色，旗瓣有宽而内弯的耳，翼瓣基部一侧具长耳，龙骨瓣具喙；二体雄蕊；子房上位，有密集的小腺点。荚果长圆形，长 1～1.5cm，宽约 8mm。种子通常 2 粒，黑色，光亮。花期 5～8 月，果期 9～12 月。

【药用部位及功效】茎叶——祛风除湿，活血，解毒；根——活血止痛，解毒，消积。

无忧花属 Saraca L.

中国无忧花　火焰花
Saraca dives Pierre

【分布】香港、澳门、广东（广州、深圳）；广东、广西、云南；老挝、越南。

【识别特征】乔木，高5~20m，胸径达25cm。偶数羽状复叶互生；小叶5~6对，下垂，长椭圆形、卵状披针形或长倒卵形，长15~35cm，宽5~12cm，基部1对较小，小叶柄长7~12mm。伞房状圆锥花序腋生；花黄色，后期部分变为红色，两性或单性；萼管长1.5~3cm，裂片4~6，具缘毛；花瓣缺；雄蕊8~10，其中1~2枚退化呈钻状；子房上位。荚果棕褐色，扁平，长22~30cm，宽5~7cm，果瓣卷曲。种子5~9粒，形状不一，扁平，两面中央有一浅凹槽。花期4~5月，果期7~10月。

【药用部位及功效】树皮、叶——祛风止痛，止咳。

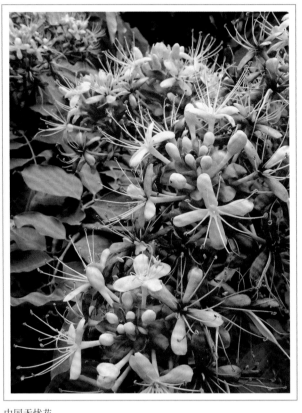

中国无忧花

儿茶属 Senegalia Raf.

儿茶　乌爹泥、孩儿茶
Senegalia catechu (L. f.) P. J. H. Hurter & Mabb.

【分布】广州、惠州有栽培；原产云南，福建、台湾、浙江、广东、广西、海南有栽培；孟加拉国、不丹、印度、缅甸、尼泊尔、巴基斯坦、斯里兰卡、泰国有栽培，现世界各地广泛栽培。

【识别特征】落叶小乔木，高6~10m。树皮常呈条状薄片开裂，但不脱落。二回羽状复叶互生；托叶下面常有一对扁平、棕色的钩状刺；总叶柄近基部及叶轴顶部数对羽片间有腺体；羽片10~30对；小叶20~50对，线形，长2~6mm，宽1~1.5mm。穗状花序，生于叶腋；花萼长1.2~1.5cm，钟状，萼齿三角形；花瓣淡黄色或白色，长约2.5cm；雄蕊多数；子房上位。荚果带状，长5~12cm，宽1~1.8cm，棕色，有光泽，开裂。种子3~10粒。花期4~8月，果期9月至翌年1月。

【药用部位及功效】心材或去皮枝干熬制而成的干燥浸膏——收湿敛疮，止血定痛，清热化痰。

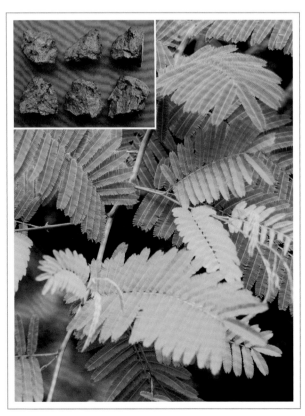

儿茶

望江南属 Senna Mill.

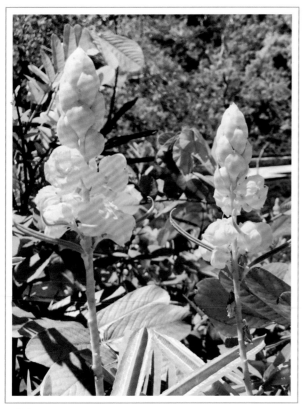

翅荚决明

翅荚决明　有翅决明
Senna alata (L.) Roxb.

【分布】香港、澳门、广东（广州、深圳）有栽培或逸生；广东、海南、云南有栽培；原产热带美洲，世界热带地区广泛栽培。

【识别特征】直立灌木，高 1.5～3m。枝粗壮，绿色。偶数羽状复叶互生，长 30～60cm；小叶 6～12 对，倒卵状长圆形或长圆形，长 8～15cm，宽 3.5～7.5cm，顶端圆钝而有小短尖头，全缘。花序顶生和腋生；花直径约 2.5cm；萼筒很短，裂片 5，覆瓦状排列；花瓣 5，黄色，有明显的紫色脉纹；雄蕊 3 退化 7 发育；子房上位。荚果长带状，长 10～20cm，宽 1.2～1.5cm。种子 50～60 粒，扁平，三角形。花果期 11 月至翌年 2 月。

【药用部位及功效】叶——祛风燥湿，止痒，缓泻。

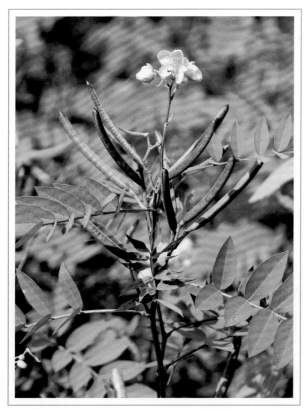

望江南

望江南　野扁豆
Senna occidentalis (L.) Link

【分布】香港、澳门、广东（广州、深圳、惠州、东莞、江门）有栽培或逸生；我国长江以南有栽培；原产热带美洲，世界热带、亚热带地区广泛栽培。

【识别特征】亚灌木或灌木，高 0.8～1.5m。叶互生，偶数羽状复叶，长约 20cm；叶柄近基部有大而带褐色的腺体 1 枚；小叶 4～5 对，卵形至卵状披针形，长 4～9cm，宽 2～3.5cm，揉之有腐败气味。伞房状总状花序，腋生和顶生，长约 5cm；花长约 2cm；萼片 5，不等大；花瓣 5，黄色，外生的长约 15mm，其余可长达 20mm，宽 15mm；雄蕊 7 发育 3 不育。荚果带状镰形，褐色，压扁，长 10～13cm，宽 8～9mm。种子 30～40 粒。花期 4～8 月，果期 6～10 月。

【药用部位及功效】茎叶——肃肺，清肝，利水通便，解毒消肿（有小毒）；种子——清肝，健胃，通便（有毒）。

槐叶决明　江南槐、茳芒决明
Senna occidentalis var. sophera (L.) X. Y. Zhu

【分布】香港、广东（广州、深圳、江门）有栽培或逸生；我国中部、南部有栽培；原产热带亚洲，世界热带、亚热带地区广泛栽培。

【识别特征】亚灌木或灌木，高 0.8～1.5m。叶互生，偶数羽状复叶；叶柄近基部有大而带褐色的腺体 1 枚；小叶 5～10 对，椭圆状披针形，长 1.7～4.2cm，宽 0.7～2cm，顶端急尖或短渐尖。伞房状总状花序，腋生和顶生；花两性，两侧对称；萼片 5，不等大；花瓣 5，黄色；雄蕊 7 发育 3 不育。荚果长 5～10cm，初时扁而稍厚，成熟时近圆筒形而多少膨胀。花期 7～9 月，果期 10～12 月。

【药用部位及功效】叶、花——泻热通便。

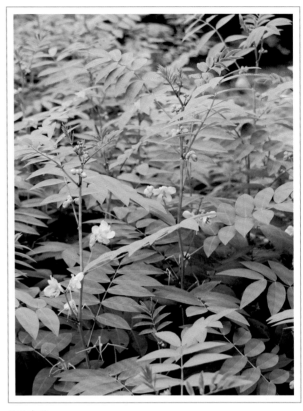
槐叶决明

黄槐决明　黄槐、粉叶决明
Senna surattensis (Burm. f.) H. S. Irwin & Barneby

【分布】香港、澳门、广东（广州、深圳）有栽培；福建、台湾、云南、浙江、广东、广西、海南有栽培；原产印度，全世界广泛栽培。

【识别特征】灌木或小乔木，高 5～7m。树皮光滑，灰褐色。偶数羽状复叶互生，长 10～15cm；叶轴及叶柄呈扁四方形，在叶轴上最下 2 或 3 对小叶之间和叶柄上部有棍棒状腺体 2～3 枚；小叶 7～9 对，长椭圆形或卵形，长 2～5cm，宽 1～1.5cm，全缘。总状花序；花两性，两侧对称；萼片 5，大小不等；花瓣 5，鲜黄色至深黄色，长 1.5～2cm；雄蕊 10，全部能育；子房上位。荚果扁平，带状，长 7～10cm，宽 8～12mm，顶端具细长的喙。种子 10～12 粒，有光泽。花果期几全年。

【药用部位及功效】叶、花——泻热通便（有小毒）。

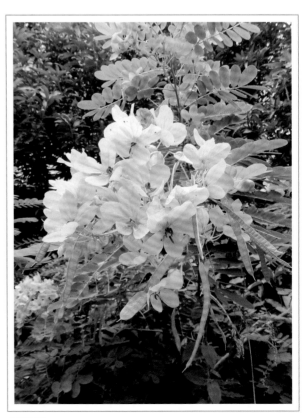
黄槐决明

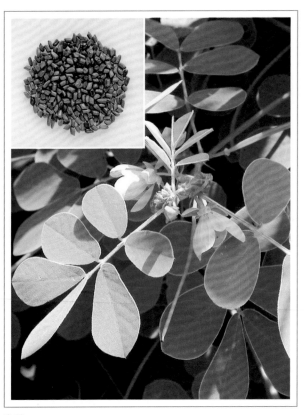

决明

决明　假花生、假绿豆
Senna tora (L.) Roxb.

【分布】香港、澳门、广东（广州、深圳、惠州、东莞、江门）有栽培或逸生；我国长江以南有栽培；原产热带美洲，世界热带、亚热带地区广布。

【识别特征】一年生亚灌木状草本，高 1～2m。偶数羽状复叶互生，长 4～8cm；叶轴上每对小叶间有棒状腺体 1 枚；小叶 3 对，倒卵形或倒卵状长椭圆形，长 2～6cm，宽 1.5～2.5cm，顶端圆钝而有小尖头，基部渐狭，偏斜，全缘。花两性，腋生；萼片 5，稍不等大，长约 8mm；花瓣 5，黄色，长 12～15mm；雄蕊 3 退化 7 能育；子房上位，被白色柔毛。荚果纤细，近四棱形，长达 15cm，宽 3～4mm。种子约 25 粒，菱形，光亮。花果期 8～11 月。

【药用部位及功效】种子——清肝明目，利水通便；全草或叶——祛风清热，解毒利水。

槐属 Sophora L.

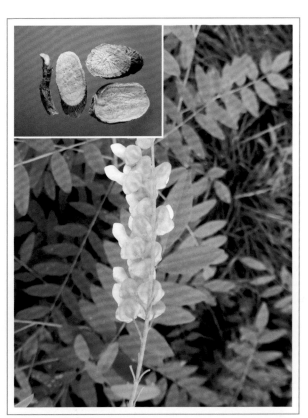

苦参

苦参　地槐、百茎地骨、山槐
Sophora flavescens Aiton

【分布】广州；我国广布；印度、日本、韩国、俄罗斯。

【识别特征】灌木，高 0.5～1.5m。奇数羽状复叶互生；托叶线形；小叶 11～25，长椭圆形或长椭圆状披针形，长 2～4.5cm，宽 0.8～2cm，下表面疏被柔毛。总状花序顶生；花两性；花萼钟状，先端 5 裂；花冠蝶形，黄白色；雄蕊 10，离生；子房上位。荚果线形，长 5～12cm，于种子之间稍缢缩，略呈念珠状，成熟后不开裂。花期 6～8 月，果期 7～10 月。

【药用部位及功效】根——清热燥湿，祛风，杀虫；种子——清热解毒，通便，杀虫。

越南槐　柔枝槐、广豆根
Sophora tonkinensis Gagnep.

【分布】广州有栽培；广西、贵州、云南；越南。

【识别特征】灌木，有时攀援状。羽状复叶互生，叶长10～15cm；叶柄长1～2cm；小叶5～9对，对生或近互生，椭圆形、长圆形或卵状长圆形，长1.5～2.5cm，宽1～1.5cm，顶生小叶大，长达3～4cm，宽约2cm。总状花序；花长10～12mm；花萼杯状，萼齿小；花冠黄色，旗瓣近圆形，长约6mm，翼瓣比旗瓣稍长，龙骨瓣最大，长约9mm；雄蕊10，基部稍联合；子房上位。荚果串珠状，长3～5cm，直径约8mm，沿缝线开裂成2瓣。种子1～3粒，黑色。花期5～7月，果期8～12月。

【药用部位及功效】根及根茎——泻火解毒，利咽消肿，止痛，杀虫。

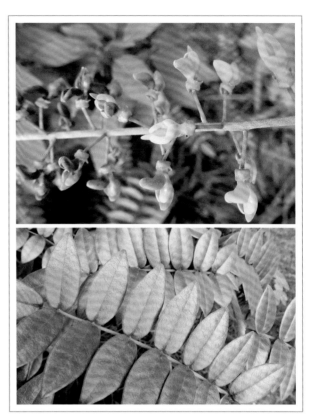

越南槐

葫芦茶属 Tadehagi H. Ohashi

葫芦茶
Tadehagi triquetrum (L.) H. Ohashi

【分布】香港、澳门、广东（广州、深圳、惠州、东莞、江门、肇庆）；福建、贵州、江西、台湾、云南、广东、广西、海南；孟加拉国、不丹、柬埔寨、印度、印度尼西亚、日本、老挝、马来西亚、缅甸、尼泊尔、新几内亚岛、菲律宾、斯里兰卡、泰国、越南、澳大利亚、太平洋群岛。

【识别特征】灌木或亚灌木。茎直立，高1～2m。羽状复叶互生，仅具单小叶；叶柄长1～3cm，两侧有宽翅，翅4～8mm，与叶同质；托叶披针形，长1.3～2cm，有条纹；小叶狭披针形至卵状披针形，长5.8～13cm，宽1.1～3.5cm。总状花序，2～3朵花簇生于节上；花小，两性；花萼宽钟形，长约3mm；花冠蝶形，淡紫色或蓝紫色，长5～6mm；二体雄蕊；子房上位。荚果长2～5cm，被毛，有荚节5～8。花果期6～12月。

【药用部位及功效】枝、叶——清热解毒，利湿退黄，消积杀虫；根——清热止咳，拔毒散结。

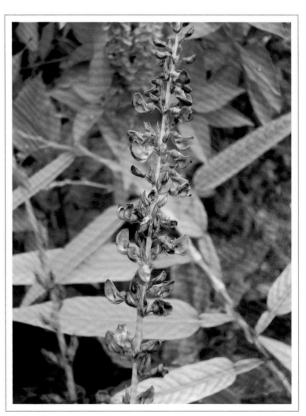

葫芦茶

车轴草属 Trifolium L.

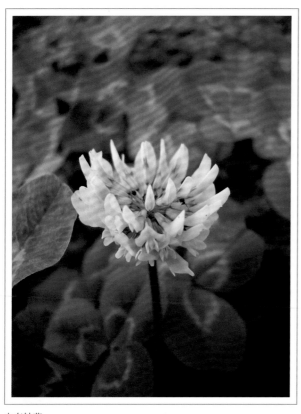

白车轴草

白车轴草　白三叶、白花苜蓿
Trifolium repens L.

【分布】香港、广东（深圳）有栽培或逸生；我国广泛栽培；原产非洲、亚洲、欧洲。

【识别特征】多年生草本，高 10～30cm。掌状三出复叶互生；叶柄长 10～30cm；托叶卵状披针形，基部抱茎成鞘状；小叶倒卵形至近圆形，长 8～20mm，宽 8～16mm，基部楔形渐窄至小叶柄，侧脉约 13 对，与中脉作 50 度角展开，近叶缘分叉并伸达锯齿齿尖。花序球形，顶生；总花梗长；花密集，有香气，长 7～12mm，开花立即下垂；花萼钟形，具脉纹 10 条，萼齿 5；花冠白色、乳黄色或淡红色，旗瓣比翼瓣和龙骨瓣长近 1 倍，龙骨瓣比翼瓣稍短；二体雄蕊；子房上位。荚果长圆形。种子通常 3 粒。花果期 5～10 月。

【药用部位及功效】全草——清热，凉血，宁心。

狸尾豆属 Uraria Desv.

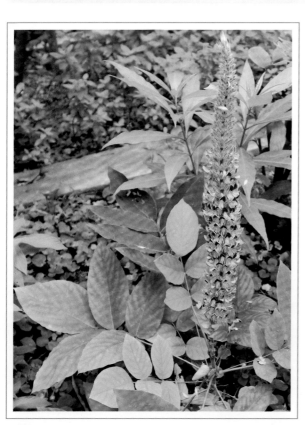

猫尾草

猫尾草　虎尾轮、狐狸尾、猫尾射
Uraria crinita (L.) Desv. ex DC.

【分布】香港、澳门、广东（广州、惠州、东莞）；福建、江西、云南、台湾、广东、广西、海南；孟加拉国、柬埔寨、印度、印度尼西亚、日本、老挝、马来西亚、缅甸、菲律宾、泰国、越南、澳大利亚。

【识别特征】亚灌木，高 1～1.5m，分枝少，被灰色短毛。奇数羽状复叶互生，茎下部小叶通常为 3，上部为 5，少有 7；托叶长三角形，长 6～10mm；小叶长椭圆形、卵状披针形或卵形，顶端小叶长 6～15cm，宽 3～8cm，侧生小叶略小。总状花序顶生，长 15～30cm，粗壮，密被灰白色长硬毛；苞片卵形或披针形，长达 2cm，具条纹，被毛；花梗长约 4mm，花后伸长；花萼浅杯状，5 裂；花冠紫色，长约 6mm；二体雄蕊；子房上位。荚果略被毛，荚节 2～4。花果期 4～9 月。

【药用部位及功效】全草——清肺止咳，散瘀止血；根——行气止痛，化痰逐饮。

野豌豆属 Vicia L.

蚕豆　南豆、胡豆、大豆
Vicia faba L.

【分布】香港、澳门有栽培；我国广泛栽培；原产欧洲地中海沿岸、亚洲西南部至非洲北部，全世界广泛栽培。

【识别特征】一年生草本，高 50～180cm。茎直立，不分枝，方形。偶数羽状复叶互生；叶轴末端呈刺状；托叶半箭头状；小叶 2～6，倒卵形至椭圆形，长 5～8cm，宽 2.5～4cm，先端具细尖，全缘，顶端小叶中央有不发达的狭条形卷须。总状花序腋生；花 1 至数朵腋生于短总花梗上；花萼钟状，长约 1cm，先端 5 裂；花冠蝶形，白色，旗瓣有淡紫色脉纹，长约 3.5cm，翼瓣中央有黑色大斑；二体雄蕊；子房上位。荚果长圆形，稍扁，大而肥厚，长 5～10cm，宽约 2cm。种子矩圆形而扁，熟时淡褐色或白绿色。花期 6～7 月，果期 8～9 月。

【药用部位及功效】种子——健脾利水，解毒消肿；种皮——利水渗湿，止血，解毒。

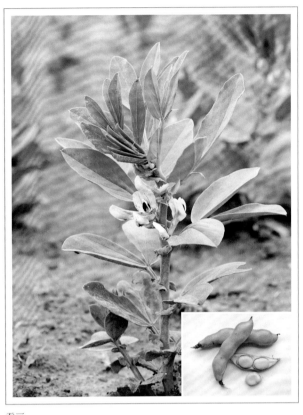

蚕豆

豇豆属 Vigna Savi

长豇豆　豆角、尺八豇
Vigna unguiculata subsp. sesquipedalis (L.) Verdc.

【分布】香港、澳门有栽培；我国广泛栽培；原产热带亚洲、美洲、非洲广泛栽培。

【识别特征】一年生攀援草本，长 2～4m。羽状复叶互生，具 3 小叶；托叶披针形，长约 1cm，着生处下延成一短距；小叶卵状菱形，长 5～15cm，宽 4～6cm，近全缘，有时淡紫色。总状花序腋生，具长梗；花 2～6 朵聚生于花序顶端，花梗间常有肉质蜜腺；花萼浅绿色，钟状，长 6～10mm，裂齿 5；花冠黄白色而略带青紫色，长约 2cm，各瓣均具瓣柄，旗瓣扁圆形，宽约 2cm，翼瓣略呈三角形，龙骨瓣稍弯曲；二体雄蕊；子房上位。荚果长 30～70cm，宽 4～8mm，下垂，嫩时多少膨胀。种子肾形，长 8～12mm。花果期夏季。

【药用部位及功效】种子——健胃，补气。

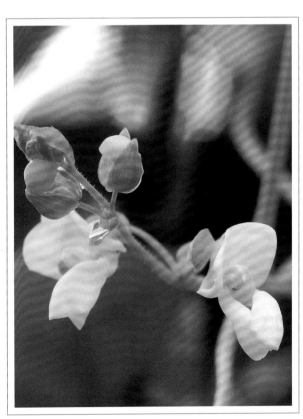

长豇豆

紫藤属 Wisteria Nutt.

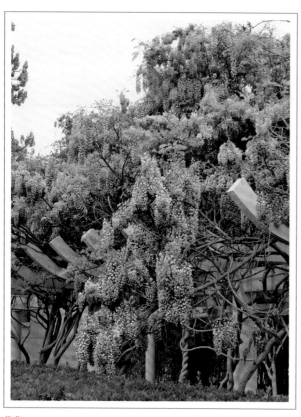

紫藤

紫藤
Wisteria sinensis (Sims) DC.

【分布】香港、澳门，广州有栽培；安徽、福建、广西、河北、江苏、江西、陕西、山东、山西、浙江、河南、湖北、湖南；日本。

【识别特征】落叶藤本。茎左旋。枝较粗壮。奇数羽状复叶互生，叶长 15～25cm；小叶 3～6 对，卵状椭圆形至卵状披针形，上部小叶较大，基部 1 对最小，长 5～8cm，宽 2～4cm；小托叶刺毛状，长 4～5mm，宿存。总状花序，长 15～30cm；花芳香，长 2～2.5cm；花梗细，长 2～3cm；花萼杯状，长 5～6mm，5 裂；花冠紫色，旗瓣圆形，花开后反折，翼瓣长圆形，龙骨瓣较翼瓣短，阔镰刀形；二体雄蕊；子房上位。荚果倒披针形，长 10～15cm，密被绒毛，悬垂于枝上不脱落。种子 1～3 粒。花期 4～5 月，果期 5～8 月。

【药用部位及功效】茎或茎皮——利水，除痹，杀虫（有小毒）；根——祛风除湿，舒筋活络。

142. 远志科 Polygalaceae

远志属 Polygala L.

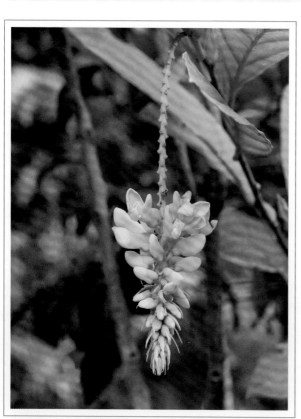

黄花倒水莲

黄花倒水莲* 黄花远志、吊吊黄、黄花参
Polygala fallax Hemsl.

【分布】香港、广东（广州、深圳、惠州、东莞）；福建、广东、广西、贵州、湖南、江西、云南。

【识别特征】灌木或小乔木，高 1～3m，多分枝。单叶互生；叶柄长 9～14mm；叶片披针形至椭圆状披针形，长 8～17cm，宽 4～6.5cm，全缘，两面均被短柔毛；侧脉 8～9 对。总状花序顶生或腋生，花后长达 30cm，下垂；花两性；萼片 5，不等大，花瓣状；花瓣 3，黄色，侧生花瓣长约 10mm，2/3 以上与龙骨瓣合生，龙骨瓣盔状；雄蕊 8，花丝 2/3 以下联合成鞘；子房上位。蒴果阔倒心形至圆形，直径 10～14mm。花期 5～8 月，果期 8～10 月。

【药用部位及功效】根或茎叶——补虚健脾，散瘀通络。

143. 蔷薇科 Rosaceae

龙芽草属 Agrimonia L.

龙芽草　仙鹤草、瓜香草、老鹤嘴
Agrimonia pilosa Ledeb.

【分布】香港、广东（广州、深圳、江门）；我国广布；不丹、印度、日本、老挝、韩国、缅甸、尼泊尔、俄罗斯、泰国、越南，欧洲。

【识别特征】多年生草本，高 30～90cm，全株被白色长毛。根茎短，常生有一至数个冬芽；茎直立。奇数羽状复叶，互生；叶有大小两种，相间排列，通常 3～11 片，倒卵形至长圆状披针形，长 2.5～7cm，宽 1.5～3.5cm，边缘有锯齿，下表面有黄色腺点。总状花序；花小，黄色，5 数；雄蕊通常 10；子房上位。果实倒卵状圆锥形，外面有 10 条肋，顶端有数层钩刺。花期 5～7 月，果期 8～9 月。

【药用部位及功效】地上部分——收敛止血，止痢；芽——驱虫，解毒消肿。

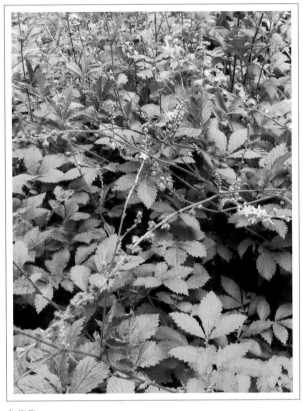

龙芽草

木瓜属 Chaenomeles Lindl.

木瓜*　榠楂、木李、海棠
Chaenomeles sinensis (Thouin) Koehne

【分布】澳门、广东（广州）；福建、贵州、河北、湖北、江苏、江西、陕西、山东、浙江、广东、广西、海南。

【识别特征】落叶灌木或小乔木，高达 5～10m。树皮成片状脱落。枝无刺，紫红色至紫褐色。单叶互生；叶柄长 5～10mm；叶片椭圆状卵形至椭圆状长圆形，长 5～8cm，宽 3.5～5.5cm，边缘具腺齿。花单生于叶腋，直径 2.5～3cm；花萼筒钟状，5 裂，边缘有腺齿，内面密被浅褐色绒毛，反折；花瓣 5，淡粉红色；雄蕊多数，长不及花瓣之半；子房下位，花柱 3～5，基部合生。梨果长椭圆形，长 10～15cm，暗黄色，木质，味芳香，果梗短。花期 4 月，果期 9～10 月。

【药用部位及功效】果实——和胃舒筋，祛风湿，止咳化痰。

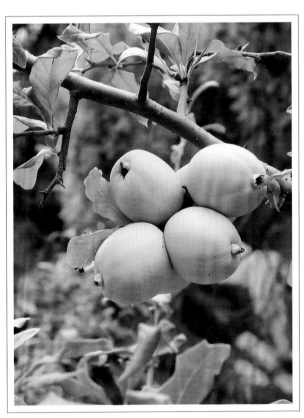

木瓜

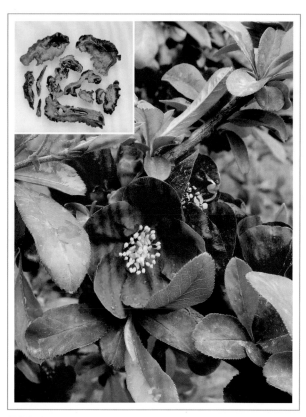

皱皮木瓜

皱皮木瓜　贴梗海棠、贴梗木瓜、铁脚梨
Chaenomeles speciosa (Sweet) Nakai

【分布】广州；福建、甘肃、广东、贵州、湖北、江苏、陕西、四川、西藏、云南；缅甸。

【识别特征】落叶灌木，高2～3m。枝有刺。单叶互生；叶片卵形至椭圆形，长3～9cm，宽1～5cm，边缘有尖锐重锯齿。花先叶开放，3～5朵簇生于二年生枝上，直径3～5cm；花萼筒钟状，5裂；花瓣5，绯红色，稀淡红色或白色；雄蕊多数；子房下位，花柱5，基部合生。梨果球形或卵形，直径4～6cm。花期3～4月，果期9～10月。

【药用部位及功效】果实——舒筋活络，和胃化湿；核——祛湿舒筋。

蛇莓属 Duchesnea Sm.

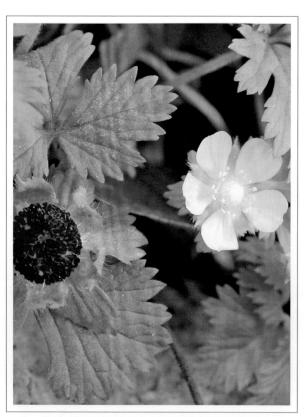

蛇莓

蛇莓　蛇泡草、龙吐珠、三爪风
Duchesnea indica (Jacks.) Focke

【分布】香港、澳门、广东（广州、惠州）；辽宁以南各地广布；阿富汗、不丹、印度、印度尼西亚、日本、韩国、尼泊尔，非洲、欧洲、北美洲逸生。

【识别特征】多年生草本。根状茎短粗；匍匐茎多数，长30～100cm，有柔毛。叶互生，三出复叶；小叶倒卵形至菱状长圆形，长2～5cm，宽1～3cm，边缘有钝锯齿，两面有毛。花单生于叶腋，副萼片、萼片及花瓣各5；花瓣黄色；雄蕊多数；心皮多数，离生；花托在果期膨大，海绵质，鲜红色。瘦果微小，扁卵形。种子1粒，肾形，光滑。花期6～8月，果期8～10月。

【药用部位及功效】全草——清热解毒，止血凉血，散瘀消肿。

枇杷属 **Eriobotrya** Lindl.

枇杷　卢桔
Eriobotrya japonica (Thunb.) Lindl.

【分布】香港、澳门、广东（广州、深圳、惠州、东莞）有栽培；原产重庆、湖北、安徽、福建、甘肃、广东、广西、贵州、江苏、江西、陕西、台湾、云南、浙江、河南、湖北、湖南有栽培；亚洲东南部广泛栽培。

【识别特征】常绿小乔木，高 3～7m。小枝粗壮，被锈色茸毛。单叶互生，革质，具短柄或近无柄；叶片长椭圆形至倒卵状披针形，长 12～30cm，宽 3～9cm，边缘有疏锯齿，表面深绿色有光泽，下表面密被锈色茸毛。圆锥花序顶生；花萼筒壶形，5 浅裂；花瓣 5，白色；雄蕊多数；子房下位。梨果卵形至近圆形，黄色或橙色。花期 9～11 月，果期翌年 4～5 月。

【药用部位及功效】叶——清肺止咳，和胃降逆，止渴；果实——润肺下气，止渴。

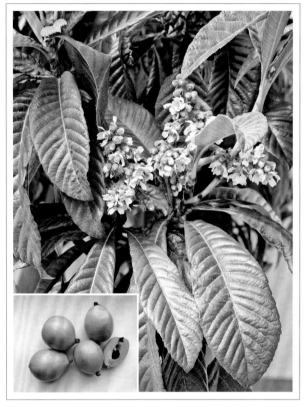

枇杷

草莓属 **Fragaria** L.

草莓
Fragaria × ananassa Duchesne ex Rozier

【分布】澳门、广东（广州、深圳）有栽培；我国广泛栽培；原产南美洲，欧洲广泛栽培。

【识别特征】多年生草本，高 10～40cm。茎低于叶或近相等，密被黄色柔毛。三出复叶，基生；叶柄长 2～10cm；小叶具短柄，质地较厚，倒卵形或菱形，长 3～7cm，宽 2～6cm，侧生小叶基部偏斜，边缘具缺刻状锯齿，上表面深绿色，下表面淡白绿色。聚伞花序，有花 5～15 朵；花两性，直径 1.5～2cm；萼片 5，卵形，比副萼片稍长；花瓣 5，白色；雄蕊 20，不等长；雌蕊极多。聚合果直径达 3cm，鲜红色，宿存萼片直立，紧贴于果实；瘦果尖卵形，光滑。花期 4～5 月，果期 6～7 月。

【药用部位及功效】果实——清凉止渴，健胃消食。

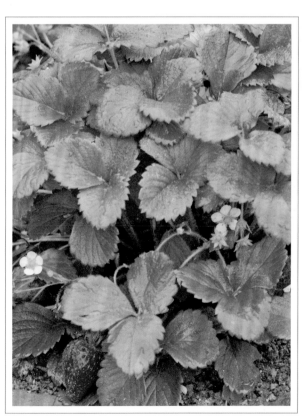

草莓

李属 Prunus L.

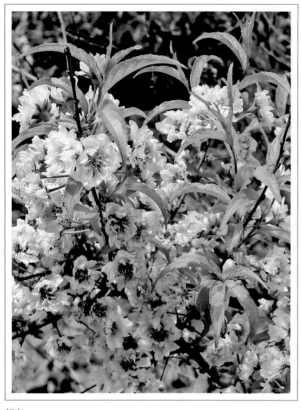

郁李

郁李 爵梅、秧李
Prunus japonica Thunb.

【分布】深圳有栽培；河北、河南、山东、浙江、黑龙江、吉林、辽宁；日本、韩国。

【识别特征】灌木，高 1～1.5m。小枝灰褐色，嫩枝绿色或绿褐色。单叶互生；叶柄长 2～3mm；托叶线形，长 4～6mm，边缘有腺齿；叶片卵形或卵状披针形，长 3～7cm，宽 1.5～2.5cm，叶缘有尖锐重锯齿，侧脉 5～8 对。花 1～3 朵，簇生，花叶同开或先叶开放；花梗长 5～10mm；花萼筒长宽近相等，2.5～3mm，萼片 5，比萼筒略长；花瓣 5，白色或粉红色，倒卵状椭圆形；雄蕊约 32；子房上位，花柱与雄蕊近等长。核果近球形，深红色，直径约 1cm；核表面光滑。花期 5 月，果期 7～8 月。

【药用部位及功效】种仁——清热，杀虫，行气破积。

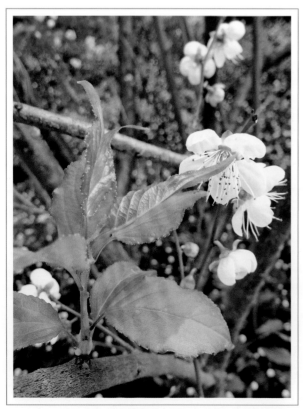

梅

梅 春梅、干枝梅、酸梅
Prunus mume (Siebold) Siebold & Zucc.

【分布】香港、澳门、广东（广州、深圳、惠州）；四川、云南，长江以南地区广泛栽培；日本、韩国、老挝、越南。

【识别特征】落叶乔木或灌木，高可达 10m。叶互生，托叶早落；叶片阔卵形或卵形，长 6～8cm，宽 3～4.5cm，边缘有细锯齿。花单生或簇生于二年生枝叶腋，先叶开放，白色或淡红色；萼筒杯状，裂片 5；花瓣 5，倒卵形；雄蕊多数；子房上位。核果球形，直径 2～3cm，熟时黄色；果肉味酸，紧贴于坚硬的核上；核表面有凹点。种子 1 粒。花期 1～2 月，果期 5～6 月。

【药用部位及功效】果实——敛肺止咳，涩肠止泻，止血，生津，安蛔。

桃

Prunus persica (L.) Batsch

【分布】香港、澳门、广东（广州、深圳、惠州）有栽培；我国广泛栽培，甘肃、河北、山西逸生；全世界广泛栽培。

【识别特征】落叶乔木，高3～8m，树冠宽广而平展。树皮暗红褐色，老时粗糙呈鳞片状。小枝细长，具大量小皮孔。单叶互生；叶柄有腺体；叶片长圆状披针形，长7～15cm，宽2～3.5cm，边缘有锯齿。花单生，先叶开放，直径2.5～3.5cm；花梗极短；花萼筒钟形，绿色而具红色斑点；花瓣5，粉红色；雄蕊20～30，花药绯红色；雌蕊1，花柱几与雄蕊等长，子房上位。核果近球形，直径3～12cm；果肉多汁有香味，甜或酸甜；核具弯曲之沟穴。花期4月中下旬，果实成熟期因品种而异，通常8～9月。

【药用部位及功效】种子——活血祛瘀，润肠通便；花——利水通便，活血化瘀；树脂——活血，通淋，止痢。

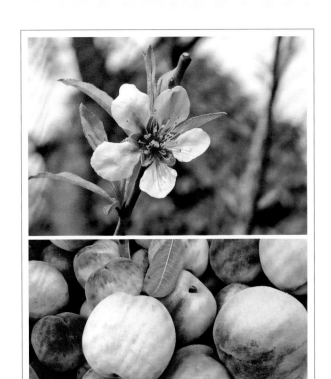

桃

腺叶桂樱　腺叶野樱、腺叶稠李、墨点樱桃

Prunus phaeosticta (Hance) Maxim.

【分布】香港、广东（广州、深圳、惠州、东莞）；安徽、福建、贵州、湖南、江西、四川、台湾、西藏、云南、浙江、广东、广西、海南；孟加拉国、印度、缅甸、泰国、越南。

【识别特征】常绿灌木或小乔木，高4～12m。小枝暗紫褐色。叶互生；叶柄长4～8mm；叶片近革质，狭椭圆形、长圆形或长圆状披针形，长6～12cm，宽2～4cm，全缘，下表面散生黑色小腺点，叶基部近叶缘处有2枚腺体；侧脉6～10对。总状花序单生于叶腋；花直径4～6mm；花萼筒杯状，裂片5，长1～2mm；花瓣5，近圆形，白色；雄蕊20～35；子房上位。果实近球形或横向椭圆形，直径8～10mm，紫黑色；核壁薄而平滑。花期4～5月，果期7～10月。

【药用部位及功效】全株——止咳，利水；种子——活血行瘀，润燥滑肠。

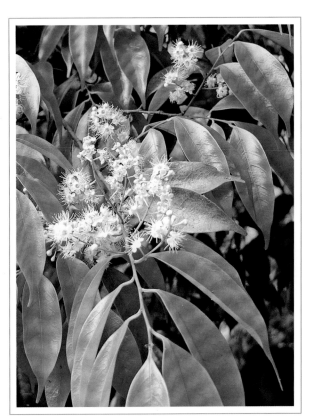

腺叶桂樱

石斑木属 Rhaphiolepis Lindl.

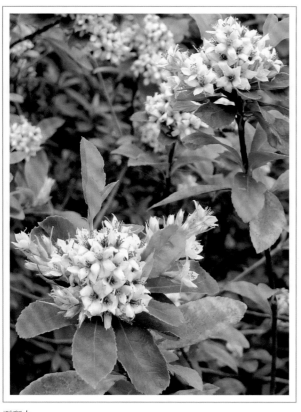

石斑木

石斑木　车轮梅、春花、白杏花
Rhaphiolepis indica (L.) Lindl. ex Ker Gawl.

【分布】香港、澳门、广东（广州、深圳、惠州、中山）；安徽、福建、贵州、湖南、江西、台湾、云南、浙江、广东、广西、海南；柬埔寨、日本、老挝、泰国、越南。

【识别特征】常绿灌木，高可达 4m。单叶互生，常集生于枝顶；叶柄长 5～18mm；叶片卵形、长圆形，稀倒卵形或长圆披针形，长 4～8cm，宽 1.5～4cm，基部渐狭连于叶柄，边缘具细锯齿。顶生圆锥或总状花序；花两性，直径 1～1.3cm；花萼筒长 4～5mm，5 裂；花瓣 5，白色或淡红色；雄蕊 15，与花瓣近等长；子房下位，2 室，花柱 2～3，基部合生。梨果近球形，紫黑色，直径约 5mm。花期 4 月，果期 7～8 月。

【药用部位及功效】根、叶——活血消肿，凉血解毒。

蔷薇属 Rosa L.

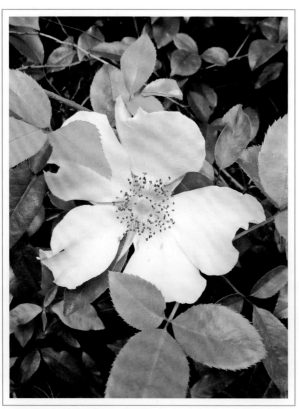

金樱子

金樱子　刺梨子、山石榴、唐樱竻
Rosa laevigata Michx.

【分布】香港、澳门、广东（广州、深圳、惠州、东莞、江门、珠海、肇庆）；安徽、福建、贵州、湖北、湖南、江苏、江西、陕西、四川、台湾、云南、浙江、广东、广西、海南；越南。

【识别特征】常绿攀援灌木，有倒钩状皮刺和刺毛。三出羽状复叶互生；叶柄有棕色腺点及细刺；小叶片椭圆状卵形，长 2～7cm，宽 1.5～4.5cm，边缘具细锯齿。花单生，直径 5～9cm；花萼筒形、罐状；花瓣 5，白色；雄蕊多数；心皮多数，花柱离生，有毛，比雄蕊短。蔷薇果梨形或倒卵形，熟时黄红色，外有直刺，顶端具扩展的宿萼，内有多数瘦果。花期 4～6 月，果期 7～11 月。

【药用部位及功效】果实——固精，缩尿，涩肠，止带；根——收敛固涩，止血敛疮，祛风活血，止痛，杀虫。

七姊妹
Rosa multiflora var. *carnea* Thory

【分布】澳门有栽培；江苏、山东、河南；日本、朝鲜。

【识别特征】攀援灌木。小枝有皮刺。叶互生，连同叶柄长 1.5～5cm；小叶 5～9，倒卵形、长圆形或卵形，长1.5～5cm，宽 0.8～2.8cm，边缘有锯齿。花两性，直径3～4cm，花梗无毛，排成圆锥花序；萼片 5，披针形；花重瓣粉红色，或单瓣白色；雄蕊多数；心皮多数，着生于萼筒内，形成蔷薇果。花期 5～6 月，果期 8～9 月。

【药用部位及功效】花——清暑，和胃，活血止血，解毒；叶——解毒消肿。

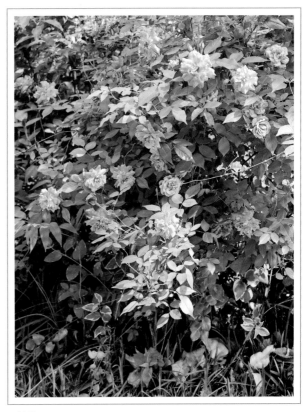

七姊妹

玫瑰
Rosa rugosa Thunb.

【国家重点保护等级】（Ⅱ级）

【分布】香港有栽培；原产吉林、辽宁、山东，我国广泛栽培；日本、韩国、俄罗斯有栽培。

【识别特征】直立灌木，高可达 2m。茎丛生。小枝密被绒毛，有淡黄色皮刺。小叶 5～9，连叶柄长 5～13cm，小叶片椭圆形或椭圆状倒卵形，长 1.5～4.5cm，宽 1～2.5cm，边缘有尖锐锯齿；托叶大部贴生于叶柄上。花单生于叶腋，或数朵簇生，直径 4～5.5cm；萼片 5，下面密被柔毛和腺毛；花瓣倒卵形，重瓣至半重瓣，芳香，紫红色至白色；雄蕊多数，着生在花盘周围；心皮多数，着生在萼筒内，离生。蔷薇果扁球形，直径 2～2.5cm，砖红色，萼片宿存。花期 5～6 月，果期 8～9 月。

【药用部位及功效】花——理气解郁，活血调经。

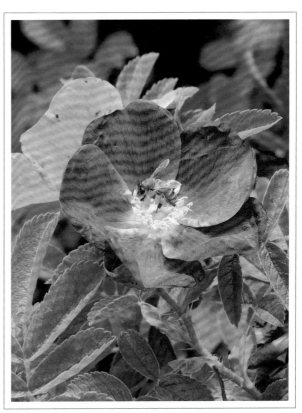

玫瑰

悬钩子属 Rubus L.

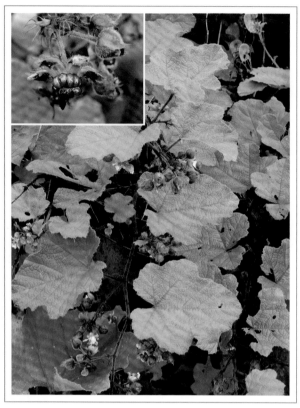

粗叶悬钩子

粗叶悬钩子
Rubus alceifolius Poir.

【分布】香港、广东（广州、深圳、东莞、肇庆）；福建、贵州、湖南、江苏、江西、台湾、云南、浙江、广东、广西、海南；柬埔寨、印度尼西亚、日本、老挝、马来西亚、缅甸、菲律宾、泰国、越南。

【识别特征】攀援灌木，高可达 5m，有稀疏皮刺。叶互生；叶柄长 3～4.5cm；叶片近圆形或宽卵形，长 6～16cm，宽 5～14cm，基部心形，上面有囊泡状小突起，两面被毛，边缘不规则，3～7 浅裂，有不整齐粗锯齿，基出 5 脉。花两性，直径 1～1.6cm；萼片 5，宽卵形，被毛；花瓣 5，白色，与萼片近等长；雄蕊多数，着生在花萼上部；心皮多数，分离，着生于花托上。小核果集生于花托上而呈近球形的聚合果，直径达 1.8cm，肉质，红色。花期 7～9月，果期 10～11月。

【药用部位及功效】根、叶——清热利湿，止血，散瘀。

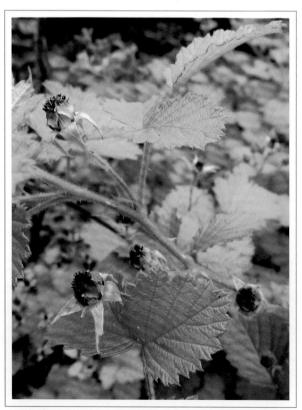

茅莓

茅莓　红梅梢、薅田藨、小叶悬钩子
Rubus parvifolius L.

【分布】香港、澳门、广东（广州、深圳、惠州、肇庆、中山）；甘肃、贵州、河北、宁夏、青海、陕西、山西、四川、云南、黑龙江、吉林、辽宁、山东、江苏、安徽、浙江、江西、福建、台湾、河南、湖北、湖南、广东、广西、海南；日本、韩国、越南。

【识别特征】灌木，高 1～2m，被柔毛和钩状皮刺。羽状复叶互生；叶柄长 2.5～5cm；小叶 3，菱状圆形或倒卵形，长 2.5～6cm，宽 2～6cm，两面被毛，边缘有锯齿。伞房花序顶生或腋生；花两性，直径约 1cm；花萼 5 裂，宿存；花瓣 5，粉红色至紫红色，基部具爪；雄蕊多数，着生于花萼上部；离生心皮多数，子房 1 室。小核果聚生于花托上，形成聚合果，熟时红色。花期 5～6月，果期7～8月。

【药用部位及功效】地上部分——清热解毒，散瘀止血，杀虫疗疮；根——清热解毒，祛风利湿，活血凉血。

锈毛莓[*] 蛇泡勒、大叶蛇泡勒、山烟筒子
Rubus reflexus Ker Gawl.

【分布】香港、澳门、广东（广州、东莞、惠州）；福建、广东、广西、贵州、湖北、湖南、江西、台湾、云南、浙江。

【识别特征】攀援灌木，高达 2m。枝被锈色绒毛。单叶互生；叶片心状长卵形，长 7～14cm，宽 5～11cm，有明显皱纹，下表面密被锈色绒毛，边缘 3～5 裂，有不整齐的粗锯齿或重锯齿，基部心形。花两性，直径 1～1.5cm，数朵聚生于叶腋或成顶生短总状花序；花萼外密被锈色长柔毛；花瓣 5，白色；雄蕊多数；心皮多数，着生于花托上。聚合浆果近球形，深红色。花期 6~7 月，果期 8~9 月。

【药用部位及功效】根——祛风除湿，活血消肿；叶——活血止血。

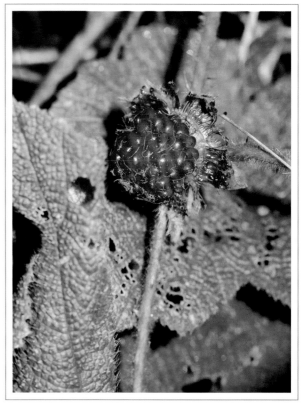

锈毛莓

地榆属 Sanguisorba L.

地榆
Sanguisorba officinalis L.

【分布】广州；安徽、甘肃、广东、广西、贵州、江苏、江西、青海、陕西、山东、四川、台湾、新疆、西藏、云南、浙江、黑龙江、吉林、辽宁、内蒙古、河北、山西、河南、湖北、湖南；亚洲、欧洲。

【识别特征】多年生草本。根茎粗壮，着生多数暗棕色肥厚的根；茎直立，有细棱。奇数羽状复叶；基生叶具长柄，小叶通常 4～9 对，小叶片卵圆形或长圆状卵形，边缘有具芒尖的粗锯齿；茎生叶有短柄，互生；托叶抱茎，镰刀状，有齿。花小，密集成短圆柱形的穗状花序，暗紫红色；萼片 4；无花瓣；雄蕊 4，花药紫黑色；子房上位。瘦果暗棕色。花果期 7～10 月。

【药用部位及功效】根——凉血止血，清热解毒，消肿敛疮；叶——清热解毒。

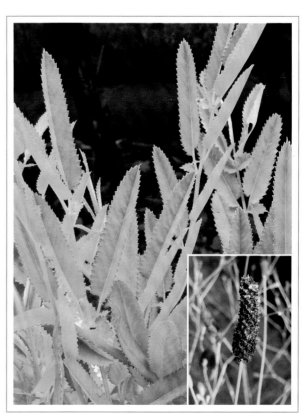

地榆

146. 胡颓子科 Elaeagnaceae

胡颓子属 Elaeagnus L.

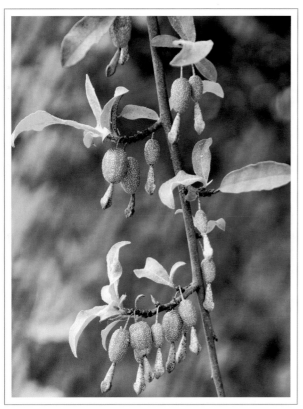

胡颓子

胡颓子 卢都子、雀儿酥、甜棒子
Elaeagnus pungens Thunb.

【分布】广州；安徽、福建、广东、广西、贵州、湖北、湖南、江苏、江西、浙江；日本。

【识别特征】常绿直立灌木，高 3～4m，具刺。幼枝密被锈色鳞片。单叶互生；叶柄长 5～8mm；叶片椭圆形或阔椭圆形，长 5～10cm，宽 1.8～5cm，两面幼时具银白色和少数褐色鳞片，成熟后上表面鳞片脱落，具光泽；侧脉 7～9 对。花两性，白色，密被鳞片；花萼筒长 5～7mm，4 裂；无花瓣；雄蕊 4，着生于萼筒喉部；子房上位。果实椭圆形，长 12～14mm，熟时红色；果核内面具白色丝状绵毛。花期 9～12 月，果期翌年 4～6 月。

【药用部位及功效】果实——收敛止泻，健脾消食，止咳平喘，止血；叶——止咳平喘，止血，解毒。

147. 鼠李科 Rhamnaceae

勾儿茶属 Berchemia Neck. ex DC.

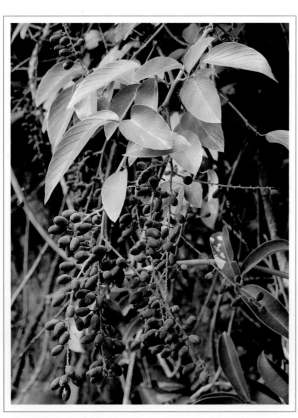

多花勾儿茶

多花勾儿茶 勾儿茶、牛鼻圈、牛儿藤
Berchemia floribunda (Wall.) Brongn.

【分布】香港、广东（广州、深圳、东莞）；安徽、福建、广东、广西、贵州、江苏、江西、陕西、山西、四川、西藏、云南、浙江、河南、湖北、湖南；不丹、印度、日本、尼泊尔、泰国、越南。

【识别特征】藤状或直立灌木。幼枝黄绿色。叶互生；叶柄长 1～2cm；托叶狭披针形，宿存；叶片卵形或至卵状披针形，长 4～9cm，宽 2～5cm，下部叶较大，椭圆形至矩圆形，长达 11cm，宽达 6.5cm，叶下表面干时栗色；侧脉每边 9～12 条。花多数，通常数个簇生，排成顶生的聚伞圆锥花序，长可达 15cm；花小，两性，5 数；萼片三角形，顶端尖；花瓣倒卵形；雄蕊与花瓣近等长；子房上位，中部以下藏于花盘内。核果圆柱状椭圆形，长 7～10mm，直径 4～5mm。花期 7～10 月，果期翌年 4～7 月。

【药用部位及功效】茎、叶或根——祛风除湿，活血止痛。

铁包金　老鼠耳、米拉藤、细叶勾儿茶
Berchemia lineata (L.) DC.

【分布】香港、澳门、广东（广州、惠州、东莞、江门）；福建、台湾、广东、广西、海南；日本、越南。

【识别特征】藤状或矮小灌木，高达 2m。小枝圆柱状，黄绿色，被密短柔毛。单叶互生；叶柄长不超过 2mm；托叶披针形，宿存；叶片矩圆形或椭圆形，长 5～20mm，宽 4～12mm，顶端圆形或钝，具小尖头，基部圆形。花小，两性，5 数，长 4～5mm，数朵至 10 余朵密集成顶生的聚伞总状花序；花萼筒短，盘状；花瓣白色；雄蕊 5；子房上位。核果圆柱形，直径约 3mm，熟时黑色。花期 7～10 月，果期 11 月。

【药用部位及功效】茎藤或根——消肿解毒，止血止痛，祛风除湿。

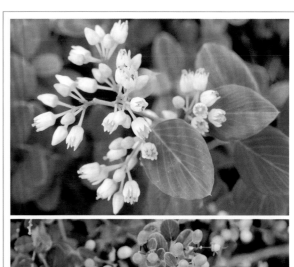
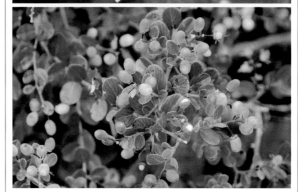

铁包金

枳椇属 **Hovenia** Thunb.

枳椇　拐枣、鸡爪子、万字果
Hovenia acerba Lindl.

【分布】澳门、广东（广州）；安徽、福建、甘肃、广东、广西、贵州、江苏、江西、陕西、四川、西藏、云南、河南、湖北、湖南；不丹、印度、缅甸、尼泊尔。

【识别特征】高大乔木，高 10～25m。嫩枝被棕色短茸毛，皮孔白色。单叶互生；叶柄长 2～5cm；叶片阔卵形或卵形，长 8～17cm，宽 6～12cm，边缘具细锯齿，稀全缘；侧脉每边 4～6 条，基部一对与中脉组成离基三出脉。聚伞圆锥花序顶生或腋生；花小，两性；花萼长约 3mm，5 裂；花瓣长约 2mm，内卷包围雄蕊；雄蕊 5；花盘厚，子房上位，基部与花盘合生。果序轴肥厚，肉质，熟时棕色；核果球形，直径 6～7mm。花果期 5～12 月。

【药用部位及功效】果实和种子——解酒毒，止渴除烦，止呕，利二便；叶——清热解毒，除烦止渴。

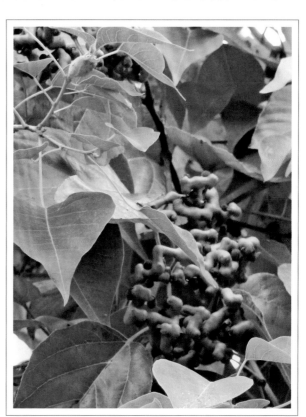

枳椇

马甲子属 Paliurus Mill.

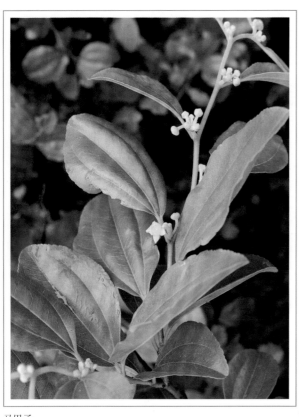

马甲子

马甲子　白棘、棘盘子、铜钱树
Paliurus ramosissimus (Lour.) Poir.

【分布】香港、澳门、广东（广州、深圳、惠州、东莞）；安徽、福建、广东、广西、贵州、湖北、湖南、江苏、江西、四川、台湾、云南、浙江；日本、韩国。

【识别特征】灌木，高达6m。单叶互生；叶柄长5～9mm，被毛，基部有2个紫红色斜向直立的针刺，长0.4～1.7cm；叶片宽卵形、卵状椭圆形或近圆形，长3～5.5cm，宽2.2～5cm，边缘具细锯齿，基生三出脉。花两性；聚伞花序腋生；花萼5裂；花瓣5，匙形，短于萼片；雄蕊5，与花瓣对生；有花盘，子房上位，3室，每室1胚珠。核果杯状，被黄褐色或棕褐色绒毛，周围具木栓质3浅裂的窄翅，直径1～1.7cm。花期5～8月，果期9～10月。

【药用部位及功效】根——祛风散瘀，解毒消肿；花、叶——清热解毒。

149. 大麻科 Cannabaceae

朴属 Celtis L.

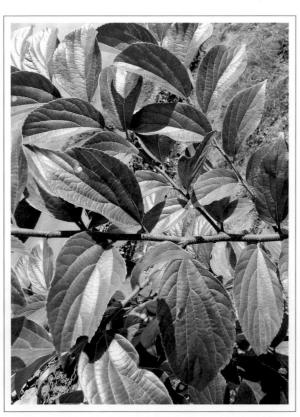

朴树

朴树　小叶朴、黄果朴
Celtis sinensis Pers.

【分布】香港、澳门、广东（广州、惠州、东莞、江门、中山）；甘肃、广东、贵州、河南、四川、山东、江苏、安徽、浙江、江西、福建、台湾；日本。

【识别特征】落叶乔木，高达20m。树皮灰白色。当年生小枝密被黄褐色短柔毛。单叶互生；叶柄长4～10mm，基部稍偏斜，中部以上边缘有浅锯齿；叶片卵形或卵状椭圆形，长3～10cm，宽1.5～4cm。花杂性同株，生于当年生枝叶腋；花被片4，黄绿色；雄蕊4；子房上位，柱头2。核果单生或2个并生，近球形，熟时红褐色，直径5～8mm；果核有凹陷和棱脊。花期4～5月，果期8～9月。

【药用部位及功效】树皮——祛风透疹，消食化滞；叶——清热，凉血，解毒。

葎草属 Humulus L.

葎草　勒草、葛勒子秧、拉拉藤
Humulus scandens (Lour.) Merr.

【分布】澳门、广东（广州、深圳、惠州）；河北、陕西、山西、黑龙江、吉林、辽宁、山东、江苏、安徽、浙江、江西、福建、台湾、河南、湖北、湖南、广东、广西、海南、重庆、贵州、四川、云南、西藏；日本、韩国、越南，欧洲、北美洲。

【识别特征】一年生蔓生草本，长达数米，茎、枝、叶柄均具倒钩刺，常缠绕他物。叶对生；有长柄；叶片肾状五角形，掌状 3～7 深裂，长、宽 7～10cm，边缘有锯齿，基部心形，两面粗糙，下表面有黄色腺点。花单性，雌雄异株；花序腋生；雄花集成圆锥花序，花被片 5，披针形，有硬毛及油点，雄蕊 5；雌花 10 余朵集成短穗状，无花被，苞片卵状披针形，花后微增大，但不包掩果实。果穗呈绿色；瘦果卵状，两面凸。花期 7～8 月，果期 8～9 月。

【药用部位及功效】全草——清热解毒，利水通淋。

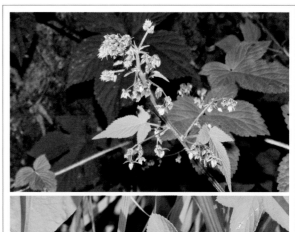
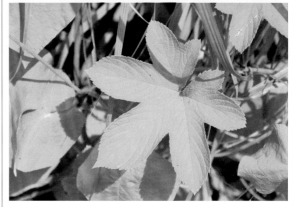

葎草

山黄麻属 Trema Lour.

山黄麻　麻桐树、麻络木、山麻
Trema tomentosa (Roxb.) H. Hara

【分布】香港、澳门、广东（广州、惠州、东莞、江门）；福建、贵州、四川、台湾、西藏、云南、广东、广西、海南；孟加拉国、不丹、柬埔寨、日本、老挝、马来西亚、缅甸、尼泊尔、巴基斯坦、印度（锡金）、越南、澳大利亚、马达加斯加、太平洋群岛，非洲。

【识别特征】小乔木，高 4～8m。小枝密被短绒毛。单叶互生；叶柄长 7～18mm；叶片宽卵形或卵状矩圆形，长 7～15cm，宽 3～7cm，基部心形，明显偏斜，边缘有细锯齿，叶面极粗糙，有直立的硬毛；基出脉 3 条。花单性异株；雄花直径 1.5～2mm，几无梗，花被片 5，雄蕊 5；雌花具短梗，花被片 4～5，子房上位。核果宽卵珠状，直径 2～3mm，褐黑色或紫黑色，具宿存的花被。花期 3～6 月，果期 9～11 月，在热带地区，几乎四季开花。

【药用部位及功效】根或根皮——散瘀消肿，止痛；叶——止血。

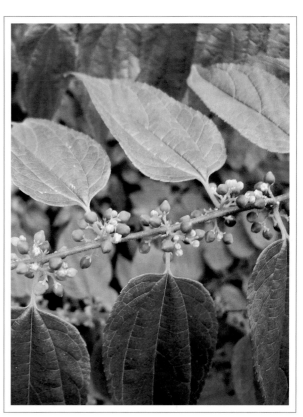

山黄麻

150. 桑科 Moraceae

见血封喉属 Antiaris Lesch.

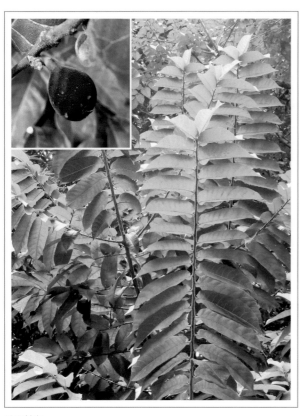

见血封喉

见血封喉　箭毒木、加独、剪刀树
Antiaris toxicaria Lesch.

【分布】澳门、广东（广州、江门、佛山）有栽培；云南、广东、广西、海南；印度、印度尼西亚、马来西亚、缅甸、斯里兰卡、泰国、越南。

【识别特征】常绿乔木，高达 30m，全株含乳汁。单叶互生；叶柄短，长 5～8mm；叶片椭圆形至倒卵形，幼时被毛，边缘有锯齿，长 7～19cm，宽 3～6cm，两侧不对称，上表面深绿色，下表面浅绿色，密被粗毛，沿中脉更密，干后变为茶褐色；侧脉 10～13 对。雄花序托盘状，宽约 1.5cm，雄花花被片 4，雄蕊与花被片同数而对生，花丝极短；雌花单生，藏于梨形花托内，无花被，子房 1 室。成熟果实直径 2cm，鲜红色至紫红色。花期 3～4 月，果期 5～6 月。

【药用部位及功效】乳汁——强心，催吐，泻下，麻醉（有大毒）；种子——解热（有大毒）。

波罗蜜属 Artocarpus J. R. Forst. & G. Forst.

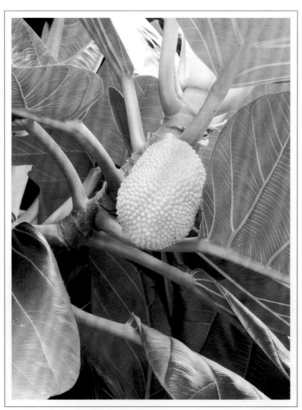

面包树

面包树　面包果树
Artocarpus communis J. R. Forst. & G. Forst.

【分布】澳门、广东（广州、深圳）有栽培；海南、台湾有栽培；可能原产热带亚洲，世界热带地区广泛栽培。

【识别特征】常绿乔木，高 10～15m。叶大，互生；叶柄长 8～12cm；叶片厚革质，卵形至卵状椭圆形，长 10～50cm，成熟叶羽状分裂，两侧多为 3～8 羽状深裂，裂片披针形，先端渐尖，两面无毛，上表面深绿色，有光泽，下表面浅绿色，全缘；侧脉约 10 对。花序单生于叶腋，雄花序长 7～30cm，黄色；雄花花被管状，上部 2 裂，雄蕊 1；雌花花被管状，子房卵圆形，柱头 2 裂。聚花果倒卵圆形或近球形，长 15～30cm，直径 8～15cm，表面具圆形瘤状凸起，成熟褐色至黑色。

【药用部位及功效】树皮、叶及果实——清热消肿，养胃利胆，止血止泻。

波罗蜜　木波罗、树波罗、包蜜
Artocarpus heterophyllus Lam.

【分布】香港、澳门、广东（广州、深圳、惠州）有栽培；广东、广西、海南、云南有栽培；原产印度，世界热带地区广泛栽培。

【识别特征】常绿乔木，高 10～20m，胸径达 30～50cm，老树常有板状根。树皮厚，黑褐色，托叶抱茎环痕明显。叶螺旋状排列；叶柄长 1～3cm；叶片椭圆形或倒卵形，长 7～15cm，宽 3～7cm，成熟叶全缘，幼树和萌发枝上的叶常分裂，上表面墨绿色，有光泽，下表面浅绿色。花单性同株；雄花花被管状，长 1～1.5mm，2 裂，雄蕊 1；雌花基部陷于花序轴内，子房 1 室。聚花果椭圆形至球形，或不规则形状，长 30～100cm，直径 25～50cm，表面有坚硬六角形瘤状凸起。花期 2～3 月。

【药用部位及功效】果实——生津除烦，解酒醒脾；种仁——益气，通乳。

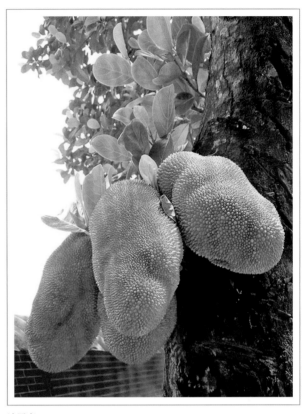

波罗蜜

桂木　红桂木
Artocarpus nitidus subsp. **lingnanensis** (Merr.) F. M. Jarrett

【分布】香港、澳门、广东（广州、深圳、东莞、佛山）；湖南、云南、广东、广西、海南；柬埔寨、泰国、越南。

【识别特征】乔木，主干通直。树皮黑褐色，纵裂。单叶互生；叶柄长 5～15mm；托叶早落；叶片革质，长圆状椭圆形至倒卵状椭圆形，长 7～15cm，宽 3～7cm，全缘或具不规则疏锯齿，上表面深绿色，下表面淡绿色，两面均无毛；侧脉 6～10 对。雄花序头状，长 2.5～12mm，雄花花被片 2～4 裂，基部联合，长 0.5～0.7mm，雄蕊 1；雌花序近头状，雌花花被管状，花柱伸出苞片外。聚花果近球形，表面粗糙被毛，直径约 5cm，熟时红色。花期 4～5 月。

【药用部位及功效】果实——生津止血，健胃化痰；根——健脾和胃，祛风活血。

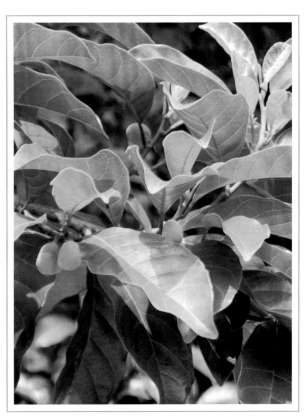

桂木

构属 Broussonetia L'Hér. ex Vent.

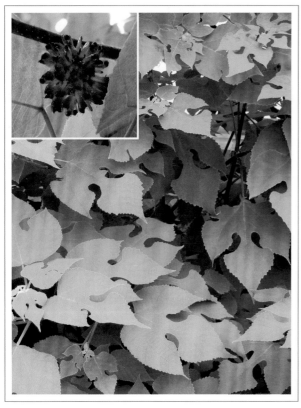

构树

构树　褚桃
Broussonetia papyrifera (L.) L'Hér. ex Vent.

【分布】香港、澳门、广东（广州、深圳、惠州、东莞、江门、佛山）；甘肃、贵州、河北、陕西、山西、四川、西藏、云南、山东、江苏、安徽、浙江、江西、福建、台湾、河南、湖北、湖南、广东、广西、海南；柬埔寨、日本、韩国、老挝、马来西亚、缅甸、印度（锡金）、泰国、越南、太平洋群岛。

【识别特征】乔木，高 10～20m。树皮暗灰色而平滑。小枝密生柔毛。叶螺旋状排列；叶柄长 2.5～8cm；叶片广卵形至长椭圆状卵形，长 6～18cm，宽 5～9cm，基部心形，两侧常不相等，边缘有粗锯齿，不分裂或 3～5 裂，上表面粗糙，下表面密被柔毛。花单性异株；雄花序柔荑状，雌花序头状；花被 4 裂；雄蕊 4；子房上位。聚花果直径 1.5～3cm，成熟时橙红色，肉质。花期 4～5 月，果期 6～7 月。

【药用部位及功效】果实——滋肾益阴，清肝明目，健脾利水；枝条——祛风，明目，利水。

榕属 Ficus L.

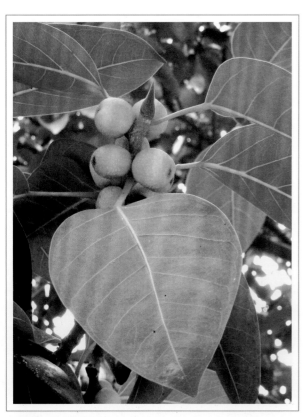

高山榕

高山榕　大叶榕、鸡榕、大青树
Ficus altissima Blume

【分布】香港、澳门、广东（广州、深圳、惠州、东莞）；云南、广东、广西、海南；不丹、印度、印度尼西亚、马来西亚、缅甸、尼泊尔、菲律宾、泰国、越南。

【识别特征】常绿乔木，高 25～30m，有气生根。树皮灰色。单叶互生；叶柄长 2～5cm，粗壮；托叶厚革质，长 2～3cm，外面被灰色绢丝状毛；叶片厚革质，广卵形至广卵状椭圆形，长 10～19cm，宽 8～11cm，全缘，两面光滑，侧脉 5～7 对。榕果成对腋生，椭圆状卵圆形，直径 17～28mm，幼时包藏于风帽状苞片内，熟时红色或带黄色，顶部脐状凸起；雄花散生榕果内壁，花被片 4，膜质，透明，雄蕊 1；雌花无柄，花被片与瘿花同数。瘦果表面有瘤状凸起。花期 3～4 月，果期 5～7 月。

【药用部位及功效】气生根——清热解毒，活血止痛。

无花果　优昙钵、蜜果
Ficus carica L.

【分布】澳门、广东（广州、深圳、惠州、江门）有栽培；我国广泛栽培；原产地中海沿岸。

【识别特征】落叶灌木，高3～10m，多分枝。叶互生；叶柄长2～5cm；叶片广卵圆形，长宽近相等，10～20cm，3～5裂，边缘具不规则钝齿，上表面粗糙，下表面密生细小钟乳体及灰色短柔毛，基部浅心形。榕果单生于叶腋，直径3～5cm，熟时紫红色或黄色；雌雄异株；雄花和瘿花同生于一榕果内壁，雄花生口部，花被片4～5，雄蕊3；雌花花被似雄花，子房上位，柱头2裂。花果期5～7月。

【药用部位及功效】果实——清热生津，健脾开胃，解毒消肿；叶——清湿热，解疮毒，消肿止痛。

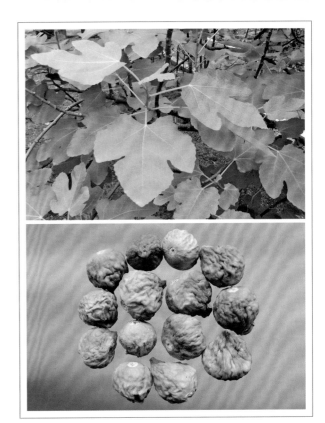

无花果

印度榕　印度橡胶树
Ficus elastica Roxb. ex Hornem.

【分布】香港、澳门、广东（广州、深圳、惠州）有栽培；云南；不丹、印度、印度尼西亚、马来西亚、缅甸、尼泊尔。

【识别特征】常绿大乔木，高达20～30m。树皮灰白色，平滑。小枝粗壮。叶互生；叶柄粗壮，长2～5cm；托叶深红色，长达10cm，脱落后有明显环状疤痕；叶片厚革质，长圆形至椭圆形，长8～30cm，宽7～10cm，全缘，上表面深绿色，光亮，下表面浅绿色。榕果成对生于已落叶枝的叶腋，卵状长椭圆形，直径5～8mm，黄绿色；雄花、瘿花、雌花同生于榕果内壁；雄花花被片4，卵形，雄蕊1，不具花丝；瘿花花被片4，子房光滑，花柱弯曲；雌花无柄。瘦果卵圆形，表面有小瘤体。花期冬季。

【药用部位及功效】树胶——止血，利水。

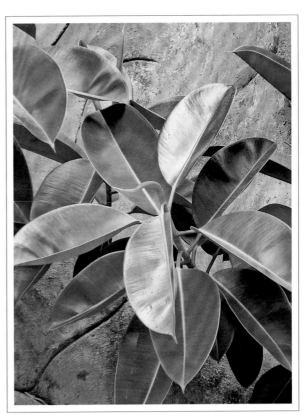

印度榕

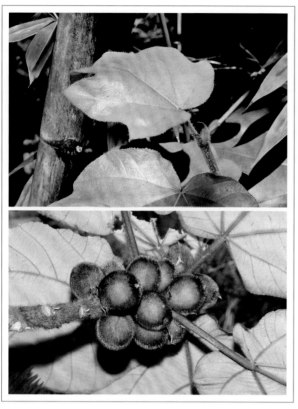

黄毛榕

黄毛榕
Ficus esquiroliana H. Lév.

【分布】香港、广东（广州、深圳、惠州、东莞、肇庆）；福建、贵州、四川、台湾、西藏、云南、广东、广西、海南；印度尼西亚、缅甸、老挝、泰国、越南。

【识别特征】小乔木或灌木，高4～10m。幼枝中空，被褐黄色硬长毛。单叶互生；叶柄长5～11cm；叶片广卵形，长17～27cm，宽12～20cm，具长约1cm的尖尾，叶下表面中脉和侧脉密被褐黄色波状长毛，其余部分均密被黄色和灰白色绵毛；侧脉每边5～6条，边缘有细锯齿。榕果腋生，圆锥状椭圆形，直径20～25mm，表面疏被或密生浅褐色长毛；雄花生于榕果内壁口部，具柄，花被片4，雄蕊2；瘿花花被同雄花，子房球形，光滑；雌花花被片4。瘦果斜卵圆形，表面有瘤体。花期5～7月，果期7月。

【药用部位及功效】根皮——益气健脾，祛风除湿。

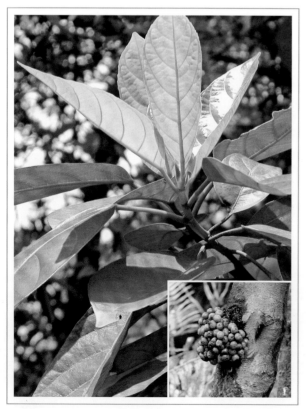

水同木

水同木　尖刀树
Ficus fistulosa Reinw. ex Blume

【分布】香港、澳门、广东（广州、深圳、惠州、东莞、肇庆、中山）；广东、广西、云南；印度、孟加拉国、缅甸、泰国、越南、马来西亚、印度尼西亚、菲律宾、加里曼丹岛。

【识别特征】常绿小乔木。树皮黑褐色。枝粗糙。单叶互生；叶柄长1.5～4cm；托叶卵状披针形，长约1.7cm；叶片倒卵形至长圆形，长10～20cm，宽4～7cm，全缘或微波状；侧脉6～9对。榕果簇生于老干发出的瘤状枝上，近球形，直径1.5～2cm，光滑，熟时橘红色，不开裂；总梗长8～24mm；雄花和瘿花生于同一榕果内壁；雄花生于榕果内壁近口部，少数，具短柄，花被片3～4，雄蕊1；瘿花具柄，花被片极短或不存在，子房倒卵形，柱头膨大；雌花生于另一植株榕果内，花被管状，围绕果柄下部。瘦果近斜方形，表面有小瘤体。花期5～7月。

【药用部位及功效】根皮、叶——清热利湿，活血止痛。

粗叶榕　五指毛桃、南芪
Ficus hirta Vahl

【分布】香港、澳门、广东（广州、深圳、惠州、东莞、江门、肇庆、中山）；福建、贵州、湖南、江西、云南、浙江、广东、广西、海南；不丹、印度、印度尼西亚、缅甸、尼泊尔、泰国、越南。

【识别特征】灌木或小乔木，全株含乳液。嫩枝中空，小枝、托叶和花序均被黄褐色短硬毛。叶互生；叶柄长1～17cm；叶形变化大，常见为掌状3～5裂，或不裂，两面均有毛，长6～33cm，宽2～30cm，边缘有锯齿；基出脉3～7条。榕果成对腋生，球形，直径0.8～2cm，有毛；雄花生于榕果内壁近口部，有柄，花被片4，雄蕊2～3；雌花生于雌株榕果内，花被片4，子房上位。花果期3～11月。

【药用部位及功效】根——祛风除湿，益气固表。

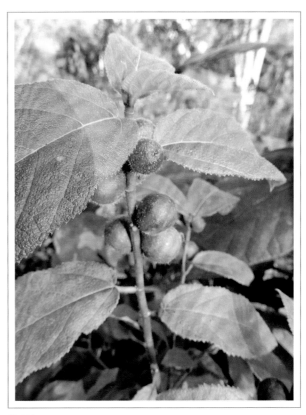

粗叶榕

榕树　细叶榕、小叶榕
Ficus microcarpa L. f.

【分布】香港、澳门、广东（广州、深圳、惠州、东莞、江门）；福建、贵州、台湾、云南、浙江、广东、广西、海南；不丹、印度、马来西亚、缅甸、尼泊尔、新几内亚岛、斯里兰卡、泰国、越南、澳大利亚。

【识别特征】大乔木，高达15～25m，冠幅广展，老树常有锈褐色气根。单叶互生；叶柄长5～10mm；托叶小，披针形，长约8mm；叶片狭椭圆形，长4～8cm，宽3～4cm，全缘。榕果成对腋生或生于已落叶枝的叶腋，熟时黄色或微红色，扁球形，直径6～8mm；雄花、雌花、瘿花同生于一榕果内；花被片3，广卵形；雄蕊3；子房上位，柱头棒形。瘦果卵圆形。花期5～6月。

【药用部位及功效】气根——散风热，祛风湿，活血止痛；果实——清热解毒。

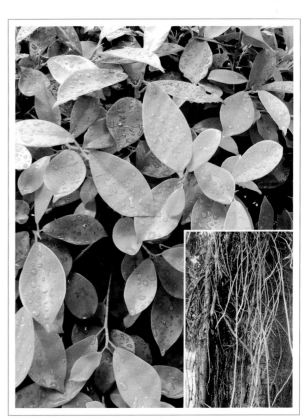

榕树

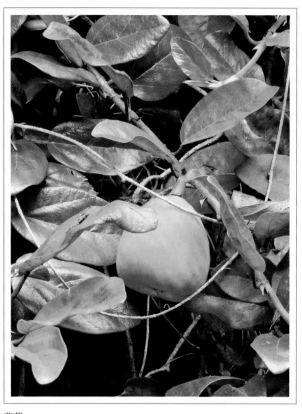

薜荔

薜荔　馒头郎、凉粉果、王不留行
Ficus pumila L.

【分布】香港、澳门、广东（广州、深圳、东莞、江门、肇庆、中山）；安徽、福建、广东、广西、贵州、江苏、江西、陕西、四川、台湾、云南、浙江、河南、湖北、湖南；日本、越南。

【识别特征】攀援或匍匐灌木，不结果枝节上生不定根。叶二型；叶片卵状心形，长约2.5cm，基部稍不对称；果枝上无不定根，叶卵状椭圆形，长5~10cm，宽2~3.5cm，基部圆形至浅心形，全缘。隐头花序单生于叶腋，榕果幼时被黄色短柔毛，成熟时黄绿色或微红色；雄花生榕果内壁口部，多数，花被片2~3，线形，雄蕊2，花丝短；瘿花具柄，花被片3~4，线形；雌花生另一植株榕果内壁上，花柄长，花被片4~5。花果期5~8月。

【药用部位及功效】茎、叶——祛风除湿，活血通络，解毒消肿；果实——补肾固精，清热利湿，活血通经，催乳，解毒消肿。

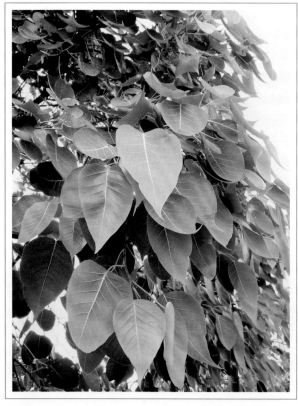

菩提树

菩提树　思维树
Ficus religiosa L.

【分布】香港、澳门、广东（广州、深圳、惠州、东莞）有栽培；广东、广西、云南有栽培；原产印度、尼泊尔、巴基斯坦，世界热带地区广泛栽培。

【识别特征】大乔木，高达15~25m，胸径30~50cm，冠幅广展。叶互生；叶柄纤细，与叶片等长或长于叶片；托叶小，卵形，先端急尖；叶片三角状卵形，长9~17cm，宽8~12cm，先端骤尖，顶部延伸为尾状，尾尖长2~5cm，全缘或为波状。榕果球形至扁球形，直径1~1.5cm，熟时红色；雄花，瘿花和雌花生于同一榕果内壁；雄花少，生于近口部，花被2~3裂，雄蕊1；瘿花花被3~4裂，子房球形，柱头膨大，2裂；雌花花被片4，子房球形。花期3~4月，果期5~6月。

【药用部位及功效】树皮——止痛，固齿。

变叶榕　击常木、赌博赖
Ficus variolosa Lindl. ex Benth.

【分布】香港、澳门、广东（广州、深圳、东莞）；贵州、福建、湖南、江西、云南、浙江、广东、广西、海南；老挝、越南。

【识别特征】灌木或小乔木，高 3～10m。树皮灰褐色。小枝节间短。叶互生；叶柄长 6～10mm；托叶长三角形，长约 8mm；叶片薄革质，狭椭圆形至椭圆状披针形，长 5～12cm，宽 1.5～4cm，先端钝或钝尖，基部楔形，全缘；侧脉 7～11 对，与中脉略成直角展开。雌雄异株；榕果成对或单生叶腋，球形，直径 10～12mm，表面有瘤体；瘿花的子房球形，花柱短；雌花花被片 3～4，子房肾形，花柱细长。瘦果表面有瘤体。花期 12 月至翌年 6 月。

【药用部位及功效】根——祛风除湿，活血止痛，催乳。

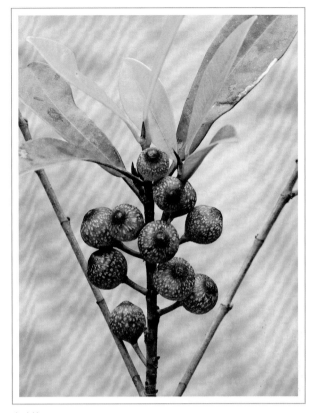

变叶榕

黄葛树　大叶榕、绿黄葛树、雀榕
Ficus virens Dryand.

【分布】香港、澳门、广东（广州、深圳、惠州）；福建、贵州、湖北、湖南、陕西、四川、西藏、云南、浙江、广东、广西、海南；不丹、柬埔寨、印度、印度尼西亚、日本、老挝、马来西亚、缅甸、新几内亚岛、菲律宾、斯里兰卡、泰国、越南、澳大利亚。

【识别特征】落叶或半落叶乔木，有板根或支柱根。叶互生；叶柄长 2～5cm；托叶披针状卵形，长可达 10cm；叶片卵状披针形至椭圆状卵形，长 10～15cm，宽 4～7cm，全缘，干后上表面无光泽。榕果单生或成对腋生或簇生于已落叶枝的叶腋，球形，直径 7～12mm，成熟时紫红色；有总梗；雄花、瘿花、雌花生于同一榕果内；雄花，少数，生于近口部，花被片 4～5，雄蕊 1；瘿花具柄，花被片 3～4，花柱短于子房；雌花与瘿花相似，花柱长于子房。花期 5～8 月，果期 8～11 月。

【药用部位及功效】叶——祛风通络，止痒敛疮，活血消肿；根皮——祛风除湿，通经活络，消肿，杀虫。

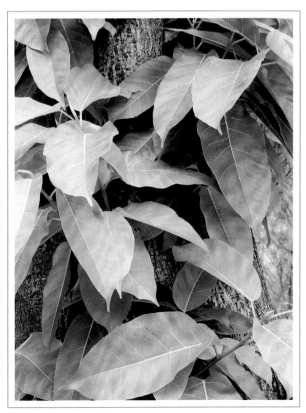

黄葛树

桑属 Morus L.

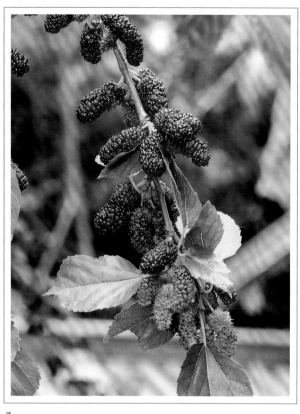

桑 桑树、家桑
Morus alba L.

【分布】香港、澳门、广东（广州、深圳、惠州、东莞）有栽培；最初为我国中部和北部特有，后全世界广泛栽培。

【识别特征】落叶乔木，高 3～10m，胸径可达 50cm。树皮厚，灰色，具不规则浅纵裂。单叶互生；叶片卵形或宽卵形，长 6～15cm，宽 4～12cm，边缘有粗齿。花单性异株；雌雄花均排成穗状柔荑花序；雄花花被片 4，雄蕊 4；雌花花被片 4，子房上位，1 室，1 胚珠。瘦果外有肉质花被，密集成聚花果，卵状椭圆形，长 1～2.5cm，熟时红色或黑紫色。花期 5～6 月，果期 6～7 月。

【药用部位及功效】叶——疏散风热，清肺，明目；根皮——泻肺平喘，利水消肿。

桑

151. 荨麻科 Urticaceae

苎麻属 Boehmeria Jacq.

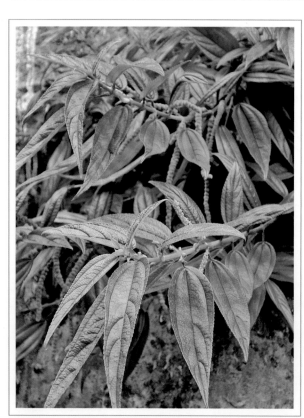

密花苎麻 虾公须、山水柳、木苎麻
Boehmeria densiflora Hook. & Arn.

【分布】香港；广东、台湾；日本、菲律宾。

【识别特征】灌木，高 1.5～4.5m，有时蔓生。小枝多少被毛，近方形。叶对生；叶柄长 0.6～3cm；托叶钻形，长达 1.5cm；叶片披针形或条状披针形，长 14～25cm，宽 2.2～5.2cm，顶端长渐尖或尾状，边缘有多数小钝齿，上表面粗糙；侧脉 3～4 对。穗状花序，通常雌雄异株；雄团伞花序有少数雄花，雌团伞花序有密集的雌花；雄花花被片 4，长约 1.2mm，下部合生，雄蕊 4；雌花花被管状，顶端缢缩，有 2～4 个小齿，子房上位。瘦果椭圆球形或卵球形，长约 0.5mm，周围具翅，并有长约 1.2mm 的柄。花期 7～10 月。

【药用部位及功效】叶——祛风止痒，消肿。

密花苎麻

苎麻 野麻、苎
Boehmeria nivea (L.) Gaudich.

【分布】香港、澳门、广东（广州、深圳、惠州、东莞、佛山）；安徽、福建、贵州、湖北、湖南、江西、陕西、四川、台湾、云南、浙江、广东、广西、海南；不丹、印度、柬埔寨、印度尼西亚、日本、韩国、缅甸、尼泊尔、老挝、斯里兰卡、泰国、越南。

【识别特征】亚灌木或灌木，高 0.5～1.5m，茎上部与叶柄均密被毛。茎皮纤维发达。单叶互生；叶柄长 2.5～9.5cm；托叶钻状披针形，长 7～11mm，背面被毛；叶片圆卵形或宽卵形，少数卵形，长 6～15cm，宽 4～11cm，边缘在基部之上有牙齿，下表面密被雪白色毡毛；侧脉约 3 对。圆锥花序腋生，单性同株或异株；雄花花被片 4，长约 1.5mm，雄蕊 4；雌花花被管状，长 0.6～1mm，子房上位。瘦果近球形，直径约 0.6mm。花期 8～10 月。

【药用部位及功效】根和根茎——凉血止血，清热安胎，解毒利水；茎皮——清热凉血，散瘀止血，解毒利水，安胎回乳。

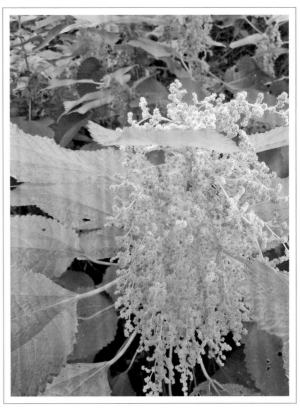

苎麻

糯米团属 Gonostegia Turcz.

糯米团 糯米藤
Gonostegia hirta (Blume ex Hassk.) Miq.

【分布】香港、广东（广州、深圳、惠州、东莞、江门）；安徽、福建、贵州、河南、江苏、江西、陕西、四川、台湾、西藏、云南、广东、广西、海南；澳大利亚，亚洲。

【识别特征】多年生草本。茎蔓生、铺地或斜升。单叶对生；叶柄长 1～4mm；托叶钻形，长约 2.5mm；叶片宽披针形至狭披针形、狭卵形，长 3～10cm，宽 1.2～2.8cm，全缘；基出脉 3～5 条。团伞花序腋生，两性，稀单性；雄花花被片 5，长 2～2.5mm，雄蕊 5；雌花花被管状，长约 1mm，子房上位。瘦果卵球形，长约 1.5mm，白色或黑色，有光泽。花期 5～9 月。

【药用部位及功效】带根全草——清热解毒，健脾消积，利湿消肿，散瘀止血。

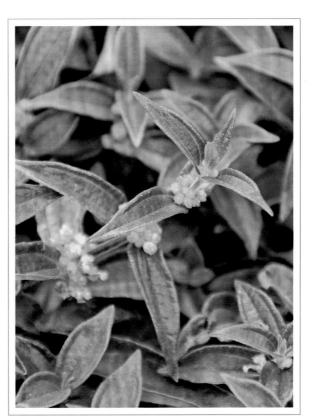

糯米团

冷水花属 Pilea Lindl.

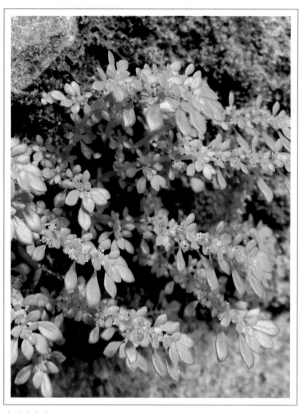

小叶冷水花

小叶冷水花　透明草、玻璃草、小叶冷水麻
Pilea microphylla (L.) Liebm.

【分布】香港、澳门、广东（广州、深圳、惠州、东莞、江门）有栽培；我国南部逸生，北方温室有栽培；原产热带南美洲。

【识别特征】纤细小草本，铺散或直立。茎肉质，多分枝，高 3～17cm，粗 1～1.5mm，干时常变蓝绿色。茎叶密布条形钟乳体；叶对生；叶柄长 1～4mm；叶片倒卵形至匙形，长 3～7mm，宽 1.5～3mm，全缘；叶脉羽状。花单性同株；聚伞花序密集成近头状；雄花花被片 4，雄蕊 4；雌花更小，花被片 3，子房上位。瘦果卵形，长约 0.4mm，熟时褐色，光滑。花期夏秋季，果期秋季。

【药用部位及功效】全草——清热解毒。

雾水葛属 Pouzolzia Gaudich.

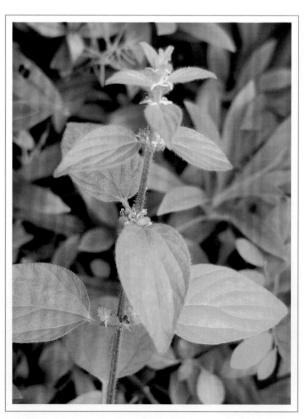

雾水葛

雾水葛　脓见消、啜脓膏
Pouzolzia zeylanica (L.) Benn. & R. Br.

【分布】香港、澳门、广东（广州、深圳、惠州、东莞、江门）；安徽、福建、甘肃、广东、广西、湖北、湖南、江西、四川、台湾、云南、浙江；印度、印度尼西亚、日本、马来西亚、缅甸、尼泊尔、巴布亚新几内亚、巴基斯坦、菲律宾、斯里兰卡、泰国、越南、澳大利亚、马尔代夫、波利尼西亚、也门、克什米尔地区，非洲有栽培。

【识别特征】多年生草本，高 12～40cm。单叶对生；叶片卵形或阔卵形，长 1.2～3.8cm，宽 0.8～2.6cm，全缘，两面有毛；基出脉 3 条；钟乳体点状分布。团伞花序；花单性；雄花花被片 4，长约 1.5mm，基部合生，雄蕊 4，与花被片对生；雌花花被片果期多少增大，子房上位。瘦果卵球形，长约 1.2mm，有光泽。花期秋季。

【药用部位及功效】带根全草——清热解毒，消肿排脓，利水通淋。

153. 壳斗科 Fagaceae

栗属 Castanea Mill.

板栗　栗、魁栗、毛栗
Castanea mollissima Blume

【分布】惠州、广州；甘肃、广东、广西、贵州、辽宁、青海、陕西、四川、西藏、云南、内蒙古、河北、山西、山东、江苏、安徽、浙江、江西、福建、台湾、河南、湖北、湖南；韩国。

【识别特征】落叶乔木，高达 20 余米。小枝灰褐色。叶互生；叶柄长 1~2cm；叶片椭圆形至长圆形，长 11~17cm，宽达 7cm，先端渐尖，基部近截平或圆，常一侧偏斜而不对称，下表面有星芒状绒毛至几无毛。雄花序长 10~20cm，被毛，花 3~5 朵聚生成簇；雌花 1~3 朵，发育结实。成熟壳斗的锐刺有长有短，有疏有密，壳斗连刺长 4.5~6.5cm；坚果高 1.5~3cm，宽 1.8~3.5cm。花期 5~6 月，果期 9~10 月。

【药用部位及功效】种仁——益气健脾，补肾强筋，活血消肿，止血；叶——清肺止咳，解毒消肿。

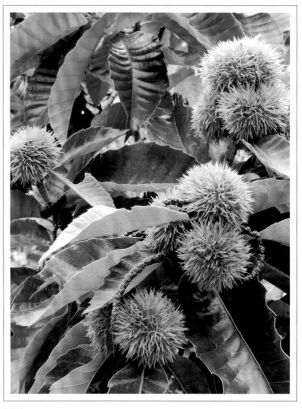

板栗

154. 杨梅科 Myricaceae

杨梅属 Myrica L.

杨梅　朱红、山杨梅
Myrica rubra (Lour.) Siebold & Zucc.

【分布】香港、澳门、广东（广州、深圳、惠州、东莞、中山）；福建、贵州、湖南、江苏、江西、四川、台湾、云南、浙江、广东、广西、海南；日本、韩国、菲律宾。

【识别特征】常绿乔木，高可达 15m 以上，树冠圆球形。树皮灰色。小枝多少被柔毛。叶互生，常绿；叶片革质，倒卵状长圆形或倒披针形，长 5~12cm，宽 2~3cm，全缘或中部以上具少数锐锯齿，上表面深绿色，有光泽，下表面浅绿色，有金黄色腺点。花雌雄异株；雄花序圆柱状，长 1~3cm，雄花有雄蕊 6~8；雌花序腋生，每一苞片内有雌蕊 1。核果球状，径 1~1.5cm，栽培品种可达 3cm，外果皮肉质，多汁液及树脂，味酸甜，成熟时深红色或紫红色，内果皮极硬，木质。4 月开花，6~7 月果实成熟。

【药用部位及功效】果实——生津除烦，和中消食，解酒，涩肠，止血；种仁——利水消肿，敛疮。

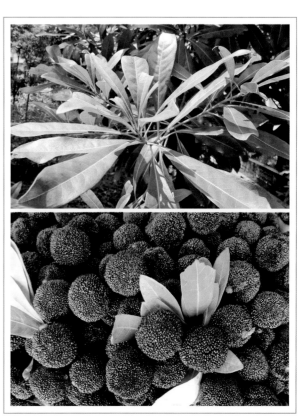

杨梅

155. 胡桃科 Juglandaceae

黄杞属 Engelhardia Lesch. ex Blume

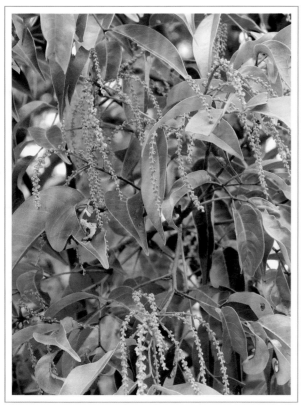

黄杞

黄杞　土厚朴、黄泡木、假玉桂
Engelhardia roxburghiana Wall.

【IUCN 濒危等级】LC

【分布】香港、广东（广州、深圳、惠州、东莞、佛山）；福建、贵州、湖北、湖南、江西、四川、台湾、云南、浙江、广东、广西、海南；柬埔寨、印度尼西亚、老挝、缅甸、巴基斯坦、泰国、越南。

【识别特征】乔木，高达十余米，全体被有橙黄色盾状着生的圆形腺体。枝条细瘦，老后暗褐色。偶数羽状复叶互生，长 12～25cm；叶柄长 3～8cm；小叶 3～5 对，近于对生，叶片长 6～14cm，宽 2～5cm，长椭圆状披针形至长椭圆形，全缘，基部偏斜。雌雄同株稀异株；雄花花被片 4，兜状，雄蕊 10～12，几无花丝；雌花花被片 4，贴生于子房上，子房下位，柱头 4 裂。果序长达 15～25cm；果实坚果状，球形，直径约 4mm，外果皮膜质，内果皮骨质。花期 5～6 月，果期 8～9 月。

【药用部位及功效】树皮——行气，化湿，导滞；叶——清热，止痛。

化香树属 Platycarya Siebold & Zucc.

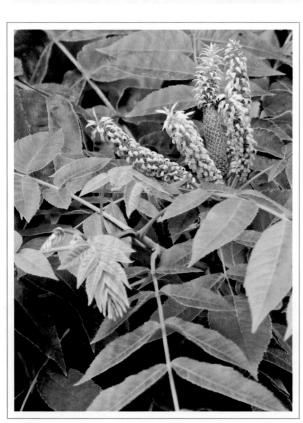

化香树

化香树　山麻柳、换香树
Platycarya strobilacea Siebold & Zucc.

【分布】广州、肇庆；安徽、福建、甘肃、广东、广西、贵州、江苏、江西、陕西、山东、四川、云南、浙江、河南、湖北、湖南；日本、韩国、越南。

【识别特征】落叶小乔木，高 2～6m。树皮暗褐色有深纵裂。幼枝通常被褐色绒毛。奇数羽状复叶互生，长 15～30cm；小叶 7～23，对生，卵状披针形或椭圆状披针形，长 4～11cm，宽 1.5～3.5cm，基部歪斜，边缘有重锯齿。花单性同株；两性花序与雄花序共同形成直立的伞房状花序束，排列于小枝顶端；两性花序 1，雌花位于下部，雄花位于上部；雄花序 3～8，位于两性花序下方；雄花无花被，雄蕊 6～8；雌花花被片 2，子房上位。果序球果状，长 3～4cm；小坚果扁平，具 2 狭翅。花期 5～6 月，果期 7～9 月。

【药用部位及功效】叶——解毒疗疮，杀虫止痒；果实——活血行气，止痛，杀虫止痒。

枫杨属 Pterocarya Kunth

枫杨　麻柳、溪杨、枫柳
Pterocarya stenoptera C. DC.

【分布】广州、深圳；甘肃、贵州、河北、辽宁、陕西、山西、四川、云南、山东、江苏、安徽、浙江、江西、福建、台湾、河南、湖北、湖南、广东、广西、海南；日本、韩国。

【识别特征】常绿大乔木，高达30m。树皮灰黑色，深纵裂，具灰黄色皮孔。叶互生，多为偶数羽状复叶，长8～16cm；叶柄长2～5cm；小叶10～16，无小叶柄，近对生，长椭圆形至长椭圆状披针形，长8～12cm，宽2～3cm，基部歪斜，边缘有细锯齿。柔荑花序；花单性，雌雄同株；雄花序下垂，雄花常具1枚发育的花被片，雄蕊5～12；雌性柔荑花序顶生，长10～15cm，花被片4，子房下位。果序长20～45cm；小坚果长椭圆形，长6～7mm，两侧有由小苞片增大的翅。花期4～5月，果熟期8～9月。

【药用部位及功效】树皮——祛风止痛，杀虫，敛疮；果实——温肺止咳，解毒敛疮。

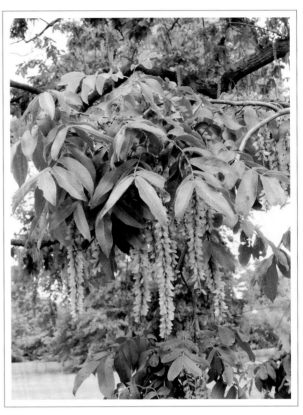

枫杨

156. 木麻黄科 Casuarinaceae

木麻黄属 Casuarina L.

木麻黄　短枝木麻黄、驳骨树
Casuarina equisetifolia L.

【分布】香港、澳门、广东（广州、深圳、惠州）有栽培；福建、广东、广西、台湾、云南、浙江有栽培；原产澳大利亚、太平洋群岛、印度尼西亚、马来西亚、缅甸、巴布亚新几内亚、菲律宾、泰国、越南有栽培。

【识别特征】乔木，高10～20m，树干通直。树皮粗糙。枝红褐色，有密节；小枝灰绿色纤细，直径0.8～0.9mm，长10～27cm，常柔软下垂，具7～8条沟槽及棱，节间长4～9mm，节脆，易抽离。鳞片状叶每轮通常7枚。花雌雄同株或异株；雄花花被片2，仅1枚雄蕊；雌花常生于近枝顶的侧生短枝上，无花被，雌蕊由2心皮组成，子房上位。球果状果序椭圆形，长1.5～2.5cm；小坚果连翅长4～7mm，宽2～3mm。花期4～5月，果期7～10月。

【药用部位及功效】幼枝嫩叶或树皮——宣肺止咳，行气止痛，温中止泻，利湿；种子——涩肠止泻。

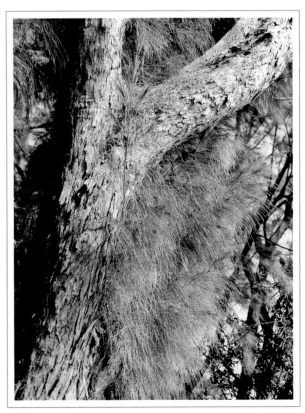

木麻黄

163. 葫芦科 Cucurbitaceae

冬瓜属 Benincasa Savi

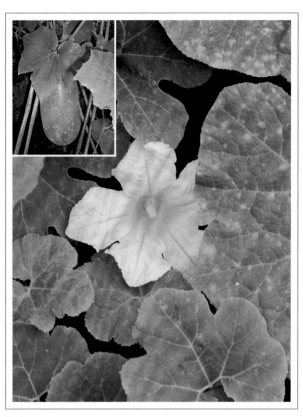

冬瓜

冬瓜　白瓜、枕瓜
Benincasa hispida (Thunb.) Cogn.

【分布】香港、澳门、广东（广州、深圳、惠州）有栽培；我国广泛栽培；世界热带地区，尤其是亚洲广泛栽培。

【识别特征】一年生蔓生草本，全株被硬毛。卷须2~3歧。单叶互生，掌状5~7浅裂；叶片肾状近圆形，宽15~30cm，边缘有小齿，基部深心形，上表面深绿色，下表面粗糙，灰白色。花单生，雌雄同株；雄花的花萼筒宽钟形，宽12~15mm，裂片长8~12mm，有锯齿，反折，花冠黄色，辐状，具5脉，雄蕊3，离生；雌花有退化雄蕊3，花萼与花冠同雄花，子房下位，柱头3。果实长圆柱状或近球状，大型，有硬毛和白霜，长25~60cm，径10~25cm。种子多数，白色或淡黄色，压扁，有边缘，长10~11mm，宽5~7mm，厚约2mm。

【药用部位及功效】果实——利水，清热，化痰，生津，解毒；种子——清肺化痰，消痈排脓，利湿。

黄瓜属 Cucumis L.

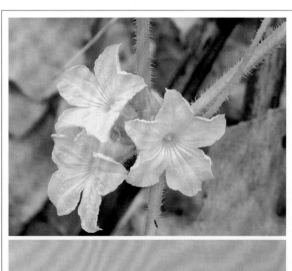

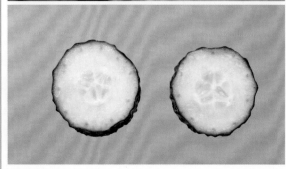

黄瓜

黄瓜　青瓜、胡瓜
Cucumis sativus L.

【分布】香港、澳门、广东（广州、深圳、惠州）有栽培；广西、贵州、云南，我国其他地区多栽培；印度、缅甸、尼泊尔、泰国，世界热带、温带地区广泛栽培。

【识别特征】一年生蔓生或攀援草本，全株被白色糙硬毛。茎有棱沟。卷须细，不分歧。单叶互生，与卷须对生；叶柄长10~16cm；叶片宽卵状心形，长、宽均7~20cm，3~5个角或浅裂，基部弯缺半圆形。雌雄同株；雄花常数朵簇生于叶腋，花萼筒长8~10mm，裂片与筒近等长，花冠黄白色，长约2cm，雄蕊3，花丝几无；雌花单生，花萼与花冠同雄花，子房下位。果实长圆形或圆柱形，长10~30cm，熟时黄绿色，表面粗糙，有具刺尖的瘤状突起。种子小，狭卵形，白色，长5~10mm。花果期夏季。

【药用部位及功效】果实——清热，利水，解毒；藤茎——清热，化痰，利湿，解毒。

南瓜属 Cucurbita L.

南瓜　倭瓜、番瓜、饭瓜
Cucurbita moschata Duchesne

【分布】香港、澳门、广东（广州、深圳、惠州）有栽培；我国广泛栽培；原产美洲，全世界广泛栽培。

【识别特征】一年生蔓生草本，长达2～5m，全株密被白色短刚毛。卷须稍粗壮，3～5歧。单叶互生；叶柄粗壮，长8～19cm；叶片宽卵形或卵圆形，有5角或5浅裂，长12～25cm，宽20～30cm；叶脉隆起。雌雄同株；雄花单生，花萼筒钟形，长5～6mm，裂片长1～1.5cm，花冠黄色，钟状，长约8cm，径约6cm，5裂，裂片边缘反卷，雄蕊3，花丝腺体状；雌花单生，花萼与花冠同雄花，子房下位。瓜蒂扩大成喇叭状；瓠果形状多样。种子多数，长卵形或长圆形，灰白色，边缘薄，长10～15mm，宽7～10mm。

【药用部位及功效】果实——解毒消肿；种子——杀虫，利水消肿。

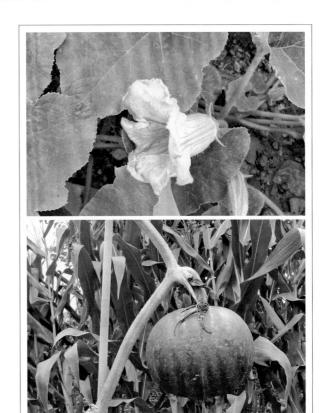

南瓜

绞股蓝属 Gynostemma Blume

绞股蓝　甘茶蔓、七叶胆
Gynostemma pentaphyllum (Thunb.) Makino

【分布】香港、澳门、广东（广州、深圳、东莞、江门、珠海、肇庆）；贵州、四川、云南、山东、江苏、安徽、浙江、江西、福建、台湾、河南、湖北、湖南、广东、广西、海南；孟加拉国、不丹、印度、印度尼西亚、日本、韩国、老挝、马来西亚、缅甸、尼泊尔、新几内亚岛、斯里兰卡、泰国、越南。

【识别特征】草质藤本。茎细弱，具纵棱及槽。叶互生，与卷须对生，鸟足状，通常5～7小叶；叶柄长3～7cm；中央小叶长3～12cm，宽1.5～4cm，侧生小叶较小，边缘具齿；侧脉6～8对。卷须纤细，2歧。雌雄异株；雄花的花萼筒极短，5裂，花冠淡绿色或白色，5深裂，雄蕊5，花丝短，联合成柱状，花药着生于柱的顶端；雌花的花萼及花冠似雄花，子房下位，具退化雄蕊5。果实肉质不裂，球形，直径5～6mm，成熟后黑色，内含种子2粒。花期3～11月，果期4～12月。

【药用部位及功效】全草——清热，补虚，解毒。

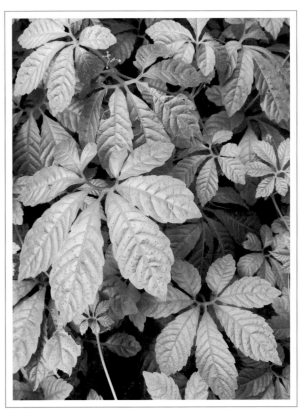

绞股蓝

丝瓜属 Luffa Mill.

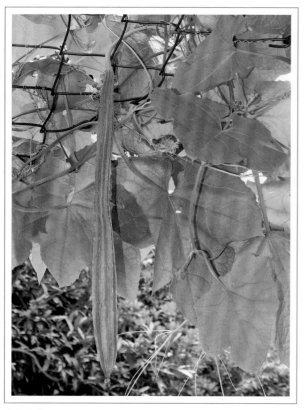

广东丝瓜

广东丝瓜　棱角丝瓜、粤丝瓜
Luffa acutangula (L.) Roxb.

【分布】香港、澳门、广东（广州、深圳）有栽培；我国南方有栽培；世界热带地区有栽培。

【识别特征】一年生攀援藤本。茎具明显的棱角，被短柔毛。卷须粗壮，常3歧。叶柄长8～12cm；叶片近圆形，长宽均为15～20cm，常为5～7浅裂，边缘疏生锯齿，基部弯缺深2～2.5cm。雌雄同株；总状花序；雄花的花萼筒钟形，长0.5～0.8cm，裂片5，稍向外反折，里面密被短柔毛，基部有3个明显的瘤状凸起，花冠黄色，辐状，裂片长1.5～2.5cm，雄蕊3，离生，药室二回折曲；雌花单生，子房下位。果实圆柱状或棍棒状，具8～10条纵向的锐棱和沟，长15～30cm，直径6～10cm。种子卵形，黑色。花果期夏秋季。

【药用部位及功效】果实——清热化痰，凉血解毒。

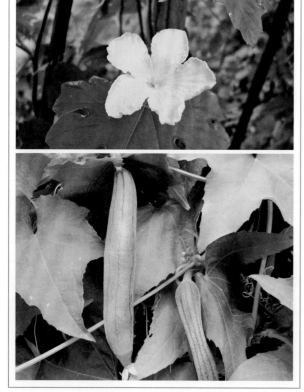

丝瓜

丝瓜　水瓜、无棱丝瓜、蛮瓜
Luffa aegyptiaca Mill.

【分布】香港、澳门、广东（广州、深圳、惠州）有栽培；我国广泛栽培，云南南部有野生；世界温带至热带地区广泛栽培。

【识别特征】一年生攀援藤本。卷须稍粗壮，2或多歧。叶互生；叶柄长10～12cm；叶片三角形或近圆形，长、宽各10～20cm，掌状5～7裂，边缘有锯齿，基部深心形。花单性异株；雄花生于总状花序上，花萼裂片5，花冠黄色，辐状，直径5～9cm，雄蕊5，稀3，药室多回折曲；雌花单生，花被似雄花，子房下位，柱头3，膨大。瓠果圆柱状，长15～30cm，直径5～8cm，表面平滑，通常有深色纵条纹。种子多数。花果期夏秋季。

【药用部位及功效】果实——清热化痰，凉血解毒；成熟果实的维管束——通经活络，解毒消肿。

苦瓜属 Momordica L.

苦瓜　凉瓜、癞葡萄
Momordica charantia L.

【分布】香港、澳门、广东（广州、深圳、惠州）有栽培；我国广泛栽培；世界热带至温带地区广泛栽培。

【识别特征】一年生攀援状柔弱草本，全株被毛。卷须纤细，长达 20cm，不分歧。叶互生；叶柄长 4～6cm；叶片轮廓卵状肾形或近圆形，长、宽均为 4～12cm，5～7 深裂，基部弯缺半圆形；叶脉掌状。雌雄同株；雄花的花萼裂片 5，长 4～6mm，花冠黄色，裂片 5，长 1.5～2cm，雄蕊 3，离生，药室二回折曲；雌花单生，子房下位，柱头 3，膨大。果实纺锤形或圆柱形，多瘤皱，长 10～20cm，成熟后橙黄色，由顶端 3 瓣裂。种子多数，长圆形，具红色假种皮。花果期 5～10 月。

【药用部位及功效】果实——祛暑清热，明目，解毒；种子——温补肾阳。

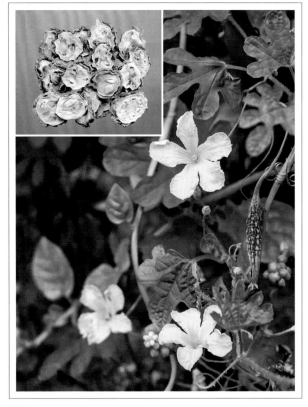

苦瓜

木鳖子　木鳖、壳木鳖
Momordica cochinchinensis (Lour.) Spreng

【分布】香港、澳门、广东（广州、深圳、惠州、江门、肇庆）栽培或野生；安徽、福建、江西、江苏、台湾、广东、广西、湖南、四川、贵州、云南、西藏、浙江；印度、马来西亚、缅甸、孟加拉国。

【识别特征】多年生草质大藤本，具块状根。卷须粗壮，不分歧。单叶互生；叶柄粗壮，长 5～10cm，基部至中部有 2～4 个腺体；叶片卵状心形或宽卵状圆形，长、宽均 10～20cm，3～5 裂至深裂或不分裂，边缘有波状小齿，稀近全缘；叶脉掌状。花雌雄异株，单生于叶腋；雄花近顶端有一肾形苞片，花萼筒漏斗状，5 裂，花冠黄色，裂片 5，长 5～6cm，基部有黄色腺体，雄蕊 3；雌花的花萼与花冠似雄花，子房下位。瓠果卵球形，长达 12～15cm，熟时红色，密被长 3～4mm 的刺状凸起。种子多数。花期 6～8 月，果期 8～10 月。

【药用部位及功效】种子——消肿散结，解毒，追风止痛；根——解毒，消肿，止痛。

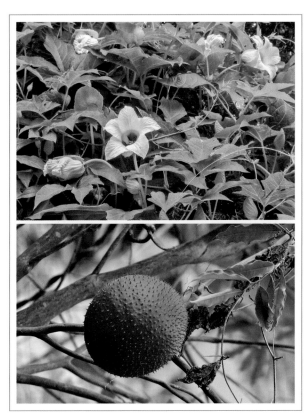

木鳖子

栝楼属 Trichosanthes L.

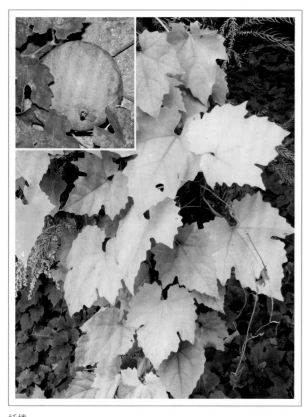

栝楼

栝楼　瓜蒌、瓜楼、药瓜
Trichosanthes kirilowii Maxim.

【分布】惠州有栽培；甘肃、河北、河南、江苏、江西、山东、山西、浙江；日本、韩国。

【识别特征】多年生草质藤本。块根肥厚，外皮灰黄色，断面白色，富含淀粉。茎多分枝。卷须腋生，2～3分歧，先端螺旋状卷曲。叶互生；叶片宽卵状心形或扁心形，通常为3～5浅裂至深裂，裂片菱状倒卵形，边缘再分裂。花单性异株；雄花排成总状花序，花萼筒状，长2～4cm，花冠白色，5深裂，裂片长约20mm，顶端中央具一绿色尖头，两侧具丝状流苏，被柔毛，雄蕊3；雌花单生于叶腋，花萼与花冠似雄花，子房下位。瓠果圆形或长圆形，成熟后橘黄色，有光泽。种子多数，扁平。花期6～8月，果期9～10月。

【药用部位及功效】果实——祛暑清热，明目，解毒；种子——温补肾阳。

马㼎儿属 Zehneria Endl.

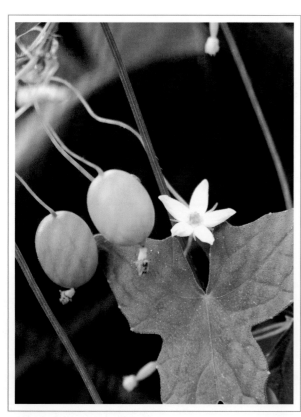

马㼎儿

马㼎儿　老鼠拉冬瓜、野苦瓜
Zehneria japonica (Thunb.) H. Y. Liu

【分布】香港、广东（广州、东莞、江门）；安徽、福建、广东、广西、贵州、湖北、湖南、江苏、江西、四川、台湾、云南、浙江；印度、印度尼西亚、日本、韩国、尼泊尔、菲律宾、越南。

【识别特征】一年生攀援或平卧草本。茎枝纤细，有棱沟。叶互生；叶柄长2.5～3.5cm；叶片三角状卵形、卵状心形或戟形，不分裂或3～5裂，长3～5cm，宽2～4cm，基部弯缺半圆形，边缘微波状或有疏齿；脉掌状。花雌雄同株；雄花单生或2～3朵生于短的总状花序上，花萼宽钟形，长约1.5mm，花冠淡黄色，长2～2.5mm，雄蕊3；雌花与雄花在同一叶腋内单生或双生，花冠阔钟形，直径约2.5mm，裂片5，子房下位。果实长圆形或狭卵形，长1～1.5cm，宽0.5～0.8cm，熟时橘红色或红色。种子灰白色。花期4～7月，果期7～10月。

【药用部位及功效】块根或全草——清热解毒，消肿散结，化痰利水。

166. 秋海棠科 Begoniaceae

秋海棠属 Begonia L.

四季海棠
Begonia cucullata var. **hookeri** (A. DC.) L. B. Sm. & B. G. Schub.

【分布】香港、澳门、广东（广州）有栽培；我国各地有栽培；原产巴西，全世界广泛栽培。

【识别特征】直立肉质草本，高 15～45cm，全株无毛。根纤维状，基部多分枝。分枝绿色或淡红色。单叶互生；叶片卵形或宽卵形，长 5～8cm，宽 3.5～7.5cm，基部略偏斜，边缘有锯齿和睫毛，两面光亮，绿色，但主脉通常微红。花单性，淡红色或带白色，数朵聚生于腋生的总花梗上；雄花较大，直径 1～2cm，花被片 4，内面 2 片较小，雄蕊多数；雌花稍小，花被片 5，子房下位，3 室。蒴果绿色，有带红色的翅。花期全年。

【药用部位及功效】花和叶——清热解毒。

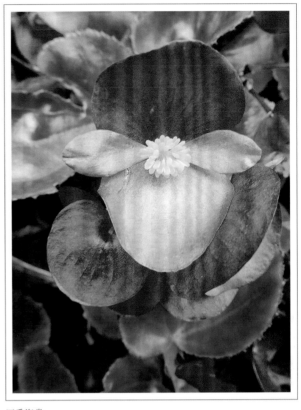

四季海棠

紫背天葵 * 红天葵
Begonia fimbristipula Hance

【分布】香港、广东（惠州、肇庆）；福建、湖南、江西、浙江、广东、广西、海南。

【识别特征】多年生无茎草本。根状茎球形，直径 7～8mm。叶基生；叶柄长 4～11cm；叶片两侧略不相等，宽卵状，长 6～13cm，宽 4.8～8.5cm，基部心形，边缘有大小不等的三角形重锯齿；掌状脉 7～8 条。花单性，微香；雄花花被片 4，雄蕊多数；雌花花被片 3，两片较大，半圆形，另一片较小，长圆形，子房下位，3 室。蒴果三角形，无毛，有 3 枚不等大的翅。花期 5～8 月。

【药用部位及功效】全株——清热凉血，止咳化痰，解毒消肿。

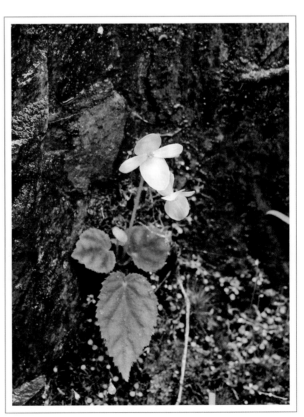

紫背天葵

168. 卫矛科 Celastraceae

卫矛属 Euonymus L.

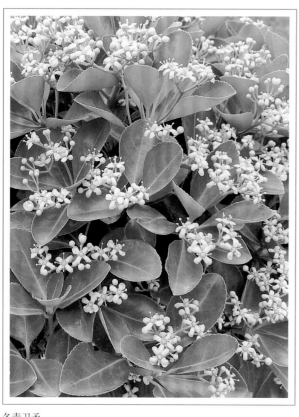

冬青卫矛

冬青卫矛　正木、大叶黄杨
Euonymus japonicus Thunb.

【分布】广州有栽培；甘肃、贵州、河北、辽宁、青海、陕西、山西、四川、新疆、云南、山东、江苏、安徽、浙江、江西、福建、台湾、河南、湖北、湖南、广东、广西、海南有栽培；原产日本、柬埔寨、印度、印度尼西亚、韩国、老挝、缅甸、巴基斯坦、菲律宾、泰国、越南，非洲、欧洲、北美洲、大洋洲、南美洲有栽培。

【识别特征】灌木，高可达3m。小枝四棱形。单叶对生；叶柄长约1cm；叶片革质，有光泽，倒卵形或椭圆形，长3～5cm，宽2～3cm，边缘有细钝齿。聚伞花序，5～12花，小花梗长3～5mm；花两性，白绿色，直径5～7mm，辐射对称；萼片4，长约1mm；花瓣4，近卵圆形，长宽各约2mm；雄蕊4；子房半沉于花盘中，4室。蒴果近球状，直径约8mm，淡红色。种子每室1粒，顶生，椭圆状，直径约4mm，假种皮橘红色，全包种子。花期6～7月，果熟期9～10月。

【药用部位及功效】根——活血调经，祛风湿；叶——消肿解毒。

170. 牛栓藤科 Connaraceae

红叶藤属 Rourea Aubl.

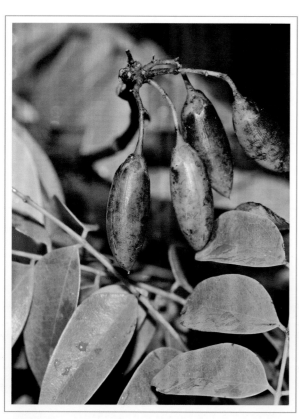

小叶红叶藤

小叶红叶藤　红叶藤、牛见愁、铁藤
Rourea microphylla (Hook. & Arn.) Planch.

【分布】澳门、广东（广州、深圳、惠州、东莞）；福建、广东、广西、云南；印度、印度尼西亚、斯里兰卡、越南。

【识别特征】攀援灌木，高1～4m。奇数羽状复叶互生，通常具小叶7～17，叶轴长5～12cm；小叶片卵形、披针形或长圆披针形，长1.5～4cm，宽0.5～2cm，基部常偏斜，全缘。圆锥花序；花两性，直径4～5mm；萼片5，宿存；花瓣5，白色、淡黄色或淡红色；雄蕊10，花丝5长5短；离生心皮5，仅1枚发育，子房上位。蓇葖果，长1.2～1.5cm，成熟时红色。花期3～9月，果期5月至翌年3月。

【药用部位及功效】茎叶——清热解毒，消肿止痛，止血；根——活血通经，消肿止痛，止血。

171. 酢浆草科 Oxalidaceae

阳桃属 Averrhoa L.

阳桃　杨桃、五敛子、三敛
Averrhoa carambola L.

【分布】香港、澳门、广东（广州、深圳、惠州、东莞、肇庆）有栽培；福建、贵州、四川、台湾、云南、广东、广西、海南有栽培；原产亚洲东南部。

【识别特征】常绿灌木或小乔木，高可达 12m 以上。幼枝被柔毛，有小皮孔。单数羽状复叶互生；叶柄及花梗被柔毛；小叶 5～11，卵状椭圆形，长 3～6.5cm，宽 2～3.5cm，下表面被疏柔毛。圆锥状花序；花小，近钟形；花瓣 5，白色或淡紫色，倒卵形；雄蕊 10；子房上位，5 室。浆果长圆形或椭圆形，长 5～8cm，淡黄绿色，表面光滑，具 5 翅状棱角，食之味酸。花期 3～5 月，果期 5～9 月。

【药用部位及功效】果实——清热生津，利水解毒；叶——祛风利湿，清热解毒，止痛。

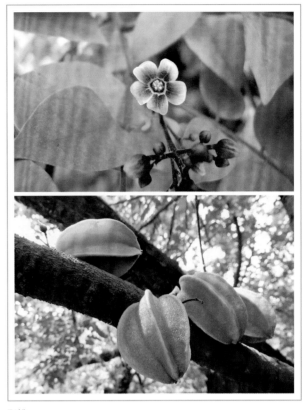

阳桃

酢浆草属 Oxalis L.

酢浆草　酸味草、酸啾啾、酸醋酱
Oxalis corniculata L.

【分布】香港、澳门、广东（广州、深圳、惠州、东莞、江门、肇庆）；甘肃、辽宁、青海、陕西、内蒙古、河北、山西、河南、湖北、湖南、山东、江苏、安徽、浙江、江西、福建、台湾、广东、广西、海南、重庆、贵州、四川、云南、西藏；不丹、印度、日本、韩国、马来西亚、缅甸、尼泊尔、巴基斯坦、俄罗斯、泰国。

【识别特征】多年生小草本，高 10～35cm，全株被柔毛。茎细弱，多分枝。叶基生或互生；小叶 3，无柄，倒心形，长 4～22mm，宽 4～16mm，先端凹入，基部宽楔形，两面被毛。花单生或为伞形花序状；萼片 5，长 3～5mm，宿存；花瓣 5，黄色，长 6～8mm；雄蕊 10，基部合生，长短相间；子房上位。蒴果长圆柱形，长 1～2.5cm，具 5 棱。花果期 2～9 月。

【药用部位及功效】全草——清热利湿，凉血散瘀，解毒消肿。

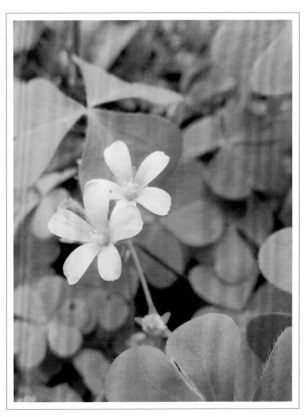

酢浆草

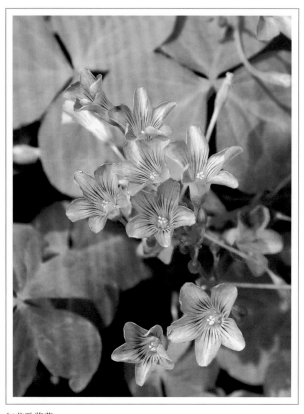

红花酢浆草

红花酢浆草　大酸味草、铜锤草、紫花酢浆草
Oxalis corymbosa DC.

【分布】香港、澳门、广东（广州、深圳、惠州、东莞、江门、肇庆）逸生；甘肃、贵州、河北、山西、四川、新疆、云南、山东、江苏、安徽、浙江、江西、福建、台湾、河南、湖北、湖南、广东、广西、海南有栽培或逸生；原产热带南美洲。

【识别特征】多年生草本，地下部分有鳞茎。叶基生；叶柄长5～30cm；小叶3，扁圆状倒心形，长1～4cm，宽1.5～6cm，先端凹入，两侧角圆形，基部宽楔形。总花梗基生；二歧聚伞花序排成伞形花序状；花两性；萼片5，长4～7mm；花瓣5，倒心形，淡紫红色至紫红色；雄蕊10，5长5短；子房上位，5室。蒴果长圆柱形。花果期3～12月。

【药用部位及功效】全草——散瘀消肿，清热利湿，解毒；根——清热，平肝，定惊。

179. 红树科 Rhizophoraceae

木榄属 Bruguiera Lam.

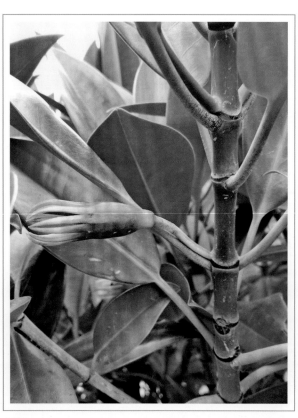

木榄

木榄　鸡爪浪、大头榄、五脚里
Bruguiera gymnorhiza (L.) Savigny

【分布】香港、澳门、广东（深圳、江门）；福建、台湾、广东、广西、海南；柬埔寨、印度、印度尼西亚、日本、马来西亚、缅甸、菲律宾、斯里兰卡、泰国、越南、澳大利亚、印度洋群岛、马达加斯加、新几内亚岛、太平洋群岛，非洲。

【识别特征】乔木或灌木。树皮灰黑色，有粗糙裂纹。叶交互对生；叶柄长2.5～4.5cm；叶片革质，椭圆状矩圆形，长7～15cm，宽3～5.5cm，全缘；托叶长3～4cm，淡红色。花单生，盛开时长3～3.5cm；花梗长1.2～2.5cm；花萼暗黄红色，裂片11～13；花瓣与花萼裂片同数；雄蕊为花瓣的2倍，略短于花瓣；子房下位，柱头3～4裂。果实藏于花萼筒内或与它合生，1室1种子。种子于果实未离母树前萌发。花果期几全年。

【药用部位及功效】树皮或根皮——清热解毒，止泻止血。

184. 红厚壳科 Calophyllaceae

铁力木属 Mesua L.

铁力木 栗木、铁棱、埋波朗
Mesua ferrea L.

【分布】深圳有栽培；云南、广东、广西；孟加拉国、印度、印度尼西亚、马来西亚、斯里兰卡、泰国。

【识别特征】常绿乔木，具板状根，高 20～30m。树皮暗灰褐色，创伤处渗出带香气的白色树脂。单叶对生；叶片嫩时黄色带红色，老时深绿色，革质，通常下垂，具透明斑点，披针形或至线状披针形，长 6～10cm，宽 2～4cm，下表面被白粉；侧脉极多数，成斜向平行脉。花大，两性，直径 4～5cm；萼片 4，外方 2 枚略大；花瓣 4，白色，长 3～3.5cm；雄蕊极多数，分离；子房上位，柱头盾形。果实卵球形或扁球形，熟时长 2.5～3.5cm，干后栗褐色，2 瓣裂。花期 3～5 月，果期 8～10 月。

【药用部位及功效】树皮、花、种子——止咳化痰，解毒消肿。

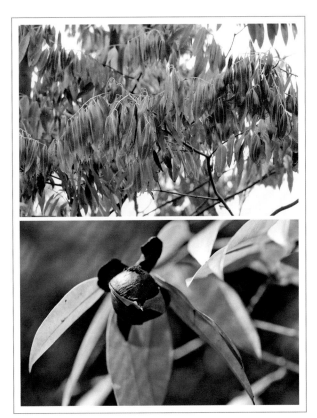

铁力木

186. 金丝桃科 Hypericaceae

黄牛木属 Cratoxylum Blume

黄牛木 黄牛茶、雀笼木、黄芽木
Cratoxylum cochinchinense (Lour.) Blume

【分布】香港、澳门、广东（广州、深圳、惠州、东莞、江门、肇庆、中山）；广东、广西、云南；印度尼西亚、马来西亚、缅甸、菲律宾、泰国、越南。

【识别特征】灌木或小乔木，高 1～10m。树皮淡黄色，光滑。枝条对生。单叶对生；叶柄长 2～3mm；叶片椭圆形至长椭圆形，长 3～11cm，宽 1.5～4cm，上表面绿色，下表面粉绿色，有透明腺点及黑点；侧脉每边 8～12 条。聚伞花序腋生或腋外生；花粉红色、深红色至红黄色，直径约 1cm；萼片 5，长 5～7mm，革质，有黑色纵腺条，果时增大；花瓣 5，倒卵形，长约为萼片的 2 倍；雄蕊多数，合生成 3～4 束，与腺体互生；子房上位。蒴果，椭圆形。花期 3～9 月，果期 5～12 月。

【药用部位及功效】根、树皮或茎叶——清热解毒，化湿消滞，祛瘀消肿。

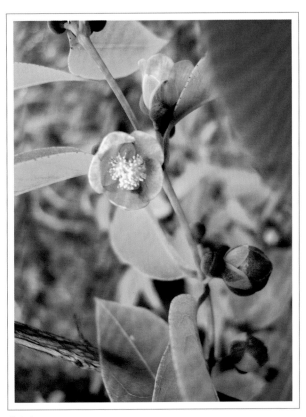

黄牛木

金丝桃属 Hypericum L.

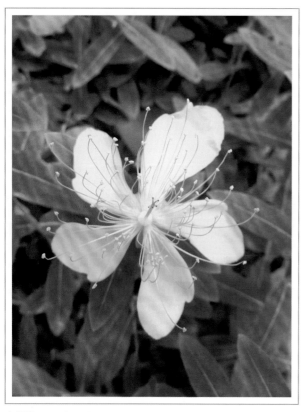

金丝桃

金丝桃 * 　金线蝴蝶、过路黄、金丝海棠
Hypericum monogynum L.

【分布】澳门、广东（广州、惠州）有栽培；四川、广东、广西、贵州、陕西、山东、江苏、安徽、浙江、江西、福建、台湾、河南、湖北、湖南；日本归化，澳大利亚、毛里求斯、西印度群岛广泛栽培，中美洲、欧洲北部和西部、非洲南部、亚洲东部和南部广泛栽培。

【识别特征】半常绿小灌木，高 0.5～1.3m，丛状。小枝红褐色。单叶对生；无柄或具短柄；叶片倒披针形或椭圆形至长圆形，长 2～11.2cm，宽 1～4.1cm，先端锐尖至圆形，通常具细小突尖，全缘，下表面淡绿色，密生点状小腺体。花两性，直径 3～6.5cm；萼片 5，长约 8mm，多少有腺体；花瓣 5，鲜黄色，三角状倒卵形，长 2～3.4cm；雄蕊多数，花丝合生成 5 束，与花瓣近等长；子房上位。蒴果宽卵珠形，长约 8mm。花期 5～8 月，果期 8～9 月。

【药用部位及功效】全株——清热解毒，散瘀止痛，祛风湿。

200. 堇菜科 Violaceae

堇菜属 Viola L.

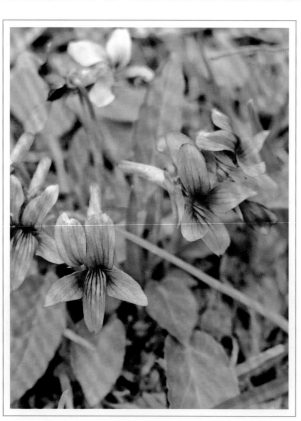

紫花地丁

紫花地丁 　辽堇菜、野堇菜、光瓣堇菜
Viola philippica Cav.

【分布】广州、江门；重庆、甘肃、贵州、河南、湖北、宁夏、陕西、四川、云南、黑龙江、吉林、辽宁、内蒙古、河北、山西、山东、江苏、安徽、浙江、江西、福建、台湾、广东、广西、海南；柬埔寨、印度、印度尼西亚、日本、韩国、老挝、蒙古国、菲律宾、越南。

【识别特征】多年生草本，全株被短白毛。主根较粗。叶基生，莲座状；叶柄在花期通常长于叶片1～2倍；叶片披针形或卵状披针形，1.5～4cm，宽 0.5～1cm，先端圆或钝，基部截形或微心形，稍下延于叶柄呈翅状，边缘具浅圆齿，果期叶片增大，长可达 10cm，宽可达 4cm。花两性，两侧对称，具长梗；萼片 5，卵状披针形；花瓣 5，紫堇色，倒卵形或长圆形，最下面一片有距，距细管状；雄蕊 5；子房上位。蒴果椭圆形，熟时 3 裂。种子多数。花期 3～4 月，果期 5～8 月。

【药用部位及功效】全草——清热解毒，凉血消肿。

三色堇 三色堇菜

Viola tricolor L.

【分布】香港、澳门、广东（广州、深圳）有栽培；我国广泛栽培；原产欧洲。

【识别特征】一年生或多年生草本，高 10～40cm。基生叶长卵形或披针形，具长柄；茎生叶卵形、长圆状圆形或长圆状披针形，先端圆或钝，基部圆，边缘有圆齿或钝锯齿，上部叶叶柄较长，下部者较短；托叶大型，叶状，羽状深裂，长 1～4cm。花两性，两侧对称，直径 3.5～6cm；萼片 5，绿色，长 1.2～2.2cm；花瓣 5，上方的深紫堇色，侧方及下方花瓣均为三色，有紫色条纹，侧方花瓣基部密被须毛，下方花瓣有距，长 5～8mm；子房上位。蒴果椭圆形，长 8～12mm。花期 4～7 月，果期 5～8 月。

【药用部位及功效】全草——清热解毒，止咳。

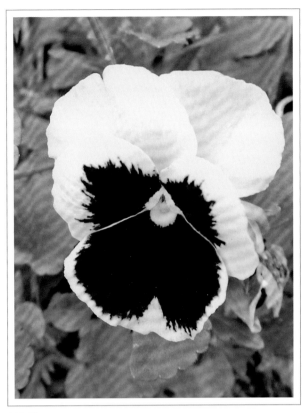

三色堇

202. 西番莲科 Passifloraceae

西番莲属 Passiflora L.

西番莲 西洋鞠、洋酸茄花、时计草

Passiflora caerulea L.

【分布】广州、深圳有栽培；广西、江西、四川、云南有栽培；原产南美洲。

【识别特征】草质藤本。单叶互生；叶柄长 2～3cm，中部有 2～4 细小腺体；托叶较大、肾形，抱茎，长达 1.2cm；叶片长 5～7cm，宽 6～8cm，基部心形，掌状 5 深裂，中间裂片卵状长圆形，两侧裂片略小，全缘。聚伞花序退化，仅存 1 花与卷须对生；花大，淡绿色，直径 6～8cm；萼片 5，长 3～4.5cm，顶端具 1 角状附属器；花瓣 5，与萼片近等长；外副花冠裂片 3 轮，外轮与中轮裂片，长达 1～1.5cm，顶端天蓝色，中部白色，下部紫红色，内轮裂片丝状，长 1～2mm，顶端具 1 紫红色头状体，下部淡绿色，内副花冠流苏状，裂片紫红色，其下具 1 蜜腺环；花盘高 1～2mm；雌雄蕊柄长 8～10mm；雄蕊 5；子房上位，花柱 3，紫红色。浆果近球形，直径约 6cm，熟时橙黄色或黄色。种子多数。花期 5～7 月。

【药用部位及功效】全草——祛风，除湿，活血，止痛。

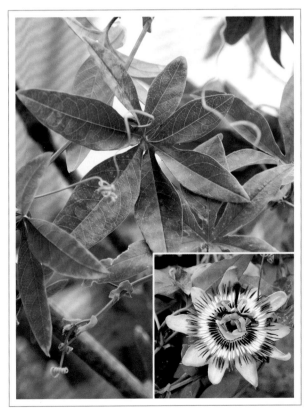

西番莲

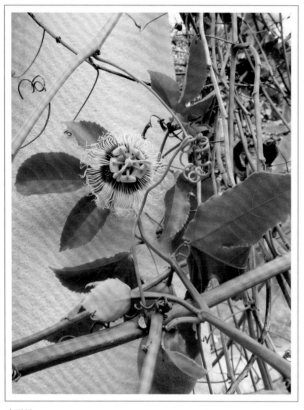

鸡蛋果

鸡蛋果 洋石榴、紫果西番莲
Passiflora edulis Sims

【分布】澳门、广东（广州、深圳、惠州）有栽培；福建、广东、山东、云南有栽培；原产南美洲。

【识别特征】草质藤本，长可达 6m。茎具细条纹。单叶互生；叶片长 6～13cm，宽 8～13cm，基部楔形或心形，掌状 3 深裂，裂片边缘有细锯齿，近裂片缺弯的基部有 1～2 个杯状小腺体。聚伞花序退化仅存 1 花，与卷须对生；花芳香，直径约 4cm；萼片 5，淡绿色，长 2.5～3cm，顶端具 1 角状附属器；花瓣 5，与萼片近等长；外副花冠裂片 4～5 轮，外 2 轮裂片丝状，约与花瓣近等长，基部淡绿色，中部紫色，顶部白色，内 3 轮裂片长约 2mm，内副花冠顶端全缘或不规则撕裂状，高 1～1.2mm；有花盘；雌雄蕊柄长 1～1.2cm；雄蕊 5；子房上位，花柱 3，柱头肾形。浆果卵球形，直径 3～4cm，熟时紫色。种子多数。花果期 6～11 月。

【药用部位及功效】果实——清肺润燥，安神止痛，和血止痢。

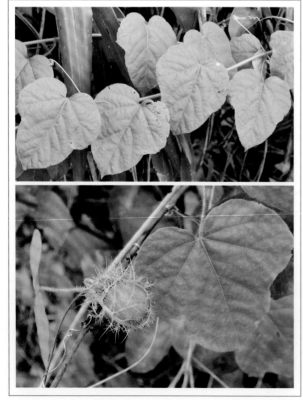

龙珠果

龙珠果 天仙果、龙珠草、假苦瓜
Passiflora foetida L.

【分布】香港、澳门、广东（广州、深圳、东莞、江门）逸生；台湾、云南、广东、广西、海南有栽培或逸生；原产美洲。

【识别特征】草质藤本。茎具条纹和柔毛。叶互生；叶柄长 2～6cm；托叶半抱茎，深裂；叶片宽卵形至长圆状卵形，长 4.5～13cm，宽 4～12cm，先端 3 浅裂，基部心形，边缘呈不规则波状，通常具缘毛，上表面被丝状毛与少许腺毛，下表面被毛并有较多小腺体；侧脉 4～5 对。聚伞花序退化，仅存 1 花与卷须对生；花白色或淡紫色，直径 2～3cm；萼片 5，长约 1.5cm，近顶端具 1 角状附属器；花瓣 5，与萼片近等长；外副花冠裂片 3～5 轮，丝状，内副花冠高 1～1.5mm；具花盘；雌雄蕊柄长 5～7mm；雄蕊 5；子房上位。浆果卵圆球形，直径 2～3cm。种子多数。花期 7～8 月，果期翌年 4～5 月。

【药用部位及功效】全株或果实——清肺止咳，解毒消肿。

207. 大戟科 Euphorbiaceae

铁苋菜属 Acalypha L.

铁苋菜　海蚌含珠
Acalypha australis L.

【分布】香港、澳门、广东（广州、深圳、东莞、江门、珠海、肇庆）；我国除内蒙古、新疆外广布；日本、韩国、老挝、菲律宾、俄罗斯、越南，澳大利亚、印度归化。

【识别特征】一年生草本，高 0.2～0.5m。叶互生；叶柄长 2～6cm；叶片长卵形、近菱状卵形或阔披针形，长 3～9cm，宽 1～5cm，边缘具圆锯；基出脉 3 条，侧脉 3 对。花单性，雌雄花同序；雄花位于花序上部，排列呈穗状或头状，花萼裂片 4，长约 0.5mm，雄蕊 7～8；雌花萼片 3，长 0.5～1mm，子房上位，花柱 3，长约 2mm。蒴果直径 4mm，具 3 个分果爿。花果期 4～12 月。

【药用部位及功效】全草——清热利湿，凉血解毒，消积。

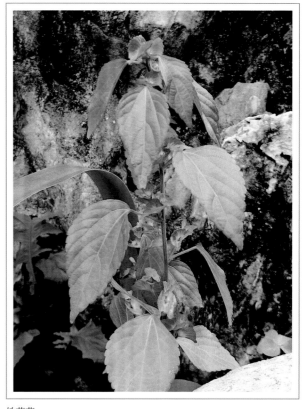

铁苋菜

红桑
Acalypha wilkesiana Müll. Arg.

【分布】香港、澳门、广东（广州、深圳、惠州）有栽培；我国南方大部分地区有栽培；原产美拉尼西亚。

【识别特征】灌木，高 1～4m。嫩枝被短毛。叶互生；叶柄长 2～3cm；叶片阔卵形，古铜绿色或浅红色，常有不规则的红色或紫色斑块，长 10～18cm，宽 6～12cm，边缘具圆锯齿；基出脉 3～5 条。花雌雄同株；雄花序长 10～20cm，雌花序长 5～10cm；雄花花萼裂片 4，长约 0.7mm，雄蕊 8；雌花萼片 3～4，长 0.5～1mm，子房上位，花柱 3，长 6～7mm，撕裂 9～15 条。蒴果直径约 4mm，具 3 个分果爿，疏生长毛。种子球形，直径约 2mm，平滑。花期几全年。

【药用部位及功效】叶——凉血化斑，清热消肿。

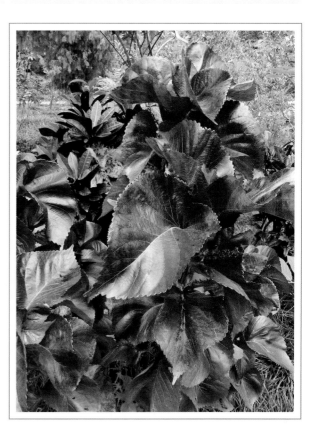

红桑

山麻杆属 Alchornea Sw.

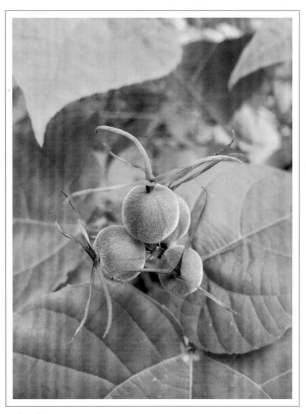

红背山麻杆

红背山麻杆　红背叶
Alchornea trewioides (Benth.) Müll. Arg.

【分布】香港、澳门、广东（广州、深圳、惠州、东莞、肇庆）；福建、湖南、江西、四川、云南、广东、广西、海南；柬埔寨、日本、老挝、泰国、越南。

【识别特征】灌木，高 1～2m。单叶互生；叶柄长 7～12cm；叶片阔卵形，长 8～15cm，宽 7～13cm，边缘疏生腺齿，下表面浅红色，基部具斑状腺体 4 个；基出脉 3 条。花雌雄异株；雄花序穗状，雄花 11～15 朵簇生于苞腋，萼片 4，长圆形，雄蕊 7～8；雌花序总状，顶生，具花 5～12 朵，雌花萼片 5～6，子房球形，花柱 3，线状。蒴果球形，具 3 棱。花期 3～5 月，果期 6～8 月。

【药用部位及功效】叶及根——清热利湿，凉血解毒，杀虫止痒。

石栗属 Aleurites J. R. Forst. & G. Forst.

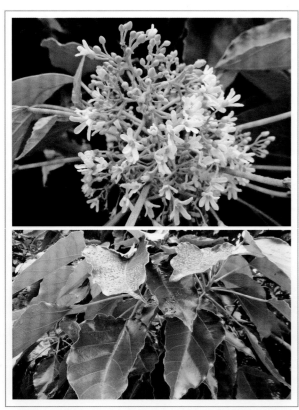

石栗

石栗
Aleurites moluccanus (L.) Willd.

【分布】香港、澳门、广东（广州、惠州、东莞）有栽培；福建、台湾、云南、广东、广西、海南；柬埔寨、印度、印度尼西亚、菲律宾、斯里兰卡、泰国、越南、太平洋群岛，世界热带地区广泛栽培。

【识别特征】乔木，高达 20m。嫩枝被褐色星状毛。单叶互生；叶柄长 6～12cm，顶端具有 2 个腺体；叶片卵形至椭圆状披针形，长 14～20cm，宽 7～17cm，全缘，萌生枝上的叶有时圆肾形，3～5 浅裂。花单性同株；聚伞圆锥花序，密被星状短柔毛；雄花花萼长约 3mm，2 深裂，花瓣白色，长 5～7mm，雄蕊 15～20；雌花花萼长约 6mm，3 裂，花瓣稍长于花萼，子房上位，密被毛。果实核果状，近球形，直径 5～6cm。花果期 3～11 月。

【药用部位及功效】种子——活血，润肠（有小毒）；叶——活血通经，止血（有小毒）。

白桐树属 Claoxylon A. Juss.

白桐树 丢了棒
Claoxylon indicum (Reinw. ex Blume) Hassk.

【分布】香港、澳门、广东（广州、深圳、惠州、东莞）；云南、广东、广西、海南；印度、印度尼西亚、马来西亚、新几内亚岛、泰国、越南。

【识别特征】小乔木或灌木，高 3～12m。嫩枝被毛，小枝粗壮。叶互生；叶柄长 5～15cm，顶部具 2 个小腺体；叶片卵形或卵圆形，长 10～22cm，宽 6～13cm，两面均被疏毛，边缘具不规则的齿。花雌雄异株；花序各部均被绒毛，雄花序长 10～30cm，雌花序长 5～20cm；雄花花萼裂片 3～4，长约 3mm，雄蕊 15～25；雌花通常 1 朵生于苞腋，萼片 3，长约 1.5mm，花盘 3 裂，子房上位，花柱 3，长约 2mm，具羽毛状突起。蒴果具 3 个分果爿，直径 7～8mm，被毛。花果期 3～12 月。

【药用部位及功效】根、叶——祛风除湿，散瘀止痛（有小毒）。

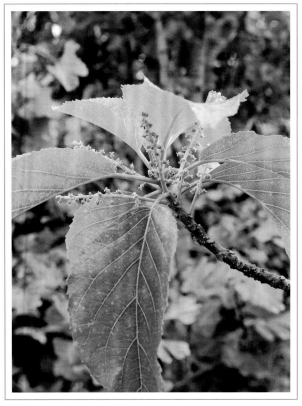

白桐树

变叶木属 Codiaeum Rumph. ex A. Juss.

变叶木 洒金榕
Codiaeum variegatum (L.) Rumph. ex A. Juss.

【分布】香港、澳门、广东（广州、深圳、惠州）有栽培；福建、云南、广东、广西、海南有栽培；原产马来西亚至大洋洲，全世界广泛栽培。

【识别特征】灌木或小乔木，高可达 2m。单叶互生；叶柄长 0.2～2.5cm；叶片形状大小变异很大，线形、线状披针形、长圆形、椭圆形、披针形、卵形、匙形、提琴形至倒卵形，有时由长的中脉把叶片间断成上下两片，长 5～30cm，宽 0.5～8cm，全缘、浅裂至深裂，绿色、淡绿色、紫红色、紫红色与黄色相间、黄色与绿色相间或有时在绿色叶片上散生黄色或金黄色斑点或斑纹。花雌雄同株异序；总状花序腋生；雄花白色，萼片 5，花瓣 5，远较萼片小，腺体 5，雄蕊多数；雌花淡黄色，萼片卵状三角形，无花瓣，花盘环状，子房上位，3 室。蒴果近球形，直径约 9mm。花期 9～10 月。

【药用部位及功效】叶、根——散瘀消肿，清热利肺（有毒）。

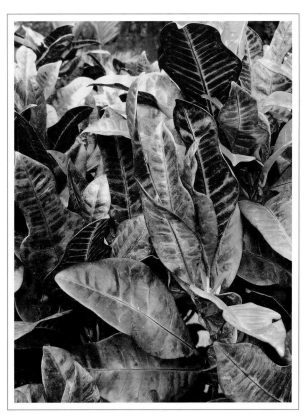

变叶木

巴豆属 Croton L.

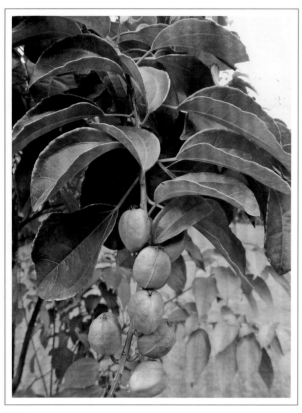

巴豆

巴豆　双眼龙、巴菽、老阳子
Croton tiglium L.

【分布】香港、澳门、广东（广州、深圳、东莞、江门、肇庆、佛山）；福建、贵州、江苏、江西、四川、台湾、云南、浙江、广东、广西、海南；孟加拉国、不丹、柬埔寨、印度、印度尼西亚、日本、马来西亚、缅甸、尼泊尔、菲律宾、泰国、斯里兰卡、越南。

【识别特征】灌木或小乔木，高3～6m。单叶互生；叶柄长2.5～5cm，顶端有2个腺体；叶片卵形，稀椭圆形，长7～12cm，宽3～7cm，边缘有细锯齿；基出脉3～5条。花雌雄同株；总状花序；雄花萼片5，雄蕊10～20，花丝离生；雌花花萼裂片5，宿存，子房上位，3室。蒴果椭圆形，直径1.4～2cm。花期4～6月。

【药用部位及功效】种子——泻下寒积，逐水退肿，蚀疮杀虫（有大毒）；脂肪油——通关开窍，峻下寒积（有毒）。

大戟属 Euphorbia L.

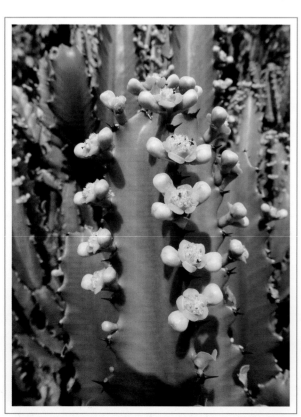

火殃勒

火殃勒　金刚纂
Euphorbia antiquorum L.

【分布】香港、澳门、广东（广州、深圳）有栽培；安徽、福建、贵州、湖北、湖南、江苏、江西、四川、云南、浙江、广东、广西、海南；孟加拉国、印度、印度尼西亚、马来西亚、缅甸、巴基斯坦、斯里兰卡、泰国、越南。

【识别特征】肉质灌木状小乔木，乳汁丰富。茎三棱状，高3～5m，直径5～7cm，上部多分枝。叶互生，少而稀疏；托叶刺状；叶片倒卵形或倒卵状长圆形，长2～5cm，宽1～2cm，全缘。花序单生于叶腋；总苞阔钟状，直径约5mm；腺体5；雄花多数；雌花1，常伸出总苞外，子房柄基部有退化花被片3，子房上位。蒴果三棱状扁球形，直径4～5mm。花果期全年。

【药用部位及功效】茎——利水通便，拔毒去腐，杀虫止痒（有毒）。

飞扬草 乳籽草、飞相草
Euphorbia hirta L.

【分布】香港、澳门、广东（广州、深圳、东莞、江门、肇庆）；福建、贵州、湖南、江西、四川、台湾、云南、广东、广西、海南；世界热带、亚热带地区。

【识别特征】一年生草本，植物体含乳汁。茎单一，高30～60cm，被黄褐色硬毛。叶对生；叶片披针状长圆形或卵状长圆形，长1～5cm，宽0.5～1.3cm，基部略偏斜，边缘有细锯齿。聚伞花序密集成头状，腋生；总苞钟状，直径约1mm；花小，单性，无花被；雄花数朵，各花仅具雄蕊1；雌花单一，具短梗，伸出总苞外，子房上位。蒴果卵状三棱形。

【药用部位及功效】全草——清热解毒，利湿止痒，通乳（有小毒）。

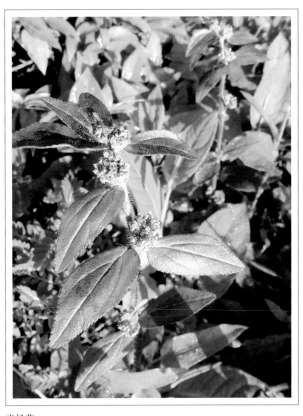
飞扬草

银边翠 高山积雪
Euphorbia marginata Pursh

【分布】深圳有栽培；贵州、湖北、湖南、宁夏、四川、云南、山东、江苏、安徽、浙江、江西、福建、台湾、广东、广西、海南有栽培；原产北美洲。

【识别特征】一年生草本，高60～80cm。茎单一，自基部向上逐步多分枝。叶对生；无柄或近无柄；叶片椭圆形，长5～7cm，宽约3cm，先端钝，具小尖头，全缘。花序顶生，具伞幅；腺体具花瓣状附属物；总苞叶2～3，椭圆形，长3～4cm，宽1～2cm，全缘，绿色具白色边；雄花多数；雌花1，均伸出总苞外，子房上位，花柱3，柱头2浅裂。蒴果近球状，长与直径均约5.5mm，具长柄，被柔毛，果成熟时分裂为3个分果爿。花果期6～9月。

【药用部位及功效】全草——活血调经，消肿拔毒。

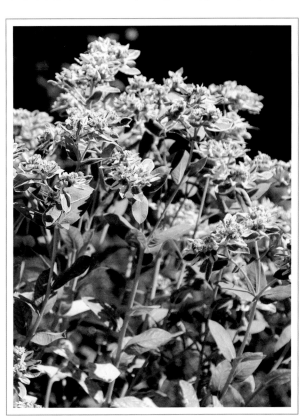
银边翠

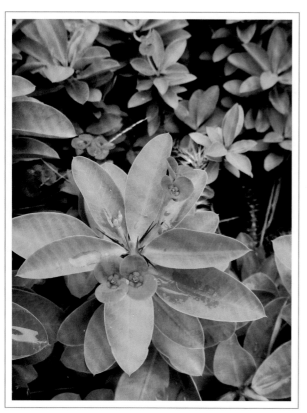

铁海棠

铁海棠 麒麟刺、虎刺
Euphorbia milii Des Moul.

【分布】香港、澳门、广东（广州、深圳）有栽培；贵州、陕西、山西、四川、云南、山东、江苏、安徽、浙江、江西、福建、台湾、广东、广西、海南有栽培；原产马达加斯加。

【识别特征】蔓生灌木，植物体含乳汁。茎密生硬而尖的锥状刺，刺长 1～1.5cm，常 3～5 列排列于棱脊上。叶互生，通常集中于嫩枝；叶片倒卵形或长圆状匙形，长 1.5～5cm，宽 0.8～1.8cm，先端具小尖头，全缘。杯状聚伞花序，每个花序中央有雌花 1 朵，无花被，子房上位；周围雄花数朵，无花被，每花仅具 1 个雄蕊。蒴果三棱状卵形，直径约 4mm，熟时分裂为 3 个分果。花果期全年。

【药用部位及功效】茎——解毒，排脓，活血，逐水；花——凉血止血（有小毒）。

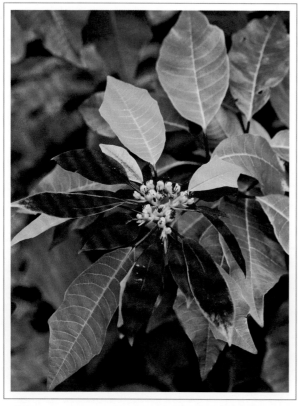

一品红

一品红 圣诞树
Euphorbia pulcherrima Willd. ex Klotzsch

【分布】香港、澳门、广东（广州、深圳、惠州、江门）有栽培；贵州、湖北、湖南、四川、云南、山东、江苏、安徽、浙江、江西、福建、台湾、广东、广西、海南有栽培；原产美洲，全世界广泛栽培。

【识别特征】灌木。茎直立，高 1～3m。叶互生；叶柄长 2～5cm；叶片卵状椭圆形、长椭圆形或披针形，长 6～25cm，宽 4～10cm，全缘或浅裂或波状浅裂，下表面被柔毛；苞叶 5～7，狭椭圆形，长 3～7cm，宽 1～2cm，通常全缘，朱红色，叶柄长 2～6cm。花序数个聚伞状排列于枝顶；总苞坛状，淡绿色，边缘齿状 5 裂；雄花多数，常伸出总苞外；雌花 1 朵，子房柄明显伸出总苞外，花柱 3，柱头 2 深裂。蒴果，三棱状圆形，长 1.5～2cm，直径约 1.5cm。花果期 10 月至翌年 4 月。

【药用部位及功效】全株——调经止血，活血定痛（有毒）。

绿玉树 光棍树
Euphorbia tirucalli L.

【分布】香港、澳门、广东（广州、深圳、惠州）有栽培；安徽、福建、贵州、湖北、湖南、江苏、江西、四川、台湾、云南、浙江、广东、广西、海南有栽培；原产非洲，热带亚洲广泛栽培。

【识别特征】小乔木，高2～6m，胸径10～25cm，具丰富乳汁。小枝肉质。叶互生；叶片长圆状线形，长7～15mm，宽0.7～1.5mm，先端钝，基部渐狭，全缘，常生于当年生嫩枝上，稀疏且很快脱落，由茎行使光合功能，故常呈无叶状态。花序密集于枝顶；总苞陀螺状，高约2mm；腺体5，盾状卵形或近圆形；雄花数朵，伸出总苞外；雌花1朵，子房柄伸出总苞边缘。蒴果棱状三角形，长度与直径均约8mm，平滑。花果期7～10月。

【药用部位及功效】全株——催乳，杀虫，解毒（有小毒）。

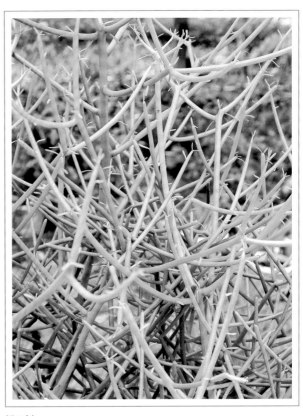
绿玉树

海漆属 Excoecaria L.

红背桂
Excoecaria cochinchinensis Lour.

【分布】香港、澳门、广东（广州）有栽培；福建、台湾、云南、广东、广西、海南有栽培；原产越南、老挝、马来西亚、缅甸、泰国有栽培。

【识别特征】常绿灌木，高达1m。枝具多数皮孔。单叶对生，或近3片轮生；叶柄长3～10mm；叶片狭椭圆形或长圆形，长6～14cm，宽1.2～4cm，边缘有疏细齿，上表面绿色，下表面紫红色或血红色。花单性，雌雄异株；聚集成腋生或顶生的总状花序；雄花萼片3，长约1.2mm；雄蕊3，伸出于萼片之外；雌花萼片3，基部稍联合，长约1.8mm，子房上位，球形，花柱3，分离或基部多少合生。蒴果球形，直径约8mm。花期几乎全年。

【药用部位及功效】全株——祛风湿，通经络，活血止痛（有小毒）。

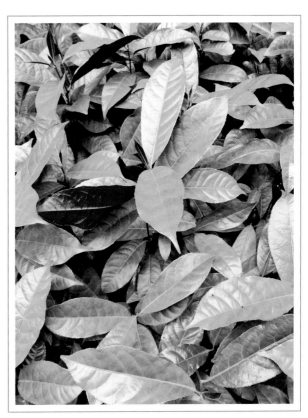
红背桂

麻风树属 Jatropha L.

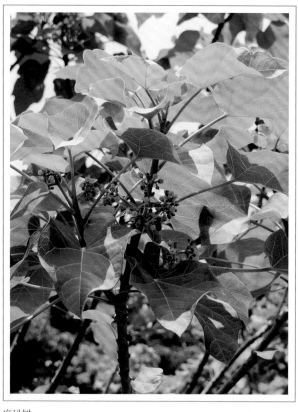

麻风树

麻风树　黄肿树、假白榄
Jatropha curcas L.

【分布】香港、澳门、广东（广州、深圳、东莞、江门）有栽培；福建、四川、台湾、云南、广东、广西、海南有栽培；原产热带美洲。

【识别特征】灌木或小乔木，高 2～5m，全株具水状液汁。树皮平滑。枝条疏生突起皮孔，髓部大。叶互生；叶柄长 6～18cm；叶片近圆形至卵圆形，长 7～18cm，宽 6～16cm，基部心形，全缘或 3～5 浅裂，掌状脉 5～7。花序腋生；雄花萼片 5，长约 4mm，基部合生，花瓣黄绿色，长约 6mm，合生至中部，内面被毛，腺体 5，近圆柱状，雄蕊 10，外轮 5 枚离生，内轮花丝下部合生；雌花萼片花后长约 6mm，花瓣和腺体与雄花同，子房上位，3 室。蒴果椭圆状或球形，长 2.5～3cm，黄色。花期 9～10 月。

【药用部位及功效】树皮、叶——散瘀消肿，止血止痛，杀虫止痒（有毒）。

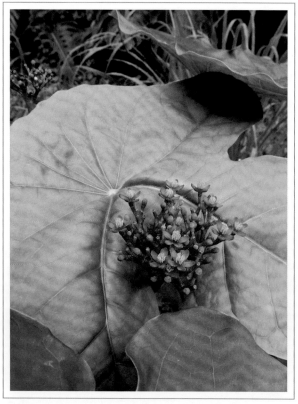

佛肚树

佛肚树　大头海棠
Jatropha podagrica Hook.

【分布】香港、澳门、广东（广州、深圳）有栽培；福建、云南、广东、广西、海南有栽培；原产美洲。

【识别特征】直立灌木，高 0.3～1.5m。茎基部通常扩大呈瓶状。枝条短粗，肉质，具散生的凸起皮孔。叶盾状着生；叶柄长 8～16cm；托叶宿存，刺状；叶片近圆形至阔椭圆形，长 8～18cm，宽 6～16cm，顶端钝圆，基部钝圆或截形，全缘或 2～6 浅裂；掌状脉 6～8 条。花序顶生；花 5 数，红色；雄花雄蕊 6～8，基部合生；雌花子房上位。蒴果椭圆形，直径约 15mm，具 3 纵沟。花期几全年。

【药用部位及功效】全株或根——清热解毒。

血桐属 Macaranga Thouars

血桐　流血桐、帐篷树
Macaranga tanarius (L.) Müll. Arg.

【分布】香港、澳门、广东（广州、深圳、惠州、珠海、江门、中山）广泛栽培；广东、台湾；印度、印度尼西亚、日本、马来西亚、缅甸、菲律宾、泰国、越南、澳大利亚。

【识别特征】乔木，高 5～10m，嫩枝、嫩叶、托叶通常均被毛。叶互生；叶柄长 14～30cm；叶片近圆形或卵圆形，长 17～30cm，宽 14～24cm，基部钝圆，盾状着生，全缘或具波状小齿，下表面密生颗粒状腺体，沿脉序被柔毛；掌状脉 9～11 条。雄花序长 5～14cm，雄花萼片 3，长约 1mm，雄蕊 5～6，花药 4 室；雌花序长 5～15cm，雌花花萼长约 2mm，2～3 裂，子房上位。蒴果具 2～3 个分果片，长约 8mm，宽约 12mm，密被颗粒状腺体和软刺。种子近球形，直径约 5mm。花期 4～5 月，果期 6 月。

【药用部位及功效】根——消肿止痛，止血止痢，催吐。

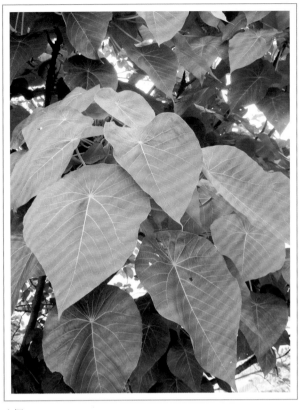

血桐

野桐属 Mallotus Lour.

白背叶　酒药子树、野桐、白背桐
Mallotus apelta (Lour.) Müll. Arg.

【分布】香港、澳门、广东（广州、深圳、惠州、东莞、江门、肇庆）；福建、湖南、江西、云南、广东、广西、海南；越南。

【识别特征】灌木或小乔木，高 1～3m，植物体密被淡黄色星状毛，并散生橙黄色颗粒状腺体。单叶互生；叶柄长 5～15cm；近叶柄处有褐色腺体 2 个；叶片卵形、阔卵形，稀心形，长和宽均 6～16cm，边缘有疏齿；基出脉 5 条。花单性，雌雄异株；雄花萼裂片 4，长约 3mm，雄蕊 50～75；雌花萼裂片 3～5，子房上位。蒴果近球形，直径 5～10mm。花期 6～9 月，果期 8～11 月。

【药用部位及功效】叶——清热解毒，祛湿，止血；根——清热祛湿，收涩，化瘀。

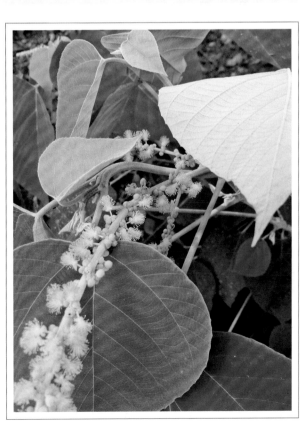

白背叶

木薯属 Manihot Mill.

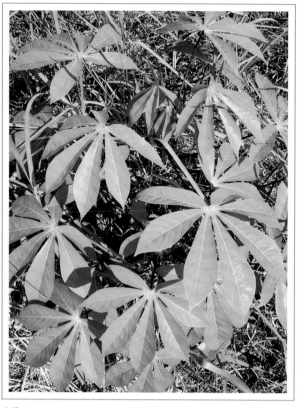

木薯

木薯　树葛
Manihot esculenta Crantz

【分布】香港、澳门、广东（深圳）有栽培；福建、贵州、台湾、云南、广东、广西、海南广泛栽培；原产巴西，世界热带地区广泛栽培。

【识别特征】直立灌木，高 1.5～3m。块根圆柱状。叶互生；叶柄长 8～22cm，盾状着生；叶片轮廓近圆形，长 10～20cm，掌状深裂几达基部，裂片 3～7，倒披针形至狭椭圆形，长 8～18cm，宽 1.5～4cm，全缘；侧脉 7～15 条。圆锥花序顶生或腋生；花萼带紫红色且有白粉霜；雄花花萼长约 7mm，裂片 5，长 3～4mm，雄蕊 10，2 轮，生于花盘裂片间；雌花花萼长约 10mm，子房上位。蒴果椭圆状，长 1.5～1.8cm，直径 1～1.5cm，具 6 条纵翅。花期 9～11 月。

【药用部位及功效】叶、根——解毒消肿（有毒）。

红雀珊瑚属 Pedilanthus Neck. ex Poit.

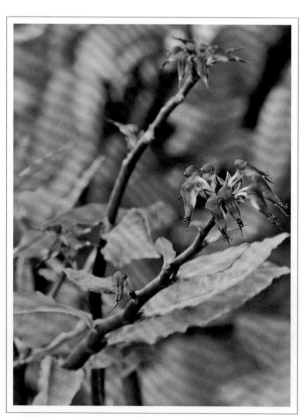

红雀珊瑚

红雀珊瑚　拖鞋花、洋珊瑚、扭曲草
Pedilanthus tithymaloides (L.) Poit.

【分布】澳门、广东（广州、深圳）有栽培；云南、广东、广西、海南有栽培；原产美洲。

【识别特征】亚灌木，含丰富乳状液汁，高 40～70cm。茎枝粗壮，肉质，作“之”字状扭曲。叶互生；托叶为一圆形的腺体，直径约 1mm；叶片肉质，卵形或长卵形，长 3.5～8cm，宽 2.5～5cm，全缘。聚伞花序，每一聚伞为一鞋状总苞所包围，内含多数雄花和 1 朵雌花；总苞鲜红色或紫红色，长约 1cm；雄花仅具 1 雄蕊，花药球形，略短于花丝；雌花子房上位，3 室。花期 12 月至翌年 6 月。

【药用部位及功效】全草——清热解毒，散瘀消肿，止血生肌（有小毒）。

蓖麻属 Ricinus L.

蓖麻
Ricinus communis L.

【分布】香港、澳门、广东（广州、深圳、惠州、东莞）有栽培或归化；我国广泛栽培；全世界广泛栽培。

【识别特征】一年生粗壮草本，高可达 5m，小枝、叶和花序通常被白霜。叶互生；叶柄粗壮，中空，长可达 40cm，顶端具 2 个盘状腺体；叶片轮廓近圆形，直径 40cm 或更大，掌状 7～11 裂，边缘具锯齿；掌状脉 7～11 条。圆锥花序顶生；花单性同株，无花瓣；雄花萼裂片 3～5，雄蕊多束；雌花萼片 5，子房上位。蒴果近球形，果皮具软刺或平滑。种皮硬壳质，有斑纹，种阜大。花期 6～9 月。

【药用部位及功效】种子——消肿拔毒，泻下导滞，通络利窍（有毒）；脂肪油——滑肠，润肤（有毒）。

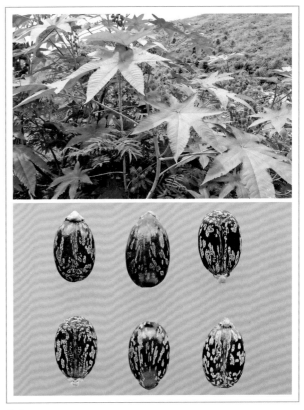

蓖麻

乌桕属 Triadica Lour.

山乌桕　　红心乌桕、膜叶乌桕
Triadica cochinchinensis Lour.

【分布】香港、澳门、广东（广州、深圳、东莞、江门、肇庆、中山）；安徽、福建、贵州、湖北、湖南、江西、四川、台湾、云南、浙江、广东、广西、海南；柬埔寨、印度、印度尼西亚、老挝、马来西亚、缅甸、菲律宾、泰国、越南。

【识别特征】乔木或灌木，高 3～12m。小枝灰褐色，有皮孔。单叶互生；叶片椭圆形或长卵形，长 4～10cm，宽 3～5cm，全缘，下表面近缘常有数个圆形腺体。花单性同株，雄花生于总状花序上部，雌花生于下部；雄花花萼 3 浅裂，雄蕊 2，稀 3；雌花花萼 3 深裂，子房上位，3 室。蒴果球形，直径约 1.2cm。种子近球形，外被蜡质假种皮。花期 4～6 月，果期 8～9 月。

【药用部位及功效】根——利水通便，消肿散瘀，解蛇虫毒（有小毒）；叶——活血，解毒，利湿（有小毒）。

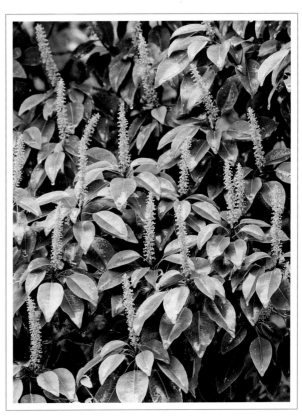

山乌桕

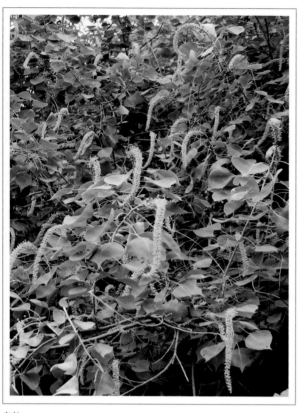

乌桕

乌桕 腊子树、桕子树、木子树
Triadica sebifera (L.) Small

【分布】香港、澳门、广东（广州、惠州、东莞、江门）；甘肃、贵州、湖北、陕西、四川、云南、山东、江苏、安徽、浙江、江西、福建、台湾、广东、广西、海南；日本、越南、印度，非洲、美洲、欧洲有栽培。

【识别特征】乔木，高可达15m，含乳状汁液。单叶互生；叶柄顶端具2个腺体；叶片菱形、菱状卵形至或稀有菱状倒卵形，长3~8cm，宽3~9cm，全缘。花单性同株，聚集成顶生的总状花序，通常雄花生于花序轴上部，雌花生于下部；雄花花萼3浅裂，雄蕊2；雌花花萼3深裂，子房上位，3室。蒴果梨状球形，成熟时黑色，直径1~1.5cm。种子3粒，扁球形，黑色，外被白色蜡质假种皮。花期4~8月。

【药用部位及功效】根皮或树皮——泻下逐水，消肿散结，解蛇虫毒（有毒）；叶——泻下逐水，消肿散瘀，解毒杀虫（有毒）。

208. 亚麻科 Linaceae

石海椒属 Reinwardtia Dumort.

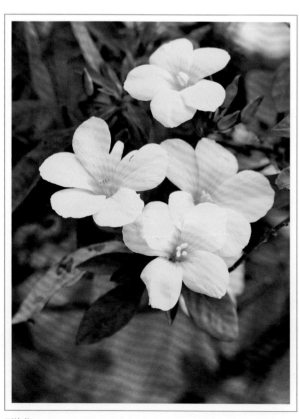

石海椒

石海椒 迎春柳、黄花香草
Reinwardtia indica Dumort.

【分布】香港、广东（广州、肇庆）有栽培；福建、广东、广西、贵州、湖北、湖南、四川、云南；不丹、印度、老挝、缅甸、尼泊尔、巴基斯坦、泰国、越南、克什米尔地区。

【识别特征】小灌木，高达1m。叶互生；叶柄长8~25mm；叶片椭圆形或倒卵状椭圆形，长2~8.8cm，宽0.7~3.5cm，全缘或有圆齿状锯齿。花单生或数朵簇生于叶腋，大小不等，直径1.4~3cm；萼片5，分离，披针形，长9~12mm，宿存；花瓣5或4，黄色，分离，旋转排列，长1.7~3cm；雄蕊5，花丝下部两侧扩大成翅状或瓣状，基部合生成环，退化雄蕊5，锥尖状，与雄蕊互生，腺体5，与雄蕊环合生；子房上位，3室。蒴果球形，3裂，每裂瓣种子2粒。种子具膜质翅。花果期4月至翌年1月。

【药用部位及功效】枝、叶——清热利水。

211. 叶下珠科 Phyllanthaceae

五月茶属 Antidesma L.

五月茶　污槽树
Antidesma bunius (L.) Spreng.

【分布】香港、澳门、广东（广州、深圳、惠州、东莞、肇庆、中山）；福建、贵州、江西、云南、西藏、广东、广西、海南；印度、印度尼西亚、老挝、缅甸、尼泊尔、巴布亚新几内亚、菲律宾、新加坡、斯里兰卡、泰国、越南、澳大利亚、太平洋群岛。

【识别特征】乔木，高达 10m。小枝有明显的皮孔。单叶互生；叶柄长 3～10mm；叶片长椭圆形、倒卵形或长倒卵形，长 8～23cm，宽 3～10cm；侧脉每边 7～11 条。花小，单性异株；雄花序为顶生的穗状花序，雄花的花萼杯状，3～4 裂，雄蕊 3～4，着生于花盘内面，退化雌蕊棒状；雌花序为顶生的总状花序，雌花的花萼和花盘似雄花，子房上位。核果近球形，直径约 8mm，熟时红色。花果期 3～11 月。

【药用部位及功效】根、叶或果——健脾、生津、活血、解毒。

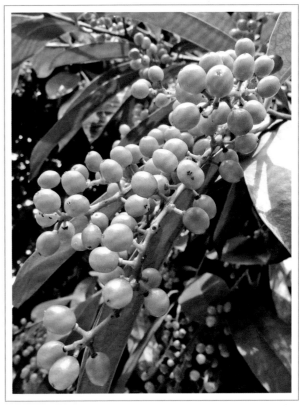

五月茶

秋枫属 Bischofia Blume

秋枫　木梁木、加冬、万年青树
Bischofia javanica Blume

【分布】香港、澳门、广东（广州、深圳、惠州、东莞）；安徽、福建、贵州、江苏、江西、陕西、四川、台湾、云南、浙江、河南、湖北、湖南、广东、广西、海南；不丹、印度尼西亚、日本、老挝、马来西亚、缅甸、尼泊尔、菲律宾、斯里兰卡、泰国、越南、澳大利亚、太平洋群岛。

【识别特征】常绿或半常绿大乔木，高达 40m。树皮灰褐色至棕褐色，砍伤后流出红色汁液，干后瘀血状。三出复叶互生；总叶柄长 8～20cm；小叶片卵形、椭圆形、倒卵形或椭圆状卵形，长 7～15cm，宽 4～8cm，边缘有浅锯齿。花小，雌雄异株，组成腋生的圆锥花序；雄花萼片 5，雄蕊 5，与萼片对生；雌花萼片形状和大小与雄花的相同，子房上位，3 室。果实浆果状，圆球形或近圆球形，直径 6～13mm。花期 4～5 月，果期 8～10 月。

【药用部位及功效】根、树皮——祛风除湿、化瘀消积；叶——解毒散结。

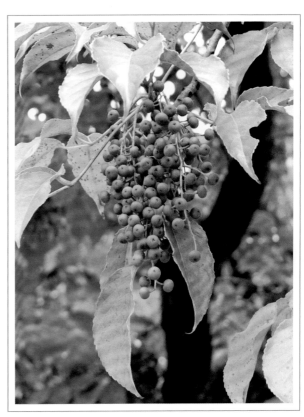

秋枫

黑面神属 Breynia J. R. Forst. & G. Forst.

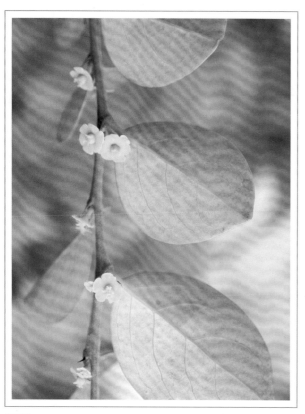

黑面神

黑面神　黑面叶、青丸木、狗脚刺
Breynia fruticosa (L.) Müll. Arg.

【分布】香港、澳门、广东（广州、深圳、惠州、东莞、江门、肇庆、中山）；福建、贵州、四川、云南、浙江、广东、广西、海南；老挝、泰国、越南。

【识别特征】灌木，高 0.5~3m。小枝绿色。单叶互生；叶柄长 3~4mm；叶片菱状卵形、卵形或阔卵形，长 3~7cm，宽 2~3.5cm，上表面深绿色，下表面粉绿色，干后黑色。花小，单性同株；雄花花萼长约 2mm，裂片 6，2 轮，雄蕊 3，花丝合生呈柱状，花药内藏；雌花花萼辐状，直径约 4mm，裂片 6，子房上位。蒴果球形，绿色，直径 6~7mm。花果期几全年。

【药用部位及功效】嫩枝叶——清热祛湿，活血解毒（有毒）；根——祛风，解毒，散瘀，消肿（有毒）。

土蜜树属 Bridelia Willd.

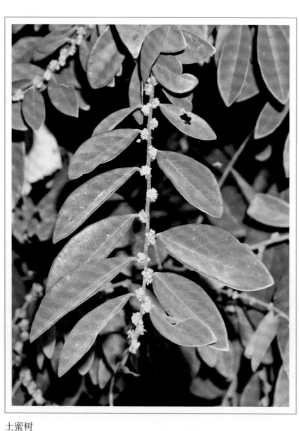

土蜜树

土蜜树　逼迫子、夹骨木、猪牙木
Bridelia tomentosa Blume

【分布】香港、澳门、广东（广州、深圳、惠州、东莞、中山）；福建、台湾、云南、广东、广西、海南；孟加拉国、不丹、柬埔寨、印度、印度尼西亚、老挝、马来西亚、缅甸、尼泊尔、新几内亚岛、菲律宾、新加坡、泰国、越南、澳大利亚。

【识别特征】直立灌木或小乔木，高 2~5m。叶互生；叶柄长 3~5mm；叶片长圆形、长椭圆形或倒卵状长圆形，长 3~9cm，宽 1.5~4cm，上表面粗涩，下表面浅绿色。花小，单性同株或异株，簇生于叶腋；雄花花梗极短，花瓣 5，雄蕊 5，花丝下部与退化雌蕊贴生，花盘浅杯状；雌花几无花梗，萼片三角形，长和宽约 1mm，花瓣 5，比萼片短，花盘坛状，包围子房，子房上位，花柱 2 深裂。核果近圆球形，直径 4~7mm。花果期几乎全年。

【药用部位及功效】茎叶——清热解毒；根或树皮——宁心，安神，调经。

白饭树属 Flueggea Willd.

白饭树　金柑藤、密花叶底株、白倍子
Flueggea virosa (Roxb. ex Willd.) Royle

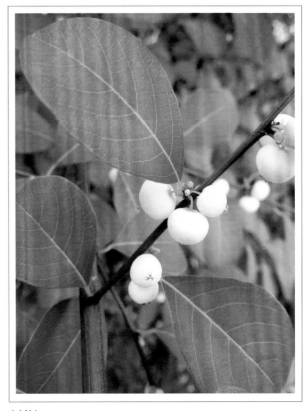

白饭树

【分布】香港、澳门、广东（广州、深圳、惠州、东莞、江门）；福建、广东、广西、贵州、河北、河南、湖南、山东、台湾、云南；非洲、亚洲、大洋洲广布。

【识别特征】灌木，高1～6m。叶互生；叶片椭圆形、长圆形、倒卵形或近圆形，长2～5cm，宽1～3cm，全缘，下表面白绿色。花小，淡黄色，雌雄异株，多朵簇生于叶腋；雄花萼片5，卵形，雄蕊5，伸出萼片外，花盘腺体5，与雄蕊互生，退化雌蕊3；雌花3～10朵簇生，萼片似雄花，花盘环状，围绕子房基部，子房上位，3室，基部合生，顶部2裂。蒴果浆果状，近圆球形，直径3～5mm，熟时果皮淡白色。花果期3～12月。

【药用部位及功效】叶——祛风除湿，清热解毒，杀虫止痒（有小毒）。

算盘子属 Glochidion J. R. Forst. & G. Forst.

毛果算盘子　漆大姑、磨子果
Glochidion eriocarpum Champ. ex Benth.

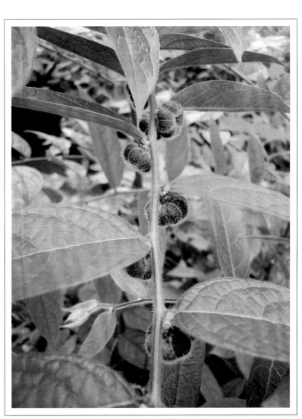

毛果算盘子

【分布】香港、澳门、广东（广州、深圳、惠州、东莞、江门、肇庆）；福建、贵州、湖南、台湾、云南、广东、广西、海南；泰国、越南。

【识别特征】灌木，高达5m。小枝密被淡黄色长柔毛。单叶互生；叶片卵形、狭卵形或宽卵形，长4～8cm，宽1.5～3.5cm，两面均被长柔毛；侧脉每边4～5条。花单性，雌花生于小枝上部，雄花生于下部；雄花萼片6，雄蕊3；雌花萼片6，子房上位。蒴果扁球状，直径8～10mm，具4～5条纵沟，密被长柔毛，顶端具宿存花柱。花果期几全年。

【药用部位及功效】枝、叶、根——清热解毒，祛湿止痒。

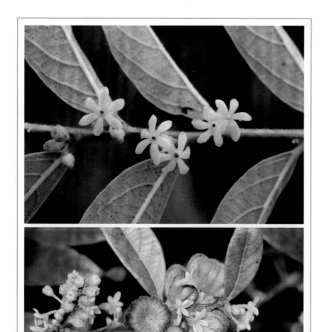

算盘子

算盘子　红毛馒头果、柿子椒、狮子滚球
Glochidion puberum (L.) Hutch.

【分布】香港、澳门、广东（广州、深圳、东莞、江门）；安徽、福建、甘肃、贵州、江苏、江西、陕西、四川、台湾、西藏、云南、浙江、河南、湖北、湖南、广东、广西、海南；日本。

【识别特征】灌木，高 1～5m，植物体密被短柔毛。单叶互生；叶片长圆形至披针形，长 3～8cm，宽 1～2.5cm；侧脉每边 5～7 条。花小，单性，雌花生于小枝上部，雄花生于下部；雄花萼片 6，雄蕊 3；雌花萼片 6，子房上位。蒴果扁球状，直径 8～15mm，具 8～10 条纵沟，成熟时带红色，顶端具宿存花柱。花期 4～8 月，果期 7～11 月。

【药用部位及功效】果实——清热除湿，解毒利咽，行气活血（有小毒）；根——清热，利湿，行气，活血，解毒消肿（有小毒）。

叶下珠属 Phyllanthus L.

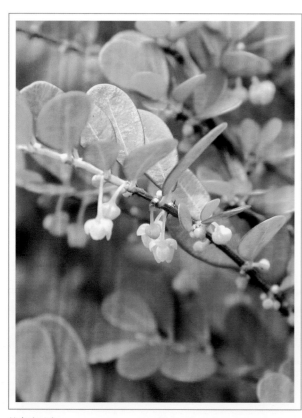

越南叶下珠

越南叶下珠
Phyllanthus cochinchinensis (Lour.) Spreng.

【分布】香港、澳门、广东（广州、深圳、东莞、江门）；福建、四川、西藏、云南、广东、广西、海南；柬埔寨、印度、老挝、越南。

【识别特征】灌木，高可达 3m。小枝具棱，与叶柄幼时同被黄褐色短柔毛。叶互生；叶柄长 1～2mm；托叶褐红色，卵状三角形，长约 2mm；叶片倒卵形、长倒卵形或匙形，长 1～2cm，宽 0.6～1.3cm。花雌雄异株；雄花通常单生，萼片 6，长约 1.3mm，不相等，雄蕊 3，花药 3，花盘腺体 6，倒圆锥形；雌花单生或簇生，萼片 6，长 1.5～1.8mm，花盘近坛状，包围子房约 2/3，子房上位，3 室，花柱 3。蒴果圆球形，直径约 5mm，具 3 纵沟，成熟后开裂成 3 个 2 瓣裂的分果爿。种子橙红色，上面密被腺点。花果期 6～12 月。

【药用部位及功效】根、枝、叶——清热利湿，解毒消积。

余甘子　油甘子、米含
Phyllanthus emblica L.

【分布】香港、澳门、广东（广州、深圳、惠州、东莞）；福建、贵州、江西、四川、台湾、云南、广东、广西、海南；不丹、柬埔寨、印度、印度尼西亚、老挝、马来西亚、缅甸、尼泊尔、菲律宾、斯里兰卡、泰国，南美洲有栽培。

【识别特征】乔木，高可达23m。小枝被黄褐色短柔毛。叶2列；叶柄长0.3～0.7mm；叶片线状长圆形，长8～20mm，宽2～6mm，基部浅心形而稍偏斜。聚伞花序，内有多朵雄花和1朵雌花或全为雄花；雄花萼片6，雄蕊3，花丝合生成柱；雌花萼片长圆形或匙形，长1.6～2.5mm，花盘杯状，包藏子房达一半以上，边缘撕裂，子房上位。蒴果核果状，圆球形，直径1～1.3cm。花期4～6月，果期7～9月。

【药用部位及功效】果实——清热利咽，润肺化痰，生津止渴；根——清热利湿，解毒散结。

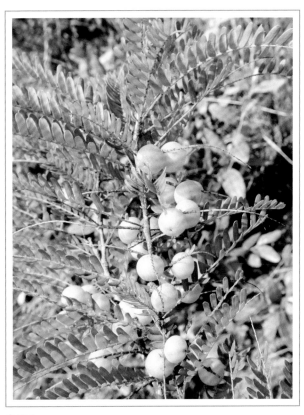

余甘子

小果叶下珠　烂头钵
Phyllanthus reticulatus Poir.

【分布】香港、澳门、广东（广州、深圳、肇庆）；福建、贵州、湖南、江西、四川、台湾、云南、广东、广西、海南；不丹、柬埔寨、印度、印度尼西亚、老挝、马来西亚、尼泊尔、菲律宾、斯里兰卡、泰国、越南、澳大利亚，非洲。

【识别特征】灌木，高达4m，幼枝、叶和花梗均被毛。叶似羽状排列；叶柄长2～5mm；托叶近三角形，长达1.7mm，干后变硬刺状；叶片椭圆形、卵形至圆形，长1～5cm，宽0.7～3cm；侧脉每边5～7条。通常2～10朵雄花和1朵雌花簇生于叶腋；雄花直径约2mm，萼片5～6，2轮，不等大，雄蕊5，3长2短，花盘腺体5，鳞片状；雌花萼片同雄花，花盘腺体5～6，子房上位，圆球形，4～12室。蒴果浆果状，近球形，直径约6mm，红色，干后灰黑色。花期3～6月，果期6～10月。

【药用部位及功效】根、叶——祛风，利湿，活血。

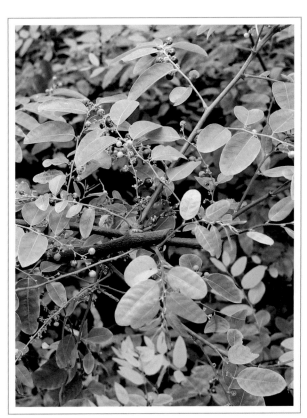

小果叶下珠

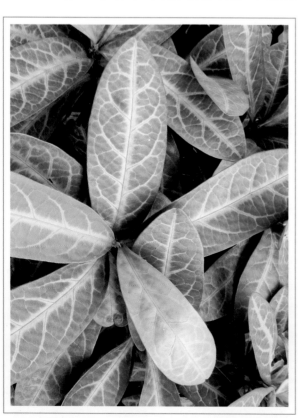

叶下珠

叶下珠　假油树、珍珠草、珠仔草
Phyllanthus urinaria L.

【分布】香港、澳门、广东（广州、深圳、东莞、江门、肇庆、中山）；贵州、河北、陕西、山西、四川、西藏、云南、山东、江苏、安徽、浙江、江西、福建、台湾、河南、湖北、湖南、广东、广西、海南；不丹、印度、印度尼西亚、日本、老挝、马来西亚、尼泊尔、斯里兰卡、泰国、越南，南美洲。

【识别特征】一年生草本，高10～60cm。茎直立，多分枝。叶在小枝上排列成2列；叶柄极短；叶片长圆形，长4～10mm，宽2～5mm。花单性同株；雄花2～4朵簇生于叶腋，萼片6，白色，花盘6裂，雄蕊3，花丝合生成柱状；雌花单生于叶腋，萼片6，长圆状披针形，花盘杯状，子房上位，3室。蒴果扁球形，成熟时浅红色。花果期4～12月。

【药用部位及功效】带根全草——清热解毒，利水消肿，明目，消积。

守宫木属 Sauropus Blume

龙脷叶　龙舌叶、龙味叶
Sauropus spatulifolius Beille

【分布】香港、澳门、广东（广州、深圳、惠州）有栽培或逸生；福建、广东、广西有栽培；原产越南，马来西亚、菲律宾、泰国有栽培。

【识别特征】常绿小灌木，高10～40cm。茎粗糙，直径2～5mm，蜿蜒状弯曲。单叶通常聚生于小枝上部，常向下弯垂；叶柄长2～5mm；叶片匙形、倒卵状长圆形或卵形，长4.5～16.5cm，宽2.5～6.3cm，上表面深绿色；叶脉处呈灰白色，侧脉每边6～9条。花单性同株，2～5朵簇生，无花瓣；雄花萼片6，2轮，近等大，长2～3mm，雄蕊3，花丝合生呈短柱状，花盘腺体6，与萼片对生；雌花萼片似雄花，无花盘，子房上位，近球形，直径约1mm，3室。花期2～10月。

【药用部位及功效】叶——清热润肺，化痰止咳；花——止血。

龙脷叶

212. 牻牛儿苗科 Geraniaceae

老鹳草属 Geranium L.

野老鹳草
Geranium carolinianum L.

【分布】深圳归化；安徽、重庆、福建、广西、湖北、湖南、江苏、江西、四川、台湾、云南、浙江归化；原产北美洲。

【识别特征】一年生草本，高 20～60cm。茎直立或仰卧，密被短柔毛。基生叶早枯；茎生叶互生或最上部对生，茎下部叶具长柄，叶柄长为叶片的 2～3 倍，上部叶柄渐短；叶片圆肾形，长 2～3cm，宽 4～6cm，基部心形，掌状 5～7 裂近基部。花序腋生和顶生，长于叶，被短柔毛和长腺毛；花两性；萼片 5，长 5～7mm，被毛；花瓣淡紫红色，倒卵形，稍长于花萼；蜜腺 5，与花瓣互生；雄蕊 10～15；子房上位。蒴果长约 2cm，被毛，果瓣由喙上部先裂向下卷曲。花期 4～7 月，果期 5～9 月。

【药用部位及功效】全株——祛风，收敛，止泻。

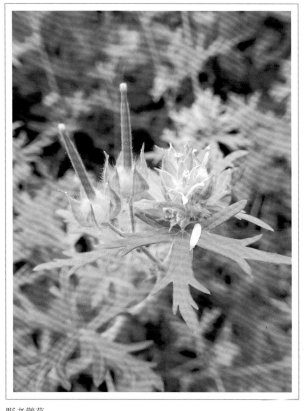
野老鹳草

天竺葵属 Pelargonium L'Hér.

香叶天竺葵
Pelargonium graveolens L'Hér. ex Aiton

【分布】深圳有栽培；我国广泛栽培；原产非洲，全世界广泛栽培。

【识别特征】多年生草本或灌木状，高可达 1m。茎直立，基部木质化，上部肉质，密被具光泽的柔毛，有香味。叶互生；叶柄与叶片近等长，被柔毛；托叶宽三角形或宽卵形，长 6～9mm；叶片近圆形，基部心形，直径 2～10cm，掌状 5～7 裂达中部或近基部，小裂片边缘不规则齿裂，两面被毛。伞形花序与叶对生，长于叶，具花 5～12 朵；萼片 5，绿色，长 6～9mm，近轴 1 片延伸成长距并与花梗合生；花瓣 5，玫瑰色或粉红色，长为萼片的 2 倍，上面 2 片较大；雄蕊 10，与萼片近等长；子房上位。蒴果长约 2cm，被毛。花期 5～7 月，果期 8～9 月。

【药用部位及功效】茎叶——祛风除湿，行气止痛，杀虫。

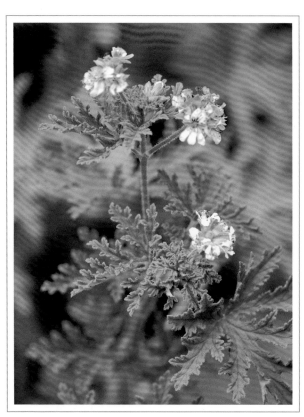
香叶天竺葵

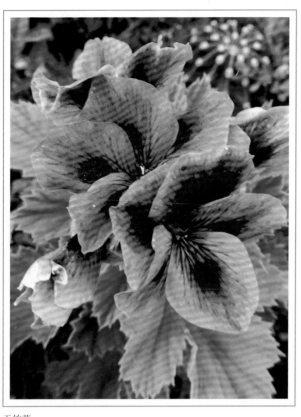

天竺葵

天竺葵
Pelargonium hortorum L. H. Bailey

【分布】澳门、广东（广州、深圳）有栽培；我国广泛栽培；原产非洲。

【识别特征】多年生草本，高 30～60cm。茎基部木质化，上部肉质，具明显的节，密被短柔毛，具浓烈的鱼腥味。叶互生；叶柄长 3～10cm，被柔毛和腺毛；叶片圆形或肾形，基部心形，直径 3～7cm，边缘波状浅裂，具圆形齿，上表面叶缘以内有暗红色马蹄形环纹。伞形花序腋生；花梗长 3～4cm；萼片 5，长 8～10mm，外面密被腺毛和长柔毛；花瓣 5，红色、橙红色、粉红色或白色，宽倒卵形，长 12～15mm，基部具短爪，下面 3 片通常较大；雄蕊 10，其中，1～3 枚发育不全；子房上位。蒴果长约 3cm。花期 5～7 月，果期 6～9 月。

【药用部位及功效】花——清热解毒。

214. 使君子科 Combretaceae

风车子属 Combretum Loefl.

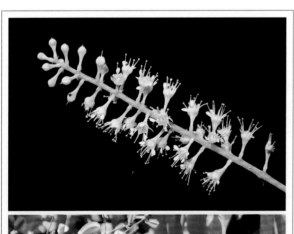

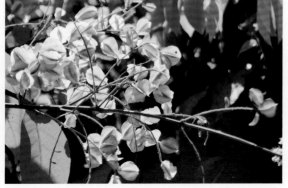

风车子

风车子* 华风车子
Combretum alfredii Hance

【分布】香港、广东（广州、深圳、东莞）；广东、广西、湖南、江西。

【识别特征】直立或攀援灌木。小枝密被棕黄色绒毛和橙黄色鳞片。叶对生或近对生；叶柄长 1～1.5cm；叶片长椭圆形至阔披针形，长 12～16cm，宽 4.8～7.3cm，全缘，下表面有黄褐色或橙黄色的鳞片；侧脉 6～10 对。穗状花序；花长约 9mm；花萼钟状，萼齿 4 或 5，内面具一柠檬黄色而有光泽的大粗毛环；花瓣长约 2mm，黄白色；雄蕊 8，生于萼管基部；子房下位。假核果，有 4 翅，近圆形或梨形，长 1.7～2.5cm，熟时红色或紫红色。花期 5～8 月，果期 9 月开始。

【药用部位及功效】根——清热利湿。

使君子属 Quisqualis L.

使君子　留求子、史君子、四君子
Quisqualis indica L.

【分布】香港、澳门、广东（广州、深圳、惠州、东莞、江门、肇庆）野生或栽培；福建、贵州、湖南、江西、四川、台湾、云南、广东、广西、海南，浙江有栽培；孟加拉国、柬埔寨、印度、印度尼西亚、老挝、马来西亚、缅甸、尼泊尔、巴基斯坦、巴布亚新几内亚、菲律宾、新加坡、斯里兰卡、泰国、越南、印度洋群岛、太平洋群岛、热带非洲、中美洲、南美洲有栽培，世界热带地区广泛栽培或归化。

【识别特征】攀援灌木，高 2～8m，幼时全株被锈色短柔毛。单叶对生；叶柄下部有关节；叶片长椭圆状披针形，长 5～13cm，宽 2～6cm。穗状花序顶生；花萼筒细管状，先端 5 裂；花瓣 5，长 1.5～2cm，由白变红；雄蕊 10，2轮；子房下位。果实橄榄状，黑褐色或深棕色，有 5 棱。花期 5～9 月，果期 6～10 月。

【药用部位及功效】果实——杀虫，消积，健脾；叶——理气健脾，杀虫解毒。

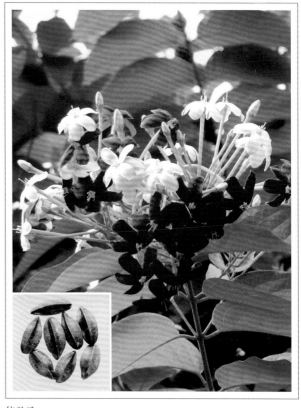

使君子

215. 千屈菜科 Lythraceae

紫薇属 Lagerstroemia L.

紫薇　紫兰花、蚊子花、百日红
Lagerstroemia indica L.

【分布】香港、澳门、广东（广州、深圳、惠州、江门）有栽培；贵州、安徽、福建、江西、吉林、山东、山西、四川、台湾、云南、浙江、河南、湖北、湖南、广东、广西、海南有栽培或逸生；孟加拉国、不丹、柬埔寨、印度、印度尼西亚、日本、老挝、马来西亚、缅甸、尼泊尔、巴基斯坦、菲律宾、新加坡、斯里兰卡、泰国、越南有栽培，世界热带地区广泛栽培。

【识别特征】落叶灌木或小乔木。叶互生，稀对生；叶片椭圆形、阔矩圆形或倒卵形，长 2.5～7cm，宽 1.5～4cm，全缘；侧脉 3～7 对，小脉不明显。花两性，淡红色、紫色或白色，直径 3～4cm，常组成顶生圆锥花序；花萼筒半球形，裂片 6；花瓣 6，皱缩，长 12～20mm，具长爪；雄蕊多数；子房上位。蒴果椭圆状球形，长 1～1.3cm，室背开裂。种子有翅。花果期 6～12 月。

【药用部位及功效】花——清热解毒，活血止血；叶——清热解毒，利湿止血。

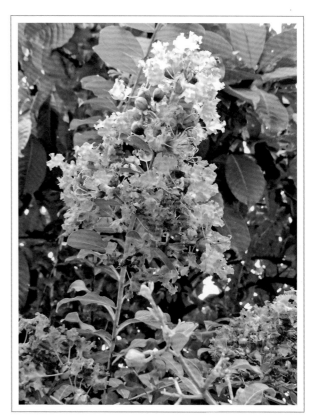

紫薇

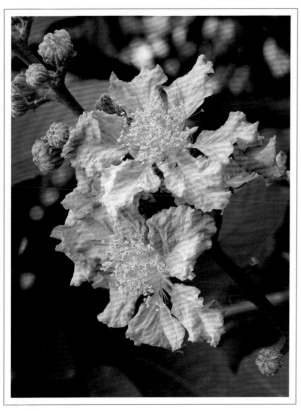

大花紫薇

大花紫薇　大叶紫薇
Lagerstroemia speciosa (L.) Pers.

【分布】香港、澳门、广东（广州、深圳、惠州）有栽培；广东、广西、福建有栽培；斯里兰卡、印度、马来西亚、越南、菲律宾。

【识别特征】落叶乔木，高5～10m。树皮灰色，平滑。叶大，互生或近对生；叶柄长6～15mm，粗壮；叶片矩圆状椭圆形或卵状椭圆形，长10～25cm，宽6～12cm，两面均无毛；侧脉9～17对。圆锥花序顶生和腋生，长15～25cm；花轴、花梗及花萼外面均被黄褐色糠秕状的密毡毛；花两性；萼6裂，有12条棱；花瓣6，淡紫色或紫红色，边缘有皱褶；雄蕊多数；子房上位。蒴果近球形，直径约2cm，成熟时开裂为6瓣。种子多数。花期5～7月，果期10～11月。

【药用部位及功效】根及叶——敛疮，解毒。

千屈菜属 Lythrum L.

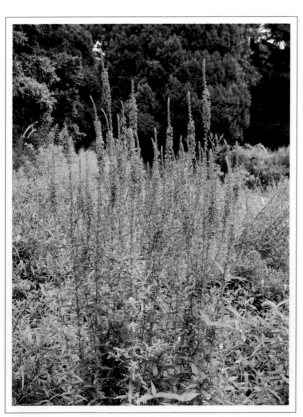

千屈菜

千屈菜
Lythrum salicaria L.

【分布】香港、澳门、广东（深圳）有栽培；我国广布；阿富汗、印度、日本、韩国、蒙古国、俄罗斯，非洲、欧洲、北美洲。

【识别特征】多年生草本，高30～100cm，全体被柔毛。茎直立，四棱形，多分枝。叶对生，有时3叶轮生；无柄；叶片披针形至狭披针形，长4～6cm，宽8～15mm，基部圆或心形，全缘。花数朵簇生于上部叶腋，集成间断的穗状花序；萼筒长5～8mm，有纵棱12条，裂片6，齿间的附属片呈刺状；花瓣6，紫红色；雄蕊12，6长6短，伸出萼筒之外；子房上位，2室。蒴果椭圆形，包被于宿存萼内，成熟时2瓣裂。种子多数，细小。花期7～9月。

【药用部位及功效】全草——清热解毒，收敛止血。

石榴属 Punica L.

石榴　安石榴、山力叶、丹若
Punica granatum L.

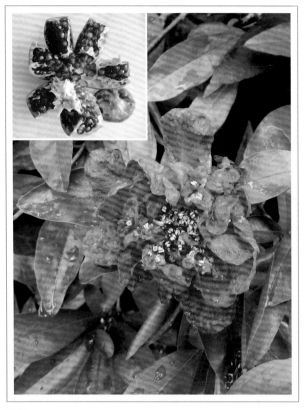

【IUCN 濒危等级】LC

【分布】香港、澳门、广东（广州、深圳、惠州、东莞、江门）有栽培；我国广泛栽培；全世界广泛栽培。

【识别特征】落叶灌木或乔木，高 2～5m，枝端通常呈刺状。单叶对生或簇生；叶片倒卵形至长椭圆形，长 2.5～6cm，宽 1～1.8cm，全缘。花单生或几朵簇生或组成聚伞花序，两性，辐射对称，直径约 3cm；萼筒钟状，肉质而厚，红色，裂片 6；花瓣 6，红色，与萼片互生；雄蕊多数，着生萼筒内壁上部；子房下位或半下位。浆果近球形，顶端有宿存花萼裂片，果皮肥厚革质，熟时黄色或带红色。种子多数，外种皮肥厚多汁，内种皮骨质。花期 5～6 月，果期 8～9 月。

【药用部位及功效】果皮——涩肠止泻，止血，驱虫；果实——生津止渴，涩肠止血，杀虫。

石榴

216. 柳叶菜科 Onagraceae

丁香蓼属 Ludwigia L.

水龙　过塘蛇、玉钗草、草里银钗
Ludwigia adscendens (L.) H. Hara

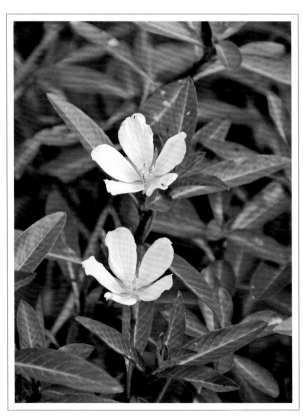

【分布】香港、澳门、广东（广州、深圳、惠州、东莞）；福建、湖南、江西、台湾、云南、浙江、广东、广西、海南；印度、印度尼西亚、日本、马来西亚、尼泊尔、巴基斯坦、菲律宾、斯里兰卡、泰国、澳大利亚，非洲、亚洲。

【识别特征】多年生浮水或上升草本，浮水茎节常具白色海绵状气根状浮器。须根多数。直立茎高达 60cm，浮水茎可长达 3m。叶互生；叶片倒卵形、椭圆形至倒卵状披针形，长 3～6.5cm，宽 1.2～2.5cm；侧脉 6～12 对。花两性，单生于叶腋；萼片 5，长 6～12mm；花瓣 5，白色至淡黄色；雄蕊 10；子房下位。蒴果圆柱形，长 2～3cm。种子多数。花果期 5～11 月。

【药用部位及功效】全草——清热，利水，解毒。

水龙

218. 桃金娘科 Myrtaceae

岗松属 Baeckea L.

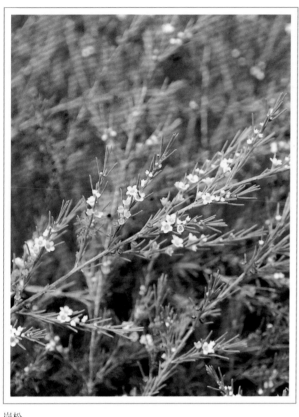

岗松

岗松
Baeckea frutescens L.

【分布】香港、澳门、广东（广州、深圳、惠州、东莞、江门、肇庆、中山）；福建、江西、浙江、广东、广西、海南；柬埔寨、印度、印度尼西亚、马来西亚、缅甸、新几内亚岛、菲律宾、泰国、越南、澳大利亚。

【识别特征】灌木，有时为小乔木。嫩枝纤细，多分枝。叶小，无柄，或有短柄；叶片狭线形或线形，长5～10mm，宽约1mm，先端尖，上表面有沟，下表面突起，有透明油腺点，干后褐色；中脉1条，无侧脉。花小，白色，单生于叶腋；萼管钟状，长约1.5mm，萼齿5，细小三角形；花瓣5，长约1.5mm；雄蕊10，成对与萼齿对生；子房下位，3室。蒴果小，长约2mm。种子扁平，有角。花期7～8月，果期9～11月。

【药用部位及功效】枝、叶——祛瘀止痛，清热解毒，利水通淋，杀虫止痒；根——祛风除湿，解毒利水。

桉属 Eucalyptus L'Hér.

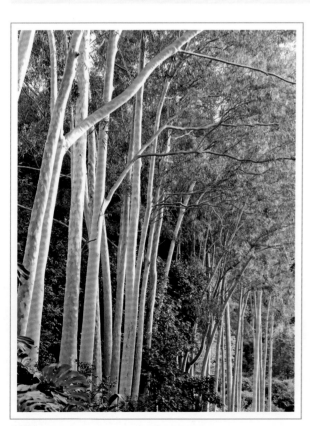

柠檬桉

柠檬桉
Eucalyptus citriodora Hook.

【分布】香港、澳门、广东（广州、深圳、惠州）有栽培；福建、广东、广西、贵州、湖南、江西、四川、云南、浙江有栽培；原产澳大利亚。

【识别特征】大乔木，树干通直。树皮光滑，大片状脱落。幼叶披针形，有腺毛，基部圆形，叶柄盾状着生；成熟叶狭披针形，宽约1cm，长10～15cm，稍弯曲，两面有黑腺点，揉之有浓厚的柠檬气味；过渡性叶阔披针形，宽3～4cm，长15～18cm；叶柄长1.5～3cm。圆锥花序腋生；萼片与花瓣合生成一帽状体；雄蕊多数，长6～7mm，排成2列；子房下位，与萼管合生。蒴果壶形，长1～1.2cm，宽8～10mm。花期4～9月。

【药用部位及功效】叶——散风除湿，止痛，解毒，止痒；果实——祛风解表，散寒止痛。

番樱桃属 Eugenia L.

红果仔 棱果蒲桃
Eugenia uniflora L.

【分布】香港、澳门、广东（广州、深圳）有栽培；福建、四川、台湾、云南有栽培；原产美洲。

【识别特征】灌木或小乔木，高达 5m。单叶对生；叶柄极短；叶片卵形至卵状披针形，长 3.2～4.2cm，宽 2.3～3cm，上表面绿色发亮，下表面颜色较浅，两面无毛，有多数透明腺点；侧脉每边约 5 条，以近 45 度开角斜出，离边缘约 2mm 处汇成边脉。花两性，白色，稍芳香，单生或数朵聚生于叶腋；萼片 4，长椭圆形；花瓣 4；雄蕊多数；子房下位。浆果球形，直径 1～2cm，有 8 条棱，熟时深红色。种子 1～2 粒。花期春季。

【药用部位及功效】叶或果实——和胃，敛疮。

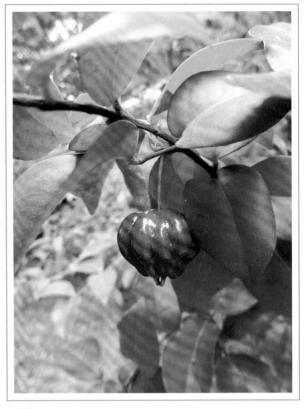

红果仔

白千层属 Melaleuca L.

白千层
Melaleuca cajuputi subsp. **cumingiana** (Turcz.) Barlow

【分布】香港、澳门、广东（广州、深圳、惠州）有栽培；福建、广东、广西、贵州、湖南、江西、四川、云南、浙江有栽培；原产澳大利亚，印度尼西亚、马来西亚、缅甸、泰国、越南有栽培。

【识别特征】乔木，高可达 18m。树皮灰白色，厚而松软，呈薄层状剥落。嫩枝灰白色。叶互生；叶柄极短；叶片革质，披针形或狭长圆形，长 4～10cm，宽 1～2cm；基出脉 3～5 条，具油腺点，香气浓郁。花白色，密集于枝顶成穗状花序，长达 15cm；萼管长 3mm，与子房合生；花瓣 5，卵形，长 2～3mm；雄蕊多数，花丝基部联合成 5 束，与花瓣对生；子房下位。蒴果半球形，顶端开裂为 3 果瓣。花期每年多次。

【药用部位及功效】叶——祛风解表，利湿止痒；树皮——安神，解毒。

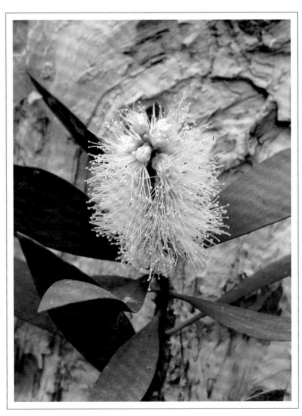

白千层

番石榴属 Psidium L.

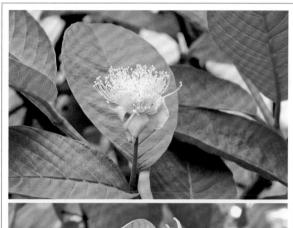

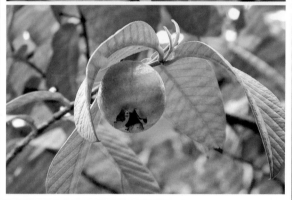

番石榴

番石榴　秋果、番桃
Psidium guajava L.

【分布】香港、澳门、广东（广州、深圳、东莞、江门、中山）有栽培；贵州、四川、台湾、云南、广东、广西、海南有栽培；原产美洲。

【识别特征】乔木，高达 13m。树皮平滑，灰色，片状剥落。小枝有棱。叶对生；叶柄长约 5mm；叶片革质，长圆形至椭圆形，长 6~12cm，宽 3.5~6cm，上表面稍粗糙，下表面有毛；侧脉 12~15 对，网脉明显。花单生或 2~3 朵排成聚伞花序；萼管钟形，长 5mm，萼片不规则 4~5 裂；花瓣长 1~1.4cm，白色；雄蕊多数；子房下位，花柱与雄蕊近等长。浆果球形、卵圆形或梨形，长 3~8cm，顶端有宿存萼片，果肉白色或黄色。种子多数。花期 5~8 月，果期 8~11 月。

【药用部位及功效】果实——健脾消积，涩肠止泻；叶——燥湿健胃，止泻，清热解毒。

桃金娘属 Rhodomyrtus (DC.) Rchb.

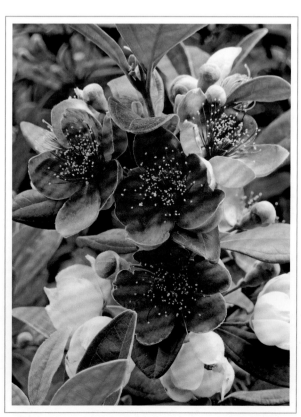

桃金娘

桃金娘　岗棯、山菍、稔子
Rhodomyrtus tomentosa (Aiton)

【分布】香港、澳门、广东（广州、深圳、惠州、东莞、江门、珠海、肇庆）；福建、广东、广西、贵州、湖南、江西、台湾、云南、浙江；印度尼西亚、日本、老挝、马来西亚、缅甸、菲律宾、斯里兰卡、越南。

【识别特征】灌木，高 1~2m。嫩枝密生灰色柔毛。叶对生；叶片革质，椭圆形或倒卵形，长 3~8cm，宽 1~4cm；离基三出脉直达先端汇结，上表面光滑，下表面有灰色茸毛。花具长梗，常单生，紫红色，直径 2~4cm；花萼 5 裂，宿存；花瓣 5，倒卵形，长 1.3~2cm；雄蕊多数，红色；子房下位，3 室。浆果卵状壶形，长 1.5~2cm，熟时紫黑色。花期 5~7 月，果期 7~9 月。

【药用部位及功效】果实——养血止血，涩肠固精；花——收敛止血。

蒲桃属 **Syzygium** P. Browne ex Gaertn.

蒲桃
Syzygium jambos (L.) Alston

【分布】香港、澳门、广东（广州、深圳、惠州、东莞、肇庆）；福建、贵州、四川、台湾、云南、广东、广西、海南；菲律宾。

【识别特征】乔木，高达 10m，主干极短，广分枝。叶对生；具短柄；叶片披针形或长圆形，长 12～25cm，宽 3～4.5cm，具多数透明腺点；侧脉 12～16 对，以 45 度开角斜向上，靠近边缘 2mm 处相结合成边脉。聚伞花序顶生；花白色，直径 3～4cm；萼管倒圆锥形，长 8～10mm，萼齿 4，半圆形，长约 6mm；花瓣阔卵形，长约 14mm；雄蕊多数；子房下位，花柱与雄蕊等长。果实近球形，直径 3～5cm，淡绿色或淡黄色。花期 3～4 月，果期 5～6 月。

【药用部位及功效】果实——暖胃健脾，润肺止咳，破血消肿；叶——清热解毒。

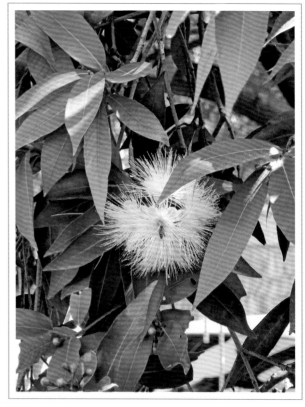

蒲桃

水翁蒲桃　　水榕、酒翁、水雍花
Syzygium nervosum A. Cunn. ex DC.

【分布】香港、澳门、广东（广州、东莞、珠海、肇庆）；西藏、云南、广东、广西、海南；印度、印度尼西亚、马来西亚、缅甸、斯里兰卡、泰国、越南、澳大利亚。

【识别特征】乔木，高可达 15m，树干多分枝。树皮灰褐色，颇厚。嫩枝压扁。叶对生；叶柄长 1～2cm；叶片长圆形至椭圆形，长 11～17cm，宽 4.5～7cm，有透明腺点；侧脉 9～13 对，网脉明显，边脉离边缘约 2mm。圆锥花序生于无叶的老枝上；花 2～3 朵簇生；萼管半球形，长约 3mm，萼片联合成帽状体，长 2～3mm；花瓣 4～5，常附于帽状萼上一并脱落；雄蕊多数，分离，排成多列；子房下位。浆果阔卵圆形，长 10～12mm，直径 10～14mm，成熟时紫黑色。花期 5～6 月。

【药用部位及功效】花蕾——清热解毒，祛暑生津，消滞利湿；叶——清热消滞，解毒杀虫，燥湿止痒（有小毒）。

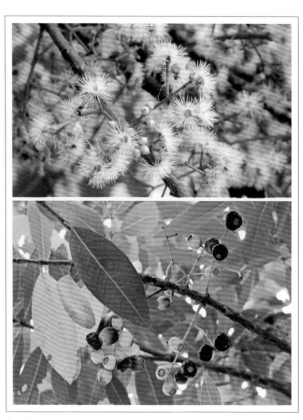

水翁蒲桃

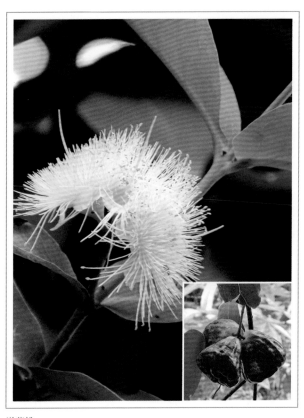

洋蒲桃

洋蒲桃　莲雾、金山蒲桃
Syzygium samarangense (Blume) Merr. & L. M. Perry

【分布】香港、澳门、广东（广州、深圳、惠州）有栽培；福建、广东、广西、四川、台湾、云南有栽培；原产印度尼西亚，马来西亚、巴布亚新几内亚、泰国有栽培。

【识别特征】乔木，高达 12m。嫩枝压扁。叶对生；近无柄；叶片椭圆形至长圆形，长 10～22cm，宽 5～8cm，下表面有多数细小腺点；侧脉 14～19 对，离边缘 5mm 处互相结合成一环套。聚伞花序顶生或腋生，长 5～6cm；花白色，直径 7～8cm；萼齿 4，半圆形；雄蕊极多，长约 1.5cm；子房下位。果实梨形或圆锥形，肉质，洋红色，发亮，长 4～5cm，顶部凹陷，有宿存的肉质萼片。花期 3～4 月，果实 5～6 月成熟。

【药用部位及功效】叶或树皮——泻火解毒，燥湿止痒；根——利湿，止痒。

219. 野牡丹科 Melastomataceae

柏拉木属 Blastus Lour.

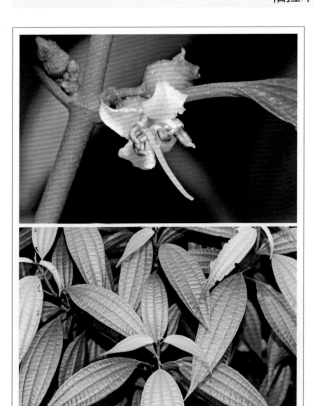

柏拉木

柏拉木　黄金梢、山甜娘、崩疮药
Blastus cochinchinensis Lour.

【分布】香港、广东（广州、深圳、惠州、东莞、江门、肇庆）；福建、贵州、湖南、台湾、云南、广东、广西、海南；柬埔寨、印度、老挝、缅甸、越南。

【识别特征】灌木，高 0.6～3m，多分枝，植物体密被黄褐色小腺点。叶对生；叶柄长 1～2cm；叶片披针形、狭椭圆形至椭圆状披针形，长 6～12cm，宽 2～4cm，全缘或具极不明显的小浅波状齿；3～5 条基出脉。伞状聚伞花序腋生；花两性，4 数；萼钟状漏斗形，长约 4mm；花瓣白色至粉红色，卵形，长约 4mm；雄蕊 4，花药粉红色，呈屈膝状，药隔微膨大，下延直达花药基部；子房坛状，下位。蒴果椭圆形，4 裂。花期 6～8 月，果期 10～12 月。

【药用部位及功效】根、叶——收敛止血，清热解毒。

野牡丹属 Melastoma L.

细叶野牡丹* 山公榴、铺地莲、水社野牡丹
Melastoma intermedium Dunn

【分布】香港、广东（广州、深圳、惠州、东莞）；台湾、福建、贵州、广东、广西、海南。

【识别特征】小灌木和灌木，直立或匍匐上升，高30～60cm，分枝多，披散，被糙伏毛。叶对生；叶柄长3～6mm；叶片椭圆形或长圆状椭圆形，长2～4cm，宽8～20mm，全缘，两面被毛；侧脉互相平行。伞房花序顶生，有花3～5朵；花梗长3～5mm；花萼管长约7mm，直径约5mm，密被毛，裂片5，披针形；花瓣5，玫瑰红色至紫色，长2～2.5cm，宽约1.5cm；雄蕊10，长者药隔基部伸长，弯曲；子房半下位。果坛状球形，肉质，不开裂，长约8mm，直径约1cm；宿存萼密被毛。花期7～9月，果期10～12月。

【药用部位及功效】全株——清热解毒，消肿。

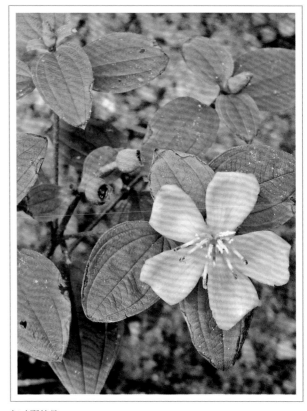

细叶野牡丹

野牡丹 紫牡丹、大金香炉、猪古稔
Melastoma malabathricum L.

【分布】大湾区广布；福建、贵州、湖南、江西、四川、台湾、西藏、云南、浙江、广东、广西、海南；柬埔寨、印度、日本、老挝、马来西亚、缅甸、尼泊尔、菲律宾、泰国、越南、太平洋群岛。

【识别特征】灌木，高0.5～1.5m，分枝多，植物体密被淡褐色鳞片状糙伏毛。叶对生；叶柄长5～15mm；叶片卵形或广卵形，长4～10cm，宽2～6cm，两面被毛，全缘；基出脉5～7条。伞房花序生于分枝顶端；花两性，5数；花萼长约2.2cm；花瓣玫瑰红色或粉红色，倒卵形，长3～4cm；雄蕊10，二型，长者药隔基部伸长，弯曲；子房半下位。蒴果坛状球形，直径8～12mm。花期5～7月，果期10～12月。

【药用部位及功效】全株——消积利湿，活血止血，清热解毒；种子——活血止血，通经下乳。

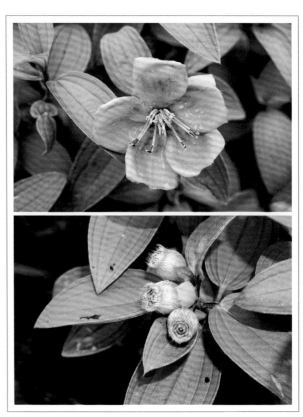

野牡丹

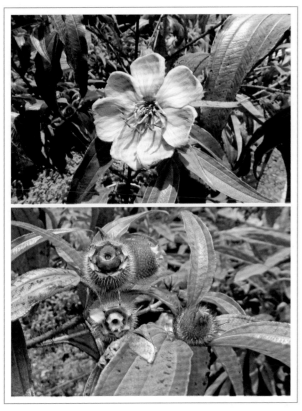

毛菍

毛菍 射牙郎、柴狗利、红爆牙郎
Melastoma sanguineum Sims

【分布】香港、澳门、广东（广州、深圳、惠州、东莞、江门、肇庆）；福建、广东、广西、海南；印度、印度尼西亚、马来西亚。

【识别特征】大灌木，高1.5~3m，植物体被长粗毛。叶对生；叶柄长1.5~2.5cm；叶片卵状披针形至披针形，长8~15cm，宽2.5~5cm，两面被毛，全缘；基出脉5条。伞房花序顶生，有花1~3朵；花大，两性；花萼管长1~2cm，裂片5，长约1.2cm；花瓣5，粉红色或紫红色，长3~5cm；雄蕊5长5短，长者药隔基部伸延；子房半下位。果杯状球形，为密被红色长硬毛的宿存萼所包被，直径1.5~2cm。花果期几乎全年。

【药用部位及功效】叶或全株——解毒止痛，生肌止血；根——消食止泻，消肿止血。

金锦香属 Osbeckia L.

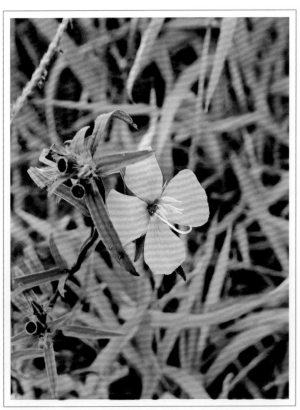

金锦香

金锦香
Osbeckia chinensis L.

【分布】香港、广东（广州、深圳、惠州、东莞）；安徽、福建、贵州、湖北、湖南、江苏、江西、吉林、四川、台湾、西藏、云南、浙江、广东、广西、海南；柬埔寨、印度、印度尼西亚、日本、老挝、马来西亚、缅甸、尼泊尔、菲律宾、泰国、越南、澳大利亚。

【识别特征】草本或亚灌木，高20~60cm。茎4棱，被毛。叶对生；叶片线形或线状披针形，长2~4cm，宽3~8mm，全缘，两面被毛；3~5条基出脉。头状花序顶生，有花2~8朵；花两性；萼管长约6mm，裂片4，具缘毛；花瓣4，淡紫红色或粉红色，倒卵形，长约1cm，具缘毛；雄蕊8，常偏向于一侧；子房半下位。蒴果卵状球形，4纵裂。花期7~9月，果期9~11月。

【药用部位及功效】全草或根——化痰利湿，祛风止血，解毒消肿。

238. 橄榄科 Burseraceae

橄榄属 Canarium L.

橄榄 青果、山榄、红榄
Canarium album Leenh.

【分布】香港、澳门、广东（广州、深圳、惠州、东莞、肇庆）野生或栽培；福建、贵州、四川、台湾、云南、广东、广西、海南；越南。

【识别特征】乔木，高 10～25m，有胶黏性芳香树脂。树皮淡灰色，平滑。小枝、叶柄及叶轴被短柔毛，有皮孔。奇数羽状复叶互生；小叶 3～6 对，披针形或椭圆形，长 6～14cm，宽 2～5.5cm，下表面有极细小的疣状突起，基部偏斜，全缘。花序腋生；花小，3 数，单性异株；雄蕊 6，有花盘；子房上位。核果卵形，长约 3cm，初为黄绿色，后为黄白色，两端锐尖。花期 4～5 月，果 10～12 月成熟。

【药用部位及功效】果实——清肺利咽，生津止渴，解毒；果核——解毒，敛疮，止血，利气。

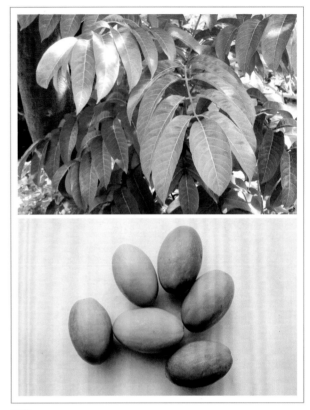

橄榄

乌榄 木威子、黑榄
Canarium pimela K. D. Koenig

【分布】香港、澳门、广东（广州、深圳、惠州、东莞、肇庆、中山）野生或栽培；云南、广东、广西、海南；柬埔寨、老挝、越南。

【识别特征】乔木，高可达 20m。奇数羽状复叶，螺旋状排列；小叶 4～6 对，宽椭圆形、卵形或圆形，长 6～17cm，宽 2～7.5cm，基部偏斜，全缘。聚伞圆锥花序；花单性异株，3 数；萼杯状，一半以上合生；花瓣 3，乳白色；雄蕊 6；有花盘，子房上位，3 室。果序长 8～35cm，有果 1～4 个；核果，外果皮肉质，不开裂，内果皮骨质，每室种子 1 粒。花期 4～5 月，果期 5～11 月。

【药用部位及功效】果实——止血，利水，解毒；果核——止血。

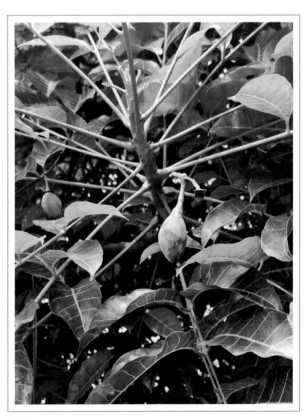

乌榄

239. 漆树科 Anacardiaceae

人面子属 Dracontomelon Blume

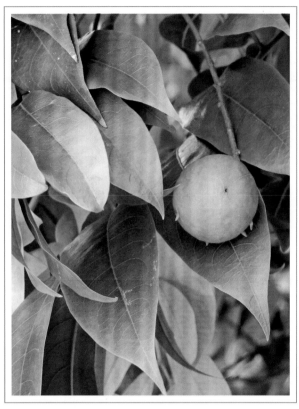

人面子

人面子　人面树、银莲果
Dracontomelon duperreanum Pierre

【分布】香港、澳门、广东（广州、深圳、惠州、肇庆）；广东、广西、云南；越南。

【识别特征】常绿大乔木，高可达20余米。幼枝具条纹，被灰色绒毛。奇数羽状复叶互生，连柄长30～45cm；小叶5～7对，互生，近革质，长圆形或长圆状披针形，长5～14.5cm，宽2.5～4.5cm，顶端渐尖，基部不对称，全缘，小叶柄长2～5mm。圆锥花序顶生；花小，两性；花梗长2～3mm；花萼5裂，长4～6mm，边缘有缘毛；花瓣5，白色，长约6mm；雄蕊10，与花瓣近等长；子房上位。核果扁球形，高1.5cm，宽约2cm，熟时黄色，果核顶端有孔4～5个。

【药用部位及功效】果实——健脾，生津，醒酒，解毒；树皮——解毒消痈。

杧果属 Mangifera L.

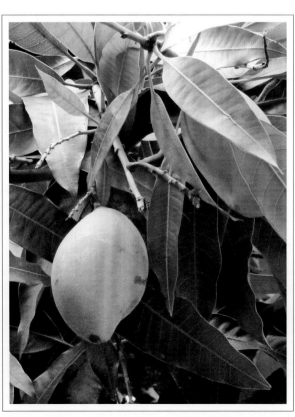

杧果

杧果　芒果、望果、蜜望子
Mangifera indica L.

【分布】香港、澳门、广东（广州、深圳、惠州、中山）有栽培；福建、广东、广西、台湾、云南有栽培；原产亚洲，世界热带地区有栽培。

【识别特征】常绿大乔木，高10～20m。单叶互生；叶柄长2～6cm；叶片形状和大小变化较大，通常为长圆形或长圆状披针形，长12～30cm，宽3.5～6.5cm，边缘皱波状。圆锥花序，多花密集；花小，杂性，黄色或淡黄色，4～5基数；花盘膨大，肉质，5浅裂；雄蕊4～5，仅1个发育，花丝极短；子房上位。核果肾形，压扁，长5～10cm，宽3～4.5cm，熟时黄色，中果皮肉质肥厚，鲜黄色，味甜，果核坚硬。

【药用部位及功效】果实——益胃，生津，止呕，止咳；果核——健胃消食，化痰行气。

盐肤木属 Rhus L.

盐肤木　五倍子树、盐肤子、盐酸白
Rhus chinensis Mill.

【分布】香港、澳门、广东（广州、深圳、惠州、东莞、江门、肇庆、中山、佛山）；甘肃、贵州、河北、宁夏、青海、陕西、山西、四川、西藏、云南、山东、江苏、安徽、浙江、江西、福建、台湾、河南、湖北、湖南、广东、广西、海南；不丹、柬埔寨、印度、印度尼西亚、日本、韩国、老挝、马来西亚、新加坡、泰国、越南。

【识别特征】落叶小乔木或灌木，高 2～10m。奇数羽状复叶互生，具小叶 3～6 对；叶轴具宽翅；小叶自下而上逐渐增大，卵形、椭圆状卵形或长圆形，长 6～12cm，宽 3～7cm，边缘有齿。圆锥花序；花小，白色，5 数，单性异株；雄蕊 5，着生于花盘基部；子房上位，1 室，花柱 3，柱头头状。核果球形，略压扁，直径 4～5mm，熟时红色。花期 8～9 月，果期 10 月。

【药用部位及功效】果实——生津润肺，降火化痰，敛汗，止痢；叶——止咳，止血，收敛，解毒。

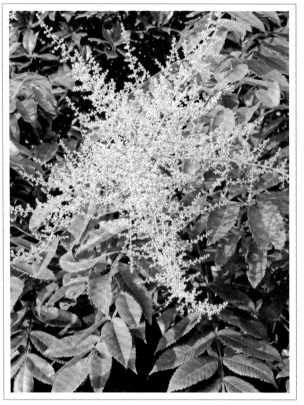

盐肤木

漆树属 Toxicodendron Mill.

野漆　野漆树、大木漆、山漆树
Toxicodendron succedaneum (L.) Kuntze

【分布】香港、澳门、广东（广州、深圳、东莞、肇庆、佛山）；甘肃、贵州、河北、宁夏、青海、陕西、山西、四川、西藏、云南、山东、江苏、安徽、浙江、江西、福建、台湾、河南、湖北、湖南、广东、广西、海南；柬埔寨、印度、日本、韩国、老挝、泰国、越南。

【识别特征】落叶乔木或小乔木，高可达 10m。奇数羽状复叶互生，常集生小枝顶端，长 25～35cm，具小叶 4～7 对；叶柄长 6～9cm；小叶对生或近对生，长圆状椭圆形、阔披针形或卵状披针形，长 5～16cm，宽 2～5.5cm，基部多少偏斜，全缘，下表面常具白粉。圆锥花序，为叶长之半，多分枝；花黄绿色，径约 2mm；花萼 5，裂片长约 1mm；花瓣 5，长约 2mm，开花时外卷；雄蕊伸出；花盘 5 裂；子房上位，球形，直径约 0.8mm。核果偏斜，直径 7～10mm，稍侧扁，外果皮薄，淡黄色，中果皮厚，蜡质，白色，果核坚硬。

【药用部位及功效】叶——散瘀止血，解毒（有毒）。

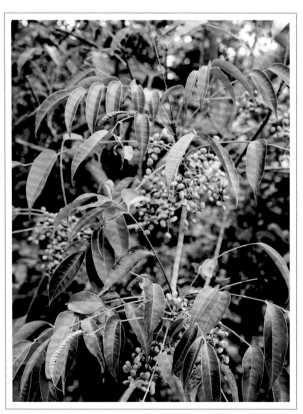

野漆

240. 无患子科 Sapindaceae

倒地铃属 Cardiospermum L.

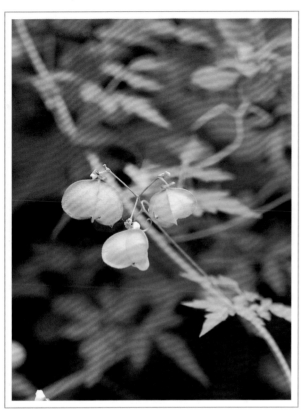

倒地铃

倒地铃 风船葛、金丝苦楝藤、野苦瓜
Cardiospermum halicacabum L.

【分布】香港、澳门、广东（广州、深圳、惠州、东莞、江门、肇庆）；我国东部、南部和西南部有分布；世界热带、亚热带地区广布。

【识别特征】草质藤本，长 1~5m。二回三出复叶互生，轮廓为三角形；叶柄长 3~4cm；顶生小叶斜披针形或近菱形，长 3~8cm，宽 1.5~2.5cm，侧生的稍小，卵形或长椭圆形，边缘有疏锯齿或羽状分裂。圆锥花序，少花；卷须螺旋状；花单性；萼片 4，不等大；花瓣 4，乳白色，倒卵形；雄蕊 8；子房上位。蒴果近梨形，高 1.5~3cm，褐色。种子黑色，有光泽，直径约 5mm。花期夏秋季，果期秋季至初冬。

【药用部位及功效】全草或果实——清热利湿，凉血解毒。

龙眼属 Dimocarpus Lour.

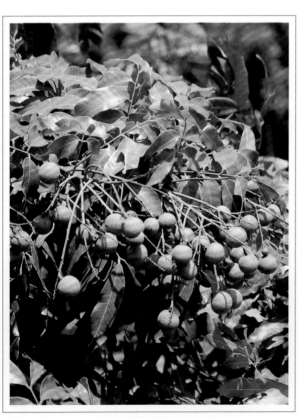

龙眼

龙眼 圆眼、桂圆、羊眼果树
Dimocarpus longan Lour.

【分布】香港、澳门、广东（广州、深圳、惠州、肇庆）有栽培；云南、广东、广西、海南；柬埔寨、印度、印度尼西亚、老挝、马来西亚、缅甸、新几内亚岛、菲律宾、斯里兰卡、泰国、越南。

【识别特征】常绿乔木。树皮暗灰色，粗糙。偶数羽状复叶互生；小叶 4~12，椭圆形或椭圆状披针形，长 6~12cm，宽 2~5cm，基部常偏斜，全缘或微波状，下表面粉绿色。圆锥花序顶生或腋生；花小，杂性，黄白色；花萼 5 深裂，黄色；花瓣 5；花盘明显；雄蕊 7~9；子房上位。果球形，不开裂，外果皮黄褐色，略有细瘤状突起。假种皮白色透明；种子黑色，有光泽。花期 3~4 月，果期 7~8 月。

【药用部位及功效】假种皮——补心脾，益气血，安心神；种子——行气散结，止血，燥湿。

车桑子属 Dodonaea Mill.

车桑子　坡柳、明油子
Dodonaea viscosa Jacq.

【分布】香港、澳门、广东（广州、深圳）；福建、四川、台湾、云南、广东、广西、海南；世界热带、亚热带地区广布。

【识别特征】灌木或小乔木，高 1～3m 或更高。小枝扁，有狭翅或棱角，覆有胶状黏液。单叶互生；叶片形状和大小变异很大，线形、线状匙形、线状披针形、倒披针形或长圆形，长 5～12cm，宽 0.5～4cm，全缘或浅波状。花单性，雌雄异株；萼片 4，无花瓣；雄蕊 7 或 8，花丝极短；子房上位。蒴果倒心形或扁球形，2 或 3 翅，高 1.5～2.2cm，连翅宽 1.8～2.5cm。每室种子 1 或 2 粒，透镜状，黑色。花期秋末，果期冬末春初。

【药用部位及功效】叶——清热利湿，解毒消肿；根——泻火解毒。

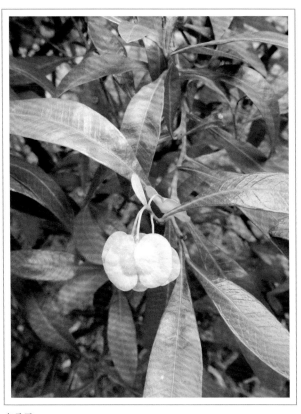

车桑子

栾树属 Koelreuteria Laxm.

复羽叶栾树*
Koelreuteria bipinnata Franch.

【分布】香港、澳门、广东（广州、深圳、惠州、东莞）有栽培；广东、广西、贵州、湖北、湖南、四川、云南。

【识别特征】乔木，高可达 20 余米，皮孔圆形至椭圆形。二回羽状复叶互生，长 45～70cm；小叶 9～17，互生，斜卵形，长 3.5～7cm，宽 2～3.5cm，边缘有内弯的小锯齿。圆锥花序大型；花萼 5 裂达中部，边缘呈啮蚀状；花瓣 4，瓣片长 6～9mm；雄蕊 8，花丝被白色长柔毛；子房上位。蒴果椭圆形或近球形，具 3 棱，淡紫红色，老熟时褐色，长 4～7cm，宽 3.5～5cm，果瓣外面具网状脉纹。种子近球形，直径 5～6mm。花期 7～9 月，果期 8～10 月。

【药用部位及功效】根或根皮——祛风清热，止咳，散瘀，杀虫。

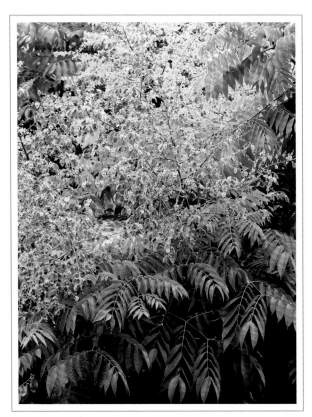

复羽叶栾树

荔枝属 Litchi Sonn.

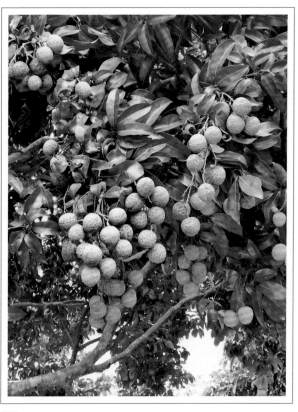

荔枝

荔枝
Litchi chinensis Sonn.

【分布】香港、澳门、广东（广州、深圳、惠州、江门、肇庆）；广东、海南、福建；老挝、马来西亚、缅甸、新几内亚岛、菲律宾、泰国、越南，世界亚热带地区广泛栽培。

【识别特征】常绿乔木，高 8～20m。羽状复叶互生；小叶 2～4 对，长椭圆形至长圆状披针形，长 6～15cm，宽 2～4cm，基部楔形而偏斜，幼叶橙红色。圆锥花序顶生；花小，绿白色或淡黄色，杂性；花萼杯状，4 裂，无花瓣；花盘肉质，环状；雄蕊 8；子房上位。果实核果状，近球形；果皮干燥有瘤状突起，熟时暗红色。种子黄褐色；假种皮白色，肉质，味甜，可食。花期 2～3 月，果期 6～7 月。

【药用部位及功效】假种皮——养血健脾，行气消肿；种子——理气止痛。

无患子属 Sapindus L.

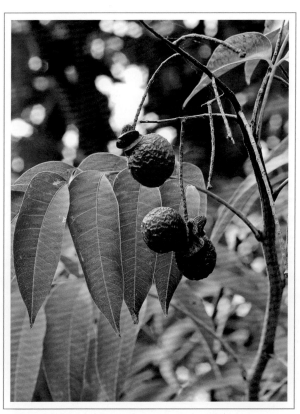

无患子

无患子　木患子、苦患树、洗手果
Sapindus saponaria L.

【分布】香港、澳门、广东（广州、深圳、东莞）；安徽、福建、贵州、江苏、江西、四川、台湾、云南、浙江、河南、湖北、湖南、广东、广西、海南；印度、印度尼西亚、日本、韩国、缅甸、新几内亚岛、泰国、越南。

【识别特征】落叶大乔木，高可达 20m。偶数羽状复叶互生，叶连柄长 25～45cm 或更长；小叶 5～8 对，近对生，长椭圆状披针形或稍呈镰形，长 7～15cm，宽 2～5cm，基部稍不对称。圆锥花序顶生；花小，单性，辐射对称；萼片长约 2mm；花盘碟状；花瓣 5，有爪，长约 2.5mm，内面基部有耳状小鳞片 2；雄蕊 8；子房上位。果深裂为 3 果爿，仅 1 或 2 个发育；发育分果爿近球形，直径 2～2.5cm，橙黄色，干时变黑。花期春季，果期夏秋季。

【药用部位及功效】种子——清热，祛痰，消积，杀虫；种仁——消积，辟秽，杀虫。

241. 芸香科 Rutaceae

山油柑属 Acronychia J. R. Forst. & G. Forst.

山油柑 石苓舅、山柑、砂糖木
Acronychia pedunculata (L.) Miq.

【分布】香港、澳门、广东（广州、深圳、惠州、东莞、肇庆、中山）；福建、台湾、云南、广东、广西、海南；孟加拉国、不丹、柬埔寨、印度、印度尼西亚、老挝、马来西亚、缅甸、新几内亚岛、菲律宾、斯里兰卡、泰国、越南。

【识别特征】小乔木，树高 5～15m。树皮剥开时有柑橘叶香气。单叶对生；叶柄长 1～2cm；叶片椭圆形至长圆形，或倒卵形至倒卵状椭圆形，长 7～18cm，宽 3.5～7cm，全缘。花两性，黄白色，直径 1.2～1.6cm；萼片与花瓣均为 4；雄蕊 8；子房上位。果序下垂；核果淡黄色，半透明，近圆球形而略有棱角，直径 1～1.5cm，富含水分，味清甜，有小核 4 个。花期 4～8 月，果期 8～12 月。

【药用部位及功效】心材或根——祛风止痛，行气活血，止咳；果实——健脾，消食。

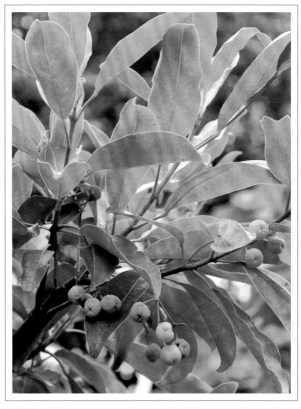

山油柑

柑橘属 Citrus L.

酸橙
Citrus × aurantium L.

【分布】澳门、广东（广州、深圳）有栽培；我国秦岭南坡以南广泛栽培，有时逸为半野生；越南、缅甸、印度、日本。

【识别特征】小乔木，刺多。叶互生；叶柄长 1～3cm，两侧具宽的翼，翼的轮廓呈倒卵形，无毛；叶片卵形或倒卵形，长 1～3cm，宽 0.6～1.5cm，具半透明油腺点。总状花序，有花少数，或单花腋生；花大小不等，花径 2～3.5cm；花萼杯状，5 或 4 浅裂；花瓣 5，白色；雄蕊多数，花丝基部合生成多束；子房上位。柑果圆球形或扁圆形；果皮稍厚至甚厚，难剥离，橙黄色至朱红色，油细胞大小不均匀，凹凸不平，瓤瓣 10～13；果肉味酸，有时苦或兼有特异气味。种子多且大。花期 4～5 月，果期 9～12 月。

【药用部位及功效】未成熟果实——理气宽胸，行滞消积。

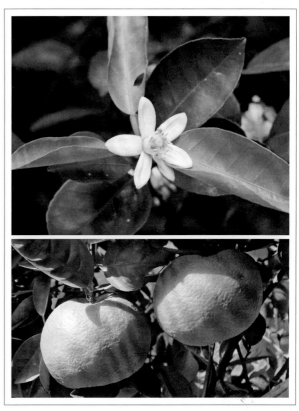

酸橙

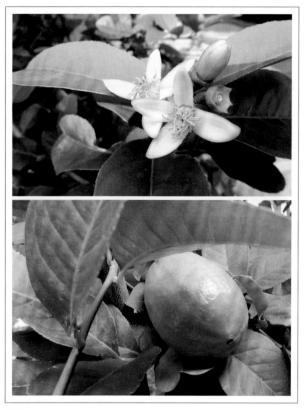

柠檬

柠檬 洋柠檬、西柠檬
Citrus × limon (L.) Osbeck

【分布】澳门、广东（广州、深圳、惠州）有栽培，我国有栽培或已归化；原产亚洲东南部。

【识别特征】小乔木，少刺或近于无刺，嫩叶及花芽暗紫红色。单小叶互生；叶柄短，具狭翼，翼条形或仅具痕迹；叶片卵形或椭圆形，长8～14cm，宽4～6cm，边缘有钝齿。单花腋生或少花簇生；花萼杯状，4～5裂；花瓣长1.5～2cm，外面淡紫红色，内面白色；常有单性花，即雄蕊发育，雌蕊退化；雄蕊多数；子房上位，柱头头状。柑果椭圆形或卵形，两端狭，顶部通常较狭长并有乳头状突尖；果皮厚，通常粗糙，柠檬黄色，难剥离，富含油点，瓤囊8～11瓣；汁胞淡黄色，果汁酸至甚酸。种子小，卵形。花期4～5月，果期9～11月。

【药用部位及功效】果实——下气，和胃，消食。

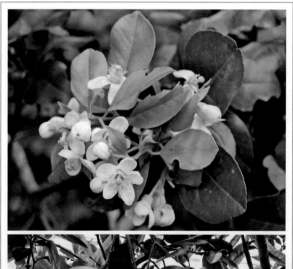

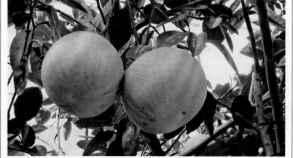

柚

柚 抛、文旦
Citrus maxima (Burm.) Merr.

【分布】香港、澳门、广东（广州、深圳）有栽培；我国长江以南有栽培或归化；可能原产亚洲东南部。

【识别特征】常绿小乔木。小枝压扁状，有微小针刺。单小叶互生；叶柄疏被短硬毛，两侧具宽翼，翼的轮廓为倒心形；叶片椭圆形或阔卵形，长8～13cm，宽3～6cm，边缘具浅齿。花香，花单生或成束腋生；花萼杯状，4浅裂；花瓣5，白色；雄蕊20～25；子房球形。柑果极大，球形、扁圆形或长圆形，直径10～15cm，幼果密被茸毛，熟时渐脱落，表面柠檬黄色，油室大而明显，瓤囊12～16瓣，味酸。花期4月，果期10～11月。

【药用部位及功效】果实——消食，化痰，醒酒；种子——疏肝理气，宣肺止咳。

佛手　佛手柑
Citrus medica 'Fingered'

【分布】澳门、广东（广州、惠州、肇庆）有栽培；我国长江以南有栽培。

【识别特征】常绿小乔木或灌木。幼枝微带紫红色，有短硬刺。叶互生；叶柄短；叶片革质，长圆形或倒卵状长圆形，长 8～15cm，宽 3.5～6.5cm，边缘有浅锯齿，具透明油点。花杂性，单生、簇生或成总状花序；花萼杯状，4～5 裂；花瓣 4～5，白色，外面有淡紫色晕斑；雄蕊 30～50。柑果卵形或长圆形，顶端裂瓣如拳或呈指状，表面粗糙，橙黄色。花期 4～5 月，果期 7～11 月。

【药用部位及功效】果实——疏肝理气，和胃化痰；花——疏肝理气，和胃。

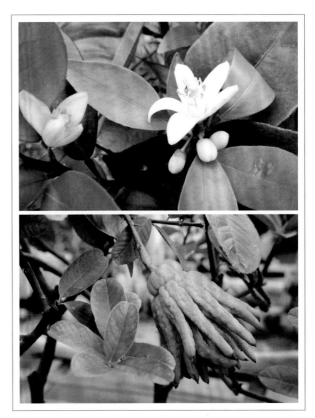

佛手

柑橘　柑桔
Citrus reticulata Blanco

【分布】香港、澳门、广东（广州、深圳）有栽培；台湾，秦岭南坡以南广泛栽培；可能原产中国东南部、日本南部。

【识别特征】常绿小乔木。枝柔弱，通常有刺。单小叶互生；叶片披针形或椭圆形，长 4～11cm，宽 1.5～4cm，具半透明油腺点。花两性，单生或数朵生于枝端或叶腋，白色或带淡红色；花萼杯状，5 裂；花瓣 5，长椭圆形；雄蕊 15～25，花丝 3～5 枚联合。柑果近圆形或扁圆形，红色、朱红色、黄色或橙黄色；瓤瓣 7～12，极易分离。花期 3～4 月，果期 10～12 月。

【药用部位及功效】成熟果实——润肺生津，理气和胃；外层果皮——散寒燥湿，理气化痰，宽中健胃。

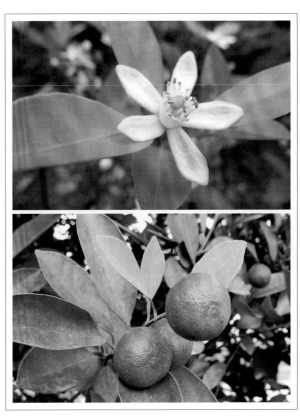

柑橘

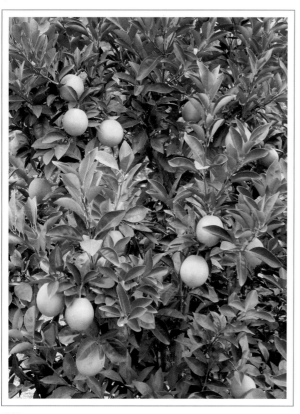

甜橙

甜橙
Citrus sinensis (L.) Osbeck

【分布】香港、澳门、广东（广州、深圳）有栽培；我国秦岭南坡以南有栽培。

【识别特征】常绿小乔木。枝少刺或近于无刺。单小叶互生；叶片卵形或卵状椭圆形，长 6～10cm，宽 3～5cm，具半透明油腺点。花两性，单生或数朵生于枝端或叶腋，白色或带淡紫红色；花萼杯状，3～5 浅裂；花瓣 5，长椭圆形；雄蕊 20～25，结合成数束；子房上位。柑果圆球形、扁圆形或椭圆形，橙黄色至橙红色；果皮难或稍易剥离，瓣瓣 9～12，味甜或稍偏酸。花期 3～5 月，果期 10～12 月。

【药用部位及功效】果实——疏肝行气，散结通乳，解酒；果皮——行气健脾，降逆化痰。

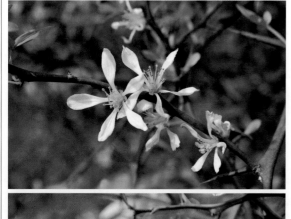
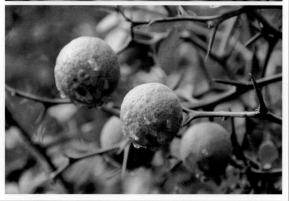

枳

枳 * 枸橘、臭橘、臭杞
Citrus trifoliata L.

【分布】广州有栽培；安徽、重庆、甘肃、广东、广西、贵州、江苏、江西、陕西、山东、山西、浙江、河南、湖北、湖南。

【识别特征】小乔木，高 1～5m。枝有纵棱，刺长达 4cm，刺尖干枯状，红褐色，基部扁平。叶互生；叶柄有狭长的翼；通常为指状三出叶，小叶等长或中间的一片较大，长 2～5cm，宽 1～3cm，叶缘有细齿或全缘。花两性，单朵或成对腋生，先叶开放，有大、小二型；萼片长 5～7mm；花瓣白色，长 1.5～3cm；雄蕊多数；子房上位。柑果近圆球形或梨形，直径 3.5～6cm，瓣瓣 6～8，微有香橼气味，甚酸且苦。种子 20～50 粒。花期 5～6 月，果期 10～11 月。

【药用部位及功效】未成熟果实——疏肝和胃，理气止痛，消积化滞；种子——止血。

黄皮属 Clausena Burm. f.

黄皮　黄弹
Clausena lansium (Lour.) Skeels

【分布】香港、澳门、广东（广州、深圳、惠州）有栽培；福建、贵州、四川、云南、广东、广西、海南；越南。

【识别特征】小乔木，高3～5m，幼枝、叶轴、叶柄、花序轴、子房及果实均被细柔毛。单数羽状复叶，互生；小叶5～13，卵形或椭圆状披针形，长6～15cm，宽3～8cm，两侧不对称。圆锥花序顶生；花两性，多花，芳香；花萼裂片5，长约1mm；花瓣5，白色，长4～5mm；雄蕊10，稀为8；子房上位。浆果球形或椭圆形，淡黄色至暗黄色。花期4～5月，果期7～9月。

【药用部位及功效】成熟果实——行气，消食，化痰；种子——行气止痛，解毒散结。

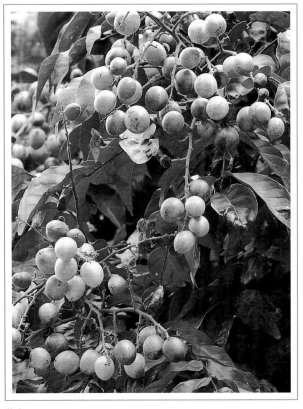
黄皮

山小橘属 Glycosmis Corrêa

小花山小橘　山小橘、山橘仔
Glycosmis parviflora (Sims) Little

【分布】香港、澳门、广东（广州、深圳、惠州、东莞）；福建、贵州、台湾、云南、广东、广西、海南；日本、缅甸、越南。

【识别特征】小灌木，高1～3m。叶互生；小叶2～4，叶片椭圆形、长圆形或披针形，长5～19cm，宽2.5～8cm，全缘。圆锥花序，顶生或腋生；花小，两性，5数；花瓣白色；雄蕊10，药隔顶端1油点；子房上位。浆果近球状，直径10～15mm，由淡黄白色转为淡红色或暗朱红色，半透明，油点明显。花期5～7月，果期7～9月。

【药用部位及功效】根、叶——祛风解表，化痰止咳，理气消积，散瘀消肿。

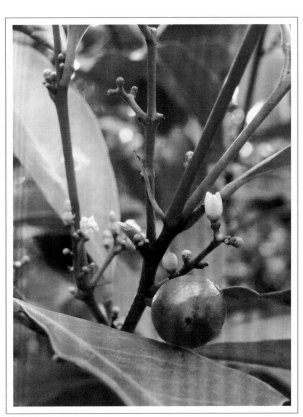
小花山小橘

蜜茱萸属 Melicope J. R. Forst. & G. Forst.

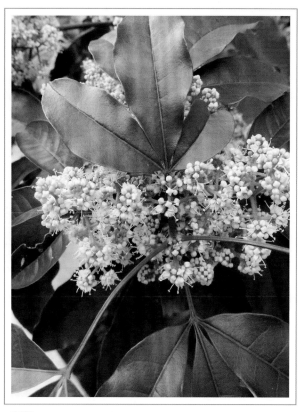

三桠苦

三桠苦　三叉苦、三叉虎、三桠虎
Melicope pteleifolia (Champ. ex Benth.) T. G. Hartley

【分布】香港、澳门、广东（广州、深圳、惠州、东莞、江门、肇庆、中山）；福建、江西、台湾、云南、浙江、广东、广西、海南；柬埔寨、老挝、缅甸、泰国、越南。

【识别特征】灌木或小乔木，高2～8m，全株味苦。树皮灰白色。叶对生；叶柄长；小叶3，叶片两端尖，椭圆状披针形，长7～12cm，宽2～5cm，对光可见小油腺点，揉之有香气。花单性，4数，黄白色，细小，集成腋生圆锥花序；离生心皮，子房上位。果淡茶褐色或红褐色，开裂时果皮内弯。种子黑色，近球形。花期4～6月，果期7～10月。

【药用部位及功效】茎叶或根——清热解毒，祛风除湿，消肿止痛。

九里香属 Murraya J. Koenig

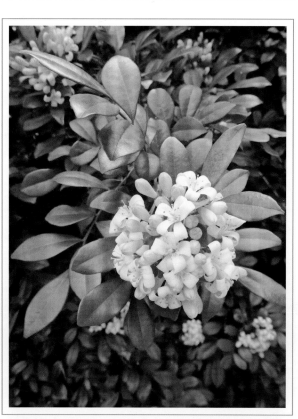

九里香

九里香　千里香、满山香、过山香
Murraya exotica L.

【分布】香港、澳门、广东（广州、深圳、惠州、江门、肇庆）野生或栽培；福建、贵州、台湾、广东、广西、海南；世界热带、亚热带地区广泛栽培。

【识别特征】灌木，高1～3m，分枝多。叶互生，幼株为单叶，成年树为奇数羽状复叶；小叶3～9，叶形变异大，通常多为卵形、椭圆形或披针形，长2～8cm，宽1～4cm，基部偏斜，对光可见油腺点。花两性，白色，芳香；萼片与花瓣均为5，萼片长约2mm，花瓣长1～1.5cm；雄蕊10；子房上位。果实阔卵形至近圆形，长0.8～1.2cm，直径6～9mm，熟时朱红色。花期4～8月，有时秋后开花，果期9～12月。

【药用部位及功效】茎叶——行气活血，散瘀止痛，解毒消肿；根——祛风除湿，行气止痛，散瘀通络。

芸香属 Ruta L.

芸香　臭草、百应草、小叶香
Ruta graveolens L.

【分布】香港、澳门、广东（广州、深圳）有栽培；我国各地有栽培；原产地中海地区。

【识别特征】多年生草本，高可达 1m，植物体有浓烈的特殊气味。二至三回羽状复叶，互生，长 6～12cm；末回小羽裂片短匙形或狭长圆形，长 5～30mm，宽 2～5mm，灰绿色或带蓝绿色。花金黄色，直径约 2cm；萼片 4；花瓣 4；雄蕊 8，花初开放时与花瓣对生的 4 枚贴附于花瓣上，与萼片对生的 4 枚斜展且外露，花盛开时全部并列一起，挺直且等长；子房上位，4 室，花柱短。果长 6～10mm，由顶端开裂至中部；果皮有凸起的油点。种子甚多，肾形，长约 1.5mm，褐黑色。花期 3～6 月及冬季末期，果期 7～9 月。

【药用部位及功效】全草——祛风清热，活血散瘀，消肿解毒。

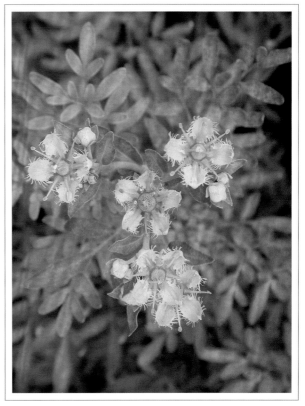

芸香

四数花属 Tetradium Lour.

吴茱萸　茶辣、豉油仔
Tetradium ruticarpum (A. Juss.) T. G. Hartley

【分布】广州、肇庆；安徽、福建、甘肃、广东、广西、贵州、河北、江苏、江西、陕西、四川、云南、浙江、河南、湖北、湖南；不丹、印度、缅甸、尼泊尔。

【识别特征】常绿灌木或小乔木，高 3～10m。奇数羽状复叶对生；小叶 5～9，椭圆形至卵形，长 5.5～15cm，宽 3～7cm，两面均被淡黄褐色长柔毛，有明显的油点。花甚小，5 数，黄白色，单性异株，集成顶生的聚伞状圆锥花序；子房上位，心皮通常 5。蒴果扁球形，成熟时裂开成 5 个果瓣，呈蓇葖果状，紫红色，表面有粗大油腺点，每分果种子 1 粒。种子黑色，有光泽。花期 6～8 月，果期 9～10 月。

【药用部位及功效】未成熟果实——散寒止痛，疏肝下气，温中燥湿；根——温中行气，杀虫。

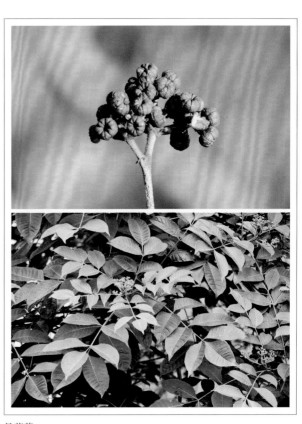

吴茱萸

花椒属 Zanthoxylum L.

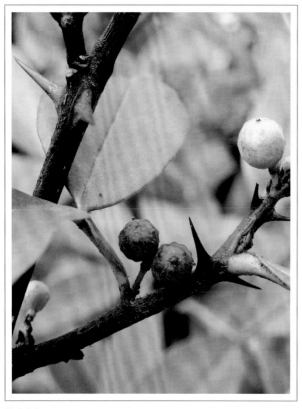

竹叶花椒

竹叶花椒　万花针、山花椒、蜀椒
Zanthoxylum armatum Candolle

【分布】澳门、广东（广州、东莞）；甘肃、广东、广西、贵州、陕西、山西、四川、西藏、云南、山东、江苏、安徽、浙江、江西、福建、台湾、河南、湖北、湖南；孟加拉国、不丹、印度、印度尼西亚、日本、韩国、老挝、缅甸、尼泊尔、巴基斯坦、菲律宾、泰国、越南。

【识别特征】灌木或小乔木，高 3～5m。茎枝多锐刺；刺基部宽而扁，红褐色，小枝上的刺劲直。奇数羽状复叶互生；小叶 3～9，对生，通常披针形，长 3～12cm，宽 1～3cm，下表面中脉上常有小刺，顶端一片最大，基部一对最小，近于全缘，沿小叶边缘有油点。聚伞圆锥花序近腋生，有花约 30 朵；花单性；花被片 6～8，长约 1.5mm；雄蕊 5～6，药隔顶端有 1 干后变褐黑色油点；雌花有心皮 2～3 个，背部近顶侧各有 1 油点，不育雄蕊短线状。果紫红色，有微凸起的少数油点。花期 4～5 月，果期 8～10 月。

【药用部位及功效】果实——温中燥湿，散寒止痛，驱虫止痒；根——祛风散寒，温中理气，活血止痛。

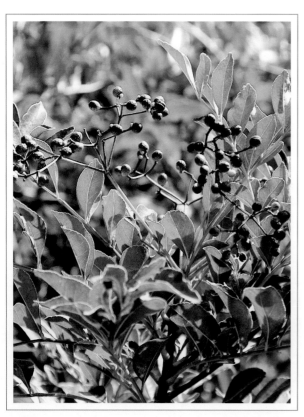

箣椋花椒

箣椋花椒　雀笼踏、搜山虎、鹰不泊
Zanthoxylum avicennae (Lam.) DC.

【分布】香港、澳门、广东（肇庆、中山）；福建、云南、广东、广西、海南；印度、印度尼西亚、马来西亚、菲律宾、泰国、越南。

【识别特征】落叶乔木。树干有鸡爪状刺；刺基部扁圆而增厚，形似鼓钉，并有环纹，幼龄树的枝及叶密生刺。奇数羽状复叶互生；小叶 11～21，通常对生，叶片斜卵形、斜长方形或呈镰刀状，长 2.5～7cm，宽 1～3cm，两侧甚不对称，全缘，鲜叶的油点肉眼可见。花序顶生；花多，单性；雄花萼片 5，绿色，花瓣 5，黄白色，雄蕊 5；雌花的花瓣比雄花的稍长，心皮 2。菁葖果，分果瓣淡紫红色，油点大且多。花期 6～8 月，果期 10～12 月。

【药用部位及功效】根——祛风除湿，活血止痛，利水消肿；嫩叶——活血止痛，解毒消肿。

两面针　钉板刺、入山虎、麻药藤
Zanthoxylum nitidum (Roxb.) DC.

【分布】香港、澳门、广东（广州、深圳、惠州、东莞、江门、珠海、肇庆、佛山）；福建、贵州、湖南、台湾、云南、浙江、广东、广西、海南；印度、印度尼西亚、日本、马来西亚、缅甸、尼泊尔、新几内亚岛、菲律宾、泰国、越南、澳大利亚。

【识别特征】植株幼时直立或为披散灌木，长成时为攀援藤本，各部常有钩刺，叶轴上较多，小叶两面中脉或仅下表面的中脉上有小刺，稀无刺。奇数羽状复叶互生；小叶3~7，对生，叶片近圆形、椭圆形至长圆形，长5~12cm，宽2.5~6cm，顶端有明显凹陷，凹陷处有1透明油点；全缘或有数个疏钝齿。花序腋生；花单性同株，4基数，黄白色；离生心皮3~4，子房上位。果暗紫红色，油点多。种子近圆球形，褐黑色，光亮。花果期3~9月。

【药用部位及功效】根、枝、叶——祛风通络，胜湿止痛，消肿解毒。

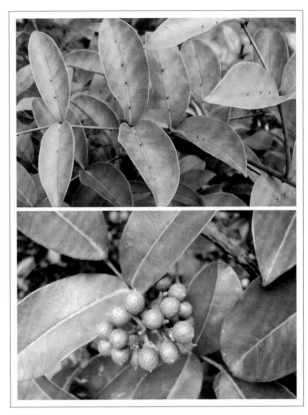

两面针

242. 苦木科 Simaroubaceae

臭椿属 Ailanthus Desf.

臭椿[*]
Ailanthus altissima (Mill.) Swingle

【分布】广州有栽培；除海南、黑龙江、吉林、宁夏、青海外均有分布；全世界广泛栽培。

【识别特征】落叶乔木，高可达20m。树皮平滑，有直纹。奇数羽状复叶互生，长40~60cm；叶柄长7~13cm；小叶13~27，对生或近对生，卵状披针形，长7~13cm，宽2.5~4cm，基部偏斜，两侧各具1或2个粗锯齿，齿背有腺体1，叶揉碎后有臭味。圆锥花序；花小杂性，5数，白色带绿；雄蕊10；心皮5，花柱黏合，柱头5裂。翅果长椭圆形，长3~4.5cm，宽1~1.2cm。种子位于翅的中央，扁圆形。花期4~5月，果期8~10月。

【药用部位及功效】根皮或树干皮——清热燥湿，涩肠，止血，止带，杀虫；果实——清热燥湿，止痢，止血。

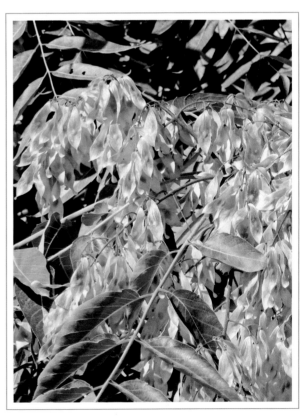

臭椿

鸦胆子属 Brucea J. F. Mill.

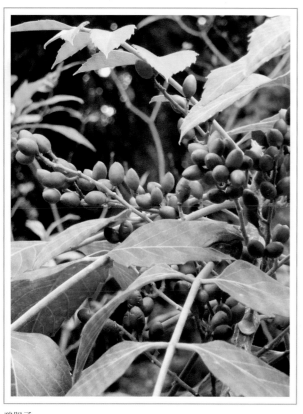

鸦胆子

鸦胆子　鸦蛋子、苦参子、老鸦胆
Brucea javanica (L.) Merr.

【分布】香港、澳门、广东（广州、深圳、惠州、东莞、江门）；福建、贵州、台湾、云南、广东、广西、海南；印度、印度尼西亚、马来西亚、缅甸、菲律宾、新加坡、斯里兰卡、澳大利亚。

【识别特征】落叶灌木或小乔木，高2～3m，全株被黄色柔毛，有苦味。单数羽状复叶互生；有长柄；小叶5～11，卵状披针形或长椭圆形，长5～10cm，宽2～4.5cm，边缘有粗齿，两面被柔毛。圆锥状聚伞花序腋生；花单性异株，极小，4数，暗紫色；雄蕊4；子房上位。核果1～4，分离，成熟时灰黑色，干后有不规则多角形网纹。种仁含油丰富，味极苦。花期3～8月，果期4～9月。

【药用部位及功效】果实——清热，解毒，杀虫，截疟，腐蚀赘疣（有毒，通常外用）；叶——清热解毒，燥湿杀虫（有毒）。

243. 棟科 Meliaceae

米仔兰属 Aglaia Lour.

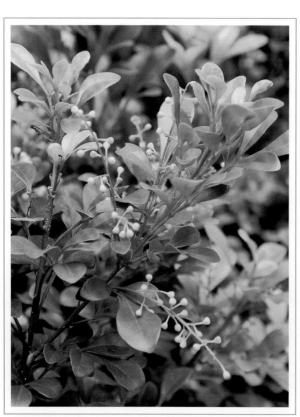

米仔兰

米仔兰　鱼子兰、米兰
Aglaia odorata Lour.

【分布】香港、澳门、广东（广州、深圳、惠州、东莞）野生或栽培；广东、广西、海南；柬埔寨、老挝、泰国、越南。

【识别特征】灌木或小乔木。幼枝顶部被星状锈色鳞片。羽状复叶互生；叶轴和叶柄具狭翅；小叶3～5，对生，长2～7cm，宽1～3.5cm，侧脉每边约8条。圆锥花序腋生；花杂性，芳香，直径约2mm；花萼5裂；花瓣5，黄色；雄蕊管略短于花瓣，花药内藏；子房上位。浆果近球形，直径约10mm。花期5～12月，果期7月至翌年3月。

【药用部位及功效】枝、叶——祛风湿，散瘀；花——行气宽中，宣肺止咳。

麻楝属 Chukrasia A. Juss.

麻楝
Chukrasia tabularis A. Juss.

【分布】香港、澳门、广东（广州、深圳、惠州）；福建、贵州、西藏、云南、浙江、广东、广西、海南；不丹、印度、印度尼西亚、老挝、马来西亚、尼泊尔、斯里兰卡、泰国、越南。

【识别特征】乔木，高达 25m。树皮纵裂。幼枝赤褐色，具苍白色的皮孔。偶数羽状复叶互生，长 30～50cm；小叶 10～16，互生，卵形至长圆状披针形，长 7～12cm，宽 3～5cm，基部偏斜。圆锥花序顶生，长约为叶的一半；花两性，有香气；萼浅杯状，高约 2mm；花瓣黄色，长 1.2～1.5cm；花药 10，着生于雄蕊管的近顶部；子房上位。蒴果近球形，直径约 4.5cm，表面粗糙，有淡褐色小疣点。种子有膜质的翅。花期 4～5 月，果期 7 月至翌年 1 月。

【药用部位及功效】根皮——疏风清热。

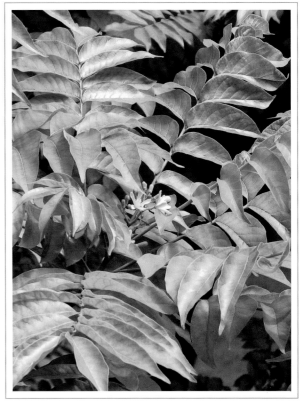

麻楝

楝属 Melia L.

楝　苦楝、紫花树、森树
Melia azedarach L.

【分布】香港、澳门、广东（广州、深圳、惠州、东莞、江门、肇庆、佛山）；甘肃、贵州、河北、陕西、山西、四川、云南、西藏、山东、江苏、安徽、浙江、江西、福建、台湾、广东、广西、海南；不丹、印度、印度尼西亚、老挝、尼泊尔、巴布亚新几内亚、菲律宾、斯里兰卡、泰国、越南、澳大利亚。

【识别特征】落叶乔木，高达 10m。二至三回奇数羽状复叶，互生，长 20～40cm；小叶对生，卵形、椭圆形至披针形，顶生一片通常略大，长 3～7cm，宽 2～3cm，边缘有钝锯齿。圆锥花序与叶等长；花芳香；花萼 5 深裂；花瓣 5，淡紫色，倒卵状匙形，长约 1cm；雄蕊管紫色，长 7～8mm，管口有裂片 10，与 10 枚花药互生；子房上位。核果近球形，4～5 室，每室种子 1 粒。花期 4～5 月，果期 10～12 月。

【药用部位及功效】树皮及根皮——杀虫，疗癣；叶——清热燥湿，杀虫止痒。

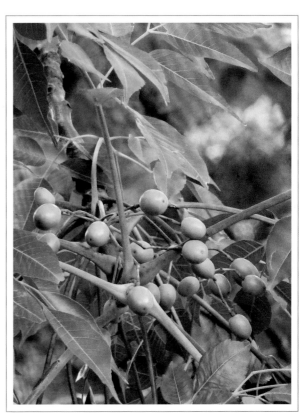

楝

香椿属 Toona (Endl.) M. Roem.

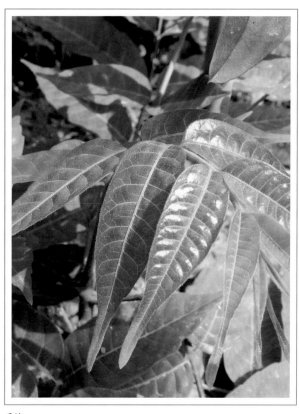

香椿

香椿
Toona sinensis (A. Juss.) M. Roem.

【分布】香港、澳门、广东（广州、惠州）有栽培；安徽、福建、甘肃、广东、广西、贵州、河北、江苏、江西、陕西、四川、西藏、云南、浙江、河南、湖北、湖南；不丹、印度、印度尼西亚、老挝、马来西亚、缅甸、尼泊尔、泰国。

【识别特征】乔木。树皮粗糙，深褐色，片状脱落。偶数羽状复叶互生，长30～50cm；小叶16～20，卵状披针形或卵状长椭圆形，长9～15cm，宽2.5～4cm，先端尾尖，基部不对称，全缘或有小锯齿。圆锥花序；花两性，5数，长4～5mm；萼裂齿5，有睫毛；花瓣5，白色；雄蕊10，5枚能育；有花盘，子房上位。蒴果狭椭圆形，长2～3.5cm，深褐色。种子有膜质的长翅。花期6～8月，果期10～12月。

【药用部位及功效】树皮及根皮——清热燥湿，涩肠，止血，止带，杀虫；液汁——润燥解毒，通窍。

247. 锦葵科 Malvaceae

秋葵属 Abelmoschus Medik.

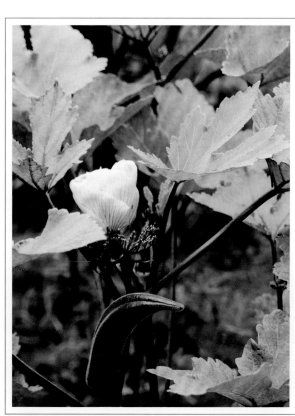

咖啡黄葵

咖啡黄葵　越南芝麻、羊角豆、黄秋葵
Abelmoschus esculentus (L.) Moench

【分布】香港、澳门有栽培；广东、海南、河北、湖北、湖南、江苏、山东、云南、浙江有栽培；原产印度。

【识别特征】一年生草本，高1～2m。茎疏生散刺。叶互生；叶柄长7～15cm，被长硬毛；托叶线形，长7～10mm；叶片掌状3～7裂，直径10～30cm，边缘具粗齿及凹缺，两面均被毛。花单生于叶腋；花梗长1～2cm；小苞片8～10，线形，长约1.5cm，各部均疏被硬毛；花萼钟形，密被星状短绒毛；花瓣5，黄色，内面基部紫色，直径5～7cm；单体雄蕊；子房上位。蒴果筒状尖塔形，长10～25cm，直径1.5～2cm，顶端具长喙，疏被糙硬毛。花期5～9月。

【药用部位及功效】根、叶——利咽，通淋，下乳，调经。

黄蜀葵　秋葵、棉花葵、假阳桃
Abelmoschus manihot (L.) Medik.

【分布】澳门、广东（广州、惠州、江门）有栽培；福建、广东、广西、贵州、河北、陕西、山东、四川、台湾、云南、河南、湖北、湖南；印度、尼泊尔、菲律宾、泰国。

【识别特征】一年生或多年生草本，高1～2m，全株疏被长硬毛。叶互生；叶柄长6～18cm；叶片掌状5～9深裂，直径15～30cm，边缘有粗的钝锯齿。花两性，单生枝端叶腋，直径约12cm；小苞片4～5，卵状披针形；花萼5裂；花瓣5，黄色，内面基部紫色；单体雄蕊；子房上位。蒴果卵状椭圆形，直径2.5～3cm。种子多数。花期8～10月。

【药用部位及功效】花——利水通淋，活血止血，消肿散毒；种子——利水，通经，消肿解毒。

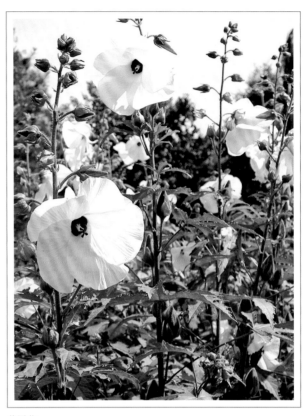

黄蜀葵

黄葵　麝香秋葵、罗裙博、假三稔
Abelmoschus moschatus Medik.

【分布】香港、澳门、广东（广州、深圳、东莞、肇庆、中山）；广东、广西、湖南、江西、台湾、云南；柬埔寨、印度、老挝、泰国、越南。

【识别特征】一年生或二年生草本，高1～2m，被粗毛。叶互生；叶柄长7～15cm；叶片掌状5～7深裂，直径6～15cm，边缘具不规则锯齿，基部心形，两面均被硬毛。花两性，单生于叶腋，直径7～12cm；小苞片8～10，线形；花萼佛焰苞状，长2～3cm，5裂，早落；花瓣5，黄色，内面基部暗紫色；雄蕊柱长约2.5cm；子房上位，花柱分枝5。蒴果长圆形，长5～6cm，被黄色硬毛。种子肾形，有麝香味。花期6～10月。

【药用部位及功效】全株——清热解毒，下乳通便。

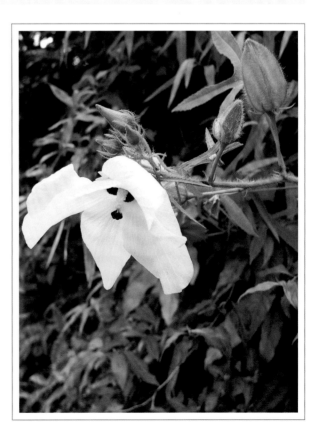

黄葵

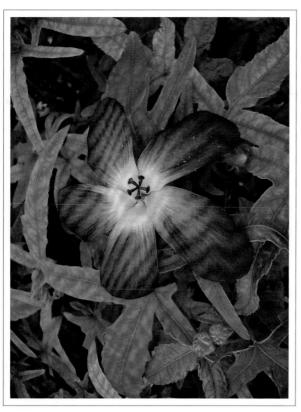

箭叶秋葵

箭叶秋葵 五指山参、红花参、火炮草
Abelmoschus sagittifolius (Kurz) Merr.

【分布】广州；贵州、云南、广东、广西、海南；柬埔寨、印度、老挝、马来西亚、缅甸、泰国、越南、澳大利亚。

【识别特征】多年生草本，高40～100cm，具萝卜状肉质根。小枝被糙硬毛。叶互生；叶柄长4～8cm；叶片形状多样，卵形、卵状戟形、箭形至掌状3～5浅裂或深裂，裂片阔卵形至阔披针形，长3～10cm，边缘具锯齿或缺刻，两面被毛。花单生于叶腋，直径4～5cm；花梗纤细，长4～7cm；花萼佛焰苞状，长约7mm，先端具5齿；花瓣5，红色或黄色；单体雄蕊；子房上位，花柱5。蒴果椭圆形，直径约2cm，被刺毛，具短喙。花期5～9月。

【药用部位及功效】根——滋阴润肺，和胃；果实——柔肝补肾，和胃止痛。

苘麻属 Abutilon Mill.

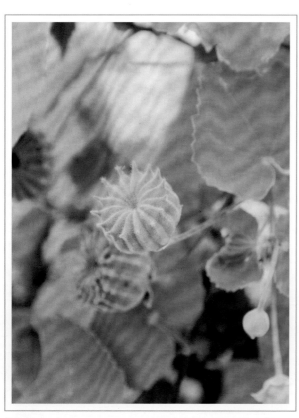

磨盘草

磨盘草 磨龙子、石磨子、磨挡草
Abutilon indicum (L.) Sweet

【分布】香港、澳门、广东（广州、深圳、惠州、东莞、江门）；福建、贵州、四川、台湾、云南、广东、广西、海南；不丹、柬埔寨、印度、印度尼西亚、老挝、缅甸、尼泊尔、斯里兰卡、泰国、越南。

【识别特征】一年生或多年生亚灌木状草本，高达1～2.5m，分枝多，全株被毛。单叶互生；叶片卵圆形或近圆形，长3～9cm，宽2.5～7cm，基部心形，边缘具不规则锯齿。花单生于叶腋，两性，黄色，直径2～2.5cm；花萼裂片5；花瓣5；单体雄蕊；子房上位。蒴果倒圆形，似磨盘，直径约1.5cm；分果片15～20，先端截形，熟时黑色。种子肾形。花期7～10月。

【药用部位及功效】全草——疏风清热，化痰止咳，消肿解毒；种子——通窍，利水，清热解毒。

金铃花　灯笼花
Abutilon pictum (Gillies ex Hook. & Arn.) Walp.

【分布】香港、澳门、广东（深圳）有栽培；北京、福建、湖北、江苏、辽宁、云南、浙江有栽培；原产南美洲，全世界广泛栽培。

【识别特征】常绿灌木，高达 1m。叶互生；叶片掌状 3～5 深裂，直径 5～8cm，裂片卵状渐尖形，边缘有锯齿或粗齿。花单生于叶腋，下垂；花萼钟形，长约 2cm，裂片 5，深裂达萼长的 3/4，密被星状毛；花冠钟形，橘黄色，具紫色条纹，长 3～5cm，直径约 3cm；雄蕊柱长约 3.5cm，花药褐黄色，多数；子房上位，花柱 10，紫色，柱头头状，突出于雄蕊柱顶端。果未见。花期 5～10 月。

【药用部位及功效】叶或花——活血散瘀，止痛。

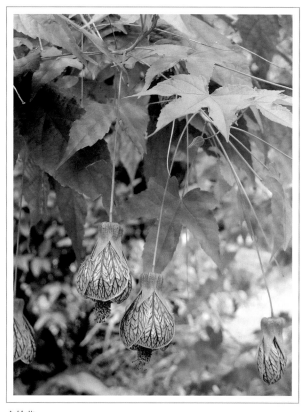

金铃花

苘麻
Abutilon theophrasti Medik.

【分布】香港、广东（广州、深圳）；安徽、福建、甘肃、广东、广西、河北、江苏、江西、内蒙古、宁夏、陕西、山东、上海、四川、台湾、新疆、云南、黑龙江、吉林、辽宁、河南、湖北、湖南；印度、日本、哈萨克斯坦、韩国、吉尔吉斯斯坦、蒙古国、巴基斯坦、俄罗斯、塔吉克斯坦、泰国、土库曼斯坦、乌兹别克斯坦、越南、澳大利亚、非洲、亚洲西南部、欧洲、北美洲。

【识别特征】一年生亚灌木状草本，高达 1～2m。茎枝被柔毛。叶互生；叶柄长 3～12cm；叶片圆心形，长 5～10cm，基部心形，边缘有细圆锯齿；叶两面及叶柄均被星状毛。花单生于叶腋；花梗长 1～13cm；花萼杯状，裂片 5，长约 6mm；花冠黄色，花瓣长约 1cm；单体雄蕊；子房上位，心皮 15～20，长 1～1.5cm，排列成轮状。蒴果半球形，直径约 2cm；分果爿 15～20，被粗毛，顶端具长芒 2。种子肾形，褐色。花期 7～8 月。

【药用部位及功效】全草或叶——清热利湿，解毒开窍。

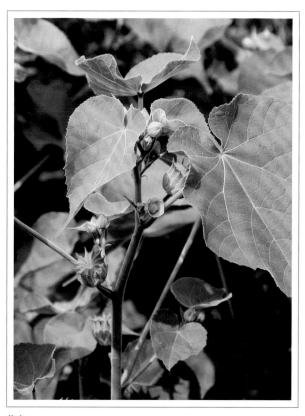

苘麻

蜀葵属 Alcea L.

蜀葵* 淑气花、一丈红、麻杆花
Alcea rosea L.

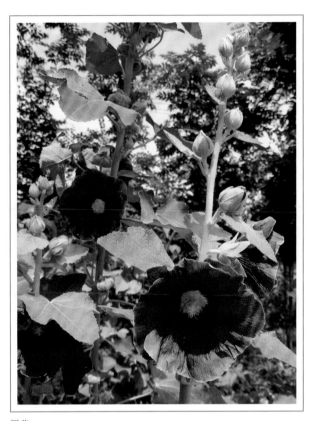

蜀葵

【分布】香港、广东（深圳）有栽培；原产我国西南地区，现各地广泛栽培；世界温带地区广泛栽培。

【识别特征】二年生直立草本，高达 2m，全株被星状长硬毛。茎粗壮，不分枝。叶互生；叶柄长 5～15cm；基部叶甚大，向上渐小；叶片近圆心形，直径 6～16cm，掌状 5～7 浅裂。花腋生，单生或近簇生，具叶状苞片；萼钟状，5 裂，裂片长 1.2～1.5cm；花大，直径 6～10cm，有红、紫、白、粉红、黄和黑紫等色，单瓣或重瓣；花瓣 5，倒卵状三角形，长约 4cm，先端凹缺，爪被长髯毛；单体雄蕊，雄蕊柱长约 2cm；子房上位，花柱分枝多数。果盘状，直径约 2cm；分果爿多数。花期 3～8 月，果实渐次成熟。

【药用部位及功效】花——和血止血，解毒散结；茎叶——清热利湿，解毒。

昂天莲属 Ambroma L. f.

昂天莲 水麻
Ambroma augustum (L.) L. f.

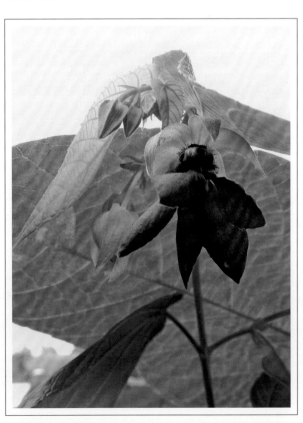

昂天莲

【分布】广州、东莞，香港、广东（深圳）有栽培；广东、广西、贵州、云南；不丹、印度、印度尼西亚、马来西亚、尼泊尔、菲律宾、泰国、越南、澳大利亚、太平洋群岛。

【识别特征】灌木，高 1～4m。小枝幼时密被星状毛。单叶互生；叶柄长 1～10cm；叶片心形或卵状心形，有时为 3～5 浅裂，长 10～22cm，宽 9～18cm，基部心形或斜心形，下面密被短茸毛。聚伞花序，有花 1～5 朵；花下垂，红紫色，直径约 5cm；萼片 5，近基部联合；花瓣 5，匙形，长约 2.5cm；能育雄蕊 15，每 3 枚集合成一群，与退化雄蕊互生，退化雄蕊 5；子房上位，5 室，花柱三角状舌形。蒴果膜质，倒圆锥形，直径 3～6cm，被星状毛，具翅。种子多数，矩圆形，黑色，长约 2mm。花期春夏季。

【药用部位及功效】根——通筋活络，消肿止痛。

木棉属 Bombax L.

木棉　英雄树、攀枝花
Bombax ceiba L.

【分布】香港、澳门、广东（广州、惠州、江门）有栽培；福建、贵州、江西、四川、台湾、云南、广东、广西、海南；孟加拉国、不丹、印度、印度尼西亚、老挝、马来西亚、缅甸、尼泊尔、巴布亚新几内亚、菲律宾、斯里兰卡。

【识别特征】落叶大乔木，幼树有粗大的圆锥状硬刺，分枝开展。掌状复叶，互生；叶柄长 10～20cm；小叶 5～7，长圆形或长圆状披针形，长 10～20cm，宽 3.5～7cm。花大，先叶开放，红色或橙红色，单生于枝顶；花萼厚革质，杯状，裂片 3～5；花瓣 5，肉质，长 8～10cm；雄蕊最内轮 5 枚的花丝分叉，各分叉有花药 1，中间 10 枚较短，不分叉，外轮多数，集成 5 束；子房上位，花柱较雄蕊长。蒴果长圆形，木质，密被柔毛。种子多数。花期 3～4 月。

【药用部位及功效】花——清热，利湿，解毒，止血；树皮——清热解毒，散瘀止血。

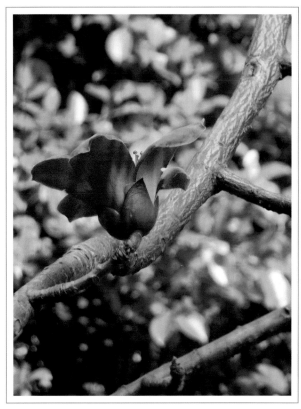

木棉

吉贝属 Ceiba Mill.

吉贝　美洲木棉、爪哇木棉
Ceiba pentandra (L.) Gaertn.

【分布】香港、澳门、广东（广州、深圳）有栽培；广东、广西、云南有栽培；原产热带美洲、非洲西部，世界热带地区广泛栽培。

【识别特征】落叶大乔木，高达 30m，有大而轮生的侧枝。幼枝有刺。掌状复叶，螺旋状排列；叶柄长 7～14cm；小叶 5～9，长圆状披针形，长 5～16cm，全缘或近顶端有细齿。花先叶或与叶同时开放；花萼长 1.25～2cm；花瓣 5，倒卵状长圆形，长 2.5～4cm，外面密被白色长柔毛；雄蕊管上部花丝不等高，分离；子房上位，花柱长 2.5～3.5cm，柱头棒状，5 浅裂。蒴果长圆形，长 7.5～15cm，粗 3～5cm；果爿内面密生丝状绵毛。种子多数。花期 3～4 月。

【药用部位及功效】根皮、花——除痰火，解疮毒，清热除湿，助消化。

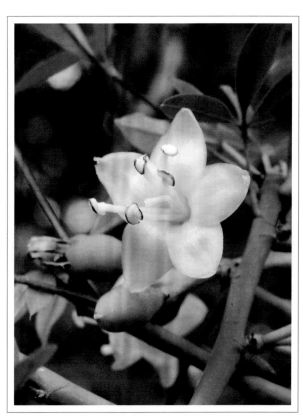

吉贝

山芝麻属 Helicteres L.

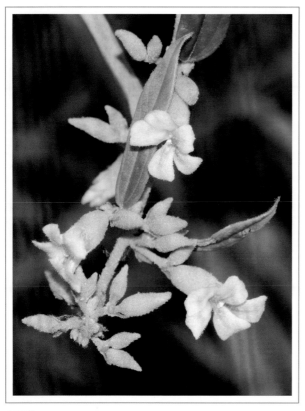

山芝麻

山芝麻　山油麻、坡油麻、狭叶山芝麻
Helicteres angustifolia L.

【分布】香港、澳门、广东（广州、深圳、东莞、江门、肇庆、中山）；福建、湖南、江西、台湾、云南、广东、广西、海南；柬埔寨、印度尼西亚、日本、老挝、马来西亚、缅甸、菲律宾、泰国、越南、澳大利亚。

【识别特征】小灌木，高约1m，分枝较少。小枝被灰绿色短柔毛。茎皮纤维丰富。单叶互生；叶片长圆状披针形，长3.5～5cm，宽1.5～2.5cm，上表面近无毛，下表面有灰白色或淡黄色茸毛；离基三出脉。聚伞花序，有花2至数朵；花萼筒状，5裂，长约6mm；花瓣5，淡红色或紫红色，基部有两个耳状附属物；雄蕊10，退化雄蕊5；子房上位，5室。蒴果卵状长圆形，长1.2～2cm，密被毛。种子褐色。

【药用部位及功效】根或全株——清热解毒。

木槿属 Hibiscus L.

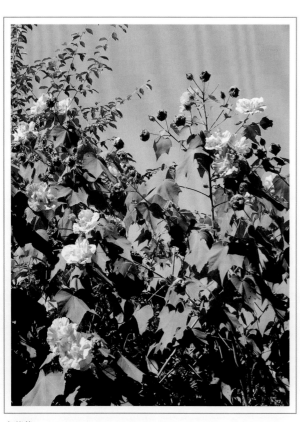

木芙蓉

木芙蓉　芙蓉花、酒醉芙蓉
Hibiscus mutabilis L.

【分布】香港、澳门、广东（广州、深圳、惠州、江门）栽培或野生；原产福建、广东、湖南、台湾、云南，安徽、广西、贵州、河北、湖北、湖南、江苏、江西、辽宁、山东、四川、台湾、云南、浙江有栽培；全世界广泛栽培，偶有归化。

【识别特征】落叶灌木或小乔木，高2～5m，小枝、叶及花均被星状毛。单叶互生；叶柄长5～20cm；叶片宽卵形至圆卵形或心形，直径1～15cm，掌状5～7浅裂，边缘具钝齿；主脉7～11条。花两性，单生于枝端叶腋间；花萼钟形，5裂；花瓣5或为重瓣，初开时白色，午后变为淡红色至红色，中央紫色；单体雄蕊；子房上位，花柱5，柱头头状。蒴果球形。种子多数。花期9～12月。

【药用部位及功效】花——清热解毒，凉血止血，消肿排脓；叶——清肺凉血，解毒消肿。

朱槿 * 扶桑、佛桑、大红花
Hibiscus rosa-sinensis L.

【分布】香港、澳门、广东（广州、深圳、惠州、江门、中山）有栽培；原产福建、四川、台湾、云南、广东、广西、海南；全世界广泛栽培。

【识别特征】常绿灌木，高 1～3m。小枝疏被星状毛。单叶互生；叶柄长 5～20mm；叶片阔卵形或狭卵形，长 4～9cm，宽 2～5cm，边缘具粗齿或缺刻。花单生于叶腋，常下垂；花梗长 3～7cm；小苞片 6～7，线形，基部合生；萼钟形，长约 2cm，被星状毛，裂片 5；花冠漏斗状，直径 6～10cm，玫瑰红、淡红色或淡黄色等；单体雄蕊，雄蕊柱长 4～8cm；子房上位，花柱 5。蒴果卵形，长约 2.5cm。花期全年。

【药用部位及功效】花——清肺，凉血，化湿，解毒；叶——清热利湿，解毒。

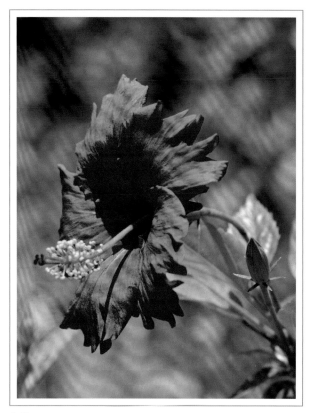

朱槿

玫瑰茄 山茄子
Hibiscus sabdariffa L.

【分布】澳门、广东（广州、惠州）有栽培；福建、广东、海南、台湾、云南有栽培；原产非洲。

【识别特征】一年生草本，高可达 2m。茎淡紫色。单叶互生；叶柄长 2～8cm；托叶线形，长约 1cm；下部叶卵形，不分裂，上部叶掌状 3 深裂，长 2～8cm，宽 5～15mm，有锯齿；主脉 3～5 条，下表面中脉具腺体。花单生于叶腋；小苞片 8～12，红色，肉质，披针形，长 5～10mm，宽 2～3mm，基部与花萼合生；花萼杯状，紫红色，肉质，直径约 1cm，基部 1/3 合生，裂片 5，长 1～2cm；花冠黄色，内面基部深红色，直径 6～7cm；雄蕊柱长 1～2.5cm；子房上位。蒴果卵球形，直径约 1.5cm，密被粗毛。花期 7～10 月。

【药用部位及功效】花萼——敛肺止咳，解酒，安神。

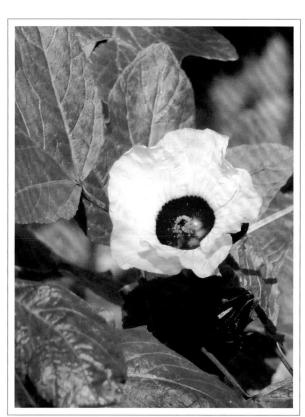

玫瑰茄

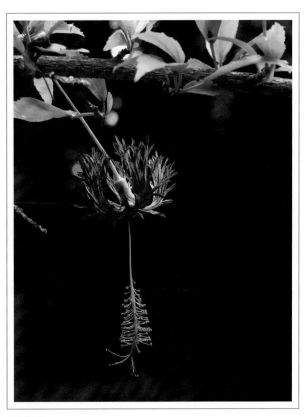

吊灯扶桑

吊灯扶桑 灯笼花、假西藏红花
Hibiscus schizopetalus (Boulger) Hook. f.

【分布】香港、澳门、广东（广州、深圳、惠州、江门）
有栽培；福建、台湾、云南、广东、广西、海南有栽培；
原产非洲。

【识别特征】常绿灌木，高可达 3m。单叶互生；叶柄长
1～2cm，被星状柔毛；叶片椭圆形或长圆形，长 4～7cm，
宽 1.5～4cm，边缘具齿缺。花两性，单生于叶腋，下垂；
小苞片 5，极小，披针形，长 1～2mm；花萼管状，长约
1.5cm，5 浅裂，常一边开裂；花瓣 5，红色，长约 5cm，
深细裂作流苏状，向上反曲；雄蕊柱长而突出，下垂，长
9～10cm；子房上位，花柱 5。蒴果长圆柱形，长约 4cm，
直径约 1cm。花期全年。

【药用部位及功效】根——消食行滞；叶——拔毒生肌。

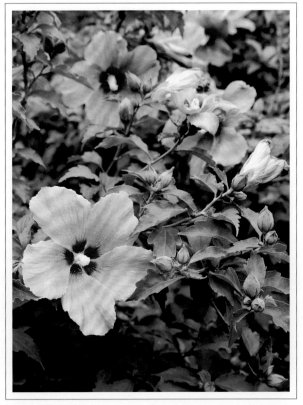

木槿

木槿[*] 朝开暮落花
Hibiscus syriacus L.

【分布】香港、澳门、广东（广州、深圳、惠州、江门）
有栽培；原产安徽、福建、广东、广西、江苏、四川、台
湾、云南、浙江、贵州、海南、河北、江西、陕西、山
东、西藏、河南、湖北、湖南有栽培；全世界广泛栽培。

【识别特征】落叶灌木，高 3～4m，全株密被黄色星状
毛。叶互生；叶片菱形至三角状卵形，长 3～10cm，宽
2～4cm，具深浅不同的 3 裂或不裂，边缘有不整齐的齿
缺。花单生于枝端叶腋；花萼钟形，密被星状短茸毛，裂
片 5；花粉红色、淡紫色、紫红色或白色，单瓣、复瓣或
重瓣；单体雄蕊；子房上位。蒴果卵圆形，直径约 12mm。
种子肾形。花期 7～10 月。

【药用部位及功效】花——清热利湿，凉血解毒；根——
清热解毒，消痈肿。

黄槿 海麻、木麻、黄木槿
Hibiscus tiliaceus L.

【分布】香港、澳门、广东（广州、惠州、东莞）；福建、广东、海南、台湾；柬埔寨、印度、印度尼西亚、老挝、马来西亚、缅甸、菲律宾、泰国、越南，世界泛热带地区广布。

【识别特征】常绿灌木或乔木，高4～10m。单叶互生；叶柄长3～8cm；叶片近圆形或广卵形，直径8～15cm，基部心形，全缘或具不明显细圆齿，下面密被灰白色星状柔毛。花序顶生或腋生；小苞片7～10，线状披针形，中部以下联合成杯状；花萼长1.5～2.5cm，基部约1/3处合生，裂片5；花冠钟形，直径6～7cm，黄色，内面基部暗紫色，长约4.5cm，外面密被黄色星状柔毛；单体雄蕊，雄蕊柱长约3cm；花柱5，子房上位。蒴果卵圆形，长约2cm。花期6～8月。

【药用部位及功效】叶、树皮或花——清肺止咳，解毒消肿。

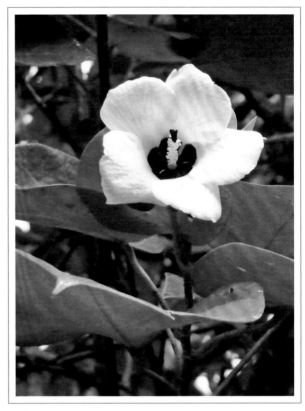

黄槿

锦葵属 Malva L.

锦葵 荆葵、钱葵、小熟季花
Malva cathayensis M. G. Gilbert, Y. Tang & Dorr

【分布】澳门有栽培；广东、广西、贵州、辽宁、西藏、四川、新疆、内蒙古、河北、山西、山东、江苏、安徽、浙江、江西、福建、台湾、河南、湖北、湖南有栽培；原产印度。

【识别特征】二年生或多年生草本，高50～90cm，分枝多。单叶互生；叶柄长4～8cm；叶片圆心形或肾形，具5～7圆齿状钝裂片，长5～12cm，宽几相等，基部近心形至圆形，边缘具圆锯齿。花两性，簇生；花梗长1～2cm；小苞片3，长圆形，长3～4mm；花萼裂片5，两面均被星状柔毛；花紫红色或白色，直径3.5～4cm；花瓣5，匙形，长约2cm，爪具髯毛；单体雄蕊；子房上位，花柱分枝9～11。果扁圆形，径5～7mm，分果爿9～11，被柔毛。种子黑褐色，肾形。花期5～10月。

【药用部位及功效】花、叶——利水通便，清热解毒。

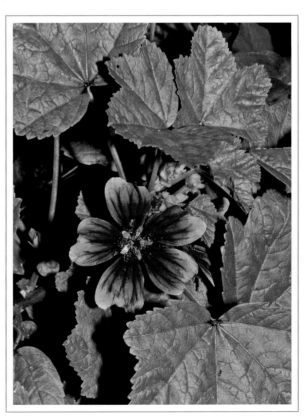

锦葵

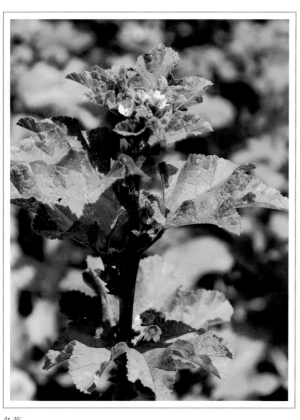

冬葵

冬葵　葵菜、薪菜、皱叶锦葵
Malva verticillata var. **crispa** L.

【分布】香港有栽培；甘肃、贵州、湖南、江西、四川、云南；印度、巴基斯坦，欧洲、北美洲定为入侵杂草。

【识别特征】一年生草本，高可达 1m。茎不分枝，被柔毛。叶互生；叶柄瘦弱，长 4～7cm；叶片圆形，常 5～7 裂，直径 5～8cm，基部心形，裂片三角状圆形，边缘有细锯齿且特别皱曲。花小，两性，白色，直径约 6mm，单生或几个簇生于叶腋，几无花梗；小苞片 3，披针形，长 4～5mm，宽约 1mm；花萼浅杯状，5 裂，长 8～10mm，裂片三角形，疏被星状柔毛；花瓣 5，较萼片略长；单体雄蕊；子房上位。果扁球形，直径约 8mm，分果爿 11。花期 6～9 月。

【药用部位及功效】果实——利水通淋，滑肠通便，下乳。

赛葵属 Malvastrum A. Gray

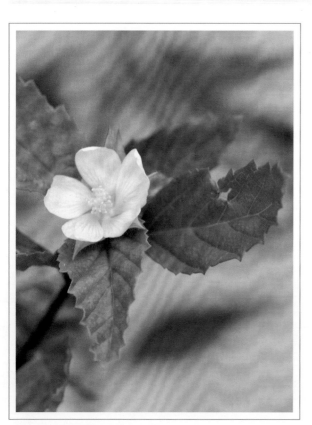

赛葵

赛葵　黄花草、黄花棉
Malvastrum coromandelianum (L.) Garcke

【分布】香港、澳门、广东（广州、深圳、东莞、江门）归化；福建、广东、广西、台湾、云南有归化；原产美洲，印度、日本、缅甸、巴基斯坦、斯里兰卡、越南有归化。

【识别特征】亚灌木状，高可达 1m，被毛。叶互生；叶柄长 1～3cm；托叶披针形，长约 5mm；叶片卵状披针形或卵形，长 3～6cm，宽 1～3cm，边缘有粗锯齿，两面被毛。花单生于叶腋；花梗长约 5mm；小苞片线形，长约 5mm；花萼浅杯状，5 裂，裂片长约 8mm，基部合生，被毛；花黄色，直径约 1.5cm；花瓣 5，长约 8mm；雄蕊柱长约 6mm；子房上位。果直径约 6mm，分果爿 8～12，肾形，疏被星状毛，背部具 2 芒刺。

【药用部位及功效】全草——清热利湿，解毒消肿。

破布叶属 Microcos L.

破布叶　布渣叶
Microcos paniculata L.

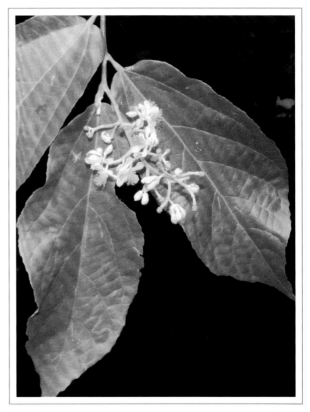

【分布】香港、澳门、广东（广州、惠州、肇庆、中山）；云南、广东、广西、海南；柬埔寨、印度、印度尼西亚、老挝、马来西亚、斯里兰卡、泰国、越南。

【识别特征】灌木或小乔木，高3～12m。树皮粗糙。嫩枝有毛。叶互生；叶柄长1～1.5cm；叶片卵状长圆形，长8～18cm，宽4～8cm，边缘有细钝齿；基出3脉。顶生圆锥花序；花两性；萼片5，长5～8mm，外面有毛；花瓣5，长圆形，长3～4mm，下半部有毛；腺体长约2mm；雄蕊多数；子房上位。核果近球形，直径约1cm。花期6～7月，果期冬季。

【药用部位及功效】叶——清热利湿，健胃消滞。

破布叶

翅子树属 Pterospermum Schreb.

翻白叶树[*]　半枫荷、异叶翅子木
Pterospermum heterophyllum Hance

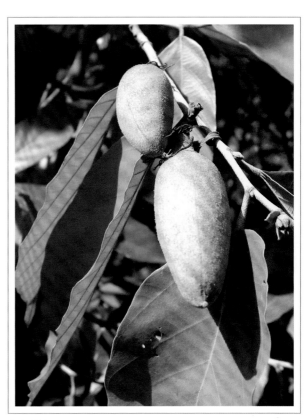

【分布】香港、澳门、广东（广州、深圳、惠州、东莞、江门）；福建、广东、广西、海南。

【识别特征】乔木，高达20m。小枝被黄褐色短柔毛。叶互生，二型；生于幼树或萌蘖枝上的叶盾形，直径约15cm，掌状3～5裂；生于成长树上的叶矩圆形至卵状矩圆形，长7～15cm，宽3～10cm，二者下表面均密被黄褐色毛。花单生或为聚伞花序；萼片5，条形，长达28mm，两面被毛；花瓣5，青白色，与萼片近等长；雌雄蕊柄长2.5mm；能育雄蕊15，退化雄蕊5；子房上位，5室。蒴果木质，矩圆状卵形，长约6cm，被黄褐色绒毛。种子具膜质翅。花期秋季。

【药用部位及功效】根——祛风除湿，活血通络；叶——活血止血。

翻白叶树

胖大海属 Scaphium Schott & Endl.

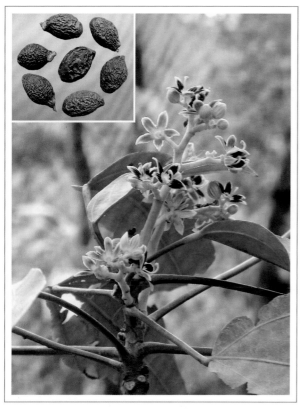

胖大海

胖大海
Scaphium scaphigerum (Wall. ex G. Don) G. Planch.

【分布】广州有栽培；广东、广西有栽培；原产柬埔寨、老挝、泰国、马来西亚。

【识别特征】落叶乔木，高可达 40m。单叶互生；叶片革质，卵形或椭圆状披针形，长 10～20cm，宽 6～14cm，全缘，光滑无毛，具柄。圆锥花序顶生或腋生，花杂性同株；花萼钟状，宿存，外面被星状柔毛；雄花具 10～15 雄蕊；雌花具 1 雌蕊，由 5 个被短柔毛的心皮组成，具细长纤弱的子房柄。蓇葖果船形，成熟前开裂。种子椭圆形，长 2～3cm，黄棕色，表面具皱纹，光滑无毛。

【药用部位及功效】种子——清热润肺，利咽，清肠通便。

黄花稔属 Sida L.

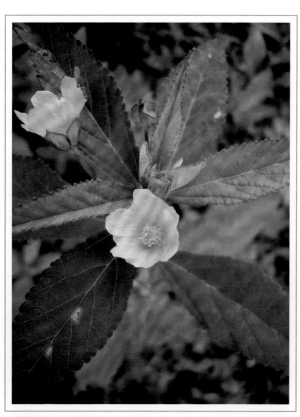

黄花稔

黄花稔　扫把麻
Sida acuta Burm. f.

【分布】香港、澳门、广东（广州、深圳、惠州、东莞）；福建、台湾、云南、广东、广西、海南；不丹、柬埔寨、印度、老挝、尼泊尔、泰国、越南。

【识别特征】亚灌木状草本，高 1～2m，分枝多。叶互生；叶柄长 4～6mm；托叶线形，与叶柄近等长，常宿存；叶片披针形，长 2～5cm，宽 4～10mm，边缘有锯齿，两面均无毛或疏被星状柔毛。花单朵或成对生于叶腋，两性，辐射对称；萼浅杯状，长约 6mm，下半部合生，裂片 5；花黄色，直径 8～10mm，花瓣 5，倒卵形；单体雄蕊，雄蕊柱长约 4mm；子房上位。蒴果近圆球形，分果爿 4～9，顶端具 2 短芒；果皮具网状皱纹。花期冬春季。

【药用部位及功效】叶或根——清热利湿，解毒消肿，活血止痛。

白背黄花稔　黄花母雾
Sida rhombifolia L.

【分布】香港、澳门、广东（广州、深圳、东莞、江门）；福建、贵州、湖北、四川、台湾、云南、广东、广西、海南；不丹、柬埔寨、印度、老挝、尼泊尔、泰国、越南。

【识别特征】直立亚灌木，高约 1m。分枝多，被星状毛。单叶互生；叶片菱形或长圆状披针形，长 2.5～4.5cm，宽 6～20mm，边缘有锯齿，下表面被灰白色星状柔毛。花两性，单生于叶腋；花萼杯状，裂片 5；花冠黄色，直径约 1cm；花瓣 5，倒卵形；单体雄蕊；子房上位，花柱分枝 8～10。蒴果半球形，直径 6～7mm，分果爿 8～10，顶端具 2 短芒。花期秋冬季。

【药用部位及功效】全草——清热利湿，解毒消肿；根——清热利湿，生肌排脓。

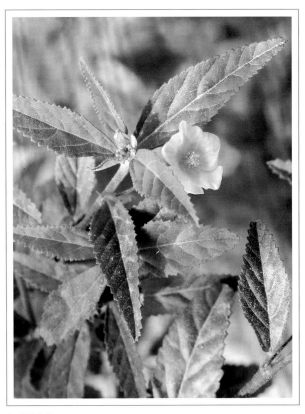

白背黄花稔

苹婆属 Sterculia L.

假苹婆　鸡冠木、赛苹婆
Sterculia lanceolata Cav.

【分布】香港、澳门、广东（广州、惠州、东莞）；广东、广西、贵州、四川、云南；老挝、缅甸、泰国、越南。

【识别特征】乔木。小枝幼时被毛。单叶互生；叶柄长 2.5～3.5cm；叶片椭圆形、披针形或椭圆状披针形，长 9～20cm，宽 3.5～8cm；侧脉每边 7～9 条。圆锥花序腋生，密集且多分枝；萼片 5，淡红色，仅于基部联合，开展如星状，长 4～6mm；无花瓣；雄花花药约 10 个；雌蕊由 5 个心皮黏合而成。蓇葖果鲜红色，长卵形或长椭圆形，长 5～7cm，宽 2～2.5cm，顶端有喙，基部渐狭，密被短柔毛。种子黑褐色，椭圆状卵形，直径约 1cm。花期 4～6 月。

【药用部位及功效】叶——散瘀止痛。

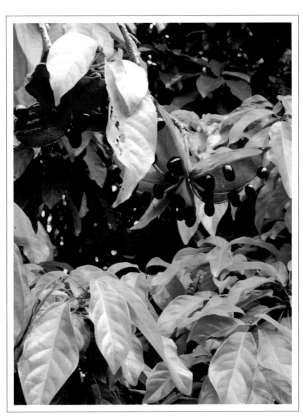

假苹婆

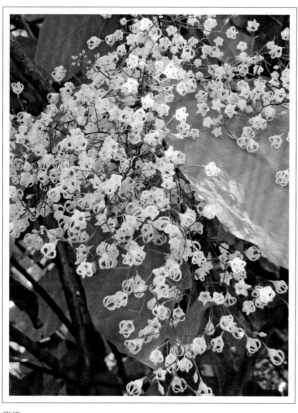

苹婆

苹婆　凤眼果、七姐果
Sterculia monosperma Vent.

【分布】香港、澳门、广东（广州、惠州）有栽培；福建、广东、广西、台湾、云南；印度、印度尼西亚、马来西亚、泰国、越南。

【识别特征】乔木，高可达10m。树皮黑褐色。单叶互生；叶柄长2～3.5cm；叶片矩圆形或椭圆形，长8～25cm，宽5～15cm。圆锥花序下垂；花杂性；花萼初时乳白色，后转为淡红色，长约10mm，5裂至中部，先端渐尖且向内曲，在顶端互相黏合，与钟状花萼筒近等长；无花瓣；雄花较多；雌花少数，雌蕊由5个心皮黏合而成，子房上位。蓇葖果鲜红色，长圆状、卵状，长4～8cm，果皮革质，每果内种子1～4粒，黑褐色。花果期5～7月。

【药用部位及功效】种子——和胃消食，解毒杀虫；果壳——活血行气。

梵天花属 Urena L.

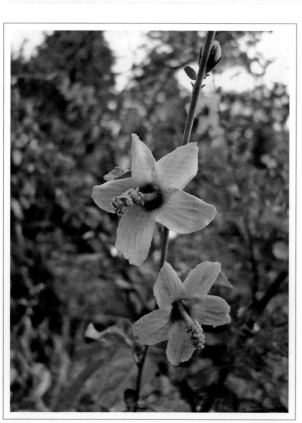

地桃花

地桃花　肖梵天花、天下捶、痴头婆
Urena lobata L.

【分布】香港、澳门、广东（广州、深圳、惠州、东莞、江门）；安徽、福建、贵州、湖北、湖南、江苏、江西、四川、台湾、西藏、云南、浙江、广东、广西、海南；孟加拉国、不丹、柬埔寨、印度、印度尼西亚、日本、老挝、缅甸、尼泊尔、泰国、越南，世界泛热带地区广布。

【识别特征】半灌木，高可达1m，全株被柔毛及星状毛。叶互生；下部叶心形或近圆形，上部叶椭圆形或近披针形，长3～8cm，宽1～6cm，边缘具细锯齿；掌状网脉，中脉基部有1腺体。花两性，单生；副萼5裂；花萼5裂，裂片较副萼小；花瓣5，粉红色，基部与雄蕊管相联合；雄蕊多数，花丝连成管状，花药紫红色；子房上位，5室。蒴果扁球形。花期5～12月。

【药用部位及功效】根或全草——祛风利湿，活血消肿，清热解毒。

梵天花[*]　狗脚迹、小桃花、小痴头婆
Urena procumbens L.

【分布】香港、澳门、广东（广州、深圳、东莞、肇庆）；福建、湖南、江西、台湾、浙江、广东、广西、海南。

【识别特征】小灌木，高达80cm。小枝被星状茸毛。叶互生；叶柄长4～15mm；叶片掌状3～5深裂，长1.5～6cm，宽1～4cm，裂片菱形或倒卵形，基部圆形至近心形，有锯齿，两面均被星状毛。花单生或近簇生，两性；小苞片长约7mm，基部1/3处合生；萼片5，被星状毛，短于小苞片或近等长；花瓣5，淡红色，长10～15mm；单体雄蕊，雄蕊柱与花瓣近等长；子房上位。果球形，直径约6mm，具刺和长硬毛，刺端有倒钩。花期6～9月。

【药用部位及功效】全草——祛风利湿，清热解毒；根——健脾化湿，活血解毒。

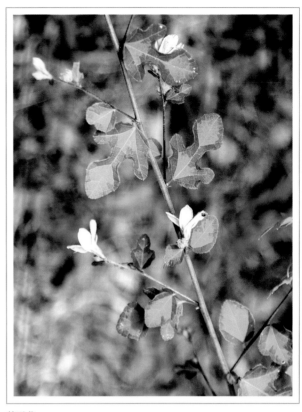

梵天花

249. 瑞香科 Thymelaeaceae

沉香属 Aquilaria Lam.

土沉香[*]　白木香、女儿香、莞香
Aquilaria sinensis (Lour.) Spreng.

【国家重点保护等级】Ⅱ级

【IUCN 濒危等级】VU

【分布】香港、澳门、广东（广州、深圳、惠州、东莞、珠海、肇庆、佛山）；福建、广东、广西、海南。

【识别特征】常绿乔木，高5～15m。树皮暗灰色，纤维坚韧。单叶互生；叶片圆形、椭圆形至长圆形，长5～9cm，宽2.8～6cm，有光泽，全缘；有纤细闭锁的平行脉。伞形花序；花芳香，黄绿色；花萼5裂；花瓣10，鳞片状，着生于花萼筒喉部，密被毛；雄蕊10；子房上位。木质蒴果，下垂，卵球形，长2～3cm，直径约2cm，花被宿存。花期3～5月，果期6～7月。

【药用部位及功效】含树脂木材——行气止痛，温中降逆，纳气平喘。

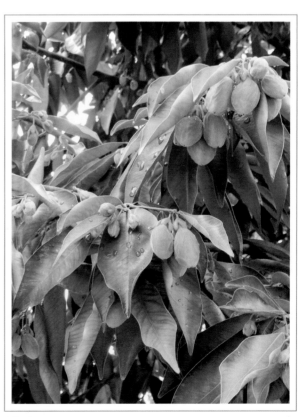

土沉香

荛花属 Wikstroemia Endl.

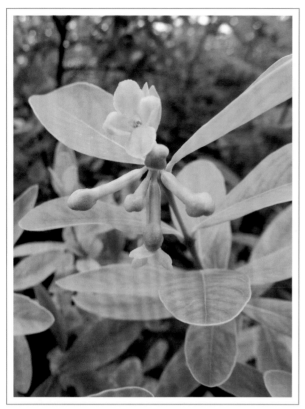

了哥王

了哥王　九信药、地棉皮、南岭荛花
Wikstroemia indica (L.) C. A. Mey.

【分布】香港、澳门、广东（广州、深圳、惠州、东莞、江门、珠海、肇庆、中山）；福建、贵州、湖南、四川、台湾、云南、浙江、广东、广西、海南；印度、马来西亚、缅甸、菲律宾、泰国、越南、澳大利亚、太平洋群岛、毛里求斯、斯里兰卡有栽培。

【识别特征】直立小灌木，高30~150cm。小枝红褐色，皮部富含纤维。单叶对生；叶片长椭圆形、卵形或倒卵形，长1.5~5.5cm，宽8~16mm，全缘；侧脉5~7对。花黄绿色，数朵组成顶生的短总状花序；花萼管状，长9~12mm，顶端4裂，裂片阔卵形或长圆形，长约3mm，花瓣缺；雄蕊8，2轮；子房上位，倒卵形，顶部被毛，柱头头状。核果椭圆形，长6~9mm，直径4~5mm，熟时橙黄色至红色。花果期3~9月。

【药用部位及功效】茎叶——清热解毒，化痰散结，消肿止痛（有毒）；根——清热解毒，散结逐瘀，利水杀虫（有毒）。

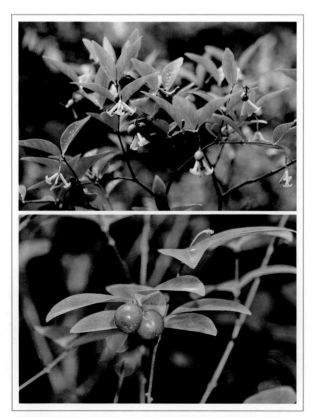

细轴荛花

细轴荛花　野棉花、地棉麻、野发麻
Wikstroemia nutans Champ. ex Benth.

【分布】香港、广东（江门、肇庆）；湖南、江西、台湾、广东、广西、海南；越南。

【识别特征】小灌木，高1~2m。小枝圆柱形，红褐色。单叶对生；叶柄长约2mm；叶片卵形、卵状椭圆形至卵状披针形，长3~6cm，宽1.5~2.5cm；侧脉每边6~12条，极纤细。花两性，黄绿色，4~8朵组成近头状的总状花序；萼筒长1.3~1.6cm，裂片4；无花瓣；雄蕊8，2列，上列着生于萼筒喉部，下列着生于萼筒中部以上；花盘鳞片2；子房上位，花柱极短。果实椭圆形，长约7mm，熟时深红色。花期春季至初夏，果期夏秋间。

【药用部位及功效】花、根——软坚散结，活血，止痛。

250. 红木科 Bixaceae

红木属 Bixa L.

红木 胭脂木
Bixa orellana L.

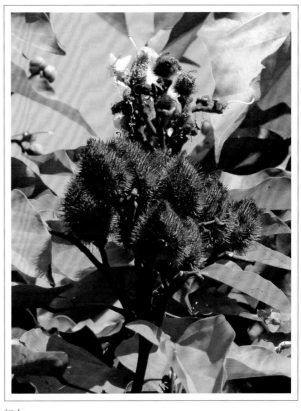
红木

【分布】香港、澳门、广东（广州、深圳、惠州）有栽培；广东、台湾、云南有栽培；原产热带美洲，世界泛热带地区栽培。

【识别特征】常绿灌木或小乔木，高 2～10m。枝棕褐色，密被红棕色短腺毛。单叶互生；叶柄长 2.5～5cm；叶片心状卵形或三角状卵形，长 10～20cm，宽 5～13cm，全缘；基出脉 5 条，掌状，下表面有树脂状腺点。圆锥花序顶生；花序梗粗壮，密被红棕色的鳞片和腺毛；花两性，直径 4～5cm；萼片 5，倒卵形，长 8～10mm，外面密被红褐色鳞片，基部有腺体；花瓣 5，倒卵形，粉红色；雄蕊多数；子房上位，1 室。蒴果近球形或卵形，长 2.5～4cm，密生栗褐色长刺，2 瓣裂。种子多数。

【药用部位及功效】根皮、叶——退热，截疟，解毒。

255. 旱金莲科 Tropaeolaceae

旱金莲属 Tropaeolum L.

旱金莲 荷叶七、旱莲花、金莲花
Tropaeolum majus L.

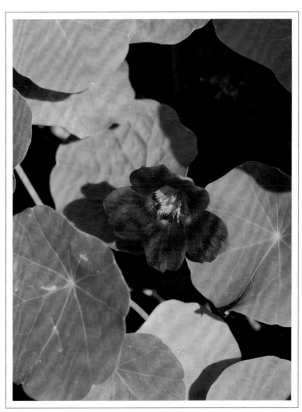
旱金莲

【分布】香港、澳门、广东（广州、深圳）有栽培；我国广泛栽培，云南、四川、西藏等有时逸生；原产南美洲秘鲁、巴西等地。

【识别特征】一年生肉质草本，蔓生。叶互生；叶柄长 6～31cm，向上扭曲，盾状，着生于叶片的近中心处；叶片圆形，直径 3～10cm；主脉 9 条，由叶柄着生处向四面放射，边缘为波浪形的浅缺刻。单花腋生；花柄长 6～13cm；花黄色、紫色、橘红色或杂色，直径 2.5～6cm；萼片 5，基部合生，其中一片延长为距；花瓣 5，近圆形，上部 2 片通常全缘，着生在距的开口处，下部 3 片基部狭窄成爪，近爪处边缘具睫毛；雄蕊 8，离生，长短相间；子房上位，3 室。果实扁球形，成熟时分裂成 3 个瘦果。花期 6～10 月，果期 7～11 月。

【药用部位及功效】全草——清热解毒，凉血止血。

256. 辣木科 Moringaceae

辣木属 Moringa Adans.

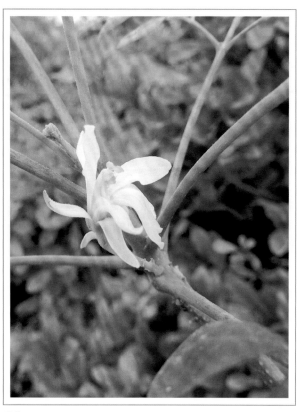

辣木

辣木
Moringa oleifera Lam.

【分布】香港、澳门、广东（惠州）有栽培；广东、台湾、云南有栽培；原产印度。

【识别特征】乔木，高 3～12m，根有辛辣味。树皮软木质。枝有明显的皮孔及叶痕。三回羽状复叶互生，长 25～60cm，羽片基部具线形的腺体；羽片 4～6 对；小叶 3～9，卵形、椭圆形或长圆形，长 1～2cm，宽 0.5～1.2cm，顶端一片较大，下表面苍白色。花序长 10～30cm；花两性，白色，芳香，直径约 2cm；花萼管状，不相等 5 裂；花瓣 5，不等大；雄蕊 5，与退化雄蕊互生；子房上位。蒴果长 20～50cm，直径 1～3cm，下垂，3 瓣裂。种子多数，近球形，直径约 8mm，有 3 棱，棱上有翅。花期全年，果期 6～12 月。

【药用部位及功效】根——利湿健脾；树皮——祛风，清热，健胃，利水，强壮。

257. 番木瓜科 Caricaceae

番木瓜属 Carica L.

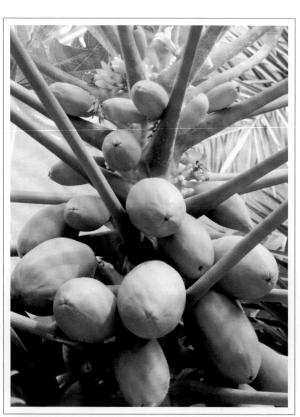

番木瓜

番木瓜　木瓜、万寿果、番瓜
Carica papaya L.

【分布】香港、澳门、广东（广州）有栽培；福建、台湾、广东、广西、云南广泛栽培；原产热带美洲。

【识别特征】常绿软木质小乔木，高达 8～10m，含乳汁。茎通常不分枝，具螺旋状排列的托叶痕。叶大，聚生于茎顶；叶柄中空，长 60cm 以上；叶片近盾形，直径达 60cm，5～9 深裂。花单性异株，稀两性；萼片 5，中部以下合生；花瓣 5，黄白色；雄蕊 5 或 10；子房上位。浆果肉质，成熟时橙黄色或黄色，长圆球形、倒卵状长圆球形、梨形或近圆球形，长 10～30cm 或更长；果肉柔软多汁，味香甜。种子多数，卵球形，成熟时黑色。花果期全年。

【药用部位及功效】果实——消食下乳，除湿通络，解毒驱虫。

268. 山柑科 Capparaceae

鱼木属 Crateva L.

树头菜
Crateva unilocularis Buch.-Ham.

【分布】香港、澳门有栽培；福建、云南、广东、广西、海南；孟加拉国、不丹、柬埔寨、印度、老挝、缅甸、尼泊尔、越南。

【识别特征】乔木，高5~15m。枝中空，有皮孔。叶为互生掌状复叶；叶柄长5.5~12cm，顶端向轴面有腺体；小叶3，侧生小叶长7~18cm，宽3~8cm，基部不对称，中脉带红色，侧脉5~10对。总状或伞房状花序；花大，白色，有长花梗；萼片4，长3~7mm；花瓣白色或黄色，爪长7~10mm，瓣片长10~30mm；雄蕊15~25；雌蕊柄长3.5~7cm，子房上位，柱头头状。果球形，直径2.5~4cm；果皮厚约2mm，表面粗糙，有黄色小斑点。花期3~7月，果期7~8月。

【药用部位及功效】茎叶——清热解毒，健胃；根或树皮——清热解毒，祛湿活络，止痛。

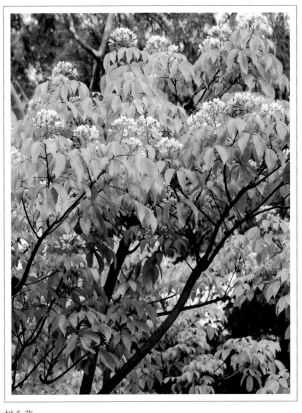

树头菜

269. 白花菜科 Cleomaceae

黄花草属 Arivela Raf.

黄花草　黄花菜、臭矢菜、向天黄
Arivela viscosa (L.) Raf.

【分布】香港、澳门、广东（广州、东莞）；安徽、福建、湖北、湖南、江西、台湾、云南、浙江、广东、广西、海南；不丹、柬埔寨、印度、印度尼西亚、日本、老挝、马来西亚、尼泊尔、越南、巴基斯坦、斯里兰卡、泰国、澳大利亚、热带非洲、亚洲西南部。

【识别特征】一年生直立草本，高0.3~1m，全株密被黏质腺毛与淡黄色柔毛，有恶臭气味。掌状复叶互生；叶柄长2~4cm；小叶3~5，倒披针状椭圆形，中央小叶最大，长1~5cm，宽5~15mm，侧脉3~7对。花单生于叶腋；萼片4，长6~7mm；花瓣4，淡黄色或橘黄色，有数条明显的纵行脉，长7~12mm；雄蕊多数；子房上位，无柄。蒴果，圆柱形，密被腺毛，长6~9cm，成熟后果瓣自顶端向下开裂。通常3月出苗，7月果熟。

【药用部位及功效】全草——散瘀消肿，祛风止痛，生肌疗疮；种子——驱虫，消痔。

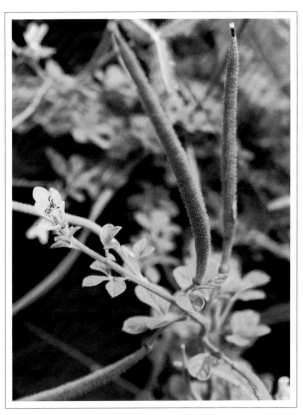

黄花草

醉蝶花属 Tarenaya Raf.

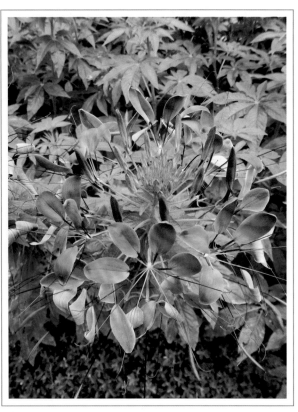

醉蝶花

醉蝶花　西洋白花菜、紫龙须
Tarenaya hassleriana (Chodat) Iltis

【分布】澳门、广东（惠州）有栽培；我国广泛栽培；原产热带美洲。

【识别特征】一年生粗壮草本，高 1~1.5m，全株被黏质腺毛，有特殊臭味。托叶刺长达 4mm，尖利，外弯。掌状复叶，互生；叶柄长 2~8cm，常有淡黄色皮刺；小叶 5~7，椭圆状披针形或倒披针形，中央小叶大，长 6~8cm，宽 1.5~2.5cm，最外侧的最小，长约 2cm，宽约 5mm，两面被毛。总状花序，密被黏质腺毛；萼片 4，长约 6mm，外被腺毛；花瓣 4，粉红色，稀白色，有爪，瓣片长 10~15mm；雄蕊 6；雌蕊柄长达 4cm，子房上位。果圆柱形，长 5.5~6.5cm，直径约 4mm。花期初夏，果期夏末秋初。

【药用部位及功效】全草——杀虫止痒。

270. 十字花科 Brassicaceae

芸苔属 Brassica L.

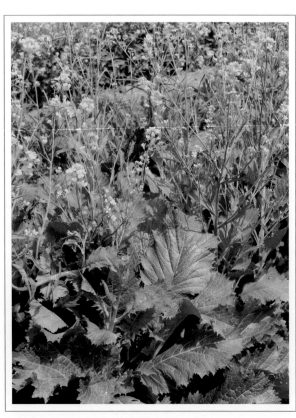

芥菜

芥菜　芥
Brassica juncea (L.) Czern.

【分布】香港、澳门、广东（广州、深圳、惠州）有栽培；我国广泛栽培；全世界广泛栽培或归化。

【识别特征】一年生草本，高 30~150cm，带粉霜，有辣味。基生叶宽卵形至倒卵形，长 15~35cm，基部楔形，大头羽裂，具 2~3 对裂片，或不裂，边缘均有缺刻或牙齿，叶柄长 3~9cm；茎下部叶较小，边缘有缺刻、牙齿或锯齿，茎上部叶窄披针形，长 2.5~5cm，宽 4~9mm，叶缘具疏齿或全缘。总状花序；花两性，黄色，直径 7~10mm；萼片 4，长 4~5mm；花瓣 4；四强雄蕊；子房上位。长角果线形，长 3~5.5cm，宽 2~3.5mm。种子球形，直径约 1mm，紫褐色。花期 3~5 月，果期 5~6 月。

【药用部位及功效】嫩茎和叶——利肺豁痰，消肿散结；种子——温中散寒，祛痰，通络消肿。

甘蓝 椰菜
Brassica oleracea var. **capitata** L.

【分布】广州、深圳、惠州有栽培；我国广泛栽培；全世界广泛栽培。

【识别特征】二年生草本，被粉霜。矮且粗壮一年生茎肉质，不分枝，绿色或灰绿色。基生叶多数，层层包裹成球状体，扁球形，直径10～30cm，乳白色或淡绿色。二年生茎有分枝，具茎生叶，基生叶及下部茎生叶长圆状倒卵形至圆形，长和宽达30cm，上部茎生叶卵形或长圆状卵形，长8～13.5cm，宽3.5～7cm，基部抱茎。总状花序；花两性，淡黄色，直径2～2.5cm；萼片4；花瓣4，脉纹明显，有爪；四强雄蕊；子房上位。长角果圆柱形，长6～9cm。种子球形，直径1.5～2mm，棕色。花期4月，果期5月。

【药用部位及功效】叶——清利湿热，散结止痛，益肾补虚。

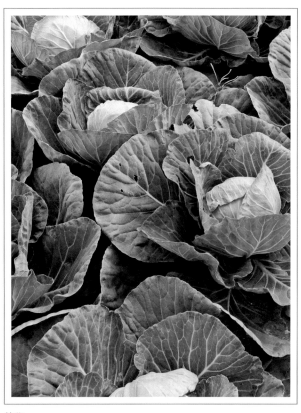

甘蓝

青菜 菜心
Brassica rapa var. **chinensis** (L.) Kitam.

【分布】香港、澳门、广东（广州）有栽培；我国广泛栽培；全世界广泛栽培。

【识别特征】一年生或二年生草本，高25～70cm，带粉霜。根坚硬，顶端有短根茎。基生叶倒卵形或宽倒卵形，长20～30cm，深绿色，有光泽，基部渐狭成宽柄，中脉白色，宽达1.5cm；下部茎生叶与基生叶相似，上部茎生叶倒卵形或椭圆形，长3～7cm，宽1～3.5cm，基部抱茎，两侧有垂耳，全缘。总状花序；花两性，浅黄色，直径约1cm；萼片4，长3～4mm；花瓣4，有脉纹，具宽爪；四强雄蕊；子房上位。长角果线形，长2～6cm；果梗长8～30mm。花期4～5月，果期5～6月。

【药用部位及功效】叶——解热除烦，生津止渴，清肺消痰，通利肠胃；种子——清肺化痰，消食醒酒。

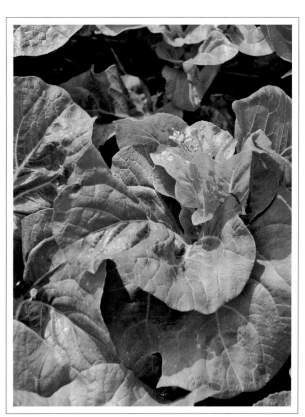

青菜

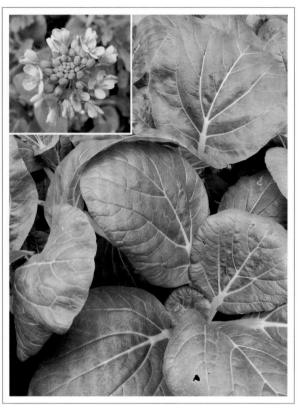

白菜

白菜　黄芽白、大白菜、菘
Brassica rapa var. **glabra** Regel

【分布】香港、澳门、广东（广州）有栽培；我国广泛栽培；全世界广泛栽培。

【识别特征】二年生草本，高 40～60cm。基生叶大而多，叶片倒卵状长圆形至宽倒卵形，长 30～60cm，宽不及长的一半，叶面皱缩，顶端圆钝，叶缘波状，叶柄扁平，长 5～9cm，宽可达 8cm；茎生叶抱茎或具柄，全缘或有裂齿。总状花序；花两性，黄色，直径 1.2～1.5cm；萼片 4，长 4～5mm；花瓣 4，长 7～8mm；四强雄蕊；子房上位。长角果短而粗，长 3～6cm，宽约 3mm。种子球形，直径 1mm 左右，褐色。花期 5 月，果期 6 月。

【药用部位及功效】鲜叶和根——养胃和中，利水。

荠属 Capsella Medik.

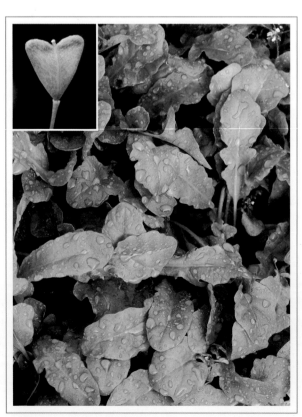

荠

荠　荠菜、菱角菜
Capsella bursa-pastoris (L.) Medik.

【分布】香港、澳门、广东（广州、惠州、东莞）；我国广布；原产亚洲、欧洲。

【识别特征】一年生或二年生草本，高 10～50cm。茎直立。基生叶丛生呈莲座状，大头羽状分裂，长可达 12cm，宽可达 2.5cm，顶裂片卵形至长圆形，长 5～30mm，宽 2～20mm，侧裂片 3～8 对，浅裂、有不规则粗锯齿或近全缘，叶柄长 5～40mm；茎生叶窄披针形或披针形，长 5～6.5mm，宽 2～15mm，基部箭形，抱茎，边缘有缺刻或锯齿。总状花序；花两性；萼片 4，长 1.5～2mm；花瓣 4，白色，长 2～3mm，有短爪；四强雄蕊；子房上位。短角果倒三角形或倒心状三角形，长 5～8mm，宽 4～7mm，扁平。花果期 4～6 月。

【药用部位及功效】全草——平肝明目，清热利湿；花序——凉血止血，清热利湿。

豆瓣菜属 Nasturtium W. T. Aiton

豆瓣菜 西洋菜、水田芥、水蔊菜
Nasturtium officinale R. Br.

【分布】香港、澳门、广东（广州、深圳）有栽培或归化；安徽、广东、广西、贵州、河北、黑龙江、河南、湖北、江苏、江西、陕西、山东、山西、四川、台湾、新疆、西藏、云南有栽培；原产亚洲、欧洲。

【识别特征】多年生水生草本，高 20～40cm。茎匍匐或浮水生，多分枝，节上生不定根。单数羽状复叶互生；小叶 3～7，宽卵形、长圆形或近圆形，顶端 1 片较大，长 2～3cm，宽 1.5～2.5cm，近全缘或呈浅波状，侧生小叶与顶生的相似，叶柄基部成耳状，略抱茎。总状花序；花两性；萼片 4，长 2～3mm；花瓣 4，白色，具脉纹，长 3～4mm，有爪；四强雄蕊；子房上位。长角果，圆柱形而扁，长 15～20mm，宽 1.5～2mm。花期 4～5 月，果期 6～7 月。

【药用部位及功效】全草——清肺，凉血，利水，解毒。

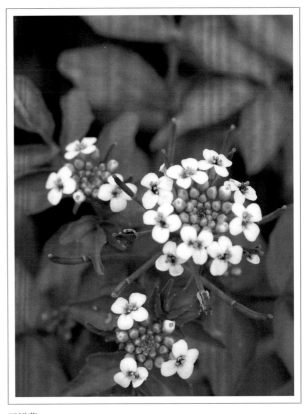

豆瓣菜

萝卜属 Raphanus L.

萝卜 莱菔
Raphanus sativus L.

【分布】澳门、广东（广州、深圳、惠州）有栽培；我国广泛栽培；原产地中海，全世界广泛栽培。

【识别特征】一年生或二年生草本，高 20～100cm。直根肉质，长圆形、球形或圆锥形，外皮绿色、白色或红色。基生叶和下部茎生叶大头羽状深裂，长 8～30cm，宽 3～5cm，侧裂片 4～6 对；上部叶长圆形，有锯齿或近全缘。总状花序；花两性，白色或粉红色，直径 1.5～2cm；萼片 4，长 5～7mm；花瓣 4，长 1～1.5cm，具紫纹，下部有长 5mm 的爪；四强雄蕊；子房上位。长角果圆柱形，长 3～6cm，宽 10～12mm，在种子间处缢缩。种子 1～6 粒，长约 3mm，红棕色。花期 4～5 月，果期 5～6 月。

【药用部位及功效】老根——行气消积，化痰，利水消肿；种子——消食导滞，降气化痰。

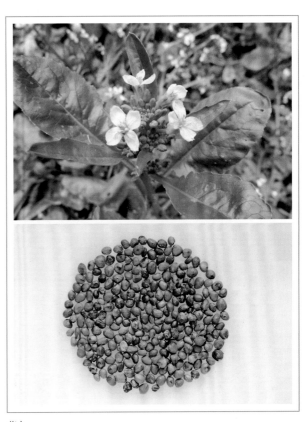

萝卜

蔊菜属 Rorippa Scop.

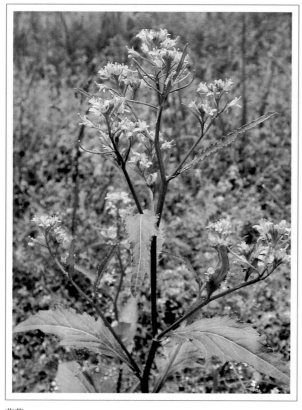

蔊菜

蔊菜　印度蔊菜、塘葛菜、葶苈
Rorippa indica (L.) Hiern

【分布】香港、澳门、广东（广州、深圳、惠州、江门）；甘肃、贵州、河北、辽宁、青海、陕西、山西、四川、西藏、云南、山东、江苏、安徽、浙江、江西、福建、台湾、河南、湖北、湖南、广东、广西、海南；孟加拉国、印度、印度尼西亚、日本、韩国、老挝、马来西亚、缅甸、尼泊尔、巴基斯坦、菲律宾、泰国、越南，南美洲。

【识别特征】一年生或二年生草本，高 20～40cm。叶互生；基生叶及茎下部叶具长柄；叶形多变，通常大头羽状分裂，长 4～10cm，宽 1.5～2.5cm，顶端裂片大，边缘具不整齐牙齿，侧裂片 1～5 对；茎上部叶片宽披针形或匙形，边缘具疏齿，有短柄或基部耳状抱茎。总状花序；花小，多数；萼片 4，长 3～4mm；花瓣 4，黄色，基部渐狭成短爪，与萼片近等长；四强雄蕊；子房上位。长角果线状圆柱形，长 1～2cm，宽约 1.5mm。花期 4～6 月，果期 6～8 月。

【药用部位及功效】全草——祛痰止咳，解表散寒，活血解毒，利湿退黄。

276. 檀香科 Santalaceae

寄生藤属 Dendrotrophe Miq.

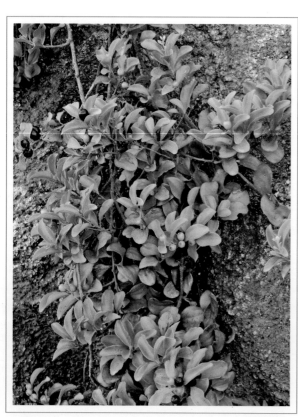

寄生藤

寄生藤　青藤公、左扭香、鸡骨香藤
Dendrotrophe varians (Blume) Miq.

【分布】香港、澳门、广东（广州、深圳、东莞、江门、肇庆）；福建、广东、广西、海南；印度尼西亚、马来西亚、缅甸、菲律宾、泰国、越南。

【识别特征】木质藤本，常呈灌木状。枝条幼嫩时黄绿色，三棱形，扭曲。叶互生；叶柄长 0.5～1cm，扁平；叶片近革质，倒卵形至阔椭圆形，长 3～7cm，宽 2～4.5cm，基部下延成叶柄；基出脉 3 条。花雌雄异株；雄花长约 2mm，5～6 朵集成聚伞状花序；雌花或两性花通常单生，花被 5 裂；雄蕊 5，生于花被裂片近基部，花盘 5 裂，雌花短圆柱状，两性花卵形，子房下位，花柱几不存在。核果卵状或卵圆形，带红色，长 1～1.2cm，顶端有宿存花被，成熟时棕黄色至红褐色。花期 1～3 月，果期 6～8 月。

【药用部位及功效】全株——疏风清热，活血止痛。

檀香属 Santalum L.

檀香　真檀、白檀
Santalum album L.

【IUCN 濒危等级】VU

【分布】香港、澳门、广东（惠州）有栽培；广东、台湾有栽培；原产太平洋群岛。

【识别特征】常绿小乔木，高约10m。枝有多数皮孔和半圆形叶痕。叶对生；叶柄长1～1.5cm；叶片椭圆状卵形，长4～8cm，宽2～4cm，基部多少下延，边缘波状，下表面有白粉；侧脉约10对。三歧聚伞式圆锥花序，长2.5～4cm；花直径5～6mm；花被管钟状，长约2mm，淡绿色，花被4裂，内部初时绿黄色，后呈深棕红色；雄蕊4，外伸；花盘5裂；子房半下位，花柱长约3mm，深红色。核果近球形，直径约1cm，外果皮肉质多汁，熟时深紫红色至紫黑色。花期5～6月，果期7～9月。

【药用部位及功效】树干心材——行气止痛，散寒；心材树脂——行气止痛。

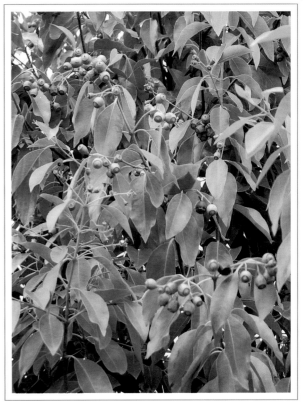

檀香

281.柽柳科 Tamaricaceae

柽柳属 Tamarix L.

柽柳 *　三春柳、西河杨、观音柳
Tamarix chinensis Lour.

【分布】澳门、香港有栽培；安徽、河北、河南、江苏、辽宁、山东、华南、西南广泛栽培。

【识别特征】灌木或小乔木，高3～6m。老枝直立，暗褐红色，光亮，嫩枝绿色，稠密，细弱，常下垂。叶小，鳞片状，钻形或卵状披针形，长1～3mm，先端尖，基部鞘状，有棱脊，蓝绿色。圆锥花序，疏散的常下垂；苞片三角状锥形，较花梗长；萼片5，卵形，长约0.5mm；花瓣5，倒卵形，长1.2～1.5mm，淡紫红色；雄蕊5；花盘5裂，裂片多少呈钝齿状；子房上位，花柱3，棍棒状，长约为子房之半。蒴果。通常夏秋两季二次开花。

【药用部位及功效】嫩枝叶——疏风，解表，透疹，解毒。

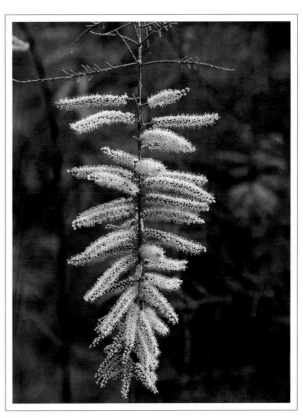

柽柳

282. 白花丹科 Plumbaginaceae

白花丹属 Plumbago L.

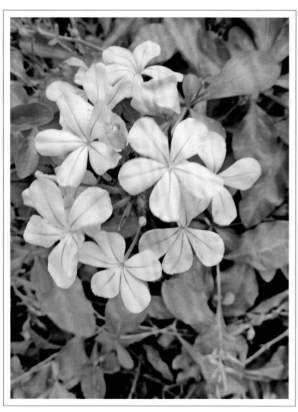

蓝花丹

蓝花丹　花绣球、蓝茉莉
Plumbago auriculata Lam.

【分布】大湾区广泛栽培；广东、广西、海南、山东、浙江、江苏、江西、台湾、福建、安徽、重庆、贵州、四川、云南、西藏、北京广泛栽培；原产南非南部。

【识别特征】常绿柔弱半灌木，上端蔓状或开散，高约1m。叶互生；叶片菱状卵形至狭长卵形，长 3～6cm，宽 1.5～2cm，基部楔形，向下渐狭成柄；上部叶的叶柄基部常具耳，半抱茎。穗状花序含 18～30 花；花萼管状，具 5 条脉棱，长 11～13.5mm，裂片 5，较小，二者均有具柄的腺；花冠淡蓝色至蓝白色，冠筒长 3.2～3.4cm，裂片 5，外展成辐状冠檐；雄蕊 5，与花冠裂片对生，花药蓝色；子房上位。蒴果包藏于萼筒内，近梨形，有 5 棱。花期6～9 月和 12 月至翌年 4 月。

【药用部位及功效】根——除赘疣。

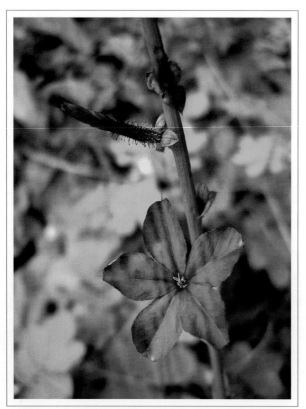

紫花丹

紫花丹　紫花藤、谢三娘、紫雪花
Plumbago indica L.

【分布】广州有栽培；海南、云南；亚洲、非洲、大洋洲。

【识别特征】常绿多年生草本，高 0.5～2m，全株有细小的钙质颗粒。茎枝柔软，基部略木质，上端近藤蔓状。叶互生；叶片狭卵形、狭椭圆状卵形或近狭椭圆形，长7～9.5cm，宽 3～4cm，向上渐小。穗状花序，含 35～90花；花两性，红色或紫红色；花萼筒长约 1cm，被腺毛，先端 5 裂；花冠筒长 2～2.5cm，裂片 5，冠檐径约 2cm；雄蕊 5，花药蓝色；子房上位。果实未见。花期 11 月至翌年 4 月。

【药用部位及功效】全草——破血通经，消肿止痛，祛风杀虫。

白花丹 白花藤、白雪花、假茉莉
Plumbago zeylanica L.

【分布】香港、澳门、广东（广州、深圳、惠州、东莞、江门）；福建、贵州、四川、台湾、广东、广西、海南；夏威夷岛，旧世界热带地区。

【识别特征】常绿半灌木，高1～3m。叶互生或3片簇生于枝条上；叶柄基部扩大，抱茎；叶片大小不等，卵形至卵状椭圆形，长3～10cm，宽2～5.5cm。穗状花序顶生和腋生，长8～17cm，常有分枝，花序轴有腺体；花两性；花萼筒长约1cm，具5棱，被腺毛；花冠白色或稍带蓝色，高脚碟状，管长17～20mm；雄蕊5，与花冠裂片对生；子房上位。蒴果长圆形，长5～7mm。花期10月至翌年3月。

【药用部位及功效】全草或根——祛风除湿，行气活血，解毒消肿。

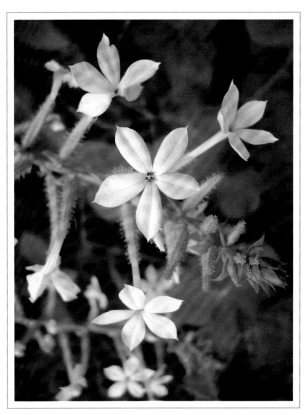

白花丹

283. 蓼科 Polygonaceae

金线草属 Antenoron Raf.

金线草
Antenoron filiforme (Thunb.) Roberty & Vautier

【分布】惠州；甘肃、广东、广西、贵州、陕西、四川、云南、山东、江苏、安徽、浙江、江西、福建、台湾、河南、湖北、湖南；日本、韩国、缅甸、俄罗斯。

【识别特征】多年生草本。根状茎粗壮；茎直立，高50～80cm，被糙伏毛，茎节膨大。单叶互生；叶柄长1～1.5cm，有膜质托叶鞘；叶片椭圆形或长椭圆形，长6～15cm，宽4～8cm，全缘，两面均具糙伏毛。总状花序呈穗状；花被4深裂，红色，果时稍增大；雄蕊5；子房上位，花柱2。瘦果卵形，双凸镜状，褐色，有光泽，长约3mm，包于宿存花被内。花期7～8月，果期9～10月。

【药用部位及功效】全草——凉血止血，清热利湿，散瘀止痛；根茎——凉血止血，散瘀止痛，清热解毒。

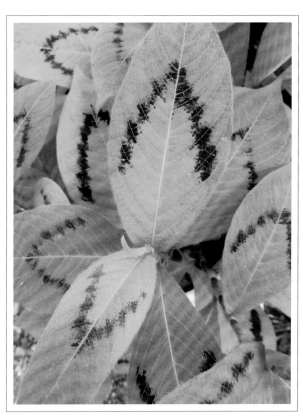

金线草

荞麦属 Fagopyrum Mill.

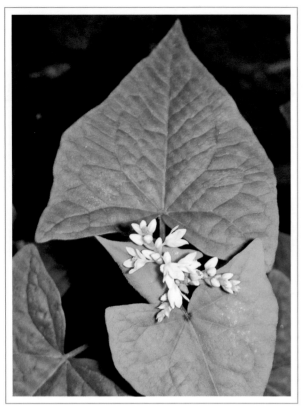

金荞麦

金荞麦　赤地利、荞麦三七、野荞麦
Fagopyrum dibotrys (D. Don) H. Hara

【分布】广州、深圳、江门有栽培；安徽、福建、甘肃、广东、广西、贵州、江苏、江西、陕西、四川、西藏、云南、浙江、河南、湖北、湖南；不丹、印度、缅甸、尼泊尔、越南、克什米尔地区。

【识别特征】多年生草本。根状茎木质化，黑褐色；茎直立，高 50～100cm。单叶互生；叶柄长达 10cm，膜质托叶鞘筒状，褐色，长 5～10mm，偏斜；叶片三角形，长 4～12cm，宽 3～11cm，全缘，两面具乳头状突起或被柔毛。花序伞房状，顶生或腋生；花两性，白色；花被片 5，长约 2.5mm；雄蕊 8，短于花被；子房上位，花柱 3，柱头头状。瘦果宽卵形，具 3 锐棱，长 6～8mm，黑褐色。花期 7～9 月，果期 8～10 月。

【药用部位及功效】根茎——清热解毒，活血消痈，祛风除湿；茎叶——清热解毒，健脾利湿，祛风通络。

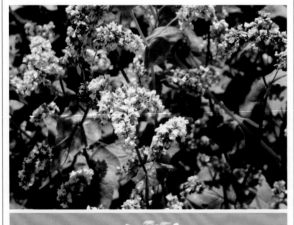

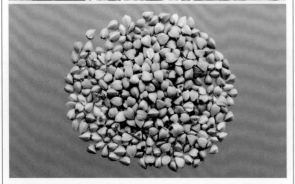

荞麦

荞麦　甜荞
Fagopyrum esculentum Moench

【分布】广州有栽培；我国广泛栽培，有时逸为野生；不丹、朝鲜半岛、蒙古国、缅甸、尼泊尔、俄罗斯、印度（锡金）、澳大利亚，欧洲、北美洲有栽培。

【识别特征】一年生草本。茎直立，高 30～90cm，上部分枝，绿色或红色，具纵棱。单叶互生，三角形或卵状三角形，长 2.5～7cm，宽 2～5cm，基部心形，两面沿叶脉具乳头状突起；下部叶具长叶柄，上部叶较小，近无梗；托叶鞘膜质，短筒状，长约 5mm。花序总状或伞房状，顶生或腋生；花两性，白色或淡红色；花被片 5，长 3～4mm；雄蕊 8，花药淡红色；子房上位。瘦果卵形，具 3 锐棱，长 5～6mm，暗褐色。花期 5～9 月，果期 6～10 月。

【药用部位及功效】种子——健脾消积，下气宽肠，解毒敛疮；叶——利耳目，下气，止血。

首乌属 Fallopia Adans.

何首乌　夜交藤
Fallopia multiflora (Thunb.) Haraldson

【分布】大湾区广布；甘肃、贵州、河北、青海、陕西、四川、云南、黑龙江、吉林、辽宁、山东、江苏、安徽、浙江、江西、福建、台湾、河南、湖北、湖南、广东、广西、海南；日本。

【识别特征】多年生草本。块根肥厚，黑褐色。茎缠绕，分枝多，长2~4m。单叶互生；膜质托叶鞘褐色，长约5mm；叶片卵形或卵状三角形，长4~7cm，宽3~5cm，基部心形，全缘。圆锥花序顶生或腋生；花两性，花梗下部有关节；花被浅黄色或白色，5深裂，外面3片背部具翅，花后增大；雄蕊8；子房上位。瘦果卵状三棱形，褐色，包藏于宿存的花被片内。花果期7~11月。

【药用部位及功效】块根——养血滋阴，润肠通便，截疟，祛风，解毒；叶——解毒散结，杀虫止痒。

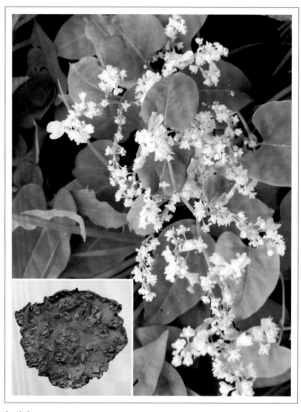

何首乌

竹节蓼属 Homalocladium (F. Muell.) L. H. Bailey

竹节蓼　百足草
Homalocladium platycladum (F. Muell.) L. H. Bailey

【分布】澳门、广东（广州、惠州）有栽培；我国有栽培；原产南太平洋所罗门群岛，世界热带地区广泛栽培。

【识别特征】多年生草本，高0.6~2m。茎基部圆柱形，木质化。上部枝扁平，呈带状，宽7~12mm，深绿色，具光泽，有显著的细线条，节处略收缩，托叶鞘退化成线状。叶多生于新枝上，互生；叶片菱状卵形，长4~20mm，宽2~10mm，全缘或在近基部有1对锯齿；羽状网脉。花小，两性；花被4~5深裂，裂片长约1mm，淡绿色，后变红色；雄蕊6~7；子房上位。瘦果三角形，包于红色肉质的宿存花被内。花期9~10月，果期10~11月。

【药用部位及功效】全草——清热解毒，祛瘀消肿。

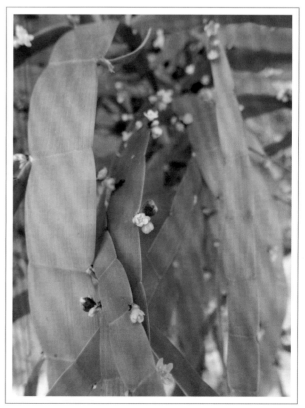

竹节蓼

蓼属 Polygonum L.

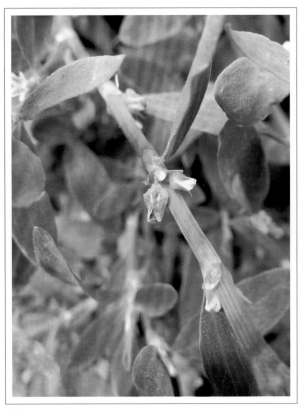

蓇蓄

萹蓄
Polygonum aviculare L.

【分布】惠州；安徽、福建、贵州、四川、西藏、云南、黑龙江、吉林、辽宁、内蒙古、河北、山西、山东、江苏、浙江、江西、福建、台湾、河南、湖北、湖南、广东、广西、海南、陕西、青海、甘肃、宁夏、新疆；世界温带地区广布。

【识别特征】一年生草本。茎平卧、上升或直立，高10～40cm，基部多分枝，具纵棱。叶互生；叶柄短或近无柄，基部具关节；托叶鞘膜质，下部褐色，上部白色；叶片椭圆形或披针形，长1～4cm，宽3～12mm，全缘，蓝绿色或灰绿色。化单生或数朵簇生于叶腋；花梗顶部具关节；花被片长2~2.5mm，5深裂，绿色，边缘白色或淡红色；雄蕊8，花丝基部扩展；子房上位。瘦果卵形，具3棱，长2.5～3mm，黑褐色，与宿存花被近等长。花期5～7月，果期6～8月。

【药用部位及功效】全草——利水通淋，杀虫止痒。

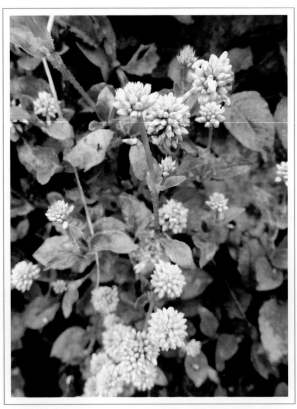

头花蓼

头花蓼　草石椒
Polygonum capitatum Buch.-Ham. ex D. Don

【分布】香港、广东（惠州）野生或栽培；广东、广西、贵州、湖北、湖南、江西、四川、台湾、西藏、云南；不丹、印度、马来西亚、缅甸、尼泊尔、斯里兰卡、泰国、越南。

【识别特征】多年生草本。茎匍匐，丛生，基部木化。一年生枝具纵棱，疏生腺毛。叶互生；托叶鞘膜质，长5～8mm，顶端截形，有缘毛；叶片卵形或椭圆形，长1.5～3cm，宽1～2.5cm，全缘，边缘具腺毛，两面疏生腺毛，上表面有时具黑褐色新月形斑点。花序头状，直径6～10mm；花被5深裂，淡红色，花被片长2～3mm；雄蕊8，比花被短；子房上位，花柱3。瘦果长卵形，具3棱，长1.5～2mm，黑褐色，包于宿存花被内。花期6～9月，果期8～10月。

【药用部位及功效】全草——清热利湿，活血止痛。

火炭母
Polygonum chinense L.

【分布】香港、澳门、广东（广州、深圳、惠州、东莞、江门、肇庆、中山）；安徽、福建、甘肃、贵州、湖北、湖南、江苏、江西、陕西、四川、台湾、西藏、云南、浙江、广东、广西、海南；不丹、印度、印度尼西亚、日本、马来西亚、缅甸、尼泊尔、菲律宾、泰国、越南。

【识别特征】多年生草本，茎节膨大。单叶互生；叶柄长 1～1.5cm；具膜质托叶鞘；叶片长 5～10cm，宽 2.5～6cm，椭圆形，近全缘，上表面常有"人"字形黑色斑纹；叶脉紫红色。花小，两性；花被片 5，白色或淡红色；雄蕊 8；子房上位。坚果，幼时三棱形，成熟后近球形，黑色，光亮，包藏在宿存花被内。花期 7～9 月，果期 8～11 月。

【药用部位及功效】地上部分——清热利湿，凉血解毒，平肝明目，活血舒筋。

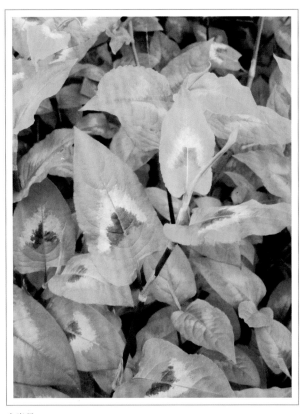
火炭母

辣蓼　水蓼
Polygonum hydropiper L.

【分布】澳门、广东（广州、深圳、江门、珠海）；我国广布；孟加拉国、不丹、印度、印度尼西亚、日本、哈萨克斯坦、韩国、吉尔吉斯斯坦、马来西亚、蒙古国、缅甸、尼泊尔、俄罗斯、斯里兰卡、泰国、乌兹别克斯坦、澳大利亚、欧洲、北美洲。

【识别特征】一年生草本，高 40～70cm。茎直立，多分枝，节部膨大。单叶互生；膜质托叶鞘筒状，长 1～1.5cm，顶端截形；叶片披针形或椭圆状披针形，长 4～8cm，宽 0.5～2.5cm，全缘，具缘毛，上表面被褐色小点，具辛辣味，叶腋具闭花受精花。总状花序呈穗状，顶生或腋生，通常下垂；花两性；花被绿色，上部白色或淡红色，5 深裂，被黄褐色透明腺点，3～3.5mm；雄蕊 6，稀 8，比花被短；子房上位。瘦果卵形，长 2～3mm，双凸镜状或具 3 棱，黑褐色，包于宿存花被内。花期 5～9 月，果期 6～10 月。

【药用部位及功效】地上部分——行滞化湿，散瘀止血，祛风止痒，解毒；果实——化湿利水，破瘀散结，解毒。

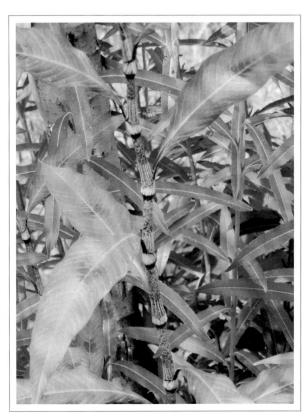
辣蓼

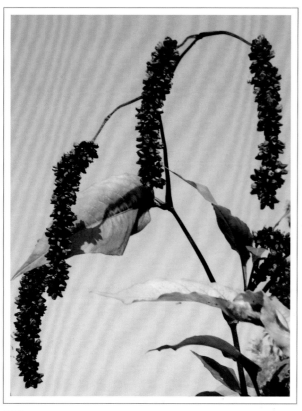

红蓼

红蓼　水红花、荭草
Polygonum orientale L.

【分布】香港、广东（广州、深圳、惠州、东莞、江门）；贵州、四川、云南、黑龙江、吉林、辽宁、内蒙古、河北、山西、河南、湖北、湖南、山东、江苏、安徽、浙江、江西、福建、台湾、广东、广西、海南、陕西、青海、甘肃、宁夏、新疆；孟加拉国、不丹、印度、印度尼西亚、日本、韩国、缅甸、菲律宾、俄罗斯、斯里兰卡、泰国、越南、澳大利亚、亚洲、欧洲。

【识别特征】一年生草本，植物体密被柔毛。茎直立，粗壮，高 1～2m，上部多分枝。叶互生；叶柄长 2～10cm；膜质托叶鞘筒状，长 1～2cm；叶片宽卵形、宽椭圆形或卵状披针形，长 10～20cm，宽 5～12cm，全缘。总状花序呈穗状，长 3～7cm，花紧密，微下垂；花两性；花被 5 深裂，淡红色或白色，长 3～4mm；雄蕊 7，比花被片长；花盘明显；子房上位。瘦果近圆形，直径长 3～3.5mm，黑褐色，有光泽，包于宿存花被内。花期 6～9 月，果期 8～10 月。

【药用部位及功效】茎叶——祛风除湿，清热解毒，活血，截疟；果实——活血消积，健脾利湿，清热解毒，明目。

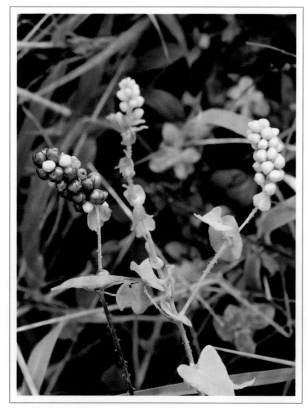

杠板归

杠板归　老虎脷、刺犁头
Polygonum perfoliatum (L.) L.

【分布】大湾区广布；甘肃、贵州、陕西、四川、西藏、云南、黑龙江、吉林、辽宁、内蒙古、河北、山西、山东、江苏、安徽、浙江、江西、福建、台湾、河南、湖北、湖南、广东、广西、海南；孟加拉国、不丹、印度、印度尼西亚、日本、韩国、马来西亚、尼泊尔、新几内亚岛、菲律宾、俄罗斯、泰国、越南、亚洲西南部、北美洲有栽培。

【识别特征】一年生攀援草本，多分枝。茎上具倒生的皮刺。分枝长 1～2m。叶互生；叶柄与叶片近等长，具倒生皮刺，盾状着生于叶片的近基部；托叶鞘叶状；叶片三角形，长 3～7cm，宽 2～5cm，下面沿叶脉疏生皮刺。总状花序短穗状，每苞片内具花 2～4 朵；花被 5 深裂，白色或淡红色，花被片长约 3mm，果时增大，呈深蓝色；雄蕊 8；子房上位。瘦果球形，直径 3～4mm，黑色，有光泽，包于宿存花被内。花期 6～8 月，果期 7～10 月。

【药用部位及功效】全草——清热解毒，利湿消肿，散瘀止血；根——解毒消肿。

虎杖属 Reynoutria Houtt.

虎杖
Reynoutria japonica Houtt.

【分布】香港、澳门、广东（广州）；甘肃、贵州、黑龙江、辽宁、陕西、四川、云南、山东、江苏、安徽、浙江、江西、福建、台湾、河南、湖北、湖南；日本、韩国、俄罗斯，世界其他地区广泛栽培。

【识别特征】多年生草本，高1～2m。根茎粗大，木质化，黄色；茎直立，中空，散生紫红色斑点，茎节明显，上有膜质托叶鞘。单叶互生；叶片卵状椭圆形至宽卵形，长6～12cm，宽5～9cm。圆锥花序；花单性异株，花小；花被片5，白色或淡绿色，外轮3片，果期增大，背部生翅；雄蕊8；子房上位。瘦果卵状三棱形，长3～4mm，黑褐色。花期6～8月，果期9～10月。

【药用部位及功效】根茎及根——活血散瘀，祛风通络，清热利湿，解毒；叶——祛风湿，解热毒。

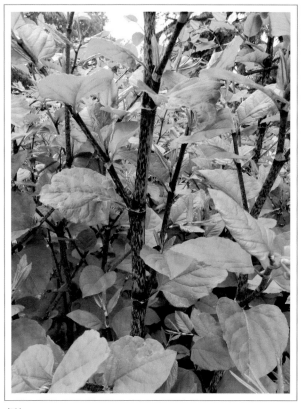
虎杖

酸模属 Rumex L.

羊蹄
Rumex japonicus Houtt.

【分布】深圳、江门；广东、贵州、海南、陕西、四川、黑龙江、吉林、辽宁、内蒙古、河北、山西、山东、江苏、安徽、浙江、江西、福建、台湾、河南、湖北、湖南；日本、韩国、俄罗斯。

【识别特征】多年生草本，高50～100cm，上部分枝，具沟槽。叶柄长2～12cm；托叶鞘膜质；基生叶长圆形或披针状长圆形，长8～25cm，宽3～10cm，边缘微波状；茎上部叶狭长圆形。花序圆锥状；花两性；花梗中下部具关节；花被片6，淡绿色，排成2轮，内花被片果时增大，长4～5mm，边缘具不整齐的小齿；雄蕊6；子房上位，花柱3，柱头画笔状。瘦果宽卵形，具3锐棱，长约2.5mm，暗褐色，有光泽，包于增大的内花被片内。花期5～6月，果期6～7月。

【药用部位及功效】根——清热通便，凉血止血，杀虫止痒；果实——凉血止血，通便。

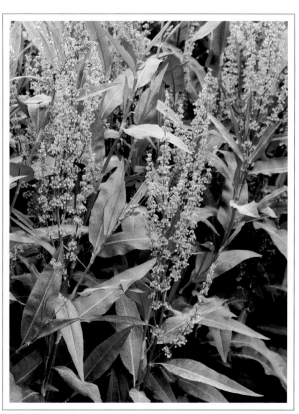
羊蹄

284. 茅膏菜科 Droseraceae

茅膏菜属 Drosera L.

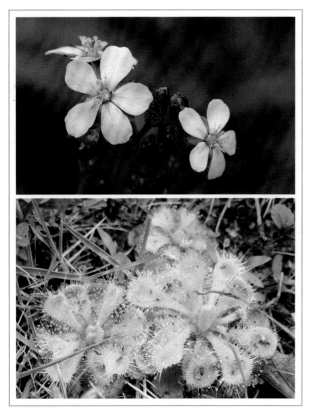

锦地罗

锦地罗 乌蝇草、一朵芙蓉、文钱红
Drosera burmanni Vahl

【分布】香港、澳门、广东（广州、深圳、惠州、东莞、江门）；福建、台湾、云南、广东、广西、海南；澳大利亚；东亚、东南亚。

【识别特征】草本。茎短。叶莲座状密集；叶片楔形或倒卵状匙形，长 0.6~1.5cm，基部渐狭，近无柄，绿色或变红色至紫红色，叶缘处的头状黏腺毛长而粗，常紫红色，上表面腺毛较细短。花序花葶状，1~3 个，具花 2~19 朵；花序梗无毛或具红色或紫红色的腺点；苞片被短腺毛，3 或 5 裂；花萼钟形，5 裂，浅绿色、红色或紫红色；花瓣 5，倒卵形，长约 4mm，白色或变浅红色至紫红色；雄蕊 5；子房上位，近球形，花柱 5，内卷。蒴果，果爿 5。种子多数，棕黑色。花果期全年。

【药用部位及功效】全草——清热祛湿，凉血解毒。

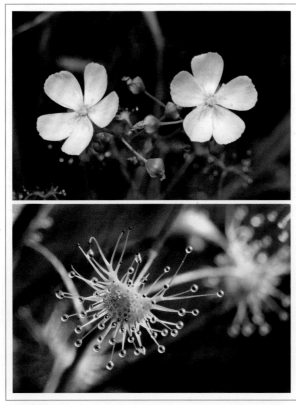

茅膏菜

茅膏菜 光萼茅膏菜
Drosera peltata Thunb.

【分布】香港、广东（广州）；安徽、甘肃、广东、广西、贵州、湖北、湖南、江西、四川、台湾、西藏、云南、浙江；澳大利亚，亚洲。

【识别特征】多年生草本，有时攀援状，高 9~32cm，具紫红色汁液。鳞茎状球茎紫色，直径 1~8mm。基生叶密集成近一轮，或最上几片着生于节间伸长的茎上，退化、脱落或宿存，叶片圆形或扁圆形，长 2~4mm，叶柄长 2~8mm；茎生叶稀疏，盾状，互生，半月形或半圆形，长 2~3mm，叶缘密具单一或成对而一长一短的头状黏腺毛，叶柄长 8~13mm。螺状聚伞花序，花萼长约 4mm，5~7 裂，裂片大小不一，歪斜、边缘有腺毛；花瓣 5，白色；雄蕊 5；子房上位。蒴果，2~4 裂。花果期 6~9 月。

【药用部位及功效】全草——祛风止痛，活血，解毒。

285. 猪笼草科 Nepenthaceae

猪笼草属 Nepenthes L.

猪笼草
Nepenthes mirabilis (Lour.) Druce

【分布】香港、澳门、广东（广州、江门）；广东、海南；柬埔寨、老挝、泰国、越南、澳大利亚南部、太平洋群岛、亚洲南部岛屿。

【识别特征】直立或攀援草本，高 0.5～2m。基生叶密集，近无柄，基部半抱茎，叶片披针形，长约 10cm，边缘睫毛状，卷须短于叶片；茎生叶互生，具柄，叶片长圆形或披针形，长 10～25cm，两面具紫红色斑点，卷须约与叶片等长；二者均具瓶状体，大小不一，瓶状体长 8～16cm，被毛，近圆筒形，口缘宽 0.2～0.4cm，内壁上半部平滑，下半部密生腺体，瓶盖卵形或长圆形，内面密生腺体。花单性异株；花被片 4，长 0.5～0.7cm，红色至紫红色，腹面密被腺体；雄蕊多数；子房上位，密被淡黄色柔毛或星状毛。蒴果栗色，长 0.5～3cm，果爿 4，狭披针形。花期 4～11 月，果期 8～12 月。

【药用部位及功效】茎叶——润肺止咳，清热利湿，解毒消肿。

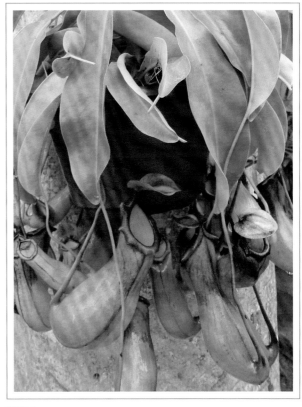

猪笼草

295. 石竹科 Caryophyllaceae

石竹属 Dianthus L.

石竹
Dianthus chinensis L.

【分布】澳门、广东（广州、深圳、惠州）有栽培；原产黑龙江、吉林、辽宁、内蒙古、河北、山西、陕西、青海、甘肃、宁夏、新疆、河南、山东，我国南方已归化；哈萨克斯坦、韩国、蒙古国、俄罗斯，欧洲有栽培。

【识别特征】多年生草本。茎丛生，高 30～50cm，茎节膨大。叶对生；叶片线状披针形，长 3～5cm，宽约 5mm，基部联合抱茎，全缘或有细齿。花两性，鲜红色、白色或粉红色，直径约 3cm，单生或数朵生于茎顶；花萼筒长 2～2.5cm，先端 5 裂；花瓣 5，先端浅裂成锯齿状，基部具长爪；雄蕊 10；子房上位。蒴果长椭圆形。花期 5～9 月，果期 8～9 月。

【药用部位及功效】地上部分——利小便，清湿热，活血通经。

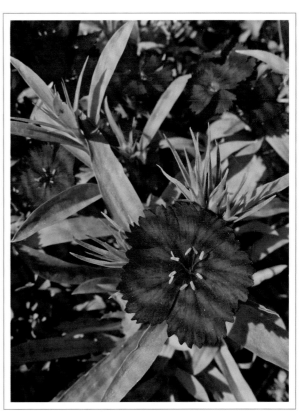

石竹

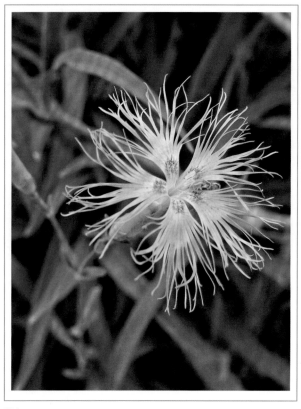

瞿麦

瞿麦
Dianthus superbus L.

【分布】澳门、广东（广州、深圳、惠州）有栽培；安徽、广西、贵州、黑龙江、江苏、江西、吉林、山东、四川、浙江、内蒙古、河北、山西、河南、湖北、湖南、陕西、青海、甘肃、宁夏、新疆；日本、哈萨克斯坦、韩国、蒙古国北部和西部、俄罗斯，欧洲。

【识别特征】多年生草本。茎丛生，高 50～60cm，茎节膨大。叶对生；叶片线状披针形，长 5～10cm，宽 3～5mm，基部联合抱茎，全缘；中脉显著。花两性，1 或 2 朵生于枝端；花萼圆筒形，先端 5 裂，长 2.5～3cm，粉绿色，常染紫红色晕，萼齿 5，披针形；花瓣 5，淡红色或淡紫色，长 4～5cm，基部具长爪，边缘流苏状，喉部具丝毛状鳞片；雄蕊 10；子房上位。蒴果圆筒形，与宿存萼等长或微长，顶端 4 裂。花期 6～9 月，果期 8～11 月。

【药用部位及功效】地上部分——利小便，清湿热，活血通经。

鹅肠菜属 Myosoton Moench

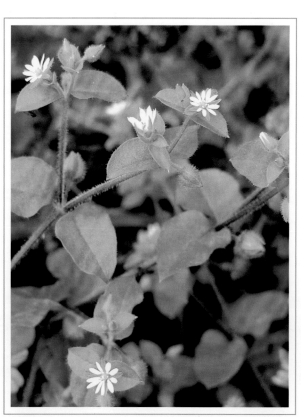

鹅肠菜

鹅肠菜　牛繁缕、鹅肠草
Myosoton aquaticum (L.) Moench

【分布】香港、广东（广州、深圳、惠州、东莞）；我国广布；全世界广布。

【识别特征】二年生或多年生草本。茎上升，多分枝，上部被腺毛。叶对生；叶柄长 5～15mm；叶片卵形或宽卵形，长 2.5～5.5cm，宽 1～3cm。二歧聚伞花序；花梗长 1～2cm，花后伸长并向下弯，密被腺毛；萼片 5，果期长达 7mm，外面被腺柔毛；花瓣白色，2 深裂至基部，裂片长 3～3.5mm；雄蕊 10，稍短于花瓣；子房上位，花柱线形。蒴果卵圆形，稍长于宿存萼。花期 5～8 月，果期 6～9 月。

【药用部位及功效】全草——清热解毒，散瘀消肿。

繁缕属 Stellaria L.

繁缕 鹅肠草
Stellaria media (L.) Vill.

【分布】香港、澳门、广东（广州、深圳、惠州、东莞、江门、中山）；甘肃、广东、广西、贵州、吉林、辽宁、宁夏、青海、陕西、四川、西藏、云南、内蒙古、河北、山西、山东、江苏、安徽、浙江、江西、福建、台湾、河南、湖北、湖南；阿富汗、不丹、印度、日本、韩国、巴基斯坦、俄罗斯，欧洲。

【识别特征】一年生或二年生草本，高 10～30cm。茎常带淡紫红色。单叶对生；基生叶具长柄，上部叶常无柄或具短柄；叶片宽卵形或卵形，长 1.5～2.5cm，宽 1～1.5cm，全缘。聚伞花序顶生；花梗细弱；花两性；萼片 5，长约 4mm；花瓣 5，白色，深 2 裂达基部；雄蕊 3～5，短于花瓣；子房上位，花柱 3，线形。蒴果卵形，顶端 6 裂。种子多数。花期 6～7 月，果期 7～8 月。

【药用部位及功效】全草——清热解毒，凉血消痈，活血止痛，下乳。

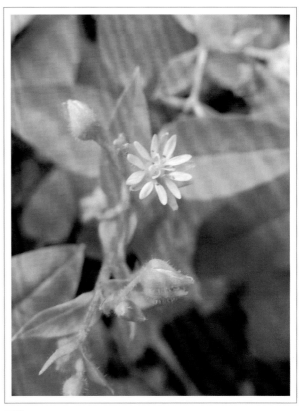

繁缕

297. 苋科 Amaranthaceae

牛膝属 Achyranthes L.

土牛膝 倒扣草、倒梗草
Achyranthes aspera L.

【分布】香港、澳门、广东（广州、深圳、惠州、东莞、江门）；福建、贵州、湖北、湖南、江西、四川、台湾、云南、浙江、广东、广西、海南；不丹、柬埔寨、印度、印度尼西亚、老挝、马来西亚、缅甸、尼泊尔、菲律宾、斯里兰卡、泰国、越南，非洲、亚洲、欧洲。

【识别特征】多年生草本，高 20～120cm。茎四棱形。分枝对生。单叶对生；叶柄长 5～15mm；叶片宽卵状倒卵形或椭圆状矩圆形，长 1.5～7cm，宽 0.4～4cm，全缘或波状。穗状花序顶生；花长 3～4mm，疏生；苞片披针形，长 3～4mm，小苞片刺状；花被片披针形，花后变硬且锐尖，具 1 脉；雄蕊 5；子房上位。胞果卵形，长 2.5～3mm。花期 6～8 月，果期 10 月。

【药用部位及功效】根、根茎——活血祛瘀，泻火解毒，利水通淋。

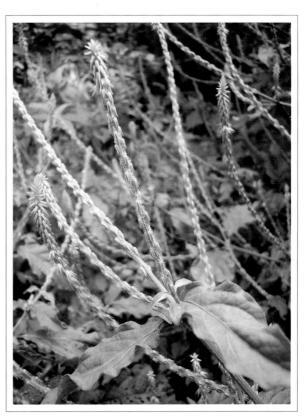

土牛膝

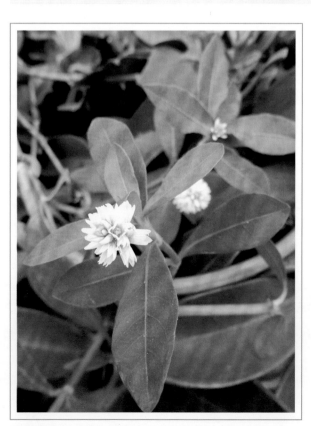

牛膝

牛膝
Achyranthes bidentata Blume

【分布】澳门、广东（广州、深圳、东莞、肇庆）；安徽、福建、河北、湖南、广西、贵州、湖北、江苏、陕西、山西、四川、台湾、西藏、浙江；不丹、印度、印度尼西亚、日本、韩国、老挝、马来西亚、缅甸、尼泊尔、菲律宾、俄罗斯、泰国、越南、新几内亚岛。

【识别特征】多年生草本，高70～120cm。根圆柱形，直径5～10mm，土黄色。茎四棱形，有红色条纹，茎节膨大。叶对生；有短柄；叶片椭圆形或椭圆状披针形，长4.5～12cm，宽2～7.5cm，顶端尾尖，两面有柔毛。穗状花序，初期花紧密，其后伸长；花小，黄绿色；苞片1，卵形，小苞片2，针形；花被5，边缘膜质；雄蕊5，基部合生，退化雄蕊顶端呈齿状；子房上位。胞果矩圆形，长2～2.5mm，黄褐色，光滑。花期7～9月，果期9～10月。

【药用部位及功效】根——补肝肾，强筋骨，活血通经，引血下行，利水通淋；茎叶——祛寒湿，强筋骨，活血利水。

莲子草属 Alternanthera Forsk.

喜旱莲子草

喜旱莲子草　空心莲子草
Alternanthera philoxeroides (Mart.) Griseb.

【分布】香港、澳门、广东（广州、深圳、惠州、东莞、江门）有栽培或归化；北京、福建、广西、河北、湖北、湖南、江苏、江西、四川、台湾、浙江广泛栽培；原产南美洲。

【识别特征】多年生草本。茎基部匍匐，上部上升，管状，不明显4棱，长55～120cm，幼茎及叶腋有白色或锈色柔毛。单叶对生；叶柄长3～10mm；叶片矩圆形、矩圆状倒卵形或倒卵状披针形，长2.5～5cm，宽7～20mm，全缘。头状花序，单生于叶腋，球形，直径8～15mm；苞片及小苞片白色；花两性；花被片5，长5～6mm，白色，光亮；雄蕊5，花丝基部合生成杯状；子房上位，倒卵形。果实未见。花期5～10月。

【药用部位及功效】全草——清热凉血，解毒，利水。

苋属 Amaranthus L.

刺苋　簕苋菜、勒苋菜
Amaranthus spinosus L.

【分布】香港、澳门、广东（广州、深圳、惠州、东莞、江门、肇庆）；安徽、福建、广东、广西、贵州、江苏、江西、陕西、山西、四川、台湾、云南、浙江、河南、湖北、湖南；世界温带至亚热带、热带地区广布。

【识别特征】一年生草本，高 30～100cm。茎直立，多分枝。叶互生；叶柄长 1～8cm，在其旁有 2 刺，刺长 5～10mm；叶片菱状卵形或卵状披针形，长 3～12cm，宽 1～5.5cm，全缘。圆锥花序腋生及顶生；苞片在花穗上常变成尖锐的刺；花被片 5，绿色，具凸尖，边缘透明，在雄花者矩圆形，长 2～2.5mm，在雌花者矩圆状匙形，长约 1.5mm；雄蕊 5，与花被片近等长；子房上位，柱头 2～3。胞果矩圆形，长约 1mm，包裹在宿存花被片内。花果期 7～11 月。

【药用部位及功效】全草或根——凉血止血，清热利湿，解毒消痈。

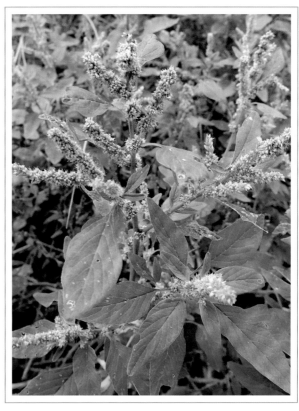

刺苋

苋　苋菜、雁来红
Amaranthus tricolor L.

【分布】香港、澳门、广东（广州、深圳、惠州）有栽培或逸生；我国广泛栽培，有时逸为野生；原产印度，全世界广泛栽培。

【识别特征】一年生草本，高 80～150cm。茎粗壮，绿色或红色，常分枝。叶互生；叶柄长 2～6cm；叶片卵形、菱状卵形或披针形，长 4～10cm，宽 2～7cm，绿色或常成红色、紫色或黄色，或部分绿色加杂其他颜色，全缘或波状。花簇腋生，直到下部叶，或同时具顶生花簇，成下垂的穗状花序；花簇球形，直径 5～15mm，雄花与雌花混生；花被片 3，长 3～4mm，顶端有 1 长芒尖；雄蕊 3；子房上位。胞果卵状矩圆形，长 2～2.5mm，包裹在宿存花被片内。种子黑色或黑棕色。花期 5～8 月，果期 7～9 月。

【药用部位及功效】茎叶——清热解毒，通利二便；种子——清肝明目，通利二便。

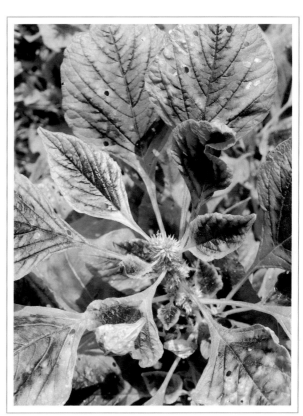

苋

青葙属 Celosia L.

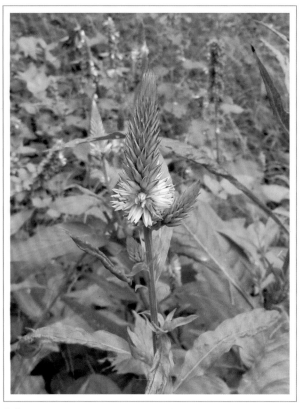

青葙

青葙 野鸡冠花、草决明、狗尾草
Celosia argentea L.

【分布】香港、澳门、广东（广州、深圳、惠州、东莞、江门、中山）；贵州、内蒙古、山西、四川、西藏、云南、黑龙江、吉林、辽宁、山东、江苏、安徽、浙江、江西、福建、台湾、河南、湖北、湖南、广东、广西、海南、陕西、青海、甘肃、宁夏、新疆；不丹、柬埔寨、日本、韩国、印度、老挝、马来西亚、缅甸、尼泊尔、菲律宾、俄罗斯、泰国、越南，热带非洲。

【识别特征】一年生草本，高 0.3~1m。叶互生；叶片矩圆状披针形、披针形或披针状条形，长 5~8cm，宽 1~3cm。花多数，密生，在枝端呈单一的穗状花序；苞片 1，小苞片 2，长 3~4mm，白色，光亮；花被片 5，矩圆状披针形，长 6~10mm，初为白色带红色，或全部粉红色，后成白色，顶端渐尖；雄蕊 5，花药紫色；子房上位。胞果卵形。种子黑色，光亮。花期 6~8 月，果期 7~9 月。

【药用部位及功效】种子——祛风热，清肝火，明目退翳；茎叶或根——燥湿清热，杀虫止痒，凉血止血。

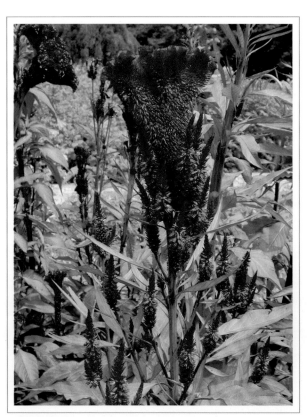

鸡冠花

鸡冠花
Celosia cristata L.

【分布】香港、澳门、广东（广州、深圳、惠州、江门）有栽培，我国广泛栽培；全世界广泛栽培。

【识别特征】一年生直立草本，高 30~80cm。单叶互生；具柄；叶片卵形、卵状披针形或披针形，长 5~13cm，宽 2~6cm，全缘。花多数，密生成扁平肉质鸡冠状、卷冠状或羽毛状的穗状花序；花被片红色、紫色、黄色、橙色或红色黄色相间；每花具苞片 1、小苞片 2、花被 5，均为干膜质；雄蕊 5；子房上位。胞果卵形，长约 3mm，包于宿存花被内。种子肾形，黑色，有光泽。花果期 7~10 月。

【药用部位及功效】花序——凉血止血，止带，止泻；种子——凉血止血，清肝明目。

藜属 Chenopodium L.

藜　灰藋、灰菜
Chenopodium album L.

【分布】香港、广东（广州、惠州）；我国广布；世界温带、热带地区。

【识别特征】一年生草本，高 30～150cm。茎直立，具条棱及绿色或紫红色色条，多分枝。枝条斜升或开展。叶互生；叶柄与叶片近等长，或为叶片长度的 1/2；叶片菱状卵形至宽披针形，长 3～6cm，宽 2.5～5cm，上表面通常无粉，有时嫩叶上表面有紫红色粉，下表面多少被灰白色粉粒，边缘具不整齐锯齿。花两性，簇生于枝上部，排列成穗状圆锥状或圆锥状花序；花被裂片 5；雄蕊 5，花药伸出花被；子房上位，柱头 2。果皮与种子贴生。种子黑色，有光泽。花果期 5～10 月。

【药用部位及功效】全草——清热祛湿，解毒消肿；果实或种子——清热祛湿，杀虫止痒。

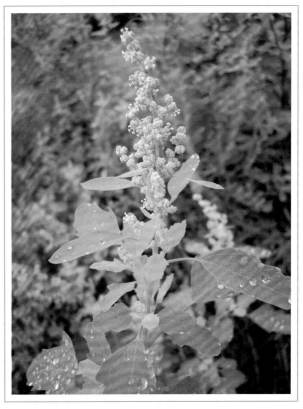

藜

杯苋属 Cyathula Blume

杯苋　风毒草、银丝倒扣草
Cyathula prostrata (L.) Blume

【分布】香港、澳门、广东（广州、深圳、惠州、东莞）；台湾、云南、广东、广西、海南；不丹、柬埔寨、印度、老挝、马来西亚、缅甸、尼泊尔、菲律宾、泰国、越南、太平洋群岛，非洲。

【识别特征】多年生草本，高 30～50cm。茎钝四棱形，节部带红色，加粗。叶对生；叶片菱状倒卵形或菱状矩圆形，长 1.5～6cm，宽 6～30mm，上表面绿色，幼时带红色，下表面苍白色，两面被长柔毛。总状花序，由多数花丛组成；下部花丛由 2～3 朵两性花及数朵不育花而成，愈向上花丛内的不育花数目愈少，最上部花丛仅有 1 朵两性花，而无不育花；果实成熟时整个花丛脱落。胞果球形，直径约 0.5mm。花果期 6～11 月。

【药用部位及功效】根——祛风湿，逐瘀血，清肠利湿；地上部分——清热解毒，活血散瘀。

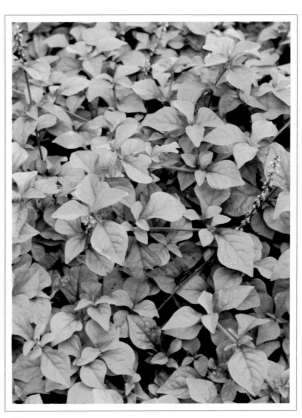

杯苋

刺藜属 Dysphania R. Br.

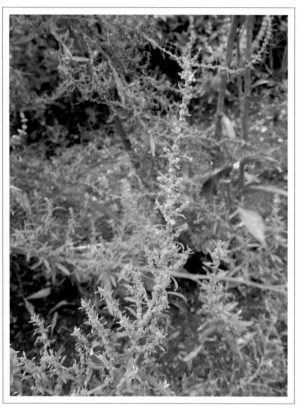

土荆芥

土荆芥　臭藜藿
Dysphania ambrosioides (L.) Mosyakin & Clemants

【分布】香港、澳门、广东（广州、深圳、惠州、东莞、江门、肇庆）有栽培或逸生；福建、广东、广西、江苏、江西、湖南、四川、台湾、云南、浙江有栽培或逸生；原产热带美洲，现世界热带、亚热带、温带地区归化。

【识别特征】一年生或多年生草本，高 50～80cm，有强烈特殊气味。叶互生；叶片矩圆状披针形至披针形，边缘有大锯齿，下表面有散生油点，下部叶长达 15cm、宽达 5cm，上部叶逐渐狭小而近全缘。花簇生于上部叶腋；花被裂片 5，绿色；雄蕊 5，与花被裂片对生；子房上位。胞果扁球形，完全包于花被内。种子黑色或暗红色，有光泽，直径约 0.7mm。花果期长。

【药用部位及功效】全草——祛风除湿，杀虫止痒，活血消肿。

千日红属 Gomphrena L.

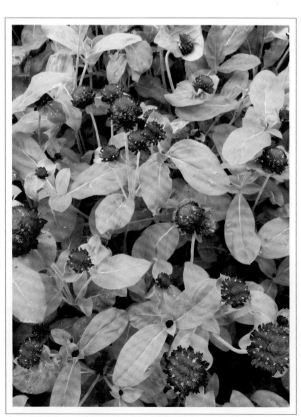

千日红

千日红　百日红、火球花
Gomphrena globosa L.

【分布】香港、澳门、广东（广州、深圳、惠州、江门）有栽培；福建、广西、贵州、河北、湖北、山西、四川、新疆、浙江有栽培；原产热带美洲，亚洲栽培。

【识别特征】一年生直立草本，高 20～60cm。茎略成四棱形，茎节稍膨大。叶对生；叶柄长 1～1.5cm；叶片长椭圆形或矩圆状倒卵形，长 3.5～13cm，宽 1.5～5cm，边缘波状，两面有小斑点，被白色长柔毛及缘毛。花多数，密生成球形或矩圆形头状花序，直径 2～2.5cm，常紫红色；花被片 5，长 5～6mm，外面密生白色绵毛；雄蕊花丝联合成管状，顶端 5 浅裂；子房上位，柱头 2。胞果近球形，直径 2～2.5mm。种子肾形，棕色，光亮。花果期 6～9 月。

【药用部位及功效】花序或全草——止咳平喘，清肝明目，解毒。

地肤属 Kochia Roth

地肤
Kochia scoparia (L.) Schrad.

【分布】香港、广东（深圳）；我国广布；亚洲、欧洲各地及澳大利亚有分布，非洲、美洲归化。

【识别特征】一年生草本，高达 1.5m。茎直立，多分枝，黄绿色或带淡红色。幼枝有白色柔毛。叶互生；无柄或有短柄；叶片狭披针形或线状披针形，长 2～5cm，宽 3～7mm，全缘，边缘疏生锈色毛。花两性或兼有雌性，无柄，1～3 朵生于叶腋，在枝上排列成穗状花序；花被 5，下部联合，黄绿色，花被裂片结果后背部生一横翅，翅端附属物三角形至倒卵形；雄蕊 5，伸出花被外；子房上位，柱头 2，线状。胞果扁球形，包于花被内。花期 6～9 月，果期 7～10 月。

【药用部位及功效】成熟果实——清热利湿，祛风止痒；茎叶——清热解毒，利水通淋。

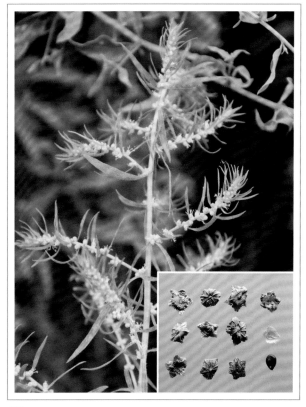

地肤

菠菜属 Spinacia L.

菠菜　菠薐菜
Spinacia oleracea L.

【分布】香港、澳门、广东（广州）有栽培；我国广泛栽培；原产伊朗。

【识别特征】一年生秃净草本。根圆锥状，带红色。茎单生或分枝，高 15～30cm，中空，脆弱多汁。单叶互生；叶片戟形至卵形，鲜绿色，柔嫩多汁，全缘或有少数牙齿状裂片。花单性；雄花集成球形团伞花序，在枝的上部排列成有间断的穗状圆锥花序，花被片 4，雄蕊与花被片同数；雌花团集于叶腋，花被状小苞片 2，子房上位。胞果卵形或近圆形，直径约 2.5mm，两侧扁；果皮褐色。

【药用部位及功效】全草——养血，止血，平肝，润燥。

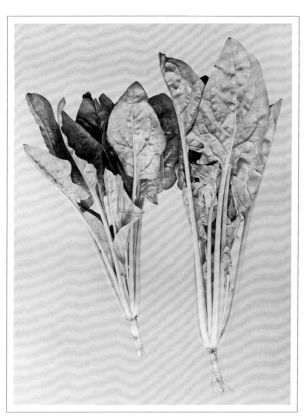

菠菜

305. 商陆科 Phytolaccaceae

商陆属 Phytolacca L.

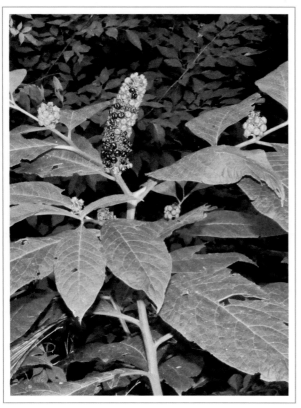

商陆

商陆　章柳、山萝卜、见肿消
Phytolacca acinosa Roxb.

【分布】香港、澳门、广东（深圳、东莞、江门、肇庆）野生或栽培；安徽、福建、广东、广西、贵州、河北、河南、湖北、江苏、辽宁、陕西、山东、四川、台湾、西藏、云南、浙江；不丹、印度、日本、韩国、缅甸、越南。

【识别特征】多年生草本。主根肥大，肉质。茎直立，高0.8~1.5m，绿色或带紫红色。叶互生；叶片卵状椭圆形或椭圆形，长15~25cm，宽5~8cm，全缘。总状花序直立，长达20cm；花初为白色，渐变为淡红色；花被片5；雄蕊8~10；心皮5~8分离。浆果扁球形，直径7~8mm，通常由8个分果组成，熟时紫黑色。花期5~8月，果期6~10月。

【药用部位及功效】根——逐水消肿，通利二便，解毒散结（有毒）；花——化痰开窍（有毒）。

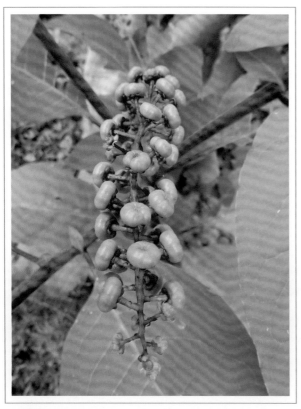

垂序商陆

垂序商陆　洋商陆、美国商陆、美洲商陆
Phytolacca americana L.

【分布】香港、广东（广州、深圳、惠州、东莞）有栽培；广东、贵州、河北、陕西、四川、云南、浙江、山东、江苏、安徽、江西、福建、台湾、河南、湖北、湖南有栽培或逸生；原产北美洲，欧洲广泛栽培。

【识别特征】多年生草本，高1~2m。根粗壮，肥大，倒圆锥形。茎直立，有棱，有时带紫红色。叶互生；叶柄长1~4cm；叶片椭圆状卵形或卵状披针形，长9~18cm，宽5~10cm。总状花序顶生或侧生，下垂，长5~20cm；花白色，微带红晕，直径约6mm；花被片5；雄蕊、心皮及花柱通常均为10，心皮合生。果序下垂；浆果扁球形，熟时紫黑色。种子肾圆形，直径约3mm。花期6~8月，果期8~10月。

【药用部位及功效】叶——清热（有毒）；种子——利水消肿（有毒）。

308. 紫茉莉科 Nyctaginaceae

叶子花属 Bougainvillea Comm. ex Juss.

光叶子花 宝巾、簕杜鹃、三角梅
Bougainvillea glabra Choisy

【分布】澳门、广东（广州、深圳、惠州）有栽培；我国广泛栽培；原产南美洲。

【识别特征】藤状灌木。茎粗壮。枝下垂；刺腋生，长5～15mm。单叶互生；叶柄长约1cm；叶片卵形或卵状披针形，长5～13cm，宽3～6cm，上表面无毛，下表面被微柔毛。花顶生枝端的3个苞片内，花梗与苞片中脉贴生，每个苞片上生1朵花；苞片叶状，紫色或洋红色，长圆形或椭圆形，长2.5～3.5cm，宽约2cm；花被管长约2cm，5浅裂；雄蕊6～8；子房上位，1室；花盘基部合生呈环状，上部撕裂状。花期冬春间（深圳、广州、海口、昆明等地），北方温室栽培3～7月开花。

【药用部位及功效】花——活血调经，化湿止带。

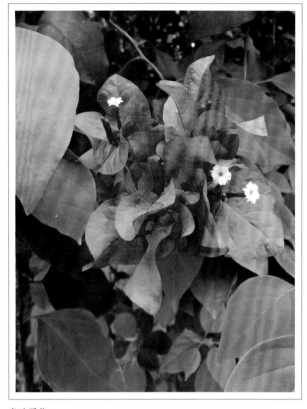

光叶子花

紫茉莉属 Mirabilis L.

紫茉莉 胭脂花、粉豆花、夜饭花
Mirabilis jalapa L.

【分布】香港、澳门、广东（广州、深圳、惠州、东莞、江门、肇庆）有栽培；我国广泛栽培；原产热带美洲。

【识别特征】一年生草本，高可达1m。茎直立，多分枝，茎节稍膨大。单叶对生；叶柄长1～4cm，上部叶几无柄；叶片卵形或卵状三角形，长3～15cm，宽2～9cm，全缘，两面均无毛。花常数朵簇生枝端；总苞钟形，长约1cm，5裂，果时宿存；花被紫红色、黄色、白色或杂色，高脚碟状，筒部长2～6cm，檐部直径2.5～3cm，5浅裂；花午后开放，有香气，次日午前凋萎；雄蕊5，花丝细长，常伸出花外，花药球形；子房上位，花柱单生，线形，伸出花外。瘦果球形，直径5～8mm，黑色。种子胚乳白粉质。花期7～9月，果期9～10月。

【药用部位及功效】根——清热利湿，解毒活血；叶——清热解毒，祛风渗湿，活血。

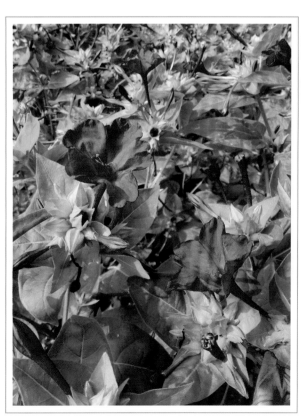

紫茉莉

312. 落葵科 Basellaceae

落葵薯属 Anredera Juss.

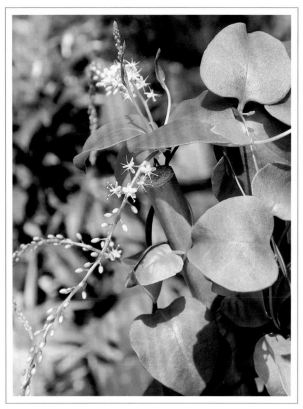

落葵薯

落葵薯　马德拉藤、藤三七、藤七
Anredera cordifolia (Ten.) Steenis

【分布】澳门、广东（广州、深圳）有栽培；广东、广西、海南有栽培；原产南美洲。

【识别特征】缠绕藤本，长可达数米。根状茎粗壮。叶互生；具短柄；叶片卵形至近圆形，长 2～6cm，宽 1.5～5.5cm，稍肉质，腋生小块茎（珠芽）。总状花序具多花；花序轴下垂，长 7～25cm；花托顶端杯状，花常由此脱落；下面 1 对小苞片宿存，上面 1 对小苞片淡绿色，比花被短；花直径约 5mm；花被片白色，渐变黑，开花时张开，长约 3mm；雄蕊 5，与花被片对生，着生花被上；子房上位，花柱分裂成 3 个柱头臂，每臂具 1 棍棒状柱头。果实、种子未见。花期 6～10 月。

【药用部位及功效】小块茎、叶、根——补肾强腰，散瘀消肿。

落葵属 Basella L.

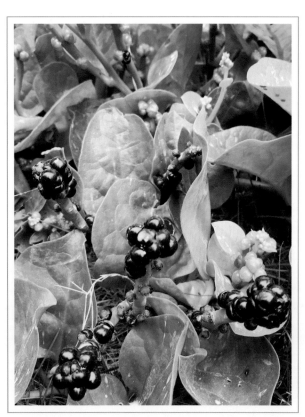

落葵

落葵　藤葵、潺菜、藤菜
Basella alba L.

【分布】香港、澳门、广东（广州、深圳、惠州、东莞）有栽培或逸生；我国广泛栽培；原产热带亚洲。

【识别特征】一年生缠绕草本。茎肉质，绿色或略带紫红色。叶互生；叶柄长 1～3cm；叶片卵形或近圆形，长 3～9cm，宽 2～8cm，基部微心形或圆形，下延成柄，全缘。穗状花序腋生；花被片 5，淡红色或淡紫色，卵状长圆形，下部白色，联合成筒；雄蕊 5，着生于花被筒口；子房上位。胞果球形，直径 5～6mm，红色至深红色或黑色，多汁液，外包宿存小苞片及花被。花期 5～9 月，果期 7～10 月。

【药用部位及功效】叶、全草——滑肠通便，清热利湿，凉血解毒，活血；果实——润泽肌肤。

314. 土人参科 Talinaceae

土人参属 **Talinum** Adans.

土人参　　栌兰、飞来参、玉参
Talinum paniculatum (Jacq.) Gaertn.

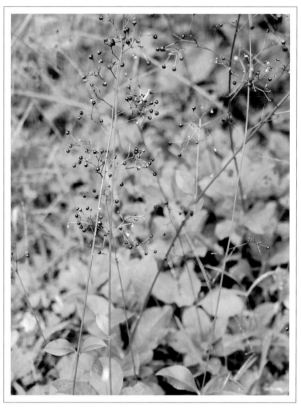

土人参

【分布】香港、澳门、广东（广州、深圳、惠州、东莞、江门）有栽培或归化；我国中部、南部有栽培；原产热带美洲。

【识别特征】一年生或多年生草本，高 30～100cm。主根粗壮，圆锥形，有少数分枝，皮黑褐色，断面乳白色。茎直立，肉质。叶互生或近对生；具短柄或近无柄；叶片稍肉质，倒卵形或倒卵状长椭圆形，长 5～10cm，宽 2.5～5cm，全缘。圆锥花序顶生或腋生；花小，直径约 6mm；萼片卵形，紫红色，早落；花瓣粉红色或淡紫红色，长 6～12mm；雄蕊 10～20，短于花瓣；子房上位。蒴果近球形，直径约 4mm，3 瓣裂。种子多数，黑褐色或黑色，有光泽。花期 6～8 月，果期 9～11 月。

【药用部位及功效】根——补气润肺，止咳，调经；叶——通乳汁，消肿毒。

315. 马齿苋科 Portulacaceae

马齿苋属 **Portulaca** L.

马齿苋　　瓜子草、马苋、五行草
Portulaca oleracea L.

【分布】香港、澳门、广东（广州、深圳、惠州、东莞、江门）；我国广布；世界温带、热带地区广布。

【识别特征】一年生肉质草本。茎平卧或铺散，多分枝，圆柱形，淡绿色或带暗红色。叶互生或近对生；叶柄粗短；叶片扁平肥厚，倒卵形，长 1～3cm，宽 0.5～1.5cm，全缘。花无梗，直径 4～5mm；萼片 2，绿色；花瓣 5，黄色；雄蕊 8～12；子房半下位。蒴果卵球形，长约 5mm。种子多数，黑褐色，有光泽。花期 5～8 月，果期 6～9 月。

【药用部位及功效】全草——清热解毒，凉血止痢，除湿通淋；种子——清肝，化湿，明目。

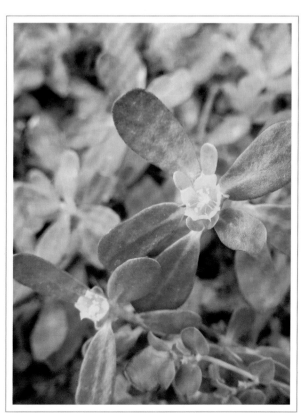

马齿苋

317. 仙人掌科 Cactaceae

昙花属 Epiphyllum Haw.

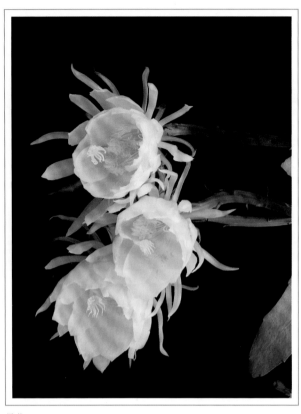

昙花

昙花
Epiphyllum oxypetalum (DC.) Haw.

【分布】香港、澳门、广东（广州、深圳、惠州）有栽培；云南逸生；原产墨西哥、危地马拉。

【识别特征】附生肉质灌木，高 2.5~3m。老茎圆柱状，木质化。分枝多数，叶状侧扁，披针形至长圆状披针形，长15~100cm，宽5~12cm，边缘波状或具圆齿，深绿色，老株分枝有气根；小窠排列于齿间凹陷处，无刺，初具少数绵毛，后裸露。花单生，漏斗状，于夜间开放，芳香，长25~30cm，直径10~12cm；花托被三角形短鳞片；萼状花被片绿白色、淡琥珀色或带红晕，瓣状花被片白色；雄蕊多数，排成2列；子房下位。浆果长球形，紫红色。种子多数，亮黑色。

【药用部位及功效】花——清肺止咳，凉血止血；茎——清热解毒。

量天尺属 Hylocereus (A. Berger) Britton & Rose

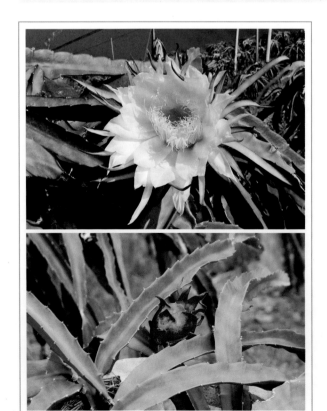

量天尺

量天尺　　龙骨花、霸王鞭、三角柱
Hylocereus undatus (Haw.) Britton

【分布】香港、澳门、广东（广州、深圳、惠州、东莞、江门）有栽培或归化；我国广泛栽培，广东、广西、海南逸生；原产中美洲至南美洲北部，全世界广泛栽培。

【识别特征】攀援肉质灌木，长 3~15m，具气生根。分枝多数，具棱，棱常翅状；老枝边缘常胼胝状；小窠沿棱排列，相距3~5cm，每小窠具1~3根开展的硬刺。花大，两性，漏斗状，长25~30cm，直径15~25cm，于夜间开放；花托及花托筒密被淡绿色或黄绿色鳞片；萼状花被片黄绿色，线形至线状披针形；瓣状花被片白色，长12~15cm，宽4~5.5cm；雄蕊多数；子房下位。浆果红色，长球形，长7~12cm，直径5~10cm；果肉白色或紫红色。种子黑色。花期7~12月。

【药用部位及功效】花——清热润肺，止咳化痰，解毒消肿；茎——舒经活络，解毒消肿。

仙人掌属 Opuntia Mill.

仙人掌
Opuntia dillenii (Ker Gawl.) Haw.

【分布】香港、澳门、广东（广州、深圳、惠州、东莞、江门）有栽培；广东、广西、海南有栽培；原产加勒比地区，热带地区广泛栽培或归化。

【识别特征】肉质灌木，高 1～3m。上部分枝宽倒卵形、倒卵状椭圆形或近圆形，长 10～35cm，宽 7.5～20cm，厚达 1.2～2cm，先端圆形，边缘通常不规则波状，绿色至蓝绿色；小窠疏生，每小窠有刺 3～10 根。花单生，两性，直径 5～6.5cm；花托与子房合生；花被片黄色至橙黄色；雄蕊多数；子房下位。浆果倒卵球形，长 4～6cm，直径 2.5～4cm，紫红色。花期 6～10 月。

【药用部位及功效】根——行气活血，凉血止血，解毒消肿；花——凉血止血。

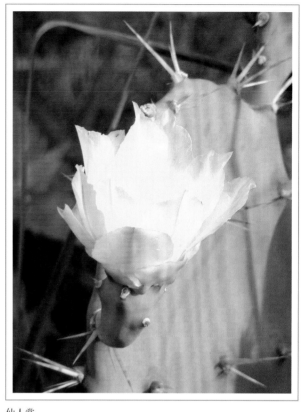

仙人掌

仙人指属 Schlumbergera Lem.

蟹爪兰　蟹爪、锦上添花、蟹足霸王鞭
Schlumbergera truncata (Haw.) Moran

【分布】香港、澳门、广东（广州、深圳、惠州）有栽培；我国广泛栽培；原产巴西。

【识别特征】附生肉质植物，灌木状。茎悬垂，多分枝，无刺，老茎木质化，幼茎扁平，每一节间矩圆形至倒卵形，长 3～6cm，宽 1.5～2.5cm，鲜绿色或稍带紫色，两侧各有 2～4 粗锯齿。花单生于枝顶，玫瑰红色，长 6～9cm，两侧对称；花萼 1 轮，顶端分离；花冠数轮，下部长筒状，上部分离；雄蕊多数；子房下位，柱头 7 裂。浆果梨形，红色，直径约 1cm。花期 10 月至翌年 2 月。

【药用部位及功效】地上部分——解毒消肿。

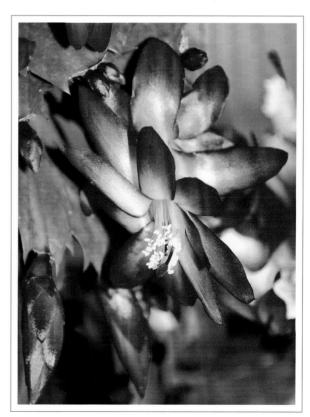

蟹爪兰

318. 蓝果树科 Nyssaceae

喜树属 Camptotheca Decne.

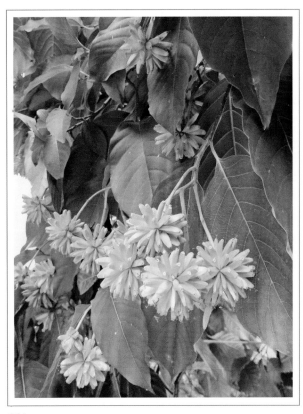

喜树

喜树 * 旱莲木、千丈树
Camptotheca acuminata Decne.

【国家重点保护等级】Ⅱ级

【分布】香港、澳门、广东（广州、惠州、佛山）野生或栽培；福建、广东、广西、贵州、湖北、湖南、江苏、江西、四川、云南、浙江。

【识别特征】落叶乔木，高达 20 余米。单叶互生；叶柄长 1.5～3cm；叶片矩圆状卵形或矩圆状椭圆形，长 12～28cm，宽 6～12cm，全缘。头状花序近球形，直径 1.5～2cm，2～9 个再组成圆锥花序，通常上部为雌花序，下部为雄花序；花杂性同株；花萼杯状，5 浅裂；花瓣 5，早落；雄蕊 10，外轮 5，长于花瓣，内轮 5，较短；花盘显著；子房在两性花中发育良好，下位。翅果矩圆形，长 2～2.5cm，生成近球形的头状果序。花期 5～7 月，果期 9 月。

【药用部位及功效】根及根皮——清热解毒，散结消癥；叶——清热解毒，祛风止痒。

320. 绣球科 Hydrangeaceae

绣球属 Hydrangea L.

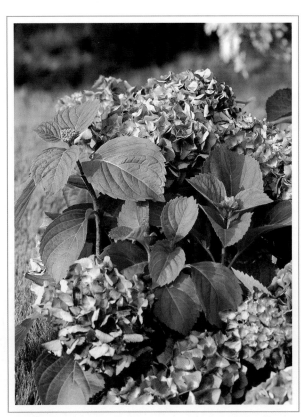

绣球

绣球 八仙花、紫绣球、粉团花
Hydrangea macrophylla (Thunb.) Ser.

【分布】惠州；山东、江苏、安徽、浙江、福建、广东、广西、四川、贵州、云南、河南、湖北、湖南；日本、朝鲜。

【识别特征】灌木，高 1～4m。茎常于基部发出多数放射枝而形成一圆形灌丛。叶对生；叶柄长 1～3.5cm；叶片倒卵形或阔椭圆形，长 6～15cm，宽 4～11.5cm，边缘有粗齿；侧脉 6～8 对。伞房状聚伞花序近球形，直径 8～20cm；花密集，多数不育；不育花萼片 4，长 1.4～2.4cm，宽 1～2.4cm，粉红色、淡蓝色或白色；可育花极少数，花萼筒长约 2mm，萼齿小；花瓣 4，长 3～3.5mm；雄蕊 10，近等长；子房半下位，花柱 3。蒴果未成熟，长陀螺状，连花柱长约 4.5mm。花期 6～8 月。

【药用部位及功效】叶——抗疟，清热（有小毒）。

324. 山茱萸科 Cornaceae

八角枫属 Alangium Lam.

八角枫 华瓜木
Alangium chinense (Lour.) Harms

【分布】香港、广东（广州、深圳、惠州、东莞）；安徽、福建、甘肃、江苏、江西、山西、台湾、浙江、河南、湖北、湖南、广东、广西、海南、重庆、贵州、四川、云南、西藏；不丹、尼泊尔、非洲、亚洲。

【识别特征】落叶乔木或灌木，高 3～5m。小枝略呈"之"字形。单叶互生；叶柄长 2.5～3.5cm；叶片近圆形或椭圆形、卵形，基部两侧常不对称，长 13～19cm，宽 9～15cm，不分裂或 3～7 裂；基出脉 3～5 条。聚伞花序腋生；花两性，白色至淡黄色；花萼长 2～3mm；花瓣 6～8，长 1～1.5cm，宽约 1mm，开花后反卷；雄蕊和花瓣同数而近等长；花盘近球形；子房下位。核果卵圆形，直径 5～8mm，熟时黑色。花期 5～10 月，果期 7～11 月。

【药用部位及功效】根或根皮——祛风除湿，舒筋活络，散瘀止痛；叶——化瘀接骨，解毒杀虫。

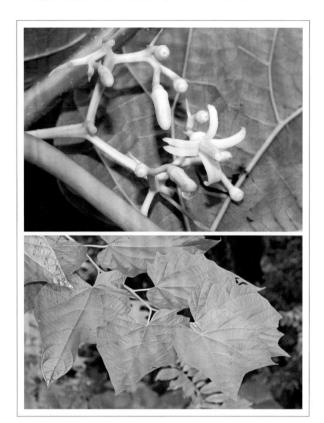

八角枫

325. 凤仙花科 Balsaminaceae

凤仙花属 Impatiens L.

凤仙花 指甲花、灯盏花、凤仙透骨草
Impatiens balsamina L.

【分布】香港、澳门、广东（广州、深圳、惠州、江门）有栽培；我国广泛栽培；原产亚洲东南部，全世界广泛栽培。

【识别特征】一年生肉质草本，高 40～100cm。茎直立，多汁，有短柔毛，常呈紫红色，上部分枝，下部茎节膨大。叶互生；叶柄长 1～3cm，两侧有数个腺体；叶片狭椭圆状披针形，长 6～14cm，宽 1.2～3cm，边缘有锯齿。花两性，两侧对称，单生或数朵簇生于叶腋；萼片 2，宽卵形；花瓣 5，白色、粉红色或淡黄色，唇瓣舟形，基部伸长成细而内弯的距；雄蕊 5，花丝短而宽；子房上位，5 室。蒴果卵圆形，外被长茸毛，成熟时弹裂为 5 瓣，作旋卷状，并弹出种子。种子多数，球形，黄褐色。花期 6～8 月，果期 8～9 月。

【药用部位及功效】花——祛风除湿，活血止痛，解毒杀虫；种子——行瘀降气，软坚散结（有小毒）。

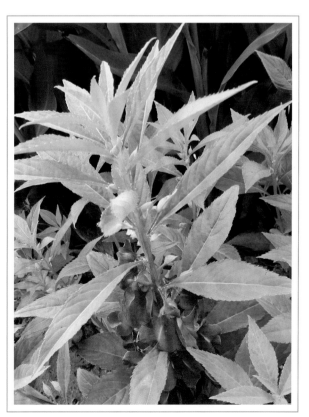

凤仙花

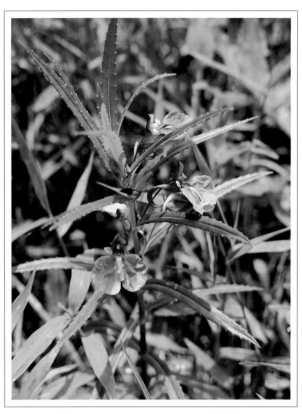

华凤仙

华凤仙
Impatiens chinensis L.

【分布】香港、广东（广州、深圳、东莞、惠州、江门）；安徽、福建、湖南、江西、云南、浙江、广东、广西、海南；印度、马来西亚、缅甸、泰国、越南。

【识别特征】一年生草本，高 30～60cm。茎纤细，上部直立，下部横卧，茎节略膨大。叶对生；几无柄；叶片线形或线状披针形，长 2～10cm，宽 0.5～1cm，有托叶状的腺体，边缘疏生刺状锯齿。花单生或 2～3 朵簇生于叶腋，紫红色或白色；花梗长 2～4cm；侧生萼片 2，线形，长约 10mm；唇瓣漏斗状，长约 15mm，具条纹，基部成内弯或旋卷的长距；旗瓣圆形，直径约 10mm，翼瓣无柄，长 14～15mm，2 裂；雄蕊 5；子房上位。蒴果椭圆形，果熟时种子从裂片中弹出。

【药用部位及功效】全草——清热解毒，活血散瘀，拔脓消痈。

333. 山榄科 Sapotaceae

铁线子属 Manilkara Adans.

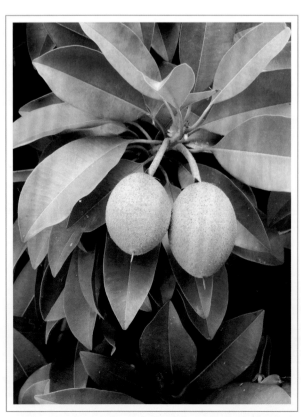

人心果

人心果
Manilkara zapota (L.) P. Royen

【分布】澳门、广东（广州、惠州）有栽培；广东、广西、云南有栽培；原产美洲。

【识别特征】乔木，高 15～20m，栽培者常较矮，且常呈灌木状。叶互生，密聚于枝顶；叶柄长 1.5～3cm；叶片长圆形或卵状椭圆形，长 6～19cm，宽 2.5～4cm，全缘或微波状。花 1～2 朵生于枝顶叶腋；花梗长 2～2.5cm，密被黄褐色或锈色绒毛；花萼 6，排成 2 轮，外面密被黄褐色绒毛；花冠白色，长 6～8mm，花冠裂片 6，每个背部两侧具 2 枚等大的花瓣状附属物；能育雄蕊 6，着生于花冠筒喉部，退化雄蕊 6，与花冠裂片互生；子房上位，密被黄褐色绒毛。浆果纺锤形、卵形或近球形，长 4cm 以上，褐色；果肉黄褐色。花果期 4～9 月。

【药用部位及功效】果实——生津止渴，补脾健胃。

神秘果属 Synsepalum (A. DC.) Daniell

神秘果
Synsepalum dulcificum (Schumach. & Thonn.) Daniell

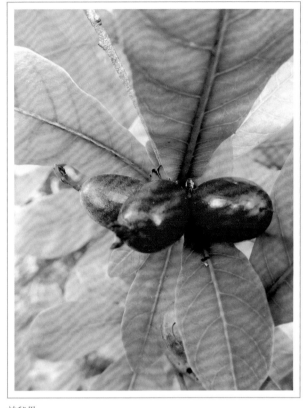

【分布】香港、澳门、广东（广州）有栽培；广东、云南、台湾、广西有栽培；原产加纳、刚果（布）一带，世界热带、亚热带地区有栽培。

【识别特征】灌木或小乔木。叶常簇生于小枝上部或分枝处；叶柄很短；叶片近革质，倒卵形或倒披针形，长4~8cm，宽1.5~2.5cm，顶端圆，有时钝，基部渐狭，全缘或微波状；侧脉7~9对。花数朵簇生于叶腋；花梗短；花萼筒有棱，长3~4mm，萼齿5，近三角形，被柔毛；花冠白色，花冠筒狭，裂片5；雄蕊5，与花冠裂片对生，不育雄蕊5；子房上位。浆果长圆形，长1.5~2cm，红色。种子1粒。花果期夏季。

【药用部位及功效】果实——解毒消肿。

神秘果

334. 柿科 Ebenaceae

柿属 Diospyros L.

柿
Diospyros kaki Thunb.

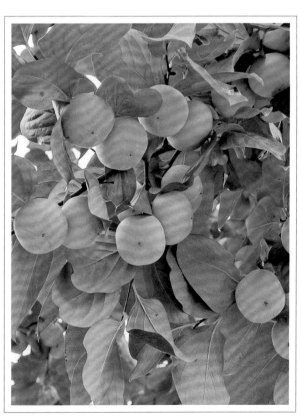

【分布】香港、澳门、广东（广州、深圳、惠州、东莞）；甘肃、贵州、山西、四川、云南、山东、江苏、安徽、浙江、江西、福建、台湾、河南、湖北、湖南、广东、广西、海南；日本。

【识别特征】落叶大乔木，高达14m。枝开展，有深棕色皮孔，嫩枝有柔毛。单叶互生；叶柄长8~20mm；叶片卵状椭圆形至倒卵形或近圆形，长5~18cm，宽2.8~9cm，全缘，老叶上表面有光泽，深绿色。花杂性异株；雄花成聚伞花序，雌花单生于叶腋；花萼钟状，深4裂；花冠钟状，4裂，黄白色；雄花中雄蕊16，两性花中雄蕊8~16，雌花中退化雄蕊8；子房上位。果实形态多样，直径3.5~8.5cm，熟时果肉柔软多汁，呈橙红色或大红色。种子数粒，椭圆状，长约2cm，宽约1cm，侧扁。宿存萼在花后增大增厚。花期5~6月，果期9~10月。

【药用部位及功效】宿存花萼——降逆下气；果实——清热，润肺，生津，解毒。

柿

335. 报春花科 Primulaceae

紫金牛属 Ardisia Sw.

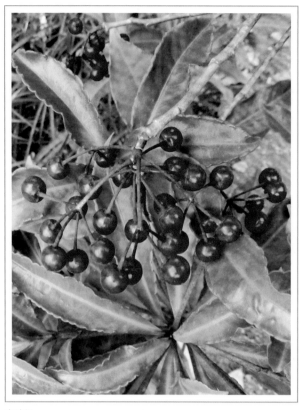

朱砂根

朱砂根
Ardisia crenata Sims

【分布】香港、澳门、广东（广州、深圳、东莞、惠州、江门、肇庆、珠海）；安徽、台湾、福建、云南、贵州、湖南、湖北、江苏、江西、西藏、浙江、广东、广西、海南；印度、日本、马来西亚、菲律宾、越南。

【识别特征】灌木，高1～2m。单叶互生；叶柄长约1cm；叶片椭圆形、椭圆状披针形至倒披针形，长7～15cm，宽2～4cm，边缘具皱波状或波状齿，具明显的边缘腺点；侧脉12～18对，构成不规则的边缘脉。伞形或聚伞花序，着生于侧枝顶端；花两性，5数，各部均具腺点；萼片长约2mm；花瓣白色或略带粉红色，长约5mm；雄蕊5，较花瓣短；子房上位。果球形，直径6～8mm，鲜红色，具腺点。花果期5～12月。

【药用部位及功效】根——清热解毒，活血止痛。

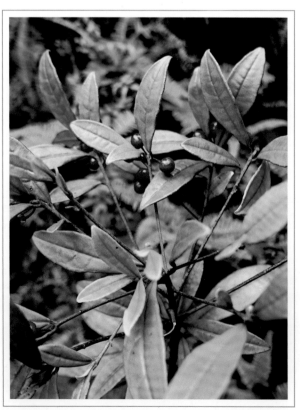

山血丹

山血丹　细罗伞树、小罗伞、沿海紫金牛
Ardisia lindleyana D. Dietr.

【分布】香港、澳门、广东（广州、深圳、东莞、佛山、江门、肇庆、中山、珠海）；福建、广东、广西、湖南、江西、浙江；越南。

【识别特征】灌木或小灌木，高1～2m。叶对生；叶柄长1～1.5cm；叶片近革质，长圆形至椭圆状披针形，长10～15cm，宽2～3.5cm，近全缘或具微波状齿，齿尖具边缘腺点，边缘反卷；侧脉8～12对。伞形花序单生，稀为复伞形花序，着生于花枝顶端；花梗果时达2.5cm；花两性，白色，长约5mm，各部具腺点；花萼仅基部联合，萼片5，长2～3mm；花冠裂片5；雄蕊与花冠裂片同数而对生；子房上位。浆果状核果，近球形，直径约6mm，深红色，疏具腺点。花期5～7月，果期10～12月。

【药用部位及功效】全株——祛风湿，活血调经，消肿止痛。

虎舌红　红毛毡、老虎脷、乳毛紫金牛
Ardisia mamillata Hance

【分布】香港、广东（广州、深圳、东莞、江门）；福建、贵州、湖南、四川、云南、广东、广西、海南；越南。

【识别特征】矮小灌木，具匍匐的木质根茎，直立茎高不超过 15cm，幼时密被锈色卷曲长柔毛。叶互生或簇生于茎顶端；叶片倒卵形至长圆状倒披针形，长 7～14cm，宽 3～4cm，边缘具不明显的疏圆齿，边缘腺点藏于毛被中，被锈色或紫红色糙伏毛。伞形花序，花枝有花约 10 朵；花两性，5 数，各部均具腺点，长 5～7mm；萼片与花瓣等长或略短；花瓣粉红色；雄蕊 5，与花瓣近等长；子房上位。果球形，直径约 6mm，鲜红色，具腺点。花期 6～7 月，果期 11 月至翌年 1 月。

【药用部位及功效】全株——祛风利湿，清热解毒，活血止血。

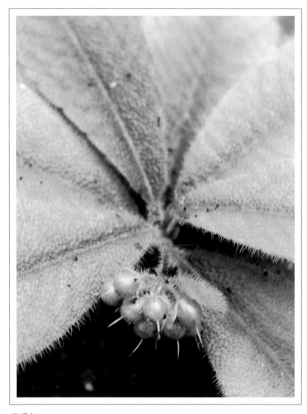
虎舌红

罗伞树　火炭树、铁罗伞、高脚凉伞
Ardisia quinquegona Blume

【分布】香港、广东（广州）；福建、四川、台湾、云南、广东、广西、海南；印度、印度尼西亚、日本、马来西亚、越南。

【识别特征】灌木或小乔木，高约 2m。叶互生；叶片长圆状披针形、椭圆状披针形至倒披针形，顶端渐尖，基部楔形，长 8～16cm，宽 2～4cm，全缘，下表面多少被鳞片；中脉明显，侧脉极多，不明显，连成近边缘的边缘脉，无腺点。聚伞花序，花枝长达 8cm，稍被鳞片；花两性，5 数，长约 3mm，各部均具腺点；花萼仅基部联合；花瓣白色，广椭圆状卵形；雄蕊 5，与花瓣近等长；子房上位。果扁球形，具钝 5 棱，直径 5～7mm，无腺点。花期 5～6 月，果期 12 月或翌年 2～4 月。

【药用部位及功效】茎叶或根——清热解毒，散瘀止痛。

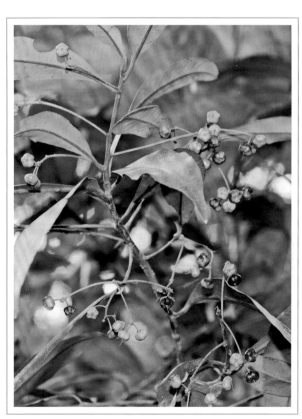
罗伞树

酸藤子属 Embelia Burm. f.

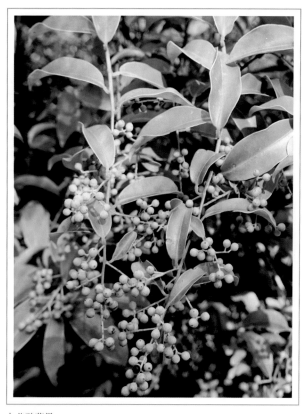

白花酸藤果

白花酸藤果　白花酸藤子、牛脾蕊、牛尾藤
Embelia ribes Burm. f.

【分布】香港、澳门、广东（广州、深圳、东莞）；福建、贵州、西藏、云南、广东、广西、海南；柬埔寨、印度、印度尼西亚、老挝、马来西亚、缅甸、新几内亚岛、菲律宾、斯里兰卡、泰国、越南。

【识别特征】攀援灌木或藤本，长 3~6m。老枝有明显的皮孔。叶对生；叶柄长 5~10mm，两侧具狭翅；叶片倒卵状椭圆形或长圆状椭圆形，长 5~8cm，宽约 3.5cm，全缘；中脉隆起，侧脉不明显。圆锥花序顶生；花梗长 1.5mm 以上；花 5 数，稀 4 数，各部具腺点；花萼基部联合，萼片 5；花瓣 5，淡绿色或白色，长约 2mm，边缘和内面密被乳头状突起；雄蕊 5，在雄花中与花瓣近等长，在雌花中较花瓣短；子房上位。果球形或卵形，直径 3~4mm，红色或深紫色，干时具皱纹或隆起的腺点。花期 1~7 月，果期 5~12 月。

【药用部位及功效】根或叶——活血调经，清热利湿，消肿解毒。

杜茎山属 Maesa Forsk.

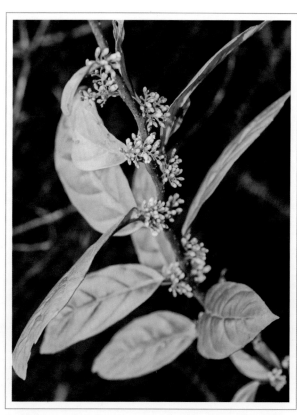

杜茎山

杜茎山　白茅茶、野胡椒、山桂花
Maesa japonica (Thunb.) Moritzi & Zoll.

【分布】香港、广东（广州、惠州、东莞、江门、肇庆）；安徽、福建、广东、广西、贵州、湖北、湖南、江西、四川、台湾、云南、浙江；日本、越南。

【识别特征】灌木，有时外倾或攀援，高 1~3m。小枝具细条纹，疏生皮孔。叶互生；叶柄长 5~13mm；叶片近革质，椭圆形、披针状椭圆形至披针形，长约 10cm，宽约 3cm，几全缘或中部以上具疏锯齿。总状花序或圆锥花序，花萼与花冠具明显的脉状腺条纹；花萼长约 2mm，萼片 5，具细缘毛；花冠白色，长钟形，花冠筒长 3.5~4mm，裂片 5；雄蕊 5，着生于花冠管中部以上，内藏；子房下位。果球形，直径 4~5mm，肉质，具脉状腺条纹，有宿存萼包被。花期 1~3 月，果期 5 月。

【药用部位及功效】根或茎叶——祛风邪，解疫毒，消肿胀。

鲫鱼胆　空心花、冷饭果
Maesa perlaria (Lour.) Merr.

【分布】澳门、广东（惠州、肇庆）；贵州、四川、台湾、云南、广东、广西、海南；泰国、越南。

【识别特征】小灌木，高1～3m，分枝多。单叶互生；叶柄长7～10mm；叶片广椭圆状卵形至椭圆形，长7～11cm，宽3～5cm，边缘从中下部以上具粗锯齿，下部常全缘，幼时两面被密长硬毛；侧脉7～9对，尾端直达齿尖。总状或圆锥花序，腋生；花单性，5数，各部具脉状腺条纹，长约2mm；萼片广卵形；花冠白色，钟形，长约为花萼的1倍；雄蕊5，着生于花冠筒上部，内藏；子房半下位，柱头4裂。果球形，直径约3mm，具脉状腺条纹，萼片宿存。花期3～4月，果期12月至翌年5月。

【药用部位及功效】全株——接骨消肿，去腐生肌。

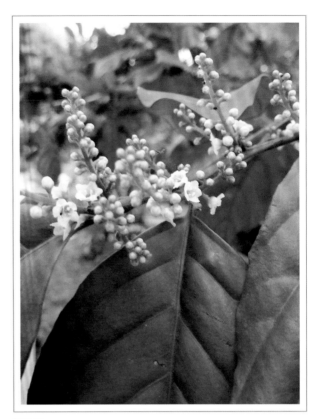

鲫鱼胆

336. 山茶科 Theaceae

山茶属 Camellia L.

山茶　茶花
Camellia japonica L.

【分布】香港、澳门、广东（广州）有栽培；山东、台湾、浙江；日本、韩国。

【识别特征】灌木或小乔木，高可达9m。单叶互生；叶柄长8～15mm；叶片革质，椭圆形，长5～10cm，宽2.5～5cm；侧脉7～8对，边缘有细锯齿。花大，两性，单生或对生于叶腋，红色，直径5～8cm；苞片及萼片约10，组成长2.5～3cm的杯状苞被；花瓣6～7，外侧2片几离生，长约2cm，内侧5片基部连生约8mm，倒卵圆形，长3～4.5cm；雄蕊多数，排成3轮，外轮花丝基部连生，花丝管长约1.5cm，内轮雄蕊离生；子房上位。蒴果近球形，直径2.5～3cm，每室种子1～2粒，3片裂开，果爿厚木质。花期4～5月，果期9～10月。

【药用部位及功效】花——凉血止血，散瘀消肿；根——散瘀消肿，消食。

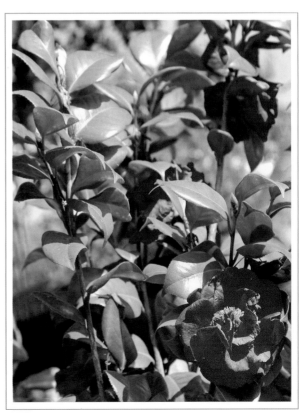

山茶

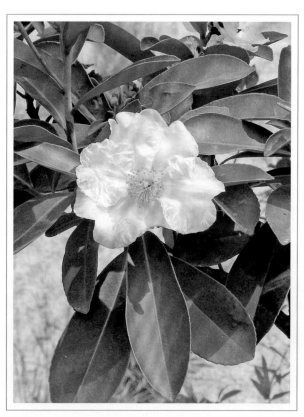

茶

茶　槚、茗、荈
Camellia sinensis (L.) Kuntze

【分布】澳门、广东（广州、深圳、惠州、东莞）；安徽、福建、贵州、江苏、江西、陕西、四川、台湾、西藏、云南、浙江、河南、湖北、湖南、广东、广西、海南；印度、日本、韩国、老挝、缅甸、泰国、越南。

【识别特征】灌木或小乔木，高 1～4m。单叶互生；叶柄长 3～8mm；叶片革质，长圆形或椭圆形，长 4～12cm，宽 2～5cm，上表面发亮；侧脉 5～7 对，边缘有锯齿。花两性，辐射对称，1～3 朵腋生；萼片 5，阔卵形至圆形，长 3～4mm，宿存；花瓣白色，5～6，阔卵形，长 1～1.6cm，基部稍联合；雄蕊多数；子房上位，花柱先端 3 裂。蒴果 3 球形或 1～2 球形，高 1.1～1.5cm，每球有种子 1～2 粒。花期 10 月至翌年 2 月。

【药用部位及功效】嫩叶或嫩芽——清头目，除烦渴，消食，化痰，利水，解毒；根——强心利水，活血调经，清热解毒。

大头茶属 Polyspora Sweet ex G. Don

大头茶
Polyspora axillaris (Roxb. ex Ker Gawl.) Sweet ex G. Don

【分布】香港、澳门、广东（深圳、惠州）；台湾、广东、广西、海南；越南。

【识别特征】常绿乔木，高可达 9m。嫩枝粗大。叶互生；叶柄长 1～1.5cm；叶片厚革质，倒披针形，长 6～14cm，宽 2.5～4cm，先端圆形或钝，基部狭窄而下延，全缘或近先端有少数齿刻。花生于枝顶叶腋，直径 7～10cm，白色；花梗极短；萼片长 1～1.5cm，宿存；花瓣 5，最外一片较短，外面有毛，其余 4 片阔倒卵形或心形，先端凹入，长 3.5～5cm；雄蕊多数，基部合生；子房上位，5 室，花柱长约 2cm，有绢毛。蒴果长 2.5～3.5cm，5 片裂开。花期 10 月至翌年 1 月。

【药用部位及功效】茎皮——活络止痛；果实——温中止泻。

大头茶

木荷属 Schima Reinw. ex Blume

木荷　荷树
Schima superba Gardner & Champ.

【分布】香港、澳门、广东（广州、深圳、肇庆、惠州、东莞）；安徽、福建、贵州、湖北、湖南、江西、台湾、浙江、广东、广西、海南；日本。

【识别特征】大乔木，高达25m。小枝皮孔显著。单叶互生；叶柄长1～2cm；叶片椭圆形，长7～12cm，宽4～6.5cm，上表面干后发亮；侧脉7～9对，边缘有钝齿。花生于枝顶叶腋，常多朵排成总状花序，直径约3cm，白色；花梗长1～2.5cm；苞片2，贴近萼片，长4～6mm，早落；萼片5，半圆形，长2～3mm，内面有白色绢毛；花瓣5，长1～1.5cm，最外一片风帽状，边缘稍有毛；雄蕊多数；子房上位。蒴果木质，褐色，直径1.5～2cm，5裂。种子有翅。花期4～5月，果期9～10月。

【药用部位及功效】根皮——攻毒，消肿；叶——解毒疗疮。

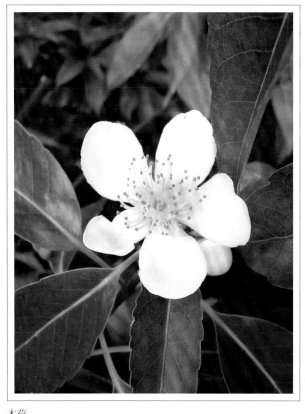

木荷

342. 狝猴桃科 Actinidiaceae

狝猴桃属 Actinidia Lindl.

中华猕猴桃 *　羊桃藤、猕猴桃
Actinidia chinensis Planch.

【分布】香港、广东（广州、深圳、东莞、江门、珠海）有栽培；安徽、重庆、福建、甘肃、广东、广西、贵州、江苏、江西、陕西、四川、台湾、云南、浙江、河南、湖北、湖南。

【识别特征】藤本。幼枝同叶柄密生灰棕色柔毛，老枝无毛；髓大，白色，片层状。单叶互生；叶柄长3～6cm；叶片倒阔卵形至倒卵形或阔卵形至近圆形，长6～17cm，宽7～15cm，边缘具睫状小齿，下表面苍绿色，密被灰棕色星状绒毛；侧脉5～8对。花单性异株或杂性异株，初开时白色，后变淡黄色，有香气，直径1.8～3.5cm；萼片通常5，两面密被黄褐色绒毛；花瓣5；雄蕊多数；子房上位。浆果黄褐色，卵圆形或长圆形，长4～6cm，密被棕色长硬毛。花果期6～9月。

【药用部位及功效】果实——解热，止渴，健胃，通淋；根——清热解毒，祛风利湿，活血消肿。

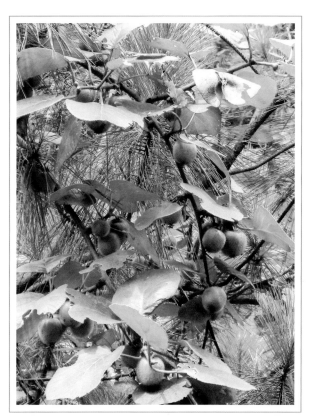

中华猕猴桃

水东哥属 Saurauia Willd.

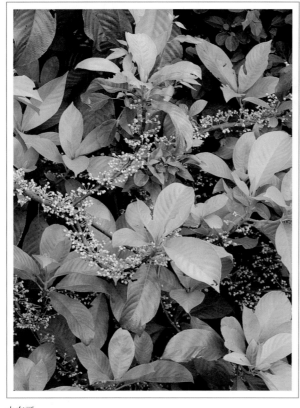

水东哥

水东哥　水枇杷
Saurauia tristyla DC.

【分布】香港、广东（惠州）；福建、贵州、四川、台湾、云南、广东、广西、海南；印度、马来西亚、尼泊尔、泰国。

【识别特征】灌木或小乔木，高3～6m。小枝淡红色，被爪甲状鳞片。单叶互生；叶柄长1.5～4cm；叶片倒卵状椭圆形，稀阔椭圆形，长10～29cm，宽4～11cm，叶缘有锯齿；侧脉10～26对。聚伞花序；花小，粉红色或白色，直径7～16mm；萼片5，长3～4mm；花瓣卵形，长8mm，顶部反卷；雄蕊多数；子房上位，花柱3～4，中部以下合生。浆果球形，白色、绿色或淡黄色，直径6～10mm。花期6～10月，果期12月至翌年2月。

【药用部位及功效】根、叶——疏风清热，止咳，止痛。

345. 杜鹃花科 Ericaceae

杜鹃花属 Rhododendron L.

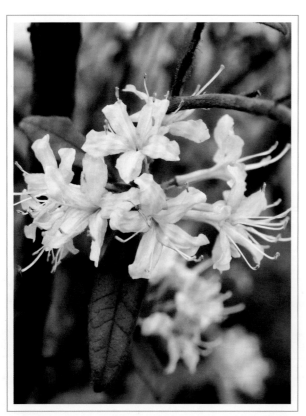

岭南杜鹃

岭南杜鹃 *　紫花杜鹃、玛丽杜鹃
Rhododendron mariae Hance

【分布】广州；安徽、福建、广东、广西、贵州、湖南、江西。

【识别特征】落叶灌木，高1～3m。幼枝、叶下表面及叶柄均被红棕色糙伏毛。叶集生枝端；叶柄长4～10mm；叶片椭圆状披针形至椭圆状倒卵形，长3～7.8cm，宽1.3～4cm，上表面深绿色，下表面淡白色。伞形花序顶生，具花7～16朵；花梗长5～12mm；花萼极小；花冠狭漏斗状，长1.5～2.2cm，紫堇色，裂片5；雄蕊5，不等长，伸出于花冠外；子房上位。蒴果长卵球形，长9～14mm，直径3mm，密被红棕色糙伏毛。花期3～6月，果期7～11月。

【药用部位及功效】花、叶——祛痰止咳，消肿止痛（有毒）。

杜鹃 杜鹃花、映山红、唐杜鹃
Rhododendron simsii Planch.

【分布】香港、澳门、广东（广州、深圳、惠州）；安徽、福建、广东、广西、贵州、湖北、湖南、江苏、江西、四川、台湾、云南、浙江；日本、老挝、缅甸、泰国。

【识别特征】落叶灌木，高2～5m。叶常集生于枝端；叶柄长2～6mm；叶片革质，卵形、椭圆状卵形或倒卵形至倒披针形，长1.5～5cm，宽0.5～3cm，边缘具细齿，上表面深绿色，下表面淡白色，密被褐色糙伏毛。花2～6朵簇生于枝顶；花萼5深裂，裂片长约5mm，边缘具睫毛；花冠阔漏斗状，玫瑰色、鲜红色或暗红色，长3.5～4cm，宽1.5～2cm，裂片5，上部裂片具深红色斑点；雄蕊10，长与花冠近相等；子房上位。蒴果卵球形，长达1cm，密被糙伏毛。花期4～5月，果期6～8月。

【药用部位及功效】花——和血，调经，止咳，祛风湿，解疮毒；根——和血止血，消肿止痛。

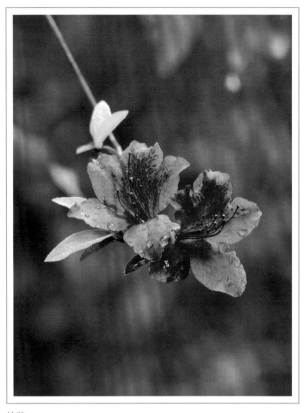

杜鹃

350. 杜仲科 Eucommiaceae

杜仲属 Eucommia Oliv.

杜仲[*]
Eucommia ulmoides Oliv.

【IUCN 濒危等级】NT

【分布】广州、肇庆有栽培；甘肃、贵州、陕西、四川、云南、浙江、安徽、河南、湖北、湖南。

【识别特征】落叶乔木，高达20m。树皮和叶折断后有银白色胶丝，皮孔斜方形。单叶互生；叶片椭圆形或椭圆状卵形，长6～18cm，宽3～7cm，边缘有锯齿。花单性异株，无花被，先叶开放或与叶同时开放，生于小枝基部；雄花雄蕊5～10；雌花子房上位，柱头2裂。翅果卵状狭椭圆形，长约3.5cm。种子1粒。花期4～5月，果期9～10月。

【药用部位及功效】树皮——补肝肾，强筋骨，安胎；嫩叶——补虚生津，解毒，止血。

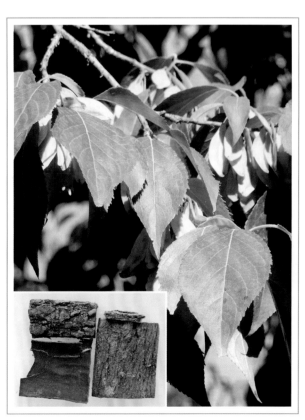

杜仲

352. 茜草科 Rubiaceae

水团花属 Adina Salisb.

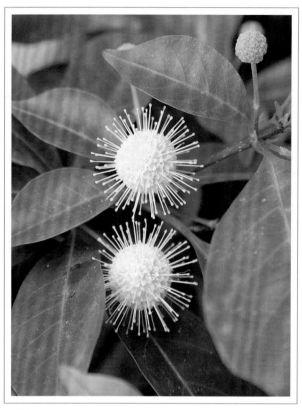

水团花

水团花　水杨梅、假马烟树
Adina pilulifera (Lam.) Franch. ex Drake

【分布】香港、澳门、广东（广州、惠州、东莞、江门、肇庆）；福建、贵州、湖南、江苏、江西、云南、浙江、广东、广西、海南；日本、越南。

【识别特征】常绿灌木至小乔木，高达5m。单叶对生；叶柄长2~6mm；叶片椭圆形至椭圆状披针形，长4~12cm，宽1.5~3cm；侧脉6~12对。头状花序腋生；花两性，5数；花萼筒基部有毛；花冠白色，窄漏斗状，花冠裂片5；雄蕊5，花丝短，着生花冠喉部；子房下位，2室，每室胚珠多数。果序直径8~10mm；小蒴果楔形，长2~5mm。种子长圆形，两端有狭翅。花期6~7月。

【药用部位及功效】枝、叶、花、果——清热祛湿，散瘀止痛，止血敛疮；根或根皮——清热利湿，解毒消肿。

咖啡属 Coffea L.

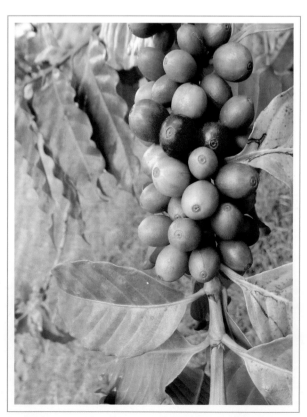

小粒咖啡

小粒咖啡
Coffea arabica L.

【分布】澳门、广东（广州）有栽培；福建、贵州、四川、台湾、云南、广东、广西、海南；原产非洲。

【识别特征】小乔木或大灌木，高5~8m，基部通常多分枝，茎节膨大。叶对生；叶柄长8~15mm；托叶阔三角形，长3~6mm；叶片卵状披针形或披针形，长6~14cm，宽3.5~5cm，全缘或呈浅波形；侧脉每边7~13条。聚伞花序数个，簇生于叶腋内；花两性，芳香；花萼筒长2.5~3mm，檐顶部截平或具5小齿；花冠白色，长度因品种而异，顶部常5裂；雄蕊着生于花冠喉部；子房下位。浆果阔椭圆形，熟时红色，直径10~12mm，外果皮硬膜质，中果皮肉质，有甜味。花期3~4月。

【药用部位及功效】种子——醒神，利水，健胃。

中粒咖啡
Coffea canephora Pierre ex A. Froehner

【分布】广州、深圳有栽培；福建、广东、海南、云南有栽培；原产热带非洲，全世界广泛栽培。

【识别特征】小乔木或灌木，高4～8m。侧枝长下垂，嫩枝压扁形。叶对生；叶柄粗壮，长10～20mm；托叶三角形，长约7mm；叶片椭圆形、卵状长圆形或披针形，长15～30cm，宽6～12cm，全缘或呈浅波形；侧脉每边10～12条。聚伞花序，簇生于叶腋内，每个花序有花3～6朵；花萼筒短，檐顶部截平或具不明显的小齿；花冠白色，稀浅红色，长20～26mm，顶部5～7裂；雄蕊的花药伸出花冠管外；子房下位，柱头2裂。浆果近球形，长和直径近相等，10～12mm。花期4～6月。

【药用部位及功效】种子——醒神，利水，健胃。

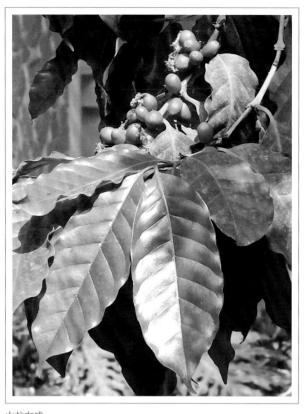

中粒咖啡

栀子属 Gardenia J. Ellis

栀子 水横枝、黄果子、山黄枝
Gardenia jasminoides J. Ellis

【分布】香港、澳门、广东（广州、惠州、东莞、江门、肇庆、佛山）；贵州、河北、湖北、湖南、四川、云南、山东、江苏、安徽、浙江、江西、福建、台湾、广东、广西、海南；不丹、柬埔寨、印度、日本、韩国、朝鲜、老挝、尼泊尔、巴基斯坦、泰国、越南。

【识别特征】常绿灌木，高50～200cm。单叶对生或3叶轮生；托叶2，通常联合成筒状包围小枝；叶片长椭圆形或倒卵状披针形，长6～12cm，宽2～4cm，全缘。花单生于枝端或叶腋，白色，芳香；花萼绿色，圆筒状；花冠高脚碟状，5～6裂；雄蕊与花冠裂片同数，着生花冠喉部；子房下位，1室。果倒卵形或长椭圆形，具5～8条翅状纵棱。种子多数。花期5～7月，果期8～11月。

【药用部位及功效】果实——泻火除烦，清热利湿，凉血解毒；花——清肺止咳，凉血止血。

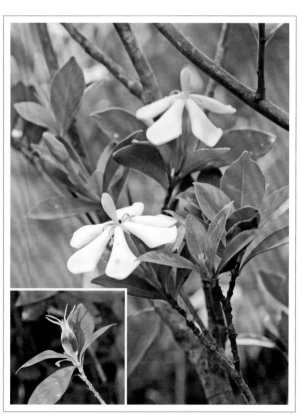

栀子

耳草属 Hedyotis L.

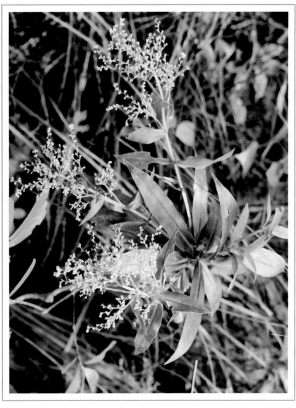

金草

金草　方骨草
Hedyotis acutangula Champ. ex Benth.

【分布】香港；福建、广东、海南；泰国、越南。

【识别特征】亚灌木状草本，高 25～60cm。茎 4 棱或具翅。叶对生；近无柄；托叶长 3～5mm，干后常外翻，全缘或具小腺齿；叶片卵状披针形或披针形，长 5～12cm，宽 1.5～2.5cm。聚伞花序，排成圆锥状或伞房状；苞片披针形，广展；花 4 数，白色，无梗；花萼筒陀螺形，长约 1mm；花冠长约 5mm，喉部略扩大；雄蕊生于冠管喉部，内藏；子房下位，花柱与花冠近等长。蒴果倒卵形，长 2～2.5mm，成熟时开裂为 2 个果爿。花期 5～8 月。

【药用部位及功效】全草——清热解毒，利水。

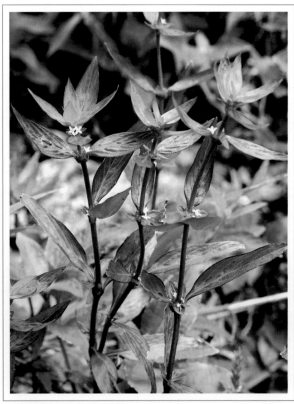

耳草

耳草
Hedyotis auricularia L.

【分布】香港、澳门、广东（广州）；贵州、云南、广东、广西、海南；印度、日本、马来西亚、缅甸、尼泊尔、菲律宾、斯里兰卡、泰国、越南、澳大利亚。

【识别特征】多年生粗壮草本，高 30～100cm。小枝幼时近方柱形，老时圆柱形。叶对生；叶柄长 2～7mm；托叶合生成一短鞘；叶片披针形或椭圆形，长 3～8cm，宽 1～2.5cm，叶下表面常有粉末状短毛。聚伞花序腋生，密集成头状；花萼筒长约 1mm，通常被毛，裂片 4；花冠白色，里面仅喉部被毛，裂片 4，长 1.5～2mm，广展；雄蕊 4，生于花冠筒喉部；子房下位，柱头 2 裂。果球形，直径 1.2～1.5mm，成熟时不开裂。花期 3～8 月。

【药用部位及功效】全草——清热解毒，凉血消肿。

剑叶耳草 [*]

Hedyotis caudatifolia Merr. & F. P. Metcalf

【分布】澳门、广东（广州、江门、肇庆）；福建、广东、广西、湖南、江西、浙江。

【识别特征】直立灌木，高 30～90cm。叶对生；叶柄长 10～15mm；托叶阔卵形，长 2～3mm，全缘或具腺齿；叶片披针形，上表面绿色，下表面灰白色，长 6～13cm，宽 1.5～3cm；侧脉每边 4 条，纤细，不明显。聚伞花序排成圆锥状；花 4 数，具短梗；花萼筒陀螺形，长约 3mm；花冠白色或粉红色，长 6～10mm，喉部略扩大，裂片披针形；雄蕊 4；子房下位。蒴果长圆形或椭圆形，连宿存萼长约 4mm，直径约 2mm，光滑无毛，成熟时开裂为 2 果片，内有种子数粒。花期 5～6 月。

【药用部位及功效】全草——止咳化痰，健脾消积。

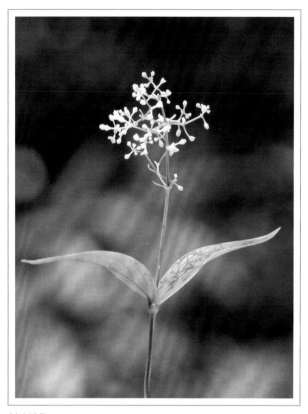

剑叶耳草

牛白藤　　痄疬藤、甜茶、凉茶藤

Hedyotis hedyotidea (DC.) Merr.

【分布】香港、澳门、广东（广州、惠州、东莞、江门、肇庆）；福建、贵州、台湾、云南、广东、广西、海南；柬埔寨、泰国、越南。

【识别特征】藤状灌木，长 3～5m，触之有粗糙感。嫩枝方柱形，被粉末状柔毛，老时圆柱形。叶对生；叶柄长 3～10mm；托叶长 4～6mm，有 4～6 条刺状毛；叶片长卵形或卵形，长 4～10cm，宽 2.5～4cm，上表面粗糙，下表面被柔毛。头状花序腋生或顶生；花 4 数；花萼管长约 1.5mm，萼裂片长约 2.5mm；花冠白色，管状，长 10～15mm；雄蕊二型，内藏或伸出，花丝基部具须毛；子房下位，柱头 2 裂。蒴果近球形，直径 2mm。花期 4～7 月。

【药用部位及功效】茎叶——清热解毒；根——凉血解毒，祛瘀消肿。

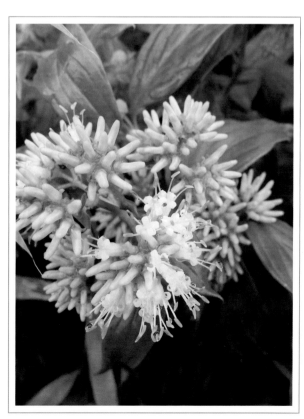

牛白藤

龙船花属 Ixora L.

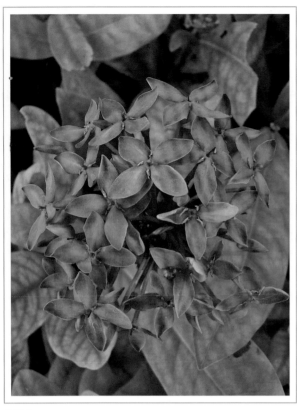

龙船花

龙船花　卖子木
Ixora chinensis Lam.

【分布】香港、澳门、广东（广州、惠州、东莞、江门、肇庆、中山）；福建、广东、广西；印度尼西亚、马来西亚、菲律宾、越南。

【识别特征】常绿灌木，高 0.5～2m。叶对生；叶柄短，长约 5mm；托叶生于叶柄间，抱茎；叶片椭圆形、长圆状倒卵形或长圆状披针形，长 6～13cm，宽 3～3.5cm，全缘。聚伞花序顶生，密集聚成伞房状；花两性，直径 1.2～1.6cm；花萼宿存，深红色；花冠高脚碟状，红色或黄白色，花冠裂片 4，花冠筒细长，长 3～3.5cm；雄蕊 4；子房下位。浆果近球形，熟时近黑色。花期全年。

【药用部位及功效】花——清热凉血，散瘀止痛；茎叶——散瘀止痛，解毒疗疮。

巴戟天属 Morinda L.

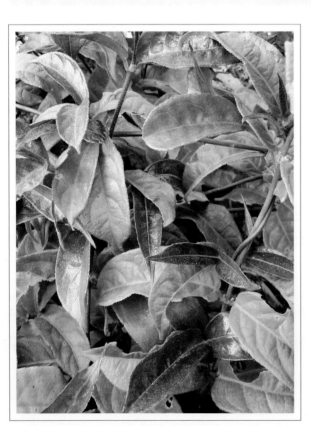

巴戟天

巴戟天 *　大巴戟、巴戟、鸡肠风
Morinda officinalis F. C. How

【分布】澳门、广东（广州、惠州、东莞、珠海、肇庆）；福建、广东、广西、海南。

【识别特征】藤状灌木。根肉质肥厚，圆柱形。幼枝被短粗毛。单叶对生；托叶鞘状；叶片长椭圆形，长 3～13cm，宽 2.5～5cm，全缘。头状花序，有花 2～10 朵，生于枝端；花序梗被污黄色短粗毛；萼裂片不等大；花冠白色，肉质，裂片 4 或 3；雄蕊 4；子房下位。核果近球形，熟时红色。花期 4~7 月，果期 6~11 月。

【药用部位及功效】根——补肾助阳，强筋壮骨，祛风除湿。

鸡眼藤　百眼藤、小叶羊角藤、细叶巴戟天
Morinda parvifolia Bartl. ex DC.

【分布】香港、澳门、广东（广州、东莞、江门）；福建、江西、台湾、广东、广西、海南；菲律宾、越南。

【识别特征】藤本，攀援、缠绕或平卧。嫩枝密被短粗毛。叶对生；叶柄长 3～8mm，被短粗毛；托叶筒状，常具刚毛状伸出物；叶片倒卵形、倒卵状长圆形、线状倒披针形或近披针形，长 2～5cm，宽 0.3～3cm，全缘或具疏缘毛。头状花序近球形，直径 5～8mm；花 4～5 基数，无梗；花萼下部合生；花冠白色，长 6～7mm，管部长约 2mm，檐部 4～5 裂，内面中部以下至喉部密被髯毛；雄蕊与花冠裂片同数；子房下部与花萼合生。核果近球形，直径 6～10mm，熟时橙红色。花期 4～6 月，果期 7～8 月。

【药用部位及功效】全株——清热止咳，和胃化湿，散瘀止痛。

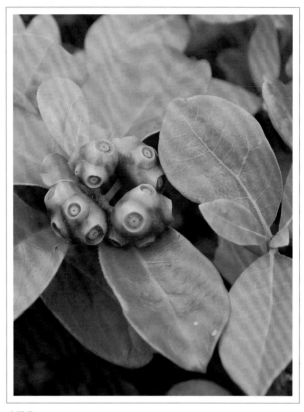
鸡眼藤

玉叶金花属 Mussaenda L.

楠藤　厚叶白纸扇
Mussaenda erosa Champ. ex Benth.

【分布】香港；福建、贵州、四川、台湾、云南、广东、广西、海南；日本、越南。

【识别特征】攀援灌木，高可达 3m。叶柄长 1～1.5cm；托叶长三角形，长约 8mm，深 2 裂；叶片长圆形、卵形至长圆状椭圆形，长 6～12cm，宽 3.5～5cm；侧脉 4～6 对。伞房状多歧聚伞花序；花疏生；花萼筒长 3～3.5mm，萼裂片中的 1 枚特化为花瓣状，白色，长 4～6cm，宽 3～4cm；花冠橙黄色，高脚碟状，喉部内面密被棒状毛，花冠裂片 5，长约 5mm；雄蕊 5，着生于花冠管的膨胀处，内藏；子房下位，2 室。浆果近球形，直径 8～10mm。花期 4～7 月，果期 9～12 月。

【药用部位及功效】茎叶——清热解毒。

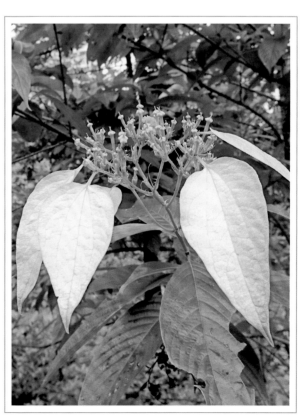
楠藤

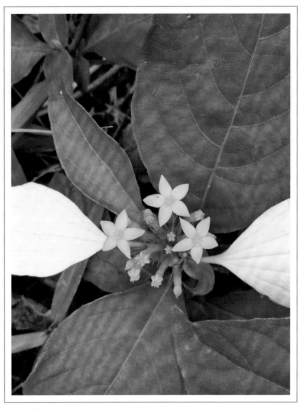

玉叶金花

玉叶金花　野白纸扇、良口茶
Mussaenda pubescens W. T. Aiton

【分布】香港、澳门、广东（广州、惠州、东莞、江门、珠海、肇庆、中山）；福建、湖南、江西、台湾、浙江、广东、广西、海南；越南。

【识别特征】攀援灌木。叶对生或轮生；叶柄长 3~8mm，被柔毛；托叶三角形，深 2 裂，长 4~6mm；叶片卵状长圆形或卵状披针形，长 5~8cm，宽 2~2.5cm，下表面密被短柔毛。聚伞花序顶生，密花；花两性；花萼筒陀螺形，长 3~4mm，萼裂片中的 1 枚特化为花瓣状，白色，长 2.5~5cm，宽 2~3.5cm；花冠黄色，花冠筒长约 2cm，花冠裂片长约 4mm；雄蕊 5，着生于花冠筒上，内藏；子房下位。浆果近球形，直径 6~7.5mm，干时黑色。花期 6~7 月。

【药用部位及功效】茎叶——清热利湿，解毒消肿；根——解热抗疟。

团花属 Neolamarckia Bosser

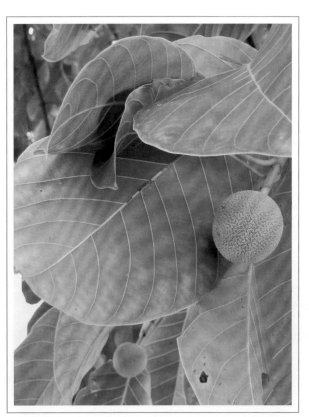

团花

团花　黄梁木
Neolamarckia cadamba (Roxb.) Bosser

【分布】惠州、广州、肇庆；广东、广西、云南；不丹、印度、马来西亚、缅甸、斯里兰卡、泰国、越南。

【识别特征】落叶大乔木，高达 30m，树干通直，基部略有板状根。叶对生；叶柄长 2~3cm，粗壮；托叶披针形，长约 12mm，脱落；叶片椭圆形或长圆状椭圆形，长 15~25cm，宽 7~12cm；萌蘖枝的幼叶长 50~60cm，宽 15~30cm，上表面有光泽，下表面无毛或被稠密短柔毛。头状花序单个顶生，不计花冠直径 4~5cm；花序梗长 2~4cm；花萼筒长约 1.5mm，萼裂片长 3~4mm，被毛；花冠黄白色，漏斗状，花冠裂片披针形，长约 2.5mm。雄蕊生冠管上部，花丝极短；子房下位。果序直径 3~4cm，成熟时黄绿色。种子近三棱形。花果期 6~11 月。

【药用部位及功效】树皮、叶——清热。

非洲耳草属 Oldenlandia L.

伞房花耳草　水线草
Oldenlandia corymbosa L.

【分布】香港、澳门、广东（广州、东莞、肇庆）；福建、贵州、四川、台湾、浙江、广东、广西、海南；美洲、非洲、亚洲。

【识别特征】一年生纤细草本，高 10~40cm。茎枝方柱形，分枝多，直立或蔓生。叶对生；近无柄；托叶膜质，鞘状，长 1~1.5mm，顶端有数条短刺；叶片线形，长 1~2cm，宽 1~3mm。花序腋生，伞房花序式排列，有花 2~4 朵；总花梗长 5~10mm，线形，纤细；花小，4 数；花萼筒近球形，萼裂片具缘毛；花冠白色或粉红色，长 2.2~2.5mm；雄蕊 4，生于花冠筒内；子房下位，柱头 2 裂。蒴果球形，直径 1.2~1.8mm。种子每室 10 粒以上。花果期几全年。

【药用部位及功效】全草——清热解毒。

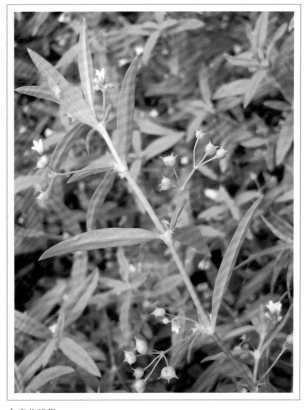

伞房花耳草

鸡矢藤属 Paederia L.

鸡矢藤　鸡屎藤、牛皮冻、女青
Paederia foetida L.

【分布】香港、澳门、广东（广州、惠州、东莞、江门、肇庆）；甘肃、贵州、河南、湖北、山西、四川、云南、山东、江苏、安徽、浙江、江西、福建、台湾、广东、广西、海南；孟加拉国、不丹、柬埔寨、印度、印度尼西亚、日本、朝鲜、老挝、马来西亚、缅甸、尼泊尔、菲律宾、泰国、越南。

【识别特征】草质藤本，长 3~5m，揉之有强烈的臭味。叶对生；叶柄长 1.5~7cm；叶片卵形、卵状长圆形至披针形，长 5~9cm，宽 1~4cm。聚伞花序腋生和顶生；花两性；花萼 5 裂，长 1~1.2mm；花冠浅紫色，管长 7~10mm，顶部 5 裂；雄蕊 5，生于花冠喉部；子房下位。果实球形，成熟时近黄色，有光泽，直径 5~7mm，顶上冠以宿存的花萼裂片和花盘。花期 5~7 月。

【药用部位及功效】全草或根——祛风除湿，消食化积，解毒消肿，活血止痛；果实——解毒生肌。

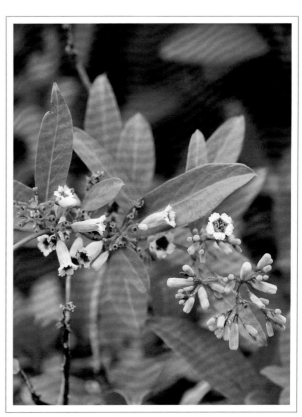

鸡矢藤

大沙叶属 Pavetta L.

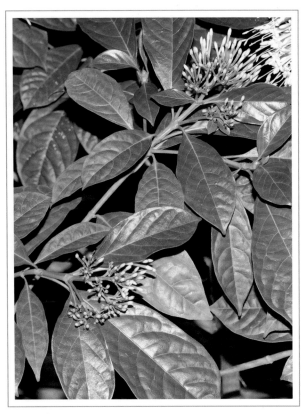

香港大沙叶

香港大沙叶　茜木、满天星
Pavetta hongkongensis Bremek.

【分布】香港、澳门、广东（东莞、惠州、肇庆、深圳、广州）；云南、广东、广西、海南；越南。

【识别特征】灌木或小乔木，高 1~4m。叶对生；叶柄长 1~2cm；托叶阔卵状三角形，长约 3mm，内面有白色长毛，顶端急尖；叶片长圆形至椭圆状倒卵形，长 8~15cm，宽 3~6.5cm；侧脉每边约 7 条。花序生于侧枝顶部，长 7~9cm，有花数朵；花梗长 3~6mm；花萼钟形，长约 1mm，萼檐扩大，顶部不明显 4 裂；花冠白色，花冠筒长约 15mm；雄蕊 4，花丝极短，花开时花药部分旋扭；子房下位，柱头棒状。果球形，直径约 6mm。花期 3~4 月。

【药用部位及功效】全株或茎叶——清热解毒，活血祛瘀。

九节属 Psychotria L.

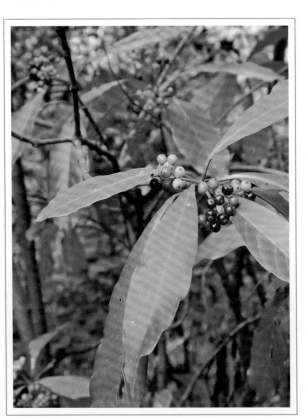

九节

九节　大丹叶、暗山香、刀伤木
Psychotria asiatica L.

【分布】香港、澳门、广东（广州、惠州、东莞、珠海、肇庆、中山）；福建、贵州、湖南、台湾、云南、浙江、广东、广西、海南；日本、老挝、马来西亚、泰国、越南。

【识别特征】灌木或小乔木，高 0.5~5m。单叶对生；托叶膜质，短鞘状，脱落；叶片长圆形至长圆状倒卵形，有时稍歪斜，长 5~23.5cm，宽 2~9cm，全缘。聚伞花序顶生，多花；花两性；花萼杯状，长约 2mm；花冠白色，喉部被白色长柔毛，裂片 5，近三角形；雄蕊 5，与花冠裂片互生；子房下位，柱头 2 裂。核果近球形，直径 4~7mm，有纵棱，红色。花果期全年。

【药用部位及功效】嫩枝及叶——清热解毒，祛风除湿，活血止痛；根——祛风除湿，清热解毒，消肿。

蔓九节 拎壁龙、风不动藤、穿根藤
Psychotria serpens L.

【分布】香港、澳门、广东（广州、深圳、惠州、东莞、江门、肇庆）；福建、台湾、浙江、广东、广西、海南；柬埔寨、日本、朝鲜、老挝、泰国、越南。

【识别特征】攀援或匍匐藤本，常以气生根攀附于树干或岩石上，长可达6m或更长。嫩枝稍扁，老枝圆柱形，近木质，攀附枝有1列短而密的气根。叶对生；叶形变化大，成年植株的叶多呈椭圆形、披针形或倒卵状长圆形，长0.7～9cm，宽0.5～3.8cm，全缘，干时苍绿色或暗红褐色。聚伞花序顶生，圆锥状或伞房状；花萼长约2.5mm，顶端5浅裂；花冠白色，花冠筒与裂片近等长，长1.5～3mm，喉部有白色柔毛；雄蕊与花冠裂片同数，着生于花冠喉部；子房下位。浆果状核果近球形，白色，直径2.5～6mm。花期4～6月，果期全年。

【药用部位及功效】全株——祛风除湿，舒筋活络，消肿止痛。

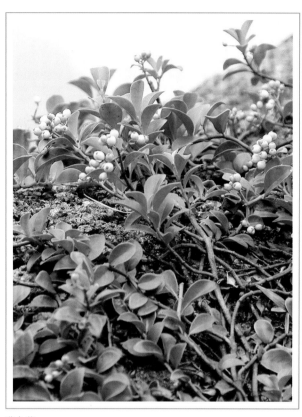

蔓九节

茜草属 Rubia L.

茜草
Rubia cordifolia L.

【分布】江门有栽培；安徽、甘肃、河北、湖南、青海、山东、山西、四川、西藏、云南；日本、韩国、蒙古国、俄罗斯、斯里兰卡、阿富汗、亚洲、非洲。

【识别特征】草质藤木，长1.5～3.5m。根状茎和根均红色。茎细长，数条从根状茎的节上发出，四棱形，棱上有皮刺，中部以上多分枝。叶通常4片轮生；叶片披针形或长圆状披针形，长0.7～3.5cm，基部心形，边缘有齿状皮刺；叶脉上有微小皮刺，基出脉3条。聚伞花序；花小，两性，5数；花冠淡黄色，檐部直径3～3.5mm；雄蕊5；子房下位。浆果球形，直径4～5mm，熟时橘黄色。花期6～9月，果期8～10月。

【药用部位及功效】根——凉血止血，活血化瘀；地上部分——止血，行瘀。

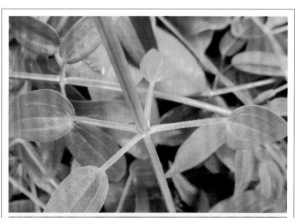

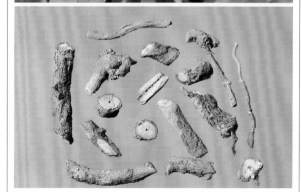

茜草

蛇舌草属 Scleromitrion (Wight & Arn.) Meisn.

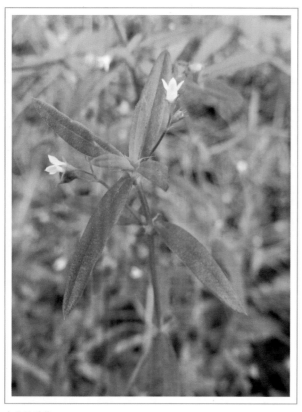

白花蛇舌草

白花蛇舌草
Scleromitrion diffusum (Willd.) R. J. Wang

【分布】香港、澳门、广东（广州、惠州、东莞、江门、珠海、肇庆、佛山）；安徽、福建、台湾、云南、浙江、广东、广西、海南；孟加拉国、不丹、印度尼西亚、日本、马来西亚、尼泊尔、菲律宾、斯里兰卡、泰国。

【识别特征】一年生纤细草本，高 20～50cm。茎从基部开始分枝。叶对生；托叶长 1～2mm，基部合生，顶部芒尖；叶片线形，长 1～3cm，宽 1～3mm；侧脉不明显。花4 数，单生或双生于叶腋；花梗略粗壮，长 2～5mm；萼管球形，长约 1.5mm，萼裂片具缘毛；花冠白色，管形，长 3.5～4mm；雄蕊 4，生于冠管喉部；子房下位，柱头 2 裂。蒴果扁球形，直径 2～2.5mm。种子每室约 10 粒，具棱，干后深褐色。花期春季。

【药用部位及功效】全草——清热解毒，利湿。

白马骨属 Serissa Comm. ex Juss.

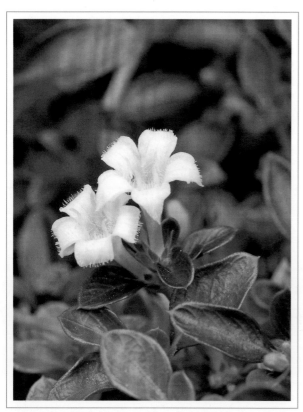

六月雪

六月雪 *
Serissa japonica (Thunb.) Thunb.

【分布】香港、澳门、广东（惠州）；安徽、福建、广东、广西、江苏、江西、四川、台湾、云南、浙江；全世界广泛栽培。

【识别特征】小灌木，高 60～90cm。单叶对生；叶柄短；叶片卵形至倒披针形，长 6～22mm，宽 3～6mm，顶端短尖至长尖，全缘。花单生或数朵丛生于小枝顶部或腋生，有被毛、边缘浅波状的苞片；萼裂片 5，细小，锥形，被毛；花冠淡红色或白色，长 6～12mm，裂片扩展，顶端 3 裂；雄蕊 5，突出花冠管喉部外；子房下位，柱头 2。花期 5～7 月。

【药用部位及功效】全株——祛风利湿，清热解毒。

纽扣草属 Spermacoce L.

丰花草　长叶鸭舌癀、波利亚草
Spermacoce pusilla Wall.

【分布】香港、广东（广州、东莞）；安徽、福建、贵州、江西、台湾、云南、浙江、广东、广西、海南；不丹、印度、印度尼西亚、马来西亚、缅甸、尼泊尔、巴基斯坦、菲律宾、斯里兰卡、泰国、越南、非洲。

【识别特征】纤细草本，高 15～60cm。茎单生，四棱形，粗糙。叶对生；近无柄；托叶近无毛，顶部有数条浅红色长于花序的刺毛；叶片线状长圆形，长 2.5～5cm，宽 2.5～6mm，两面粗糙。花多朵集成球状，生于托叶鞘内，无梗，花小，两性；花萼管长约 1mm，萼檐 4 裂；花冠近漏斗形，长约 2.5mm，白色，顶部 4 裂，裂片线状披针形；雄蕊 4；子房下位。蒴果长圆形或近倒卵形，长约 2mm。花果期 10～12 月。

【药用部位及功效】全草——活血祛瘀，消肿解毒。

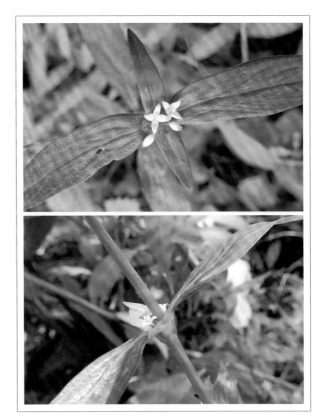

丰花草

钩藤属 Uncaria Schreb.

大叶钩藤
Uncaria macrophylla Wall.

【分布】香港、广东（惠州）；云南、广东、广西、海南；孟加拉国、不丹、印度、老挝、缅甸、泰国、越南。

【识别特征】木质攀援藤本。嫩枝方柱形或略有棱角。叶对生；叶柄长 3～10mm；托叶卵形，深 2 裂达全长 1/2 或 2/3，基部内面具黏液毛；叶片近革质，卵形或阔椭圆形，长 10～16cm，宽 6～12cm，下表面被黄褐色硬毛，脉上毛更密；侧脉 6～9 对，脉腋有窝陷。头状花序单生于叶腋，直径 15～20mm；花梗长 2～5mm；花两性，5 数；花冠淡红色或白色；雄蕊 5；子房下位。果序直径 8～10cm；蒴果具长柄，纺锤形。种子两端有白色膜质的翅，仅一端的翅 2 深裂。花期夏季。

【药用部位及功效】带钩茎枝——熄风止痉，清热平肝；根——舒筋活络，清热消肿。

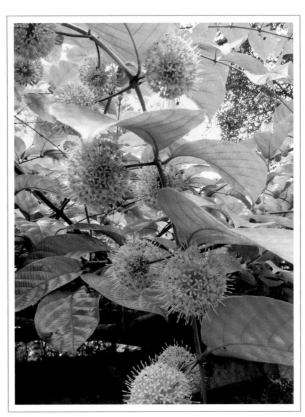

大叶钩藤

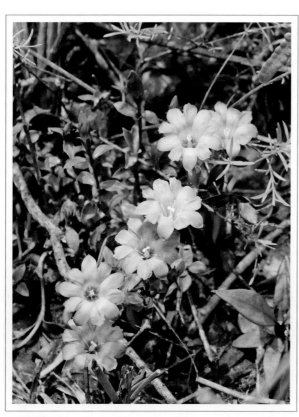

钩藤

钩藤
Uncaria rhynchophylla (Miq.) Miq. ex Havil.

【分布】澳门、广东（广州、惠州、东莞、肇庆）；福建、广东、广西、贵州、湖北、湖南、江西、云南、浙江；日本。

【识别特征】常绿藤本，长达10m。枝圆柱形或四棱形，变态枝呈钩状，成对或单生于叶腋，钩长1~2cm，向下弯曲。叶对生；托叶1对，2深裂；叶片椭圆形或卵状披针形，长6~11cm，宽3~6.5cm，全缘。头状花序，直径2~2.5cm；花两性，5数；花冠长管状漏斗形，黄色；雄蕊5；子房下位。蒴果。花期5~7月，果期10~11月。

【药用部位及功效】带钩茎枝——熄风止痉，清热平肝；根——舒筋活络，清热消肿。

353. 龙胆科 Gentianaceae

龙胆属 Gentiana L.

华南龙胆   地丁
Gentiana loureiroi (G. Don) Griseb.

【分布】香港、广东（广州、深圳、东莞）；福建、湖南、江苏、江西、台湾、浙江、广东、广西、海南；不丹、印度、缅甸、泰国、越南。

【识别特征】多年生矮小草本，高3~8cm。茎丛生，紫红色，直立，密被乳突。基生叶莲座状，狭椭圆形，长15~30mm，宽3.5~5mm；茎生叶对生；叶片椭圆形或椭圆状披针形，长5~7mm，宽1~2.5mm，叶缘具短睫毛。花小，两性，单生于小枝顶端；花梗紫红色；花萼钟形，长5~6mm，裂片5；花冠紫色，漏斗形，长12~14mm，裂片卵形，褶卵状椭圆形，边缘有不整齐的细齿；雄蕊5，着生于冠筒中下部；子房上位，柱头2裂。蒴果倒卵形。花果期2~9月。

【药用部位及功效】带根全草——清热利湿，解毒消痈。

华南龙胆

354. 马钱科 Loganiaceae

马钱属 Strychnos L.

牛眼马钱　牛眼珠、狭花马钱
Strychnos angustiflora Benth.

【分布】香港、澳门、广东（广州、深圳、东莞）；福建、云南、广东、广西、海南；菲律宾、泰国、越南。

【识别特征】木质藤本，长可达 10m。小枝变态成为螺旋状曲钩，钩长 2～5cm，老枝有时变成枝刺。叶对生；叶柄长 4～6mm；叶片卵形、椭圆形或近圆形，长 3～8cm，宽 2～4cm；基出脉 3～5 条。三歧聚伞花序顶生；苞片小；花 5 数；花萼裂片长约 1mm；花冠白色，管与裂片等长或近等长，长 4～5mm；雄蕊着生于花冠管喉部，长约 2mm，伸出花冠管喉部；子房上位。浆果圆球状，直径 2～4cm，光滑，成熟时红色或橙黄色。种子 1～6 粒。花期 4～6 月，果期 7～12 月。

【药用部位及功效】种子——通经活络，消肿止痛（有大毒）。

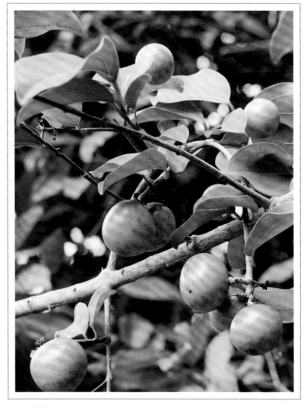

牛眼马钱

355. 钩吻科 Gelsemiaceae

钩吻属 Gelsemium Juss.

钩吻　胡蔓藤、断肠草、大茶药
Gelsemium elegans (Gardner & Chapm.) Benth.

【分布】香港、广东（广州、深圳、惠州、东莞、江门、肇庆、佛山）；福建、贵州、湖南、江西、台湾、云南、浙江、广东、广西、海南；印度、印度尼西亚、老挝、马来西亚、缅甸、泰国、越南。

【识别特征】木质藤本，长 3～12m。单叶对生；叶柄长 6～12mm；叶片卵形、卵状长圆形或卵状披针形，长 5～12cm，宽 2～6cm。聚伞花序；花两性，密集；花萼 5 深裂，宿存；花冠黄色，漏斗状，长 12～19mm，内面有淡红色斑点，5 裂；雄蕊 5，着生于花冠筒中部；子房上位，2 室。蒴果卵形或椭圆形，直径 6～10mm，熟时黑色。种子多数，边缘具有不规则的膜质翅。花期 5～11 月，果期 7 月至翌年 3 月。

【药用部位及功效】全株——祛风攻毒，散结消肿，止痛（有大毒）；根——解毒消肿，止痛，接骨（有大毒）。

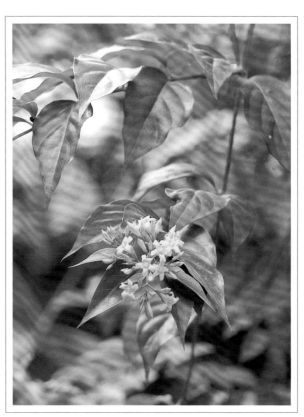

钩吻

356. 夹竹桃科 Apocynaceae

黄蝉属 Allamanda L.

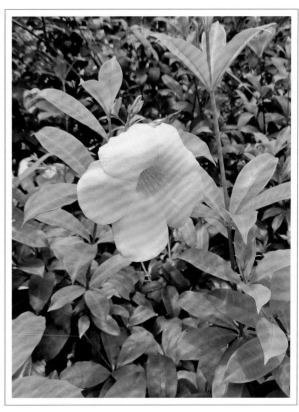

软枝黄蝉

软枝黄蝉
Allamanda cathartica L.

【分布】澳门、广东（惠州）有栽培；福建、台湾、广东、广西、海南有栽培；原产南美洲。

【识别特征】藤状灌木，长达 4m。枝条弯垂，具白色乳汁。叶通常 3~4 片轮生，有时对生或在枝上部互生；叶柄长 2~8mm，基部和腋间均具腺体；叶片倒卵形或倒卵状披针形，长 6~12cm，宽 2~4cm；侧脉每边 6~12 条，全缘。聚伞花序顶生；花萼裂片 5，长 1~1.5cm；花冠橙黄色，长 7~11cm，直径 9~11cm，内面具红褐色脉纹，喉部具白色斑点，裂片 5，广展，长和宽约 2cm；雄蕊 5，着生于花冠筒喉部；花盘肉质，环绕子房基部。蒴果球形，直径约 3cm，具长达 1cm 的刺。种子长约 2cm，扁平。花期春夏季，果期冬季。

【药用部位及功效】全株——杀虫（有毒）。

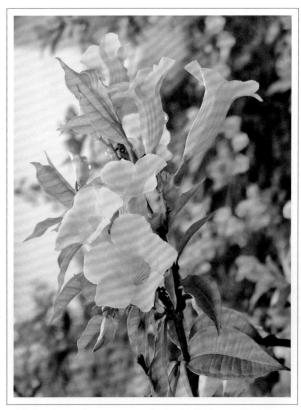

黄蝉

黄蝉
Allamanda schottii Pohl

【分布】香港、澳门、广东（惠州）有栽培；福建、台湾、广东、广西、海南；巴西。

【识别特征】直立灌木，高 1~2m，含乳汁。叶 3~5 片轮生；叶柄极短，基部及腋间具腺体；叶片椭圆形或倒卵状长圆形，长 6~12cm，宽 2~4cm，全缘；侧脉每边 7~12 条，未达边缘即行网结。聚伞花序顶生；花橙黄色，长 4~6cm，直径约 4cm；花萼 5 深裂，裂片内面基部具少数腺体；花冠漏斗状，内面具红褐色条纹，下部圆筒状，喉部向上扩大成冠檐，长约 3cm，直径约 1.5cm；雄蕊 5，着生在花冠筒喉部；花盘肉质，环绕子房基部；子房上位。蒴果球形，具长刺，直径约 3cm。花期 5~8 月，果期 10~12 月。

【药用部位及功效】全株——杀虫（有毒）。

鸡骨常山属 Alstonia R. Br.

糖胶树 象皮木、灯架树、面条树
Alstonia scholaris (L.) R. Br.

【IUCN 濒危等级】LC

【分布】香港、澳门、广东（广州、深圳）有栽培；广西、云南、福建、湖南、台湾有栽培；柬埔寨、印度、马来西亚、缅甸、尼泊尔、新几内亚岛、菲律宾、斯里兰卡、泰国、越南、澳大利亚。

【识别特征】乔木，高达 20m，具丰富的乳汁。枝条轮生，具皮孔。叶 3～8 片轮生；叶柄长 1～2.5cm；叶片倒卵状长圆形、倒披针形或匙形，长 7～28cm，宽 2～11cm；侧脉每边 25～50 条，近水平横出至叶缘联结。花白色，多朵组成稠密的聚伞花序；花萼裂片 5；花冠高脚碟状，筒长 6～10mm，中部以上膨大；雄蕊 5，着生于花冠筒膨大处；雌蕊由 2 枚离生心皮组成。蓇葖果 2，线形，长 20～57cm，直径 2～5mm。种子长圆形，红棕色，两端被长缘毛。花期 6～11 月，果期 10 月至翌年 4 月。

【药用部位及功效】树皮及枝、叶——清热解毒，祛痰止咳，止血消肿。

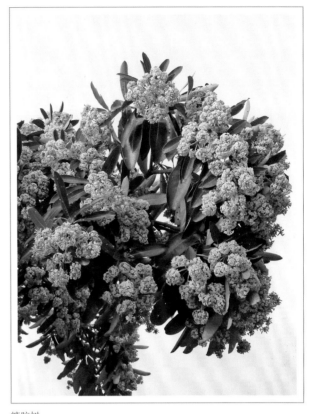

糖胶树

马利筋属 Asclepias L.

马利筋 莲生桂子花
Asclepias curassavica L.

【分布】香港、澳门、广东（广州、深圳）有栽培；安徽、福建、贵州、湖北、湖南、江苏、江西、青海、四川、台湾、西藏、云南、浙江、广东、广西、海南有栽培；原产热带美洲，现全世界广泛栽培。

【识别特征】多年生草本，灌木状，高达 80cm，全株含白色乳汁。叶对生；叶柄长 0.5～1cm；叶片披针形至椭圆状披针形，长 6～14cm，宽 1～4cm；侧脉每边约 8 条。聚伞花序顶生或腋生，有花 10～20 朵；花萼裂片 5，披针形；花冠紫红色，裂片长 5mm，反折；副花冠生于合蕊冠上，5 裂，黄色，匙形，有柄；花粉块长圆形，下垂；子房上位。蓇葖果披针形，长 6～10cm，直径 1～1.5cm。种子长约 6mm，顶端具白色绢质种毛。花期几乎全年，果期 8～12 月。

【药用部位及功效】全草——清热解毒，活血止血，消肿止痛（有毒）。

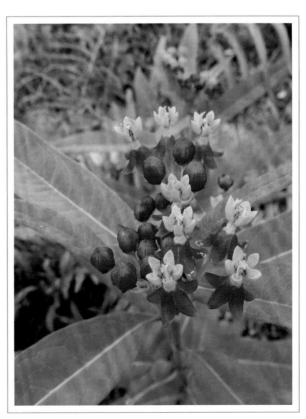

马利筋

长春花属 Catharanthus G. Don

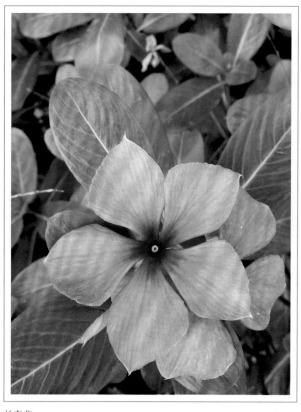

长春花

长春花　雁来红、日日草、日日新
Catharanthus roseus (L.) G. Don

【分布】香港、澳门、广东（广州、深圳、惠州、东莞、江门）有栽培或归化；福建、贵州、湖南、江苏、江西、四川、云南、浙江有栽培；原产马达加斯加，热带国家广泛栽培。

【识别特征】半灌木，高达60cm，含水液。茎近方形，有条纹。叶对生；叶片倒卵状长圆形，长3～4cm，宽1.5～2.5cm，基部渐狭而成叶柄；侧脉约8对。聚伞花序腋生或顶生，有花2～3朵；花两性；花萼5深裂，裂片长约3mm；花冠红色，高脚碟状，花冠筒长约2.6cm，花冠裂片长和宽约1.5cm；雄蕊5，着生于花冠筒的上半部；花盘由2个舌状腺体组成，雌蕊由2枚离生心皮组成。蓇葖果双生，长约2.5cm，直径约3mm。种子黑色。花果期几乎全年。

【药用部位及功效】全草——解毒抗癌，清热平肝（有毒）。

海杧果属 Cerbera L.

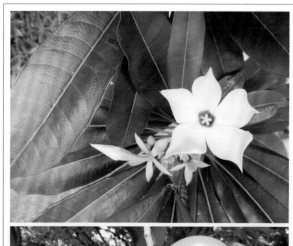
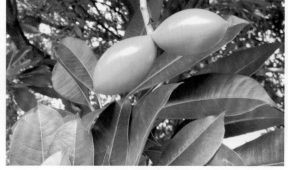

海杧果

海杧果　牛金茄
Cerbera manghas L.

【分布】香港、澳门、广东（广州、深圳、东莞）；台湾、广东、广西、海南；柬埔寨、印度尼西亚、日本、老挝、马来西亚、缅甸、泰国、越南、澳大利亚、太平洋群岛。

【识别特征】乔木，高4～8m，含丰富乳汁。叶螺旋状互生；叶柄长2.5～5cm；叶片倒卵状长圆形或倒卵状披针形，长6～37cm，宽2.3～7.8cm；侧脉在叶缘前网结。花两性，单生，直径约5cm，芳香；花萼裂片5，不等大；花白色，喉部红色，具5枚被毛的鳞片；冠筒长2.5～4cm，花冠裂片长1.5～2.5cm，水平张开；雄蕊5，着生在花冠筒喉部；心皮2，离生，子房上位。核果双生或单生，近球形，直径4～5.6cm，熟时橙黄色。花期3～10月，果期7月至翌年4月。

【药用部位及功效】树液——催吐，泻下（有大毒）。

鹅绒藤属 Cynanchum L.

徐长卿 尖刀儿苗、蛇利草、寮刁竹
Cynanchum paniculatum (Bunge) Kitag.

【分布】香港、广东（深圳）；甘肃、广东、广西、贵州、辽宁、陕西、四川、云南、内蒙古、河北、山西、山东、江苏、安徽、浙江、江西、福建、台湾、河南、湖北、湖南；日本、韩国、蒙古国。

【识别特征】多年生草本，高可达 1m。根须状。茎不分枝。叶对生；叶柄长约 3mm；叶片披针形至线形，长 5～13cm，宽 5～15mm，叶缘有边毛；侧脉不明显。圆锥状聚伞花序生于顶端的叶腋内，着花 10 余朵；花冠黄绿色，近辐状，裂片长约 4mm，副花冠裂片 5，基部增厚；花粉块每室 1 个，下垂；子房上位，柱头五角形，顶端略为突起。蓇葖果单生，披针形，长约 6cm，直径约 6mm。种子长圆形，长约 3mm；种毛白色绢质，长约 1cm。花期 5～7 月，果期 9～12 月。

【药用部位及功效】根及根茎或带根全草——祛风除湿，行气活血，去痛止痒，解毒消肿。

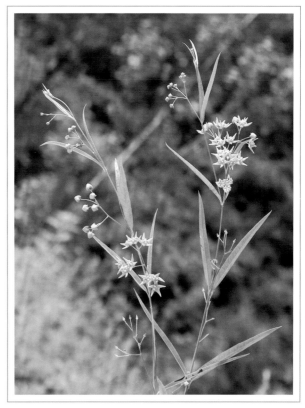

徐长卿

球兰属 Hoya R. Br.

球兰 蜡兰、玉绣球、玉蝶梅
Hoya carnosa (L. f.) R. Br.

【分布】香港、澳门、广东（广州、深圳、东莞）；福建、台湾、云南、广东、广西、海南；印度、日本、马来西亚、越南。

【识别特征】攀援灌木，附生于树上或石上。节上生气根。叶对生；叶片肉质，卵圆形至卵圆状长圆形，长 3.5～12cm，宽 3～4.5cm；侧脉不明显，约有 4 对。聚伞花序腋生，有花约 30 朵；花白色，直径约 2cm；花冠辐状，花冠筒短，内面多乳头状突起；副花冠星状，外角急尖；花粉块每室 1 个；子房上位。蓇葖果线形，光滑，长 7.5～10cm。种子顶端具白色绢质种毛。花期 4～6 月，果期 7～8 月。

【药用部位及功效】藤茎或叶——清热化痰，解毒消肿，通经下乳（有小毒）。

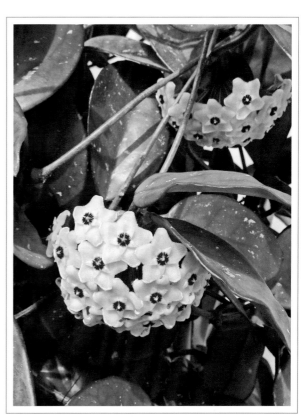

球兰

萝藦属 Metaplexis R. Br.

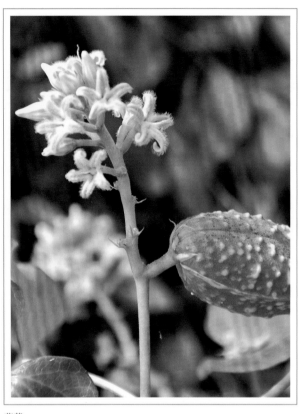

萝藦

萝藦　芄兰、婆婆针扎儿、白环藤
Metaplexis japonica (Thunb.) Makino

【分布】江门；我国除海南、新疆外广布；日本、韩国、俄罗斯。

【识别特征】草质藤本，长可达 8m，含乳汁。叶对生；叶耳长 1～2cm；叶柄长 3～6cm，顶端具丛生腺体；叶片卵状心形，长 5～12cm，宽 4～7cm，基部心形。总状聚伞花序；花萼裂片 5，长 5～7mm；花冠白色，有淡紫红色斑纹，近辐状，筒短，裂片张开，顶端反折，基部向左覆盖；副花冠环状，着生于合蕊冠上，5 裂，裂片兜状；雄蕊连生成圆锥状，并包围雌蕊在其中；花粉块卵圆形，下垂；子房上位。蓇葖果叉生，纺锤形，长 8～9cm，直径约 2cm。种子扁平，卵圆形，长约 5mm，顶端具白色绢质种毛。花期 7～8 月，果期 9～12 月。

【药用部位及功效】全草或根——补精益气，通乳，解毒；果实——补肾益精，生肌止血。

夹竹桃属 Nerium L.

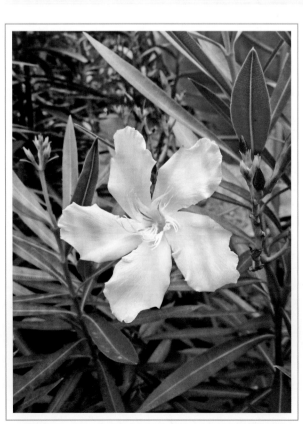

欧洲夹竹桃

欧洲夹竹桃　夹竹桃、红花夹竹桃、柳叶桃树
Nerium oleander L.

【IUCN 濒危等级】LC

【分布】香港、澳门、广东（广州、深圳、惠州）有栽培；我国广泛栽培，尤以南方为多；原产亚洲西南部、非洲北部、欧洲南部，现世界热带、亚热带至温带地区广泛栽培或归化。

【识别特征】直立大灌木，常绿，高达 5m。枝条灰绿色，含水液。叶 3～4 片轮生，茎下部叶对生；叶片窄披针形，长 11～15cm，宽 2～2.5cm；侧脉密生而平行。聚伞花序顶生；花两性；花萼 5 深裂；花冠深红色，5 或重瓣；副花冠位于花冠筒喉部，顶端撕裂状；雄蕊 5，生于花冠筒中部，花药箭形；子房上位，心皮 2，离生。蓇葖果 2，并连或平行，长 10～23cm。种子顶端有黄褐色绢质种毛。花期几乎全年。

【药用部位及功效】叶及枝皮——强心利水，祛痰定喘，镇痛，祛瘀（有大毒）。

鸡蛋花属 Plumeria L.

鸡蛋花
Plumeria rubra L.

【分布】香港、澳门、广东（广州、深圳、惠州、中山、肇庆、珠海）有栽培；云南、福建、广东、广西、海南有栽培；原产墨西哥、中美洲国家。

【识别特征】落叶小乔木。枝条粗壮，稍带肉质，易折，具丰富乳汁。叶常集生于分枝上部；叶柄长 4～7.5cm；叶片革质，长圆状倒披针形，长 15～40cm，宽 7～11cm，基部狭楔形，上表面深绿色，下表面浅绿色；侧脉每边 30～40 条，未达叶缘网结成边脉。聚伞花序顶生，有多数花；花萼裂片小；花冠高脚碟状，长 4～5cm，裂片为左旋覆瓦状排列，外面白色，内面中心黄色；雄蕊 5，着生于花冠筒基部，花丝极短；心皮 2，离生。蓇葖果双生，叉开，长圆形，长 10～20cm。种子冬季成熟。花期 5～10 月。

【药用部位及功效】花（黄白色花）——清热，利湿，解暑。

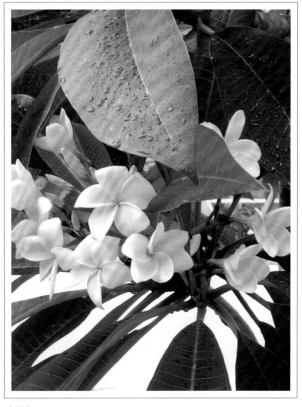

鸡蛋花

萝芙木属 Rauvolfia L.

蛇根木　　云南萝芙木、云南蛇根木
Rauvolfia serpentina (L.) Benth. ex Kurz

【国家重点保护等级】Ⅱ级

【分布】澳门、广东（珠海）有栽培；云南，广东、广西、海南有栽培；印度、印度尼西亚、马来西亚、斯里兰卡、泰国。

【识别特征】灌木，高 50～60cm。茎麦秆色，具纵条纹，直径约 5mm。叶集生于枝的上部，对生、3 或 4 叶轮生，稀为互生；叶柄长 1～1.5cm；叶片椭圆状披针形或倒卵形，长 7～17cm，宽 2～5.5cm；侧脉 10～12 对，弧形上升至叶缘前网结。聚伞花序，总花梗、花梗、花萼和花冠筒均红色；花萼筒长约 3mm，裂片 5；花冠高脚碟状，白色，长约 10mm，裂片 5；雄蕊 5，着生于花冠筒中部；花盘环状，高约为子房一半；心皮 2，合生至中部，每室胚珠 2。核果成对，红色，近球形。花期第一次 2～5 月，第二次 6～10 月，果期第一次 5～8 月，第二次 10 月至翌年春季。

【药用部位及功效】根、茎叶——降压。

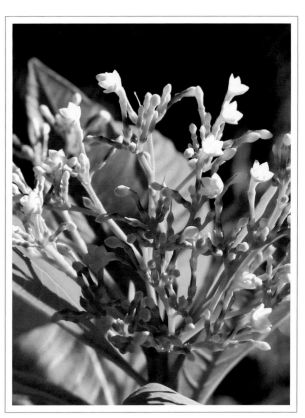

蛇根木

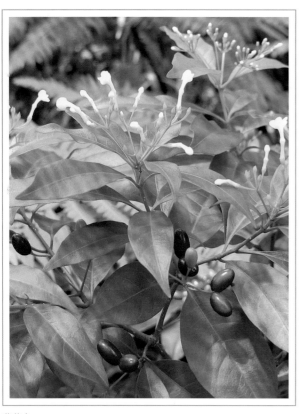

萝芙木 萝芙藤、白花丹、野辣椒
Rauvolfia verticillata (Lour.) Baill.

【分布】香港、广东（广州、深圳、江门、珠海）野生或栽培；贵州、台湾、云南、广东、广西、海南；柬埔寨、印度、印度尼西亚、马来西亚、缅甸、菲律宾、斯里兰卡、泰国、越南。

【识别特征】灌木，高达3m，多分枝。叶3~4片轮生，稀对生；叶柄长0.5~1cm；叶片椭圆形、长圆形或披针形，长2.6~16cm，宽0.3~3cm。聚伞花序；花小，两性，白色；花萼5裂，裂片三角形；花冠高脚碟状，花冠筒中部膨大，长10~18mm；雄蕊5，着生于冠筒中部；花盘环状；子房由2个离生心皮所组成，一半埋藏于花盘内。核果卵圆形或椭圆形，直径约0.5cm，由绿色变暗红色，熟时紫黑色。花期2~10月，果期4月至翌年春季。

【药用部位及功效】根——清热，宁神，降压；茎叶——清热解毒，活血消肿，降压。

萝芙木

羊角拗属 Strophanthus DC.

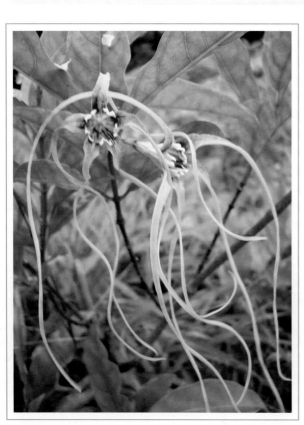

羊角拗 羊角藤、阳角右藤、羊角扭
Strophanthus divaricatus (Lour.) Hook. & Arn.

【分布】香港、澳门、广东（广州、深圳、惠州、东莞、江门、肇庆、中山）；福建、贵州、云南、广东、广西、海南；老挝、越南。

【识别特征】灌木，高可达2m，密被灰白色圆形的皮孔。单叶对生；叶柄短；叶片椭圆状长圆形或椭圆形，长3~10cm，宽1.5~5cm，全缘。聚伞花序顶生；花两性，5数；花萼绿色或黄绿色，内面基部有腺体；花冠漏斗状，长1.2~1.5cm，花冠裂片顶端延长成一长尾，达10cm，裂片内面具由10枚舌状鳞片组成的副花冠；雄蕊5，内藏；离生心皮2，子房半下位。蓇葖果椭圆状长圆形，直径2~3.5cm。种子有白色绢质毛。花期3~7月，果期6月至翌年2月。

【药用部位及功效】根或茎叶——祛风湿，通经络，解痉毒（有大毒）；种子——祛风通络，解毒杀虫（有大毒）。

羊角拗

狗牙花属 Tabernaemontana L.

狗牙花　白狗牙、狮子花、豆腐花
Tabernaemontana divaricata (L.) R. Br. ex Roem. & Schult.

【分布】香港、澳门、广东（广州、深圳、惠州、江门）有栽培；原产云南南部，福建、台湾、广东、广西、海南有栽培；孟加拉国、不丹、印度、缅甸、尼泊尔、泰国，亚洲热带、亚热带地区广泛栽培。

【识别特征】灌木，高达 3m，乳汁丰富。叶对生；叶柄长 0.5～1cm；叶片椭圆形或椭圆状长圆形，长 5.5～11.5cm，宽 1.5～3.5cm；侧脉 12 对。聚伞花序腋生，有花 6～10 朵；花萼基部内面有腺体，萼片边缘有缘毛，长约 3mm；花冠白色，花冠筒长达 2cm；雄蕊 5，着生于花冠筒中部之下；子房上位。蓇葖果长 2.5～7cm，叉开或外弯。花期 6～11 月，果期秋季。

【药用部位及功效】根、叶——清热镇惊，解毒消肿。

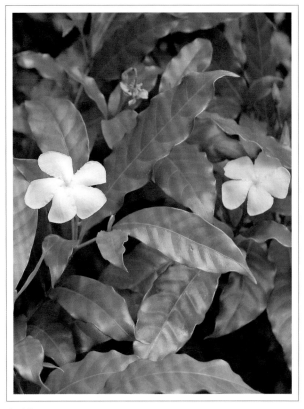

狗牙花

夜来香属 Telosma Coville

夜来香　夜香花、夜兰香
Telosma cordata (Burm. f.) Merr.

【分布】香港、澳门、广东（广州、深圳）有栽培；广东、广西；印度、缅甸、巴基斯坦、越南、克什米尔地区、欧洲、美洲。

【识别特征】柔弱藤状灌木。小枝被柔毛，黄绿色。叶对生；叶柄长 1.5～5cm，顶端具 3～5 个小腺体；叶片卵状长圆形至宽卵形，长 6.5～9.5cm，宽 4～8cm，基部心形；基脉 3～5 条，侧脉每边约 6 条。聚伞花序腋生；花多达 30 朵，芳香，夜间更盛；花萼裂片 5，内面基部具有 5 个小腺体；花冠黄绿色，高脚碟状，裂片 5，长约 6mm；副花冠 5，着生于合蕊冠上；雄蕊 5，着生于花冠的基部，花粉块长圆形；离生心皮 2。蓇葖果披针形，长 7～10cm。种子宽卵形，长约 8mm，顶端具白色绢质种毛。花期 5～8 月，极少结果。

【药用部位及功效】花和叶——清肝明目，去翳，拔毒生肌。

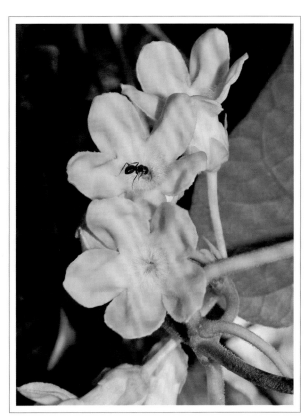

夜来香

黄花夹竹桃属 Thevetia L.

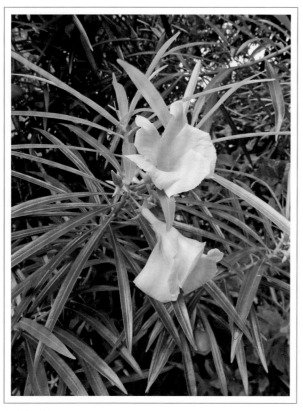

黄花夹竹桃

黄花夹竹桃　黄花状元竹、酒杯花、柳木子
Thevetia peruviana (Pers.) K. Schum.

【分布】香港、澳门、广东（广州、深圳、惠州）有栽培；福建、台湾、云南、广东、广西、海南有栽培；原产中美洲、南美洲。

【识别特征】乔木，高达5m，全株具丰富乳汁。小枝下垂。叶互生；叶片近革质，线形或线状披针形，长10～15cm，宽5～12mm，全缘。顶生聚伞花序；花大，黄色，有香味；花萼绿色，5裂，裂片长5～9mm；花冠漏斗状，花冠筒喉部具5枚被毛的鳞片；雄蕊5，着生于花冠筒喉部；子房上位，2深裂，胚珠每室2。核果扁三角状球形，直径2.5～4cm，内果皮木质，生时绿色而亮，熟时黑色。花期5～12月，果期8月至翌年春季。

【药用部位及功效】果仁——强心，利水消肿（有大毒）；叶——解毒消肿（有大毒）。

弓果藤属 Toxocarpus Wight & Arn.

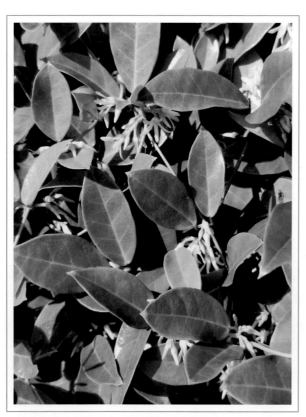

弓果藤

弓果藤
Toxocarpus wightianus Hook. & Arn.

【分布】香港、澳门、广东（广州、深圳）；贵州、云南、广东、广西、海南；印度、越南。

【识别特征】攀援灌木。小枝被毛。叶对生；叶柄长约1cm；仅叶柄有黄锈色绒毛；叶片椭圆形或椭圆状长圆形，长2.5～5cm，宽1.5～3cm，基部微耳形。二歧聚伞花序腋生；花萼外面有锈色绒毛；花冠淡黄色，裂片5，长约3mm；副花冠顶高出花药；花粉块每室2个，直立；子房上位，柱头粗纺锤形，高出花药。蓇葖果叉开成180度，狭披针形，长约9cm，直径约1cm，基部膨大，外果皮被锈色绒毛。种子有边缘；种毛白色绢质，长约3cm。花期6～8月，果期10月至翌年1月。

【药用部位及功效】全株——清热解毒，祛瘀止痛。

络石属 Trachelospermum Lem.

络石　白花藤、软筋藤、扒墙虎
Trachelospermum jasminoides (Lindl.) Lem.

【分布】香港、澳门、广东（广州、深圳、惠州、东莞、江门、中山）；贵州、山西、四川、西藏、云南、广东、广西、海南、河南、湖北、湖南、山东、江苏、安徽、浙江、江西、福建、台湾；日本、韩国、越南。

【识别特征】常绿木质藤本，长可达 10m。单叶对生；叶片近革质，椭圆形至卵状椭圆形，长 2～10cm，宽 1～4.5cm；侧脉每边 6～12 条。花序聚伞状，顶生或腋生；花萼 5 深裂，基部有 10 个鳞片状腺体；花冠白色，筒中部膨大，雄蕊着生处及喉部被短柔毛；雄蕊 5，着生在花冠筒中部；花盘环状；子房上位。蓇葖果双生，线状披针形，长 10～20cm。种子被白色绢质种毛。花期 5～6 月，果期 7～10 月。

【药用部位及功效】带叶藤茎——通络止痛，凉血清热，解毒消肿。

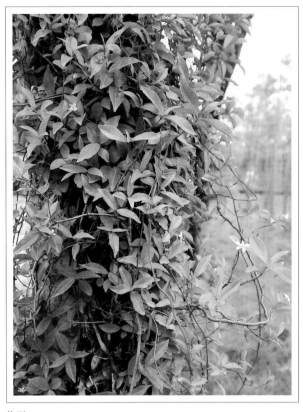

络石

倒吊笔属 Wrightia R. Br.

倒吊笔　神仙蜡烛
Wrightia pubescens R. Br.

【分布】广州；贵州、云南、广东、广西、海南；柬埔寨、印度、印度尼西亚、马来西亚、菲律宾、泰国、越南、澳大利亚。

【识别特征】乔木，高 8～20m，含乳汁，密生皮孔。叶对生；叶柄长 0.4～1cm；叶片长圆状披针形、卵圆形或卵状长圆形，长 5～10cm，宽 3～6cm。聚伞花序；萼片内面基部有腺体；花冠漏斗状，白色、浅黄色或粉红色，花冠筒长约 5mm，裂片长约 1.5cm；副花冠分裂为 10 枚鳞片，呈流苏状；雄蕊 5，花药箭头状；子房上位。蓇葖果 2，线状披针形，长 15～30cm，直径 1～2cm。种子顶端具淡黄色绢质种毛。花期 4～8 月，果期 8 月至翌年 2 月。

【药用部位及功效】根或茎枝——祛风通络，化痰散结，利湿；叶——祛风解表，清热解毒。

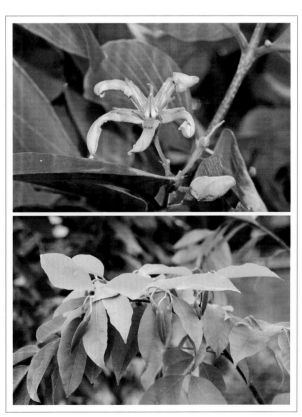

倒吊笔

357. 紫草科 Boraginaceae

斑种草属 Bothriospermum Bunge

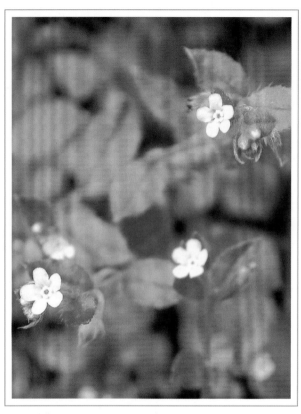

柔弱斑种草

柔弱斑种草　细叠子草、细茎斑种草
Bothriospermum zeylanicum (J. Jacq.) Druce

【分布】香港、澳门、广东（广州、深圳、东莞）；福建、贵州、湖南、江西、宁夏、陕西、山东、四川、台湾、云南、浙江、黑龙江、吉林、辽宁、内蒙古、河北、山西、广东、广西、海南；阿富汗、印度、印度尼西亚、日本、哈萨克斯坦、韩国、巴基斯坦、俄罗斯、塔吉克斯坦、土库曼斯坦、乌兹别克斯坦、越南。

【识别特征】一年生柔弱草本，高 15～30cm。茎丛生，直立或平卧，多分枝，被糙伏毛。叶互生；叶片椭圆形或狭椭圆形，长 1～2.5cm，宽 0.5～1cm，两面被糙伏毛或短硬毛。花小，两性，单生于叶腋；花萼 5 深裂，果期增大，长约 3mm，被毛；花冠蓝色或淡蓝色，稀白色，喉部有 5 个梯形的附属物；雄蕊 5，内藏；子房上位，4 裂。小坚果 4，肾形，表面密生疣状突起。花期 4～6 月，果期 6～10 月。

【药用部位及功效】全草——止咳，止血。

基及树属 Carmona Cav.

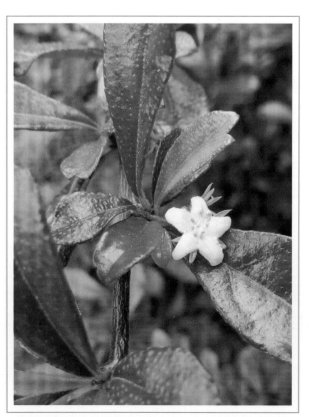

基及树

基及树　福建茶
Carmona microphylla (Lam.) G. Don

【分布】香港、澳门、广东（广州、深圳、惠州）野生或栽培；广东、海南、台湾；印度尼西亚、日本、澳大利亚。

【识别特征】灌木，高 1～3m。树皮褐色，多分枝；腋芽圆球形，被淡褐色绒毛。叶互生或簇生；叶片革质，倒卵形或匙形，长 1.5～3.5cm，宽 1～2cm，边缘具粗圆齿，基部渐狭为短柄，上表面有短硬毛或斑点。聚伞花序；花萼长 4～6mm，裂至近基部，内外被毛；花冠钟状，白色，长 4～6mm，裂片 5，长圆形；雄蕊 5，着生花冠筒近基部，花药伸出；子房上位。核果圆球形，直径 3～4mm，内果皮骨质。花期 1～4 月。

【药用部位及功效】叶——解毒敛疮。

天芥菜属 Heliotropium L.

大尾摇
Heliotropium indicum L.

【分布】香港、澳门、广东（广州、深圳、惠州、东莞）；福建、广东、海南、台湾、云南；柬埔寨、印度、印度尼西亚、日本、老挝、马来西亚、缅甸、泰国、越南、太平洋群岛，非洲、美洲。

【识别特征】一年生草本，高 20～50cm。茎直立，多分枝，被糙伏毛。叶互生或近对生；叶柄长 2～5cm；叶片卵形或椭圆形，长 3～9cm，宽 2～4cm，基部下延至叶柄呈翅状，叶缘波状，两面均被毛；侧脉 5～7 对。镰状聚伞花序长 5～15cm；花无梗，密集，呈 2 列排列于花序轴的一侧；萼片 5，披针形，长 1.5～2mm；花冠浅蓝色或蓝紫色，高脚碟状，长 3～4mm，裂片 5，皱波状；雄蕊 5，着生花冠筒基部；子房上位。核果，长 3～3.5mm，深 2 裂。花果期 4～10 月。

【药用部位及功效】全草或根——清热解毒，利水。

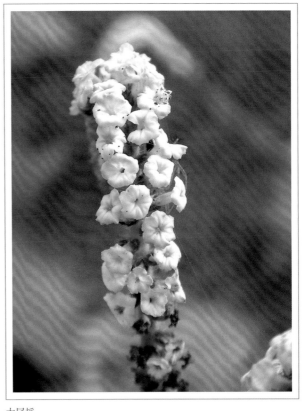

大尾摇

附地菜属 Trigonotis Steven

附地菜
Trigonotis peduncularis (Trevir.) Benth. ex Baker & S. Moore

【分布】广州；福建、甘肃、广西、江西、宁夏、陕西、山东、新疆、西藏、云南、黑龙江、吉林、辽宁、内蒙古、河北、山西；亚洲、欧洲。

【识别特征】一年生或二年生草本。茎丛生，铺散，高 5～30cm，基部多分枝，被糙伏毛。基生叶呈莲座状，有叶柄，叶片匙形，长 2～5cm，两面被糙伏毛；茎上部叶长圆形或椭圆形。花序生于茎顶，幼时卷曲，后渐次伸长，长 5～20cm，基部具 2～3 个叶状苞片；花小，两性；花萼裂片 5，长 1～3mm；花冠淡蓝色或粉色，筒部甚短，檐部直径 1.5～2.5mm，喉部附属物 5，白色或带黄色；雄蕊 5；子房上位。小坚果 4，斜三棱锥状四面体形，长 0.8～1mm。早春开花，花期甚长。

【药用部位及功效】全草——行气止痛，解毒消肿。

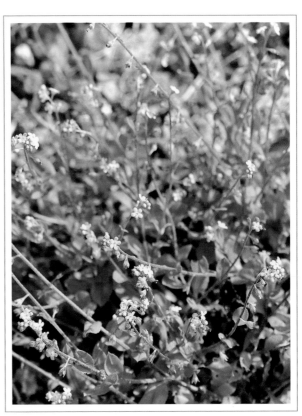

附地菜

359. 旋花科 Convolvulaceae

菟丝子属 Cuscuta L.

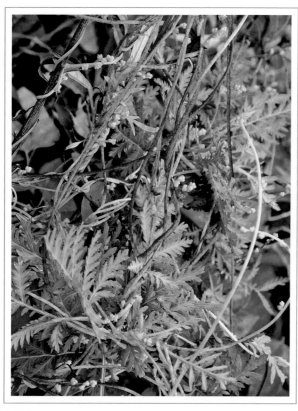

金灯藤

金灯藤　日本菟丝子、大菟丝子、菟丝子
Cuscuta japonica Choisy

【分布】香港、广东（深圳）；贵州、四川、云南、黑龙江、吉林、辽宁、内蒙古、河北、山西、山东、江苏、安徽、浙江、江西、福建、台湾、河南、湖北、湖南、广东、广西、海南、陕西、青海、甘肃、宁夏、新疆；日本、朝鲜半岛、俄罗斯、越南。

【识别特征】一年生寄生性缠绕草本。茎肉质，直径 1～2mm，黄色，常带紫红色瘤状斑点。多分枝，无叶。花几无柄，形成穗状花序；苞片及小苞片鳞片状，长约 2mm；花萼碗状，肉质，长约 2mm，5 裂，几达基部，背面常有紫红色瘤状突起；花冠钟状，淡红色或绿白色，长 3～5mm，顶端 5 浅裂；雄蕊 5，着生于花冠喉部裂片之间，花丝几无；鳞片 5，边缘流苏状，着生于花冠筒基部，伸长至冠筒中部以上；子房上位，柱头 2 裂。蒴果卵圆形，长约 5mm，近基部周裂。花果期 8～9 月。

【药用部位及功效】种子——补肾益精，养肝明目。

马蹄金属 Dichondra J. R. Forst. & G. Forst.

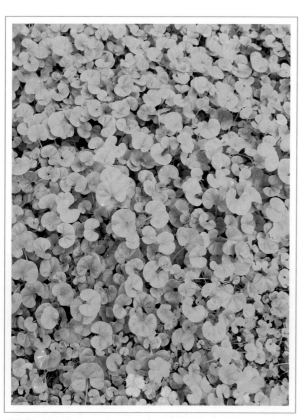

马蹄金

马蹄金　荷苞草、小铜钱草、金锁匙
Dichondra micrantha Urb.

【分布】香港、澳门、广东（广州、深圳、江门）；安徽、福建、贵州、湖北、湖南、江苏、江西、青海、四川、台湾、西藏、云南、浙江、广东、广西、海南；日本、韩国、泰国、太平洋群岛、北美洲、南美洲。

【识别特征】多年生匍匐小草本。茎细长，被短柔毛，节上生根。叶互生；叶柄长 3～5cm；叶片肾形至圆形，直径 4～25mm，先端宽圆形或微缺，基部阔心形，叶下表面贴生短柔毛，全缘。花单生于叶腋，两性；萼片倒卵状长圆形至匙形，长 2～3mm；花冠钟状，较短至稍长于花萼，黄色，深 5 裂；雄蕊 5，着生于花冠 2 裂片间的弯缺处，花丝短；子房上位，2 室，花柱 2，柱头头状。蒴果近球形，直径约 1.5mm。

【药用部位及功效】全草——清热，利湿，解毒。

番薯属 Ipomoea L.

蕹菜　空心菜、藤藤菜、通菜
Ipomoea aquatica Forssk.

【分布】大湾区广泛栽培；我国中部、南部有栽培或逸生；孟加拉国、柬埔寨、印度、印度尼西亚、老挝、马来西亚、缅甸、尼泊尔、新几内亚岛、巴基斯坦、菲律宾、斯里兰卡、泰国、越南、澳大利亚、太平洋群岛、非洲、美洲。

【识别特征】一年生蔓性草本，全株光滑无毛。茎中空，匍匐地上或浮水上，节上生根，节间中空。叶互生；叶柄长 3～7cm；叶片椭圆状卵形或长三角形，长 3～15cm，宽 1～5cm，边缘全缘或波状。聚伞花序腋生，1 至多花；总花梗长 2～6cm；萼片 5，卵圆形；花冠漏斗状，白色或紫色，长约 5cm，顶端 5 浅裂；雄蕊 5；子房上位。蒴果卵球形。种子卵圆形，被黄褐色短茸毛。

【药用部位及功效】茎叶——凉血清热，利湿解毒；根——健脾利湿。

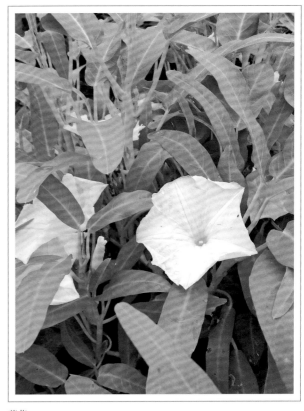

蕹菜

番薯　甘薯、红苕、白薯
Ipomoea batatas (L.) Lam.

【分布】香港、澳门、广东（广州、深圳、惠州、东莞）有栽培；我国广泛栽培；原产南美洲，现世界热带、亚热带、温带地区广泛栽培。

【识别特征】一年生草本。块根的形状、皮色和肉色因品种或土壤不同而异。茎平卧或上升，偶有缠绕，多分枝，茎节易生不定根。叶互生；叶片形状、颜色常因品种不同而异，通常为宽卵形，长 4～13cm，宽 3～13cm，全缘或 3～5 裂，基部心形或近于平截，顶叶的颜色为品种的特征之一。聚伞花序腋生；外萼片 2，长 7～10mm，内萼片 3，长 8～11mm；花冠粉红色、白色、淡紫色或紫色，钟状或漏斗状，长 3～4cm；雄蕊 5，内藏；子房上位。蒴果卵形或扁圆形。

【药用部位及功效】块根——补中和血，益气生津，宽肠胃，通便秘。

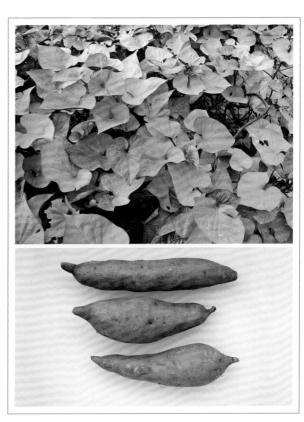

番薯

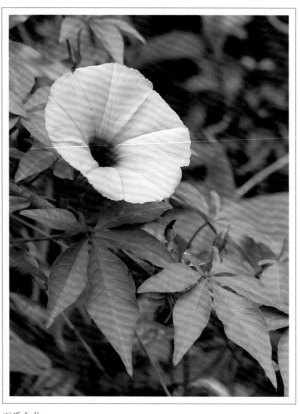

五爪金龙

五爪金龙　五爪龙、上竹龙、牵牛藤
Ipomoea cairica (L.) Sweet

【IUCN 濒危等级】LC

【分布】香港、澳门、广东（广州、深圳、东莞、肇庆、中山）归化；福建、广东、广西、海南、台湾、云南归化；印度、印度尼西亚、日本、马来西亚、缅甸、尼泊尔、巴布亚新几内亚、巴基斯坦、菲律宾、斯里兰卡、泰国、越南、太平洋群岛，以及南美洲、非洲、亚洲西南部归化。

【识别特征】多年生缠绕草本。茎细长，有细棱。单叶互生；叶片掌状 5 深裂或全裂，裂片卵状披针形、卵形或椭圆形，中裂片较大，长 4～5cm，宽 2～2.5cm，两侧裂片稍小，全缘或不规则微波状；叶柄长 2～8cm，基部具小的掌状 5 裂的假托叶。聚伞花序腋生，具 1～3 朵花；花两性；萼片 5，不等长；花冠紫红色、紫色或淡红色，偶有白色，漏斗状，长 5～7cm；雄蕊 5，不等长，贴生于花冠管基部以上；子房上位，2 室。蒴果近球形，径约 1cm，4 瓣裂。花果期夏秋季。

【药用部位及功效】茎叶或根——清热解毒，利水通淋。

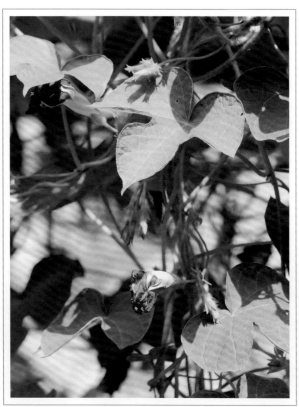

牵牛

牵牛　喇叭花、大牵牛花
Ipomoea nil (L.) Roth

【分布】香港、澳门、广东（广州、深圳、惠州、东莞、江门）有栽培；贵州、宁夏、陕西、四川、西藏、云南、内蒙古、河北、山西、河南、湖北、湖南、广东、广西、海南、山东、江苏、安徽、浙江、江西、福建、台湾有栽培或逸生；原产南美洲，日本、缅甸、尼泊尔、新几内亚岛、巴基斯坦、斯里兰卡、泰国、克什米尔地区及其他热带地区广泛栽培。

【识别特征】一年生缠绕草本。茎和叶被毛。叶互生；叶柄长 2～15cm；叶片宽卵形或近圆形，深或浅的 3 或 5 裂，长 4～15cm，宽 4.5～14cm。花腋生，单一或通常 2 朵着生于花序梗顶；萼片 5，长 2～2.5cm，披针状线形；花冠漏斗状，长 5～8cm，蓝紫色或紫红色；雄蕊 5，不等长；子房上位，柱头头状。蒴果近球形，直径 0.8～1.3cm，3 瓣裂。种子卵状三棱形，长约 6mm，黑褐色或米黄色，被褐色短绒毛。花期 7～9 月，果期 8～10 月。

【药用部位及功效】种子——利水通便，祛痰逐饮，消积杀虫（有毒）。

厚藤　马鞍藤、沙灯心、马蹄草
Ipomoea pes-caprae (L.) R. Br.

【分布】香港、澳门、广东（广州、深圳、惠州、东莞）；福建、海南、台湾、浙江；柬埔寨、印度尼西亚、日本、马来西亚、缅甸、新几内亚岛、巴基斯坦、菲律宾、斯里兰卡、泰国、越南、澳大利亚、太平洋群岛、非洲、亚洲、北美洲。

【识别特征】多年生草本。茎平卧，有时缠绕。叶互生；叶柄长2~10cm；叶片卵形、椭圆形、圆形、肾形或长圆形，长3.5~9cm，宽3~10cm，顶端微缺或2裂，下表面近基部中脉两侧各有1个腺体；侧脉8~10对。多歧聚伞花序，腋生，有时仅1朵发育；花序梗粗壮，长4~14cm；萼片5，不等长；花冠紫色或深红色，漏斗状，长4~5cm；雄蕊5，内藏；子房上位，2室。蒴果球形，高1.1~1.7cm；果皮革质，4瓣裂。种子三棱状圆形，长7~8mm，密被褐色茸毛。花期几全年。

【药用部位及功效】全草或根——祛风除湿，消痈散结。

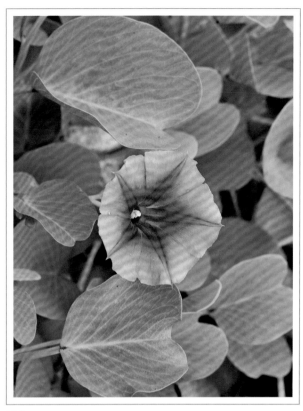

厚藤

圆叶牵牛　牵牛花、喇叭花、连簪簪
Ipomoea purpurea (L.) Roth

【分布】香港、广东（江门、广州）有栽培；我国广泛栽培；原产美洲，印度尼西亚、尼泊尔、巴基斯坦、菲律宾、斯里兰卡有栽培。

【识别特征】一年生缠绕草本。茎和叶被毛。叶互生；叶柄长2~12cm；叶片圆心形或宽卵状心形，全缘，深或浅的3或5裂，被毛，长4~18cm，宽3.5~16.5cm。花腋生，单一或2~5朵着生于花序梗顶端；萼片5，长1.1~1.6cm，外面3片长椭圆形，内面2片线状披针形；花冠漏斗状，长4~6cm，紫红色、红色或白色，花冠管白色；雄蕊5，不等长；子房上位；花盘环状。蒴果近球形，直径0.9~1cm，3瓣裂。种子卵状三棱形，长约6mm，黑褐色或米黄色。花期7~9月，果期8~10月。

【药用部位及功效】全草——化痰止咳，祛风除湿，解毒。

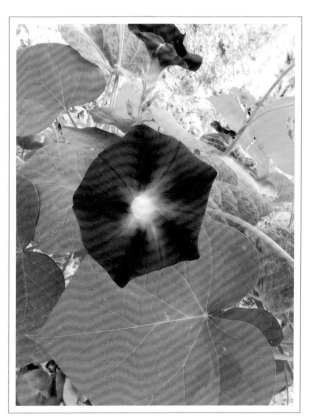

圆叶牵牛

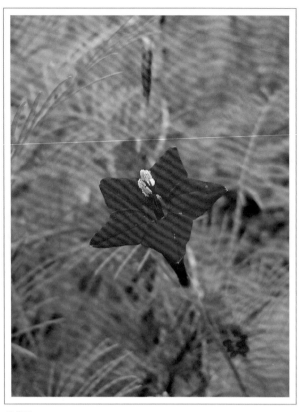

莺萝松

莺萝松　莺萝、锦屏封、金丝线
Ipomoea quamoclit L.

【分布】香港、澳门、广东（广州、惠州）有栽培；我国广泛栽培；原产热带美洲，现世界温带及热带地区广布。

【识别特征】一年生缠绕草本。叶互生；叶柄长8～40mm；叶片卵形或长圆形，长2～10cm，宽1～6cm，羽状深裂至中脉，具10～18对线形裂片，裂片先端锐尖。花序腋生；萼片绿色，稍不等长，长约5mm；花冠高脚碟状，长2.5cm以上，深红色，冠檐开展，直径1.7～2cm，5浅裂；雄蕊5，花丝基部具毛；子房上位，4室。蒴果卵形，长7～8mm，4瓣裂。种子4粒，卵状长圆形，黑褐色。花果期春季至秋季。

【药用部位及功效】全草或根——清热解毒，凉血止血。

鱼黄草属 Merremia Dennst. ex Endl.

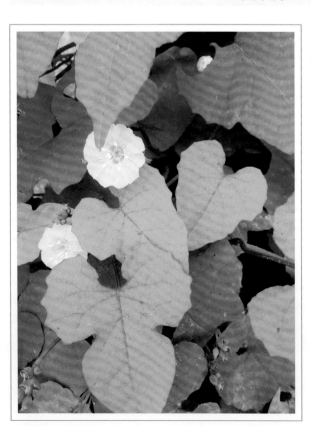

篱栏网

篱栏网　鱼黄草、蛤仔藤、金花茉栾藤
Merremia hederacea (Burm. f.) Hallier f.

【分布】澳门、广东（广州、深圳、惠州、东莞）；福建、江西、台湾、云南、广东、广西、海南；孟加拉国、柬埔寨、印度、印度尼西亚、日本、老挝、马来西亚、缅甸、尼泊尔、新几内亚岛、巴基斯坦、菲律宾、斯里兰卡、泰国、越南、澳大利亚、太平洋群岛，非洲。

【识别特征】缠绕或匍匐草本。茎细长，有细棱。叶互生；叶柄长1～5cm；叶片心状卵形，长1.5～7.5cm，宽1～5cm，基部心形或深凹，全缘或具不规则的齿，有时深或浅3裂。聚伞花序腋生，有花3～5朵；萼片宽倒卵状匙形，外面2片长3.5mm，内面3片长5mm；花冠黄色，钟状，长约0.8cm，内面近基部具长柔毛；雄蕊5，与花冠近等长；子房上位。蒴果扁球形或宽圆锥形，4瓣裂。种子4粒，三棱状球形，长约3.5mm，表面被锈色短柔毛。花期10～12月。

【药用部位及功效】全草或种子——清热，利咽，凉血。

360. 茄科 Solanaceae

鸳鸯茉莉属 Brunfelsia L.

鸳鸯茉莉 二色茉莉
Brunfelsia brasiliensis (Spreng.) L. B. Sm. & Downs

【分布】澳门、广东（惠州、广州）有栽培；我国南方有栽培；原产中美洲、热带南美洲。

【识别特征】常绿灌木，高 50～100cm。单叶互生；叶片椭圆形至矩圆形，先端渐尖，全缘。花单生或数朵聚生，芳香；花萼管状；花冠高脚碟形，4 浅裂，初开蓝紫色，后变为近白色；雄蕊 4；子房上位，2 室。花期 4～10 月，果期秋季（栽培中未见结果）。

【药用部位及功效】叶——清热消肿。

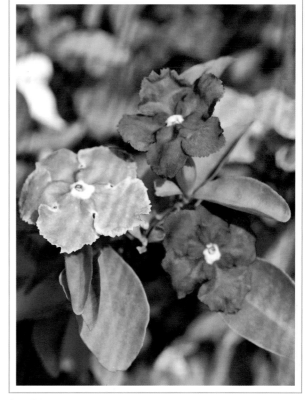

鸳鸯茉莉

辣椒属 Capsicum L.

辣椒
Capsicum annuum L.

【分布】香港、澳门、广东（广州、深圳、惠州）有栽培；我国广泛栽培；原产墨西哥、南美洲，现全世界广泛栽培。

【识别特征】一年生或多年生草本或灌木状，高 40～80cm。幼枝被短柔毛。叶互生；叶柄长 1～7cm；叶片长圆状卵形至卵状披针形，长 3～10cm，宽 2～4cm，全缘。花单生于叶腋，两性；花萼杯状，常具 5 小齿；花冠白色，5 裂，裂片卵形；雄蕊 5，花药蓝紫色；子房上位。肉质浆果长圆锥状或长纺锤状，长 2.5～8cm，顶端常渐尖，熟时红色或橙色，味辣。种子扁肾形，淡黄色。花果期 3～11 月。

【药用部位及功效】果实——温中散寒，下气消食；茎——散寒除湿，活血化瘀。

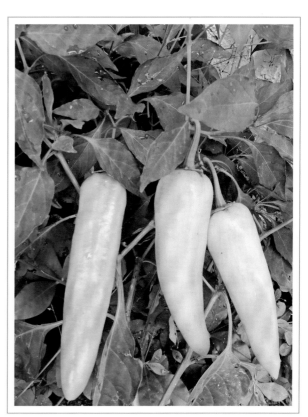

辣椒

夜香树属 Cestrum L.

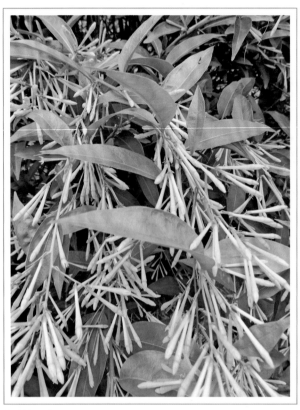

夜香树

夜香树　洋素馨
Cestrum nocturnum L.

【分布】香港、澳门、广东（惠州、广州）有栽培；福建、广东、广西、云南有栽培；原产美洲，世界热带地区广泛栽培。

【识别特征】直立或近攀援状灌木，高2～3m。枝条细长而下垂。叶互生；叶柄长8～20mm；叶片矩圆状卵形或矩圆状披针形，长6～15cm，宽2～4.5cm，全缘，两面秃净而发亮；侧脉6～7对。伞房式聚伞花序，腋生或顶生，长7～10cm，有极多花；花绿白色至黄绿色，晚间极香；花萼钟状，长约3mm，5浅裂；花冠高脚碟状，长约2cm，裂片5，长约为筒部的1/4；雄蕊5，贴生在花冠筒中部，花药极短；子房上位。浆果矩圆状，长6～7mm，直径约4mm。种子1粒。

【药用部位及功效】叶——清热解毒。

曼陀罗属 Datura L.

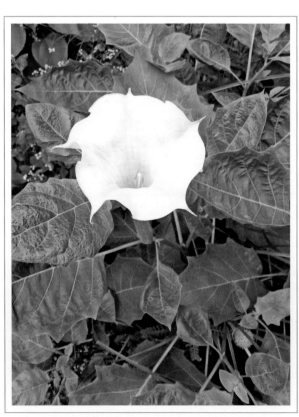

洋金花

洋金花　白花曼陀罗、风茄花、喇叭花
Datura metel L.

【分布】香港、澳门、广东（广州、深圳、惠州、江门）有栽培；福建、贵州、台湾、云南、广东、广西、海南有栽培；原产美洲。

【识别特征】一年生草本而呈半灌木状，高0.5～1.5m。叶互生；叶柄长2～5cm；叶片卵形或广卵形，长5～20cm，宽4～15cm，边缘全缘、波状或有不规则的短齿或短裂片。花单生；花萼筒状，长4～9cm，裂片5，果时宿存，部分增大成浅盘状；花冠长漏斗状，长14～20cm，檐部直径6～10cm，白色、黄色或浅紫色，单瓣，栽培类型有重瓣；雄蕊5；子房上位。蒴果近球状，疏生粗短刺，直径约3cm，不规则4瓣裂。种子淡褐色。花期3～10月，果期7～12月。

【药用部位及功效】花——平喘止咳，麻醉止痛，解痉止搐（有毒）。

红丝线属 Lycianthes (Dunal) Hassl.

红丝线　十萼茄
Lycianthes biflora (Lour.) Bitter

【分布】香港、澳门、广东（广州、深圳、惠州、江门）；我国广布；印度、印度尼西亚、日本、马来西亚、新几内亚岛、菲律宾、泰国。

【识别特征】灌木或亚灌木，高 0.5～1.5m，全株密被淡黄色绒毛。上部叶假对生，大小不等；大叶片椭圆状卵形，偏斜，基部楔形渐窄至叶柄而成窄翅，长 9～15cm，宽 3.5～7cm；小叶片宽卵形，长 2.5～4cm，宽 2～3cm；两种叶均全缘。花通常 2～3 朵生于叶腋；花萼杯状，长约 3mm，萼齿 10，钻状线形，长约 2mm；花冠淡紫色或白色，直径 10～12mm，顶端深 5 裂；雄蕊 5；子房上位。浆果球形，直径 6～8mm，成熟时绯红色。花期 5～8 月，果期 7～11 月。

【药用部位及功效】全株——清热解毒，祛痰止咳。

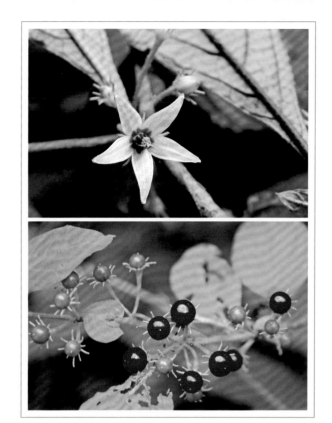

红丝线

枸杞属 Lycium L.

枸杞　枸杞菜、牛吉力、狗牙子
Lycium chinense Mill.

【分布】香港、澳门、广东（广州、深圳、惠州、江门）有栽培；安徽、福建、甘肃、贵州、江苏、江西、宁夏、青海、陕西、四川、台湾、云南、浙江、黑龙江、吉林、辽宁、内蒙古、河北、山西、河南、湖北、湖南、广东、广西、海南；日本、韩国、蒙古国、尼泊尔、巴基斯坦、泰国、亚洲、欧洲。

【识别特征】落叶灌木或小乔木状。果枝细长，略下垂；刺状枝短而细，生于叶腋，长 1～4cm。叶互生或簇生；叶片披针形或卵状长圆形，长 2～8cm，宽 0.5～3cm，全缘。花单生或数朵簇生；花萼杯状；花冠漏斗状，5 裂，粉红色或深紫红色，有暗紫色脉纹；雄蕊 5，着生于花冠中部；子房上位，2 室。浆果倒卵形，熟时鲜红色。种子多数。花期 5～10 月，果期 6～11 月。

【药用部位及功效】根皮——清血热，降肺火，凉血；嫩茎叶——补虚益精，清热明目。

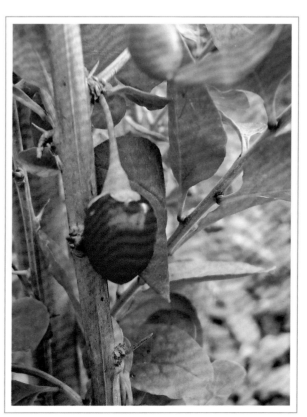

枸杞

番茄属 Lycopersicon Mill.

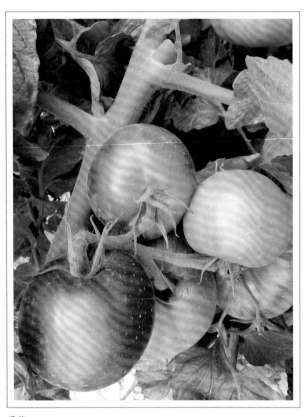

番茄

番茄　蕃柿、西红柿
Lycopersicon esculentum Mill.

【分布】香港、澳门、广东（广州、深圳）有栽培；我国广泛栽培；原产墨西哥、南美洲国家。

【识别特征】一年生或多年生草本，高 0.6～2m，全株具黏质腺毛，有强烈气味。茎直立或平卧。叶互生，羽状复叶或羽状深裂，长 10～40cm；小叶极不规则，大小不等，常 5～9，卵形或矩圆形，长 5～7cm，边缘有不规则锯齿或裂片。花序总梗长 2～5cm，常 3～7 朵花；花梗长 1～1.5cm；花萼辐状，裂片 5，披针形，果时宿存；花冠辐状，直径约 2cm，黄色；雄蕊 5；子房上位。浆果扁球状或近球状，肉质而多汁液，橘黄色或鲜红色，光滑。种子扁圆形，黄色。花果期夏秋季。

【药用部位及功效】果实——生津止渴，健胃消食。

烟草属 Nicotiana L.

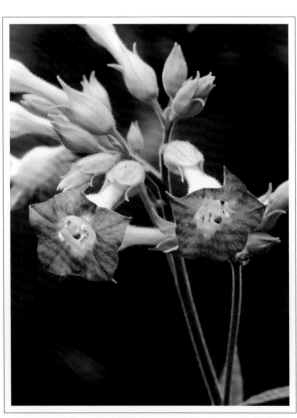

烟草

烟草　烟叶、烤烟
Nicotiana tabacum L.

【分布】香港、澳门、广东（广州、深圳、惠州）有栽培；我国广泛栽培；原产南美洲。

【识别特征】一年生或多年生草本，全株被腺毛。根粗壮。茎高 0.7～2m，基部稍木质化。叶互生；叶柄不明显或成翅状柄；叶片矩圆状披针形、披针形、矩圆形或卵形，基部渐狭至耳状而半抱茎，长 10～30cm，宽 8～15cm。花序顶生，圆锥状，多花；花梗长 5～20mm；花萼筒状或筒状钟形，长 20～25mm，裂片三角状披针形，长短不等；花冠漏斗状，淡红色，长 3.5～5cm，檐部宽 1～1.5cm；雄蕊中有 1 枚显著较其余 4 枚短，不伸出花冠喉部；子房上位。蒴果卵状或矩圆状，长约等于宿存萼。种子褐色。夏秋季开花结果。

【药用部位及功效】叶——行气止痛，燥湿，消肿，解毒杀虫（有毒）。

茄属 Solanum L.

少花龙葵　白花菜、古钮菜、扣子草
Solanum americanum Mill.

【分布】香港、澳门、广东（广州、深圳、惠州、东莞、江门、肇庆、中山）；福建、湖南、江西、四川、台湾、云南、广东、广西、海南；世界热带、温带地区广布。

【识别特征】纤弱草本。茎高可达 1m。叶互生；叶柄长 1～2cm；叶片卵形至卵状长圆形，长 4～8cm，宽 2～4cm，基部楔形下延至叶柄而成翅，近全缘，波状或有不规则的粗齿，两面均具疏柔毛。花序近伞形，腋外生，有花 1～6 朵；花小，直径约 7mm；花萼绿色，5 裂达中部，具缘毛；花冠白色，筒部隐于花萼内，长不及 1mm，5 裂，裂片长约 2.5mm；雄蕊 5，花丝极短；子房上位。浆果球状，直径约 5mm，幼时绿色，熟后黑色。几全年均开花结果。

【药用部位及功效】全草——清热解毒，利湿消肿。

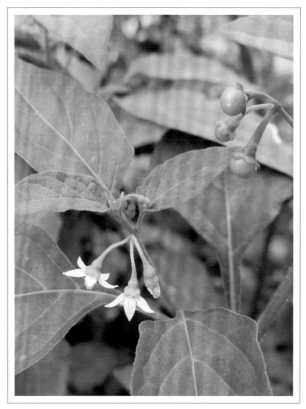

少花龙葵

假烟叶树　野烟叶、土烟叶、臭屎花
Solanum erianthum D. Don

【分布】香港、澳门、广东（广州、惠州、东莞）有栽培或归化；福建、贵州、四川、台湾、西藏、云南、广东、广西、海南有栽培；原产南美洲，热带亚洲、大洋洲有栽培。

【识别特征】小乔木，高 1.5～10m，全株密被白色绒毛。叶互生；叶柄粗壮，长 1.5～5.5cm，密被毛；叶片卵状长圆形，长 10～29cm，宽 4～12cm，两面被毛，全缘或略作波状；侧脉每边 7～9 条。聚伞花序多花；花白色，直径约 1.5cm；萼钟形，直径约 1cm，5 裂；花冠筒隐于萼内，长约 2mm，冠檐深 5 裂，裂片长 6～7mm；雄蕊 5，花丝长约 1mm；子房上位，柱头头状。浆果球状，具宿存萼，直径约 1.2cm，黄褐色，初被星状簇绒毛，后渐脱落。几全年开花结果。

【药用部位及功效】叶或全株——行气血，消肿毒，止痛。

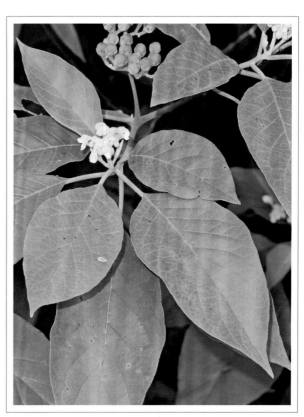

假烟叶树

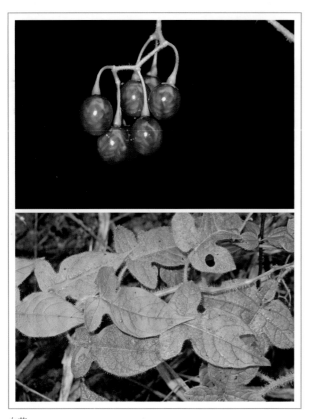

白英

白英　山甜菜、北风藤、生毛鸡屎藤
Solanum lyratum Thunb. ex Murray

【分布】江门；甘肃、贵州、陕西、山西、四川、西藏、云南、广东、广西、海南、河南、湖北、湖南、山东、江苏、安徽、浙江、江西、福建、台湾；柬埔寨、日本、韩国、朝鲜、老挝、缅甸、泰国、越南。

【识别特征】草质藤本，长 0.5～1m，植物体密被长柔毛。叶互生；叶柄长 1～3cm；叶片多数为琴形，长 3.5～5.5cm，宽 2.5～4.8cm，基部常 3～5 深裂，裂片全缘，两面均被白色发亮的长柔毛；中脉明显。聚伞花序顶生或腋外生，疏花；总花梗长 2～2.5cm；花两性，5 数；花萼环状，直径约 3mm，萼齿 5；花冠蓝紫色或白色，冠筒隐于花萼内，冠檐长约 6.5mm，5 深裂，裂片长约 4.5mm；雄蕊 5，花丝长约 1mm；子房上位。浆果球形，直径约 8mm，熟时红黑色。花期春夏季，果期秋末。

【药用部位及功效】全草——清热利湿，解毒消肿；果实——明目，止痛。

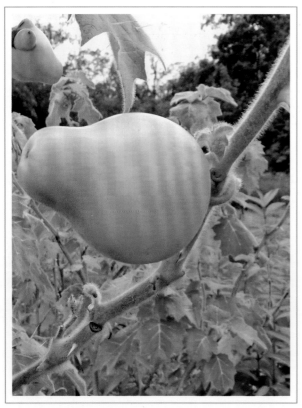

乳茄

乳茄　五角茄、五仔同堂
Solanum mammosum L.

【分布】香港、澳门、广东（广州、深圳、惠州）有栽培；广东、广西、云南有栽培；原产南美洲。

【识别特征】直立草本，高约 1m。茎枝被短柔毛及扁刺，刺蜡黄色，光亮，直或略弯，长 4～12mm。叶互生；叶柄长 2.5～8cm；叶片卵形，长 5～10cm，宽几与长相等，常 5 裂，两面密被柔毛，具皮刺。蝎尾状花序腋生，通常 3～4 花；花萼浅杯状，5 深裂，裂片长 5～6mm；花冠紫槿色，筒部隐于萼内，长约 1.5mm，冠檐直径 25～32mm，5 深裂，裂片边缘膜质，具缘毛；雄蕊 5；子房上位。浆果倒梨状，长 4.5～5.5cm，外面土黄色，内面白色，具 5 个乳头状凸起。花果期夏秋间。

【药用部位及功效】果实——清热解毒，消肿（有毒）。

茄　矮瓜、吊菜子、紫茄
Solanum melongena L.

【分布】香港、澳门、广东（广州、深圳、惠州、东莞）有栽培；我国广泛栽培；原产热带亚洲，全世界广泛栽培。

【识别特征】直立草本或亚灌木，植物体被星状毛。单叶互生；叶片卵形至长圆状卵形，长 8～18cm，宽 5～11cm，边缘浅波状至深波状。花单生，两性，辐射对称；萼 4～5 裂，外被小皮刺，宿存；花冠辐状，蓝紫色，筒短；雄蕊 5，着生于花冠筒喉部，花药黄色，花丝短；子房上位，2 室，胚珠多数。肉质浆果，形态与颜色变异大，栽培供食用者多为紫色或黄白色，长条形或近球状。

【药用部位及功效】果实——清热，活血，消肿；宿萼——凉血，解毒。

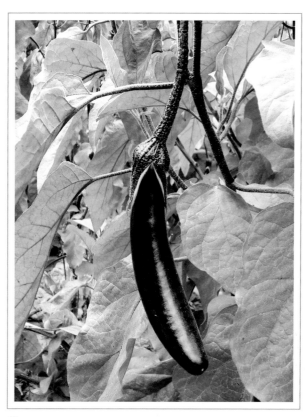

茄

龙葵　野辣虎、野海椒、小苦菜
Solanum nigrum L.

【分布】香港、广东（江门）；福建、广西、贵州、湖南、江苏、四川、台湾、西藏、云南；印度、日本，亚洲、欧洲。

【识别特征】一年生草本，高 30～50cm。茎多分枝。嫩枝有纵棱。单叶互生；叶柄长 1～2cm；叶片卵形，长 2.5～10cm，宽 1.5～5.5cm，基部下延至叶柄，全缘或有不规则的波状粗齿。花白色，数朵小花集为伞形状聚伞花序，下垂；花萼小，浅杯状，直径 1.5～2mm，5 裂；花冠白色，筒部隐于萼内，冠檐长约 2.5mm，5 深裂，裂片长约 2mm；雄蕊 5，花药黄色，长约 1.2mm，花丝短；子房上位。浆果球形，直径约 8mm，熟时黑色。种子多数。

【药用部位及功效】全草——清热解毒，活血消肿。

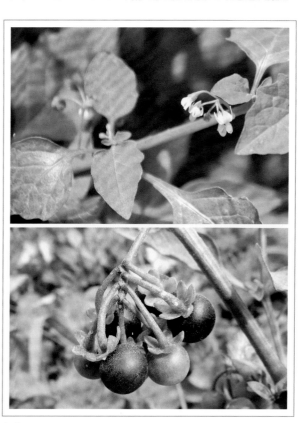

龙葵

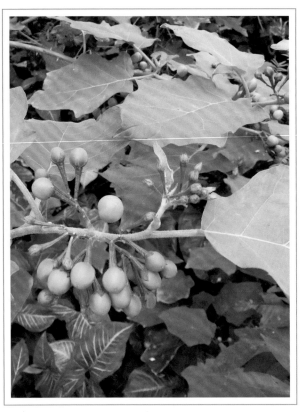

水茄

水茄　山颠茄、金衫扣、野茄子
Solanum torvum Sw.

【分布】香港、澳门、广东（广州、深圳、东莞、江门、肇庆）有栽培；福建、贵州、台湾、西藏、云南、广东、广西、海南有栽培；原产加勒比地区。

【识别特征】灌木，高 1～3m，植物体被星状毛。小枝疏生皮刺。叶互生或对生；叶柄长 2～4cm；叶片卵形至椭圆形，长 6～12cm，宽 4～9cm，边缘半裂或波状，裂片 5～7；侧脉每边 3～5 条。伞房花序腋外生，2～3 歧，毛被厚；花两性；花萼杯状，长约 4mm，5 裂；花冠辐状，白色，直径约 1.5cm；雄蕊 5；子房上位。浆果黄色，光滑无毛，圆球形，直径 1～1.5cm。全年均开花结果。

【药用部位及功效】根及老茎——活血消肿，止痛（有小毒）。

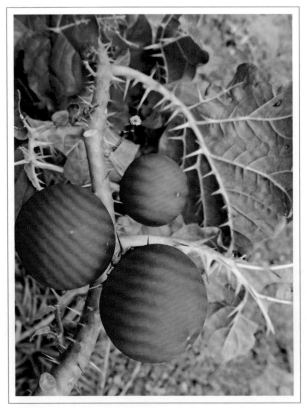

刺天茄

刺天茄　生刺矮瓜、紫花茄、鸡刺子
Solanum violaceum Ortega

【分布】香港、广东（广州）；福建、贵州、四川、台湾、云南、广东、广西、海南；热带亚洲广布。

【识别特征】灌木，高 0.5～1.5m，多分枝，植物体密被星状毛。小枝有钩刺。叶互生；叶片卵形，长 5～7cm，宽 2.5～5.2cm，5～7 深裂；中脉及侧脉常两面具皮刺。蝎尾状花序腋外生；花蓝紫色，稀白色，直径约 2cm；花萼杯状，先端 5 裂；花冠辐状，裂片卵形；雄蕊 5，着生于花冠喉部；子房上位。果柄有直刺；浆果球形，光亮，熟时橙红色，直径约 1cm，宿存萼反卷。全年开花结果。

【药用部位及功效】根及全草或果实——祛风，清热，解毒，止痛（有毒）。

366. 木犀科 Oleaceae

梣属 Fraxinus L.

白蜡树
Fraxinus chinensis Roxb.

【分布】香港、广东（广州、深圳、惠州、东莞）；我国广布；日本、韩国、俄罗斯、越南。

【识别特征】落叶乔木，高 10～12m。树皮灰褐色，纵裂。奇数羽状复叶，对生，长 15～25cm；叶柄长 4～6cm；小叶 5～7，卵形、倒卵状长圆形至披针形，长 3～10cm，宽 2～4cm，叶缘具整齐锯齿，侧脉 8～10 对，小叶柄长 3～5mm。圆锥花序顶生或腋生；花小，雌雄异株；雄花密集，花萼钟状，长约 1mm，无花冠，雄蕊 2；雌花疏离，花萼筒状，长 2～3mm，4 浅裂，无花冠，子房上位，柱头 2 裂。单翅果，长 3～4cm，宽 4～6mm。花期 4～5月，果期 7～9 月。

【药用部位及功效】树皮——清热燥湿，清肝明目，止咳平喘。

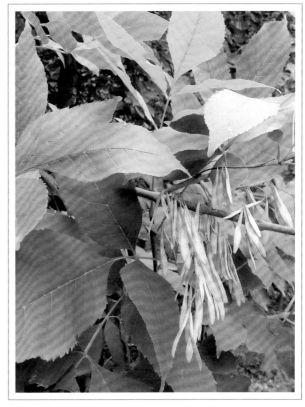

白蜡树

素馨属 Jasminum L.

扭肚藤　青藤仔花、白花茶、左扭藤
Jasminum elongatum (P. J. Bergius) Willd.

【分布】香港、澳门；贵州、广东、广西、海南；印度、印度尼西亚、马来西亚、缅甸、越南、澳大利亚。

【识别特征】攀援灌木，高 1～7m。小枝密被黄褐色柔毛。单叶对生；具叶柄；叶片卵形至卵状披针形，长 2.5～7cm，宽 1.5～3.5cm；侧脉 5～7 对。聚伞花序；花芳香；花梗、苞片均被毛；花萼杯状，裂片 6～8；花冠白色，高脚碟形，长 2～3mm，裂片 6～9；雄蕊 2，花丝短；子房上位。浆果卵状长圆形或卵圆形，长约 1cm，成熟时黑色。花期 4～12 月，果期 8 月至翌年 3 月。

【药用部位及功效】枝、叶——清热，利湿，解毒。

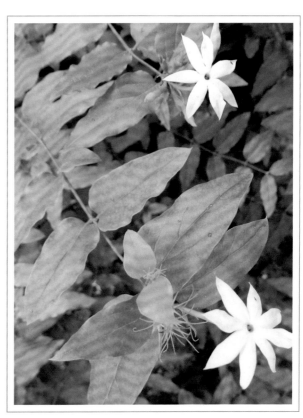

扭肚藤

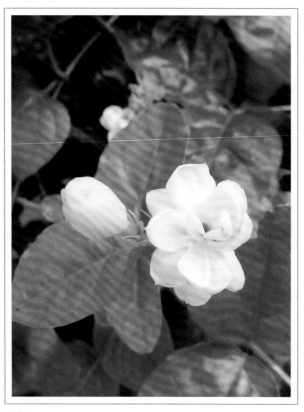

茉莉花

茉莉花　茉莉
Jasminum sambac (L.) Aiton

【分布】香港、澳门、广东（广州、深圳、惠州）有栽培；我国广泛栽培；原产印度。

【识别特征】直立或攀援灌木，高达 3m。单叶对生；叶柄长 3～5mm，被短柔毛，中部具关节；叶片圆形、椭圆形至倒卵形，长 3～10cm，宽 2.5～7cm。聚伞花序顶生，通常有花 3 朵；花两性，极芳香，常重瓣；花萼管杯状，裂片 8～9；花冠白色，管长 6～12mm，裂片长 11～15mm；雄蕊 2；子房上位。浆果球形，直径约 10mm，熟时紫黑色。花期 4～8 月，果期 7～9 月。

【药用部位及功效】花——理气止痛，辟秽开郁；花的蒸馏液——醒脾辟秽，理气，润泽肌肤。

女贞属 Ligustrum L.

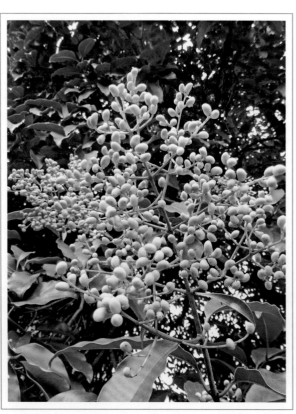

女贞

女贞*　青蜡树、大叶蜡树、冬青树
Ligustrum lucidum W. T. Aiton

【IUCN 濒危等级】LC

【分布】广州、深圳、江门、肇庆；贵州、安徽、福建、甘肃、江苏、江西、陕西、四川、西藏、云南、浙江、广东、广西、海南、河南、湖北、湖南。

【识别特征】常绿灌木或乔木。树皮光滑不裂。单叶对生；叶柄长 1～3cm；叶片卵圆形至长卵状披针形，长 6～17cm，宽 3～8cm，全缘，下表面密布细小透明腺点。圆锥花序顶生；花芳香，密集，几无梗；花萼 4 裂；花冠白色，4 裂；雄蕊 2，着生于花冠管喉部；子房上位，2 室，每室 1 胚珠。浆果状核果，熟时蓝黑色。花期 5～7 月，果期 7 月至翌年 5 月。

【药用部位及功效】果实——补益肝肾，清虚热，明目；叶——清热明目，解毒散瘀，消肿止咳。

小蜡　山指甲、小白蜡、水冬青
Ligustrum sinense Lour.

【分布】澳门、广东（广州、深圳、惠州、东莞）；安徽、福建、甘肃、贵州、湖北、湖南、江苏、江西、陕西、四川、台湾、西藏、云南、浙江、广东、广西、海南；越南。

【识别特征】落叶灌木或小乔木，高 2～4m。单叶对生；叶柄长 2～8mm；叶片卵形、椭圆状卵形、长圆状椭圆形至披针形，长 2～7cm，宽 1～3cm；侧脉 4～8 对。圆锥花序顶生或腋生，塔形，长 4～11cm；花小，密集，气味浓郁；花萼长 1～1.5mm；花冠白色，长 3.5～5.5mm；雄蕊 2；子房上位。果近球形，直径 5～8mm。花期 3～6月，果期 9～12月。

【药用部位及功效】树皮、枝、叶——清热利湿，解毒消肿。

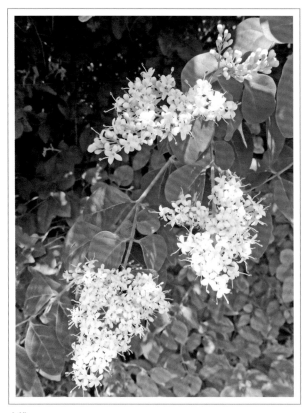

小蜡

木犀属 Osmanthus Lour.

木犀 *　桂花、木樨
Osmanthus fragrans (Thunb.) Lour.

【分布】澳门、广东（广州、深圳、惠州）有栽培；贵州、四川、云南。

【识别特征】常绿乔木或灌木，高 3～5m。单叶对生；叶片椭圆形、长椭圆形或椭圆状披针形，长 7～14cm，宽 2.5～4.5cm，叶面光滑，革质，全缘或上半部有锯齿。聚伞花序生于叶腋；花两性，4 数；花萼长约 1mm；花冠乳白色、黄色或橙红色，极芳香；雄蕊 2，着生于花冠筒中部，花丝极短；子房上位。核果，熟时紫黑色。花期 9月至 10月上旬，果期翌年 3月。

【药用部位及功效】花——温肺化软，散寒止痛；花的蒸馏液——疏肝理气，醒脾辟秽，明目，润喉。

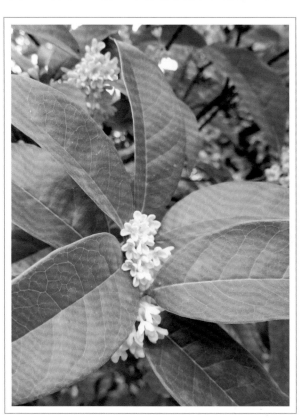

木犀

370. 车前科 Plantaginaceae

毛麝香属 Adenosma R. Br.

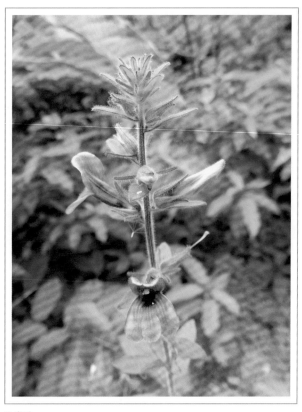

毛麝香

毛麝香　凉草、蓝花草、麝香草
Adenosma glutinosum (L.) Druce

【分布】香港、澳门、广东（广州、深圳、惠州、江门、肇庆）；福建、广西、海南、江西、云南；柬埔寨、印度、印度尼西亚、老挝、马来西亚、泰国、越南、澳大利亚、大洋洲。

【识别特征】芳香草本，被毛，高 30～100cm。茎上部四棱形。叶对生，上部的近互生；叶片披针状卵形至宽卵形，长 2～10cm，宽 1～5cm，边缘具锯齿，两面被毛，并有黄色腺点。总状花序；花两性；萼 5 深裂，长 7～13mm，在果时稍增大而宿存；花冠紫红色或蓝紫色，长 9～28mm，上唇卵圆形，下唇 3 裂；二强雄蕊；子房上位。蒴果卵形，长 5～9.5mm，宽 3～6mm。花果期 7～10 月。

【药用部位及功效】全草——祛风湿，消肿毒，行气血，止痛痒。

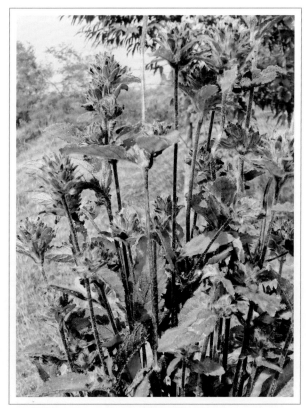

球花毛麝香

球花毛麝香　大头陈
Adenosma indianum (Lour.) Merr.

【分布】香港、广东（广州、深圳、惠州）；云南、广东、广西、海南；柬埔寨、印度、印度尼西亚、老挝、马来西亚、缅甸、菲律宾、泰国、越南。

【识别特征】一年生草本，高 19～60cm，植物体密被白色长毛。单叶对生；叶片卵形至长椭圆形，长 15～45mm，宽 5～12mm，边缘具锯齿，上表面被毛，下表面仅脉上被毛，密被腺点。花无梗，排列成紧密的穗状花序，长 7～20mm；花萼长 4～5mm；萼齿 5；花冠淡蓝紫色至深蓝色，长约 6mm，喉部有柔毛，上唇浅 2 裂，下唇 3 裂片几相等；二强雄蕊；子房上位，基部有 1 杯状花盘。蒴果长卵珠形，长约 3mm，有 2 条纵沟。种子多数。花果期 9～11 月。

【药用部位及功效】带花全草——疏风解表，化湿消滞。

金鱼草属 Antirrhinum L.

金鱼草　龙头花
Antirrhinum majus L.

【分布】香港、澳门、广东（广州、深圳）有栽培；我国南方有栽培；原产地中海沿岸，全世界广泛栽培。

【识别特征】多年生草本，高可达 80cm。茎基部有时木质化，中上部被腺毛。茎下部的叶对生，上部的常互生；具短柄；叶片披针形至矩圆状披针形，长 2～6cm，全缘。总状花序顶生，密被腺毛；花梗长 5～7mm；花萼与花梗近等长，5 深裂；花冠颜色多种，从红色、紫色至白色，长 3～5cm，基部在前面下延成兜状，上唇直立，宽大，2裂，下唇 3 浅裂，在中部向上唇隆起，封闭喉部，使花冠呈假面状；二强雄蕊；子房上位。蒴果卵形，长约 15mm，被腺毛。

【药用部位及功效】全草——清热解毒，活血消肿。

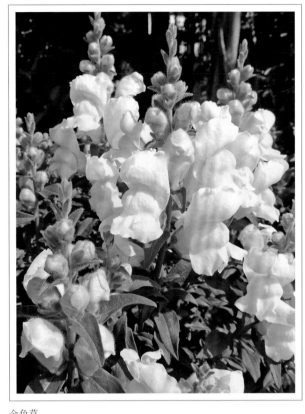

金鱼草

车前属 Plantago L.

车前　车轮草、猪耳草、牛耳朵草
Plantago asiatica L.

【分布】澳门、广东（广州、深圳、惠州、东莞）；甘肃、青海、新疆、黑龙江、吉林、辽宁、内蒙古、河北、山西、山东、江苏、安徽、浙江、江西、福建、台湾、河南、湖北、湖南、广东、广西、海南、重庆、贵州、四川、云南、西藏；孟加拉国、不丹、印度、印度尼西亚、日本、韩国、朝鲜、马来西亚、尼泊尔、斯里兰卡。

【识别特征】二年生或多年生草本。须根多数。根茎短，稍粗。叶基生呈莲座状；叶柄长 3～10cm；叶片宽卵形至宽椭圆形，长 3～18cm，宽 2～11cm，全缘或有不规则浅齿；弧形脉 5～7 条。花茎 1 至数个，直立，穗状花序顶生；花小，白色；花萼 4，基部稍合生；花冠管 4 裂；雄蕊 4，与花冠裂片互生；子房上位。蒴果长约 3mm，周裂。种子细小，黑褐色。花期 5～9 月，果期 7～10 月。

【药用部位及功效】全草——清热利水，凉血，解毒；种子——清热利水，渗湿止泻，明目，祛痰。

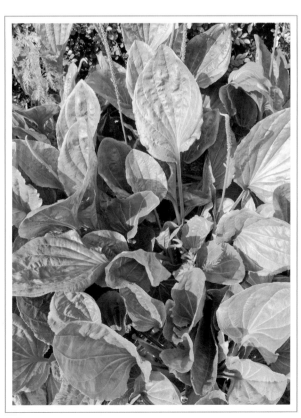

车前

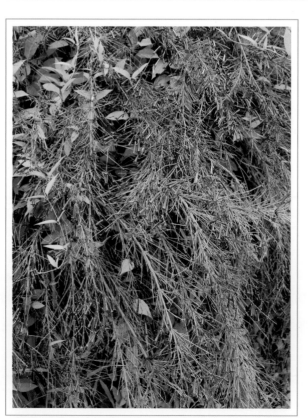

大车前

大车前　钱贯草、大猪耳朵草
Plantago major L.

【分布】香港、广东（肇庆、广州）有栽培；安徽、重庆、福建、甘肃、广西、海南、河南、江苏、青海、山东、四川、台湾、新疆、西藏、云南、黑龙江、吉林、辽宁、内蒙古、河北、山西；印度、尼泊尔、巴基斯坦、亚洲、欧洲。

【识别特征】二年生或多年生草本。须根多数。根茎粗短。叶基生，呈莲座状；叶柄长 3～10cm，基部鞘状，常被毛；叶片宽卵形至宽椭圆形，长 3～18cm，宽 2～11cm，边缘波状、疏生不规则牙齿或近全缘；弧状脉 5～7 条。穗状花序，长 3～20cm；花小，两性，无梗；花萼 4 裂，前后 2 对萼片不等大；花冠干膜质，白色，筒部合生，檐部 4 裂，花后反折，宿存；雄蕊 4；子房上位。蒴果近球形、卵球形或宽椭圆球形，长 2～3mm，周裂。种子卵形、椭圆形或菱形，长 0.8～1.2mm，黄褐色。花期 6～8 月，果期 7～9 月。

【药用部位及功效】全草——清热利水，凉血，解毒；种子——清热利水，渗湿止泻，明目，祛痰。

爆仗竹属 **Russelia** Jacq.

爆仗竹
Russelia equisetiformis Schltdl. & Cham.

【分布】香港、澳门、广东（广州、深圳）有栽培；我国有栽培；原产墨西哥、危地马拉。

【识别特征】木贼状直立半灌木，高可达 1m。茎四棱形。枝纤细轮生，顶端下垂。叶小，散生；叶片长圆形至长圆状卵形，长不及 1.5cm，在枝上的大部退化为鳞片。二歧聚伞花序；花萼淡绿色，长约 3mm，5 裂；花冠稍二唇形，鲜红色，长约 2.5cm，上唇 2 裂，下唇 3 裂；雄蕊 4，内藏，退化雄蕊极小，位于花冠筒基部的后方；子房上位。蒴果近球形，室间开裂。花期 4～7 月。

【药用部位及功效】地上部分——续筋接骨，活血祛瘀。

爆仗竹

野甘草属 Scoparia L.

野甘草
Scoparia dulcis L.

【分布】香港、澳门、广东（广州、深圳、惠州、东莞、江门、肇庆）；福建、广东、广西、台湾、云南；世界热带、亚热带地区广布。

【识别特征】直立草本或半灌木状，高可达 100cm。茎有棱角及狭翅。叶对生或轮生；叶片菱状卵形至菱状披针形，长 5～20mm，宽达 15mm，枝上部叶较小而多，具短柄，前半部有齿，有时近全缘。花小，白色，单生或成对生于叶腋；萼齿 4，卵状矩圆形，长约 2mm，具睫毛；花冠直径约 4mm，有极短的管，喉部生有密毛，花冠裂片 4；雄蕊 4，花丝近等长；子房上位。蒴果卵圆形至球形，直径 2～3mm。花期夏秋间。

【药用部位及功效】全株——疏风止咳，清热利湿。

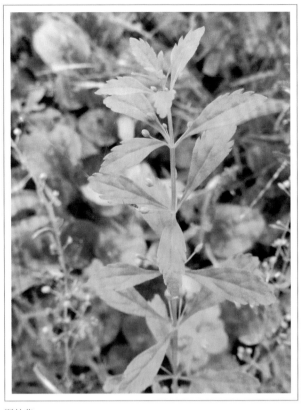
野甘草

婆婆纳属 Veronica L.

阿拉伯婆婆纳　　波斯婆婆纳
Veronica persica Poir.

【分布】香港归化；安徽、福建、广西、贵州、湖北、湖南、江苏、江西、台湾、新疆、西藏、云南、浙江归化；原产亚洲西南部。

【识别特征】铺散状多分枝草本，高 10～50cm。茎密生多细胞柔毛。叶 2～4 对；具短柄；叶片卵形或圆形，长 6～20mm，宽 5～18mm，基部浅心形，边缘具钝齿，两面疏生柔毛。总状花序；苞片互生，与叶同形，且几乎等大；花梗比苞片长，有的超过 1 倍；花萼花期长仅 3～5mm，果期增大达 8mm，裂片 4，有睫毛；花冠蓝色、紫色或蓝紫色，长 4～6mm，裂片 4；雄蕊 2，短于花冠；子房上位。蒴果肾形，长约 5mm，宽约 7mm，被腺毛，成熟后几乎无毛。花期 3～5 月。

【药用部位及功效】全草——祛风除湿，强腰膝，截疟。

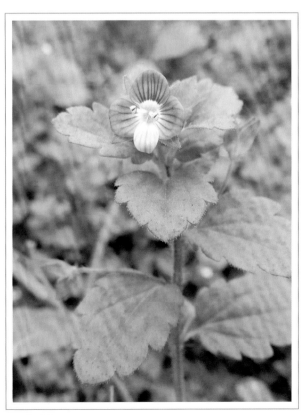
阿拉伯婆婆纳

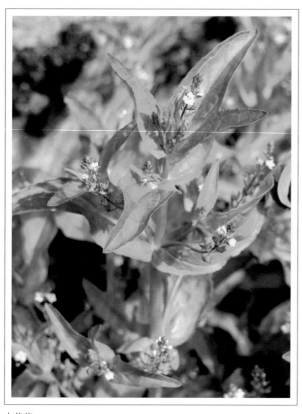

水苦荬

水苦荬 芒种草、水莴苣、水菠菜
Veronica undulata Wall. ex Jack

【分布】香港、广东（广州、深圳）；我国除内蒙古、宁夏、青海、西藏外广布；阿富汗、印度、日本、韩国、老挝、尼泊尔、巴基斯坦、泰国、越南。

【识别特征】多年生草本，高 10～80cm。茎、花序轴、花萼和蒴果上具有大头针状腺毛。叶对生，上部的半抱茎；叶片椭圆形、卵状矩圆形至条状披针形，长 2～10cm，宽 1～3.5cm，叶缘有尖锯齿。花序比叶长，多花；花梗在果期挺直，横叉开，与花序轴几成直角，因而花序宽可达 1.5cm；花萼 4 深裂，长约 3mm；花冠浅蓝色、浅紫色或白色，辐状，筒部极短，裂片 4；雄蕊 2，短于花冠；子房上位。蒴果近圆形，长宽近相等，几与萼等长。

【药用部位及功效】带虫瘿的全草——清热解毒，活血止血。

371. 玄参科 Scrophulariaceae

醉鱼草属 Buddleja L.

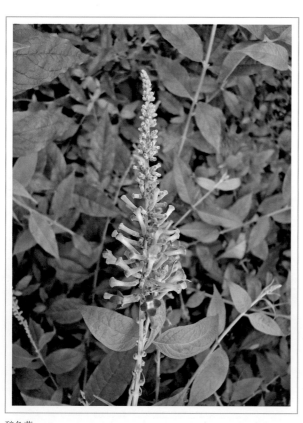

醉鱼草

醉鱼草* 阳包树、痒见消、钱线尾
Buddleja lindleyana Fortune

【分布】香港、澳门、广东（广州、深圳、肇庆）；安徽、福建、广东、广西、贵州、湖北、湖南、江苏、江西、四川、云南、浙江。

【识别特征】灌木，高 1～3m。小枝具 4 棱，棱上略有窄翅，幼枝、叶下表面、叶柄、花序、苞片及小苞片均密被星状短绒毛和腺毛。叶对生，萌芽枝上的互生或近轮生；叶柄长 2～15mm；叶片卵形、椭圆形至长圆状披针形，长 3～11cm，宽 1～5cm。穗状聚伞花序顶生，长 4～40cm；花 4 数，芳香；花萼钟状，长约 4mm；花冠紫色，长 13～20mm；雄蕊 4，着生于花冠管下部；子房上位，2 室。果序穗状；蒴果长圆状或椭圆状，长 5～6mm，直径 1.5～2mm。花期 4～10 月，果期 8 月至翌年 4 月。

【药用部位及功效】茎叶——祛风解毒，驱虫，化骨鲠（有小毒）；花——祛痰，截疟，解毒（有小毒）。

373. 母草科 Linderniaceae

母草属 Lindernia All.

母草 四方拳草
Lindernia crustacea (L.) F. Muell.

【分布】香港、澳门、广东（广州、深圳、惠州、东莞、江门）；安徽、福建、贵州、江苏、江西、四川、台湾、西藏、云南、浙江、河南、湖北、湖南、广东、广西、海南；世界热带、亚热带地区广布。

【识别特征】矮小草本，高 10～20cm，常铺散成密丛，多分枝。根须状。枝弯曲上升，微方形，有深沟纹。单叶对生；叶片三角状卵形或宽卵形，长 10～20mm，宽 5～11mm，边缘有浅钝锯齿。花小，两性，单生或在茎顶成极短的总状花序；花萼坛状，长 3～5mm，5 齿裂；花冠紫色，长 5～8mm，上唇直立，2 浅裂，下唇 3 裂；二强雄蕊；子房上位。蒴果椭圆形，与宿萼近等长。花果期几全年。

【药用部位及功效】全草——清热利湿，活血止痛。

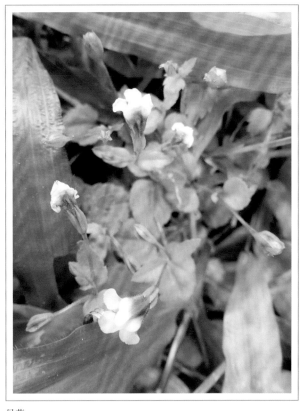

母草

旱田草
Lindernia ruellioides (Colsm.) Pennell

【分布】香港、广东（广州、深圳、东莞、肇庆）；福建、广东、广西、贵州、湖北、湖南、江西、四川、台湾、云南、浙江；柬埔寨、印度、印度尼西亚、日本、马来西亚、缅甸、新西兰、菲律宾、越南。

【识别特征】一年生草本，高 10～15cm，常分枝，节上生根。单叶对生；叶柄长 3～20mm，疏被短柔毛，有狭翅；叶片矩圆形、椭圆形、卵状矩圆形或圆形，长 1～4cm，宽 0.6～2cm，边缘密生细锯齿。总状花序顶生，有花 2～10 朵；花萼在花期长约 6mm，果期达 10mm，仅基部联合；花冠紫红色，长 10～14mm，上唇直立，2 裂，下唇 3 裂；雄蕊 4，后方 2 枚能育；子房上位。蒴果圆柱形。花期 6～9 月，果期 7～11 月。

【药用部位及功效】全草——理气活血，消肿止痛。

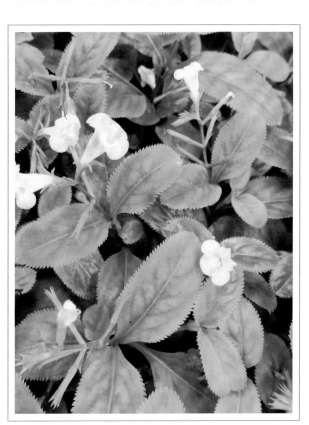

旱田草

蝴蝶草属 Torenia L.

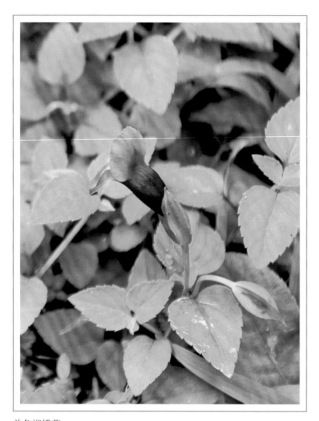

单色蝴蝶草

单色蝴蝶草　同色蓝猪耳
Torenia concolor Lindl.

【分布】香港、广东（广州、东莞、肇庆）；贵州、台湾、云南、广东、广西、海南；日本、老挝、越南。

【识别特征】匍匐草本。茎4棱，节上生根。分枝上升或直立。叶对生；叶柄长2～10mm；叶片三角状卵形或长卵形，稀卵圆形，长1～4cm，宽0.8～2.5cm，边缘有锯齿。花单生，排成伞形花序；花萼长1.2～1.5cm，果期长达2.3cm，具5枚宽超过1mm的翅，基部下延，萼齿2，长三角形，果熟时裂成5枚小齿；花冠长2.5～3.9cm，近二唇形，蓝色或蓝紫色；二强雄蕊；子房上位。蒴果长椭圆形。花果期5～11月。

【药用部位及功效】全草——清热利湿，止咳止呕，活血解毒。

376. 胡麻科 Pedaliaceae

胡麻属 Sesamum L.

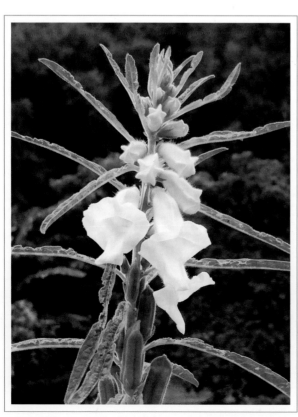

芝麻

芝麻　胡麻、脂麻、油麻
Sesamum indicum L.

【分布】香港、广东（广州、惠州）有栽培；我国广泛栽培；全世界广泛栽培。

【识别特征】一年生草本，高60～150cm。叶在茎下部对生，上部互生或近对生；叶柄长1～5cm；叶片矩圆形或卵形，长3～10cm，宽2.5～4cm，下部叶常掌状3裂，中部叶有齿缺，上部叶近全缘。花单生或2～3朵同生于叶腋内；花萼小，5深裂；花冠长2.5～3cm，筒状，直径1～1.5cm，白色而常有紫红色或黄色的彩晕；二强雄蕊，生于花冠筒基部；子房上位。蒴果矩圆形，长2～3cm，直径6～12mm，有纵棱，直立，被毛，分裂至中部或基部。种子有黑白之分。花期夏末秋初。

【药用部位及功效】种子——补益肝肾，养血益精，润肠通便。

377. 爵床科 Acanthaceae

老鼠簕属 Acanthus L.

老鼠簕
Acanthus ilicifolius L.

【分布】香港、澳门、广东（广州、深圳、东莞）；福建、广东、广西、海南；柬埔寨、印度、印度尼西亚、马来西亚、缅甸、菲律宾、斯里兰卡、巴布亚新几内亚、泰国、越南、澳大利亚、太平洋群岛。

【识别特征】直立灌木。叶对生；叶柄长 3～6mm；托叶呈刺状；叶片长圆形至长圆状披针形，长 6～14cm，宽 2～5cm，边缘 4～5 羽状浅裂，自裂片顶端突出为尖锐硬刺。穗状花序顶生；花两性；花萼裂片 4，不等大；花冠白色，长 3～4cm，上唇退化，下唇倒卵形，长约 3cm，顶端 3 裂，内面两侧各有 1 条被毛带；雄蕊 4，近等长；子房上位。蒴果椭圆形，长 2.5～3cm。花期 5～9 月。

【药用部位及功效】根或枝、叶——清热解毒，散瘀止痛，化痰利湿。

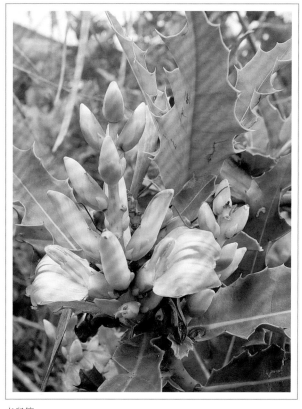

老鼠簕

穿心莲属 Andrographis Wall. ex Nees

穿心莲　一见喜、印度草、榄核莲
Andrographis paniculata (Burm. f.) Wall.

【分布】香港、澳门、广东（广州、深圳、东莞）有栽培；安徽、福建、湖北、湖南、江苏、江西、云南、浙江、广东、广西、海南有栽培；原产印度、斯里兰卡、柬埔寨、印度尼西亚、老挝、马来西亚、缅甸、泰国、越南、加勒比地区等有栽培或逸生。

【识别特征】一年生草本。茎高 50～80cm，四棱形，下部多分枝，茎节膨大。单叶对生；叶片卵状矩圆形至矩圆状披针形，长 4～8cm，宽 1～2.5cm。总状花序顶生和腋生，集成大型圆锥花序；花萼裂片 5，长约 3mm；花冠白色而小，二唇形，上唇微 2 裂，下唇 3 深裂，带紫色斑纹，长约 12mm，花冠筒与唇瓣等长；雄蕊 2，花药 2 室，1 室基部和花丝一侧有柔毛；子房上位。蒴果扁，长约 10mm。种子 12 粒，四方形。花期 9～10 月，果期 10～11 月。

【药用部位及功效】全草——清热解毒，泻火，燥湿。

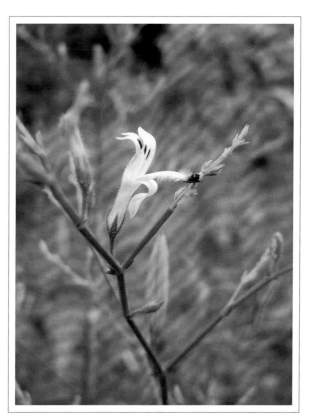

穿心莲

十万错属 Asystasia Blume

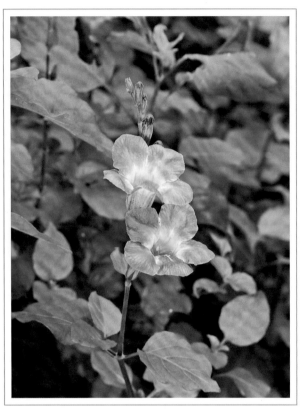

宽叶十万错

宽叶十万错
Asystasia gangetica (L.) T. Anders.

【分布】香港、澳门、广东（广州）有栽培或归化；广东、广西、台湾、云南已归化；世界泛热带地区。

【识别特征】多年生草本。叶对生；叶片椭圆形，长3～12cm，宽1～4cm，两面稀疏被短毛，上表面钟乳体点状，几全缘。总状花序顶生；花序轴四棱形，棱上被毛；花偏向于一侧；苞片对生，小苞片2，着生于花梗基部；花两性，两侧对称；花萼长约7mm，5深裂；花冠长约2.5cm，略呈二唇形，上唇2裂，下唇3裂，中裂片两侧自喉部向下有2条褶襞直至花冠筒下部，褶襞密被白色柔毛，并有紫红色斑点；雄蕊4，二强，花药紫色；子房上位，密被长柔毛，具杯状花盘，花盘5浅裂。蒴果长约3cm，不育部分长约15mm。

【药用部位及功效】茎、叶——散瘀消肿，接骨止血。

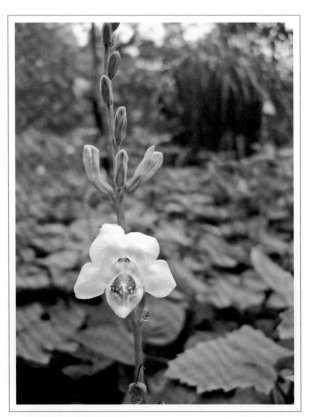

小花十万错

小花十万错
Asystasia gangetica subsp. **micrantha** (Nees) Ensermu

【分布】香港、广东（广州）有栽培；广东、台湾已归化；印度洋群岛、马达加斯加，非洲、亚洲。

【识别特征】多年生草本。叶对生；叶片椭圆形，长3～12cm，宽1～4cm，两面稀疏被短毛，上表面钟乳体点状，几全缘。总状花序顶生；花序轴四棱形，棱上被毛；花偏向于一侧；苞片对生，小苞片2，着生于花梗基部；花两性，两侧对称；花萼长约7mm，5深裂；花冠长1.2～1.5cm，略呈二唇形，下唇的中裂片稍反折；雄蕊4，二强，花药紫色；子房上位，密被长柔毛，具杯状花盘，花盘5浅裂。蒴果长近3cm。

【药用部位及功效】茎、叶——散瘀消肿，接骨止血。

假杜鹃属 Barleria L.

假杜鹃
Barleria cristata L.

【分布】香港、澳门、广东（广州、深圳、东莞、珠海、惠州、肇庆）野生或栽培；福建、贵州、四川、台湾、西藏、云南、广东、广西、海南；不丹、柬埔寨、印度、印度尼西亚、老挝、缅甸、尼泊尔、巴基斯坦、菲律宾、新加坡、斯里兰卡、泰国、越南。

【识别特征】小灌木，高达 2m。单叶对生；叶片椭圆形、长椭圆形或卵形，长 3～10cm，宽 1.3～4cm，两面被长柔毛，全缘；侧脉 4～5 对；短枝的叶较小；叶腋内通常着生 2 朵花。花在短枝上密集；外萼片 2，卵形至披针形，长 1.2～2cm，齿端具刺尖，内萼片 2，线形或披针形，长 6～7mm，有缘毛；花冠蓝紫色或白色，二唇形，长 3.5～5cm，花冠管圆筒状，喉部渐大，冠檐 5 裂；能育雄蕊 4，着生于花冠筒基部，不育雄蕊 1；子房上位，花盘杯状，包被子房下部。蒴果长圆形，长 1.2～1.8cm。花期 11～12 月。

【药用部位及功效】全株——清肺化痰，祛风利湿，解毒消肿。

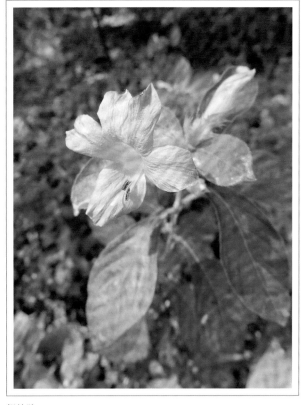

假杜鹃

花叶假杜鹃
Barleria lupulina Lindl.

【分布】广州、深圳有栽培；广东、广西有栽培；亚洲东南部。

【识别特征】灌木，高约 2m。茎多分枝。单叶对生；叶柄短，基部有 1 对向下的针刺，紫红色；叶片披针形或卵状披针形，长 4～8cm，顶端渐尖，基部楔形，全缘，两面被白色柔毛。穗状花序顶生或腋生；花黄色；苞片大；萼片 4，成对，外面 1 对最大；花冠管长，5 裂，裂片近相等；能育雄蕊 2～3，退化雄蕊 1～2；子房上位，2 室。蒴果卵形，中下部有种子 4 粒。花期夏秋季。

【药用部位及功效】全株——通经络，续筋骨，解毒消肿。

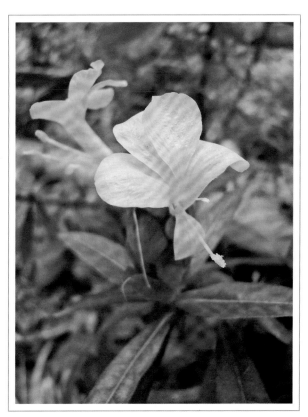

花叶假杜鹃

狗肝菜属 Dicliptera Juss.

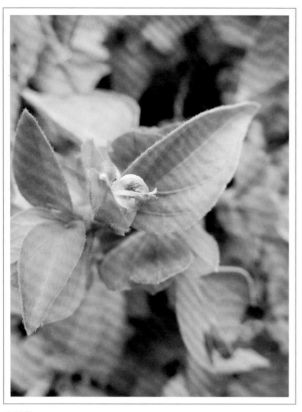

狗肝菜

狗肝菜　华九头狮子草
Dicliptera chinensis (L.) Juss.

【分布】香港、澳门、广东（广州、深圳、惠州、东莞、江门、肇庆）；福建、贵州、四川、台湾、云南、广东、广西、海南；孟加拉国、印度、越南。

【识别特征】草本，高30～80cm。茎节常膨大。单叶对生；叶柄长5～25mm；叶片卵状椭圆形，长2～7cm，宽1.5～3.5cm。聚伞花序；花萼裂片5，长约4mm；花冠淡紫红色，长10～12mm，二唇形，上唇阔卵状近圆形，全缘，有紫红色斑点，下唇长圆形，3浅裂；雄蕊2，花丝被柔毛；子房上位。蒴果长约6mm，被柔毛，开裂时种子弹出。

【药用部位及功效】全草——清热，凉血，利湿，解毒。

水蓑衣属 Hygrophila R. Br.

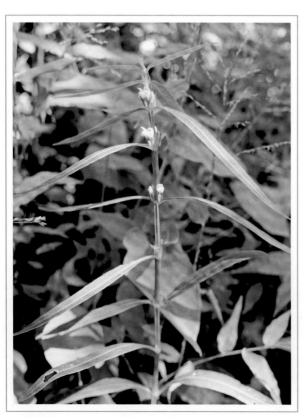

水蓑衣

水蓑衣
Hygrophila ringens (L.) R. Br. ex Spreng.

【分布】香港、澳门、广东（广州、深圳、东莞、珠海、惠州、肇庆）；安徽、重庆、福建、贵州、江苏、江西、四川、台湾、云南、浙江、河南、湖北、湖南、广东、广西、海南；不丹、柬埔寨、印度、印度尼西亚、日本、老挝、马来西亚、缅甸、尼泊尔、巴基斯坦、菲律宾、泰国、越南。

【识别特征】多年生草本，高可达80cm。茎4棱。叶对生；近无柄；叶片长椭圆形、披针形至线形，长4～11.5cm，宽0.8～1.5cm，两面被长硬毛。花簇生于叶腋，无梗；苞片披针形，长约10mm；花萼圆筒状，长6～8mm，被毛，5深裂至中部；花冠淡紫色或粉红色，长1～1.2cm，被柔毛，二唇形，花冠管稍长于裂片；二强雄蕊；子房上位。蒴果比宿存萼长1/4～1/3，干时淡褐色。花期秋季。

【药用部位及功效】全草——清热解毒，散瘀消肿。

爵床属 Justicia L.

鸭嘴花　野靛叶、大还魂、鸭子花
Justicia adhatoda L.

【分布】香港、广东（广州、深圳）有栽培；云南、广东、广西、海南有栽培；印度、印度尼西亚、马来西亚、尼泊尔、巴基斯坦、斯里兰卡，世界热带地区有栽培或逸生。

【识别特征】大灌木，高达1～3m。嫩枝密被灰白色微柔毛。茎叶揉后有特殊气味。单叶对生；叶柄长1.5～2cm；叶片矩圆状披针形至披针形，或卵形或椭圆状卵形，长15～20cm，宽4.5～7.5cm，全缘；中脉在上面具槽，侧脉每边约12条。穗状花序；花两性，两侧对称；花梗长5～10cm；萼裂片5，长约8mm；花冠白色，有紫色条纹或粉红色，长2.5～3cm，喉部下侧扩大，冠檐二唇形；雄蕊2，花丝粗壮；子房上位，柱头单一。蒴果近木质，长约0.5cm，上部具4粒种子，下部实心短柄状。

【药用部位及功效】全株——活血止痛，接骨续伤，止血。

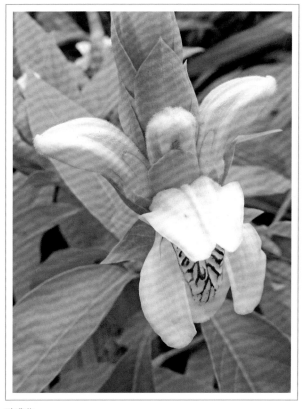

鸭嘴花

虾衣花　麒麟吐珠
Justicia brandegeeana Wassh. & L. B. Sm.

【分布】香港、澳门、广东（广州、深圳）有栽培；我国南部、中部有栽培；原产墨西哥。

【识别特征】草本，高20～50cm。茎多分枝，被短硬毛。单叶对生；叶片卵形，长2.5～6cm，顶端短渐尖，基部渐狭而成细柄，全缘，两面被短硬毛。穗状花序紧密，稍弯垂，长6～9cm；苞片砖红色，长1.2～1.8cm，被短柔毛；花萼白色，长约为花冠筒的1/4；花冠白色，长约3.2cm，伸出苞片之外，喉部短，冠檐二唇形，在喉凸上有红色斑点；雄蕊2，与上唇近等长；子房上位。蒴果未见。

【药用部位及功效】茎叶——清热解毒，散瘀消肿。

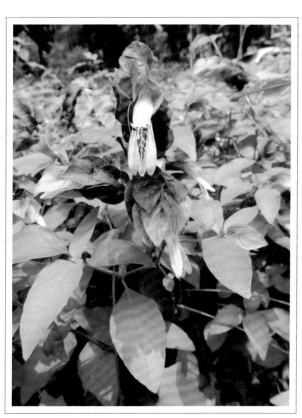

虾衣花

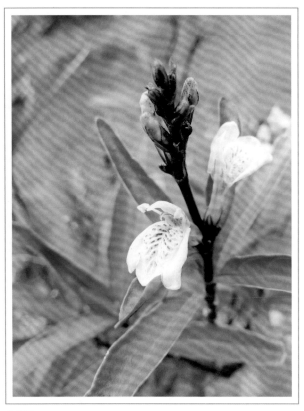

小驳骨

小驳骨　接骨草、尖尾凤
Justicia gendarussa Burm. f.

【分布】香港、澳门、广东（广州、深圳、惠州、东莞、江门、中山、珠海、肇庆、佛山）；台湾、云南、广东、广西、海南；柬埔寨、印度、印度尼西亚、老挝、马来西亚、缅甸、菲律宾、斯里兰卡、泰国、越南。

【识别特征】多年生草本或亚灌木，高约 1m。茎圆柱形，节膨大，多分枝。叶对生；叶片狭披针形至披针状线形，长 5～10cm，宽 5～15mm，全缘；中脉粗大。穗状花序顶生；苞片对生；花两性；萼 5 深裂，三角状披针形；花冠白色或粉红色，二唇形，喉部稍扩大，上唇长圆状卵形，下唇 3 浅裂；雄蕊 2；子房上位，2 室。蒴果狭棒状。花期春季。

【药用部位及功效】茎、叶或全株——祛风湿，散瘀血，续筋骨。

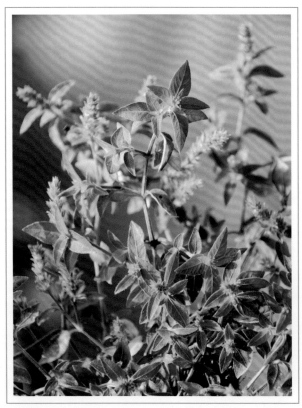

爵床

爵床
Justicia procumbens L.

【分布】香港、澳门、广东（广州、深圳、东莞、江门、惠州、珠海、肇庆）；安徽、重庆、福建、贵州、河北、江苏、江西、陕西、四川、台湾、西藏、云南、浙江、河南、湖北、湖南、广东、广西、海南；孟加拉国、不丹、柬埔寨、印度、印度尼西亚、日本、老挝、马来西亚、缅甸、尼泊尔、菲律宾、斯里兰卡、泰国、越南。

【识别特征】草本，高 20～50cm，植物体被短硬毛。茎基部匍匐。叶对生；叶片椭圆形至椭圆状长圆形，长 1.5～3.5cm，宽 1.3～2cm，上表面具钟乳体。穗状花序顶生或生上部叶腋；花小，两性；花萼裂片 4，线形，有膜质边缘和缘毛；花冠粉红色，二唇形，下唇 3 浅裂；雄蕊 2，药室不等高，下方 1 室有距；子房上位。蒴果长约 5mm，上部含种子 4 粒，下部实心似柄状。

【药用部位及功效】全草——清热解毒，利湿消积，活血止痛。

黑叶小驳骨
Justicia ventricosa Wall. ex Hook. f.

【分布】香港、澳门、广东（深圳、惠州、肇庆）有栽培或归化；云南、广东、广西、海南有栽培或归化；原产柬埔寨、老挝、缅甸、泰国、越南。

【识别特征】多年生粗壮草本或亚灌木，高可达 1m。叶对生；叶柄长 0.5～1.5cm；叶片椭圆形或倒卵形，长 10～17cm，宽 3～6cm，基部渐狭，干时草黄色或绿黄色，常有颗粒状隆起；中脉粗大，侧脉每边 6～7 条。穗状花序顶生；苞片大，覆瓦状重叠，阔卵形或近圆形，长 1～1.5cm，宽约 1cm；花萼裂片 5，长约 3mm；花冠白色或粉红色，长 1.5～1.6cm，上唇长圆状卵形，下唇浅 3 裂；雄蕊 2；子房上位。蒴果长约 8mm，被柔毛。花期冬季。

【药用部位及功效】茎叶或根——活血止痛，化瘀接骨。

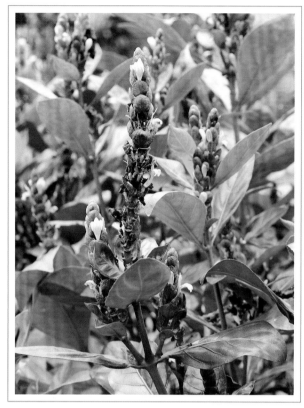

黑叶小驳骨

鳞花草属 Lepidagathis Willd.

鳞花草
Lepidagathis incurva Buch.-Ham. ex D. Don

【分布】香港、澳门、广东（广州、深圳、惠州、肇庆、江门）；云南、广东、广西、海南；孟加拉国、印度、缅甸、泰国、越南。

【识别特征】直立草本，高可达 1m，多分枝。小枝四棱形。叶对生；叶柄长 5～10mm；叶片长圆形至披针形，长 4～10cm，宽 1～3.5cm，基部多少下延，边缘浅波状或有疏齿，上表面光亮，两面均有针状钟乳体。穗状花序，长 1～3cm；苞片、小苞片及萼裂片均在下表面和边缘被长柔毛；花萼裂片 4，后对长约 7mm，前对中部以下合生；花冠白色，长约 7mm，喉部内面密被白色长柔毛，上唇直立，不明显 2 裂，下唇 3 裂；二强雄蕊；子房上位。蒴果长圆形，长约 6mm。花期早春。

【药用部位及功效】带根全草——清热解毒，消肿止痛。

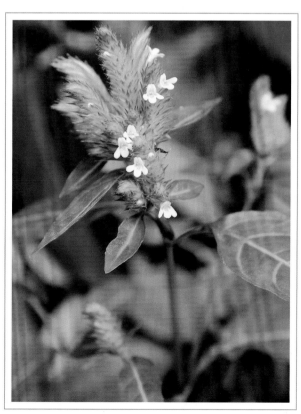

鳞花草

观音草属 Peristrophe Nees

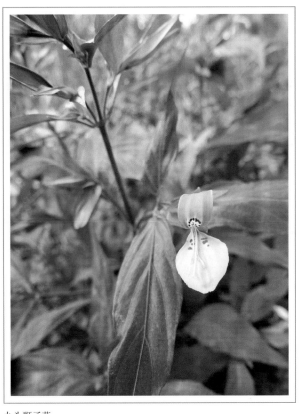

九头狮子草

九头狮子草　接长草、土细辛
Peristrophe japonica (Thunb.) Bremek.

【分布】广州、惠州、肇庆；安徽、重庆、福建、贵州、江苏、江西、四川、台湾、云南、浙江、广东、广西、海南；日本。

【识别特征】多年生草本，高 20～50cm。根细长，须根黄白色。茎直立，四棱形，节显著膨大。叶对生；有柄；叶片卵状矩圆形，长 5～12cm，宽 2.5～4cm，全缘。花序顶生或生于上部叶腋，每个聚伞花序下托以 2 枚总苞状苞片，1 大 1 小，卵形，几倒卵形，内有 1 至少数花；花萼裂片 5，钻形，长约 3mm；花冠粉红色至微紫色，长 2.5～3cm，二唇形，下唇 3 裂；雄蕊 2，花丝细长；子房上位，2 室。蒴果狭倒卵形，长 1～1.2cm，开裂时胎座不弹起，上部具 4 粒种子，下部实心。花期 5～9 月。

【药用部位及功效】全草——祛风清热，清肝定惊，散瘀解毒。

灵枝草属 Rhinacanthus Nees

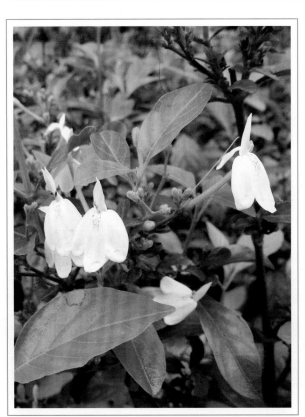

灵枝草

灵枝草　白鹤灵芝、仙鹤灵芝草
Rhinacanthus nasutus (L.) Kuntze

【分布】香港、澳门、广东（广州、深圳、东莞）；广东、海南、云南；柬埔寨、印度、印度尼西亚、老挝、马来西亚、缅甸、菲律宾、斯里兰卡、泰国、越南、马达加斯加。

【识别特征】多年生直立草本或亚灌木。叶对生；主茎上叶较大，分枝上叶较小；叶柄长 5～15mm；叶片椭圆形或卵状椭圆形，全缘或稍呈浅波状，长 2～7cm，宽 8～30mm，下表面被密柔毛；侧脉每边 5～6 条，斜升，不达叶缘。圆锥花序顶生或腋生；花两性，两侧对称；花萼 5 深裂，裂片长约 2mm；花冠白色，长 2.5cm 或过之，上唇线状披针形，比下唇短，下唇 3 深裂至中部，冠檐裂片近等大；雄蕊 2，着生于花冠喉部；子房上位。蒴果棍棒状。

【药用部位及功效】枝、叶——清热润肺，杀虫止痒。

马蓝属 Strobilanthes Blume

板蓝　马蓝
Strobilanthes cusia (Nees) Kuntze

【分布】香港、澳门、广东（广州、深圳、东莞、惠州、肇庆）；福建、贵州、湖南、四川、台湾、西藏、云南、浙江、广东、广西、海南；孟加拉国、不丹、印度、老挝、缅甸、泰国、越南。

【识别特征】多年生一次性结实草本。茎稍木质化，高约 1m，通常成对分枝，幼嫩部分和花序均被锈色鳞片状毛。单叶对生；叶柄长 1.5~2cm；叶片椭圆形或卵形，长 10~20cm，宽 4~9cm，边缘有锯齿，两面无毛，干时黑色；侧脉每边约 8 条。穗状花序直立，长 10~30cm；花两性，两侧对称；花萼不等 5 深裂；花冠圆筒形，董色、玫瑰红色或白色，喉部扩大，冠檐 5 裂，裂片等大；二强雄蕊；子房上位。蒴果长 2~2.2cm。花期 11 月至翌年 2 月。

【药用部位及功效】根、叶——清热解毒，凉血止血。

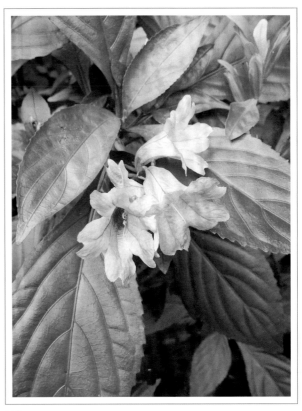

板蓝

山牵牛属 Thunbergia Retz.

山牵牛　大花老鸦嘴、大花山牵牛
Thunbergia grandiflora Roxb.

【分布】香港、澳门、广东（广州、深圳、惠州、东莞、江门、珠海、肇庆）野生或栽培；福建、云南、广东、广西、海南；印度、缅甸、泰国、越南。

【识别特征】攀援灌木。小枝条幼时稍四棱形，密被柔毛。叶对生；叶柄长达 8cm；叶片卵形、宽卵形至心形，长 4~9cm，宽 3~7.5cm，边缘有 2~6 枚宽三角形裂片，上面被柔毛，毛基部常膨大而使叶面呈粗糙状，下表面密被柔毛，通常 5~7 条脉。花在叶腋单生或成顶生总状花序；花梗长 2~4cm；小苞片 2；花冠管连同喉白色，自花冠管以上膨大；冠檐蓝紫色；雄蕊 4，药室不等大；子房上位，柱头 2 裂。蒴果被短柔毛，直径约 13mm，高约 18mm，喙长约 2cm。

【药用部位及功效】根——祛风通络，散瘀止痛。

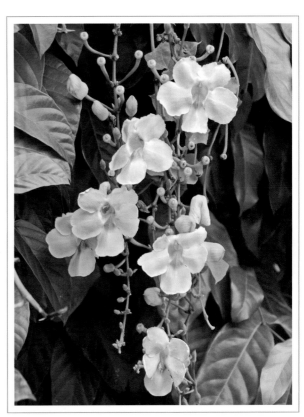

山牵牛

378. 紫葳科 Bignoniaceae

凌霄属 Campsis Lour.

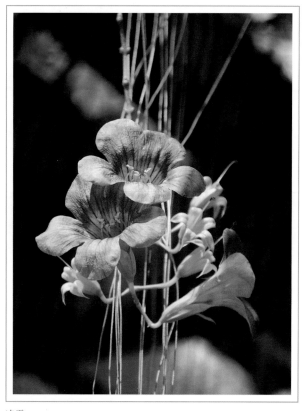

凌霄

凌霄　紫葳
Campsis grandiflora (Thunb.) K. Schum.

【分布】香港、澳门、广东（广州、深圳）有栽培；福建、广东、广西、河北、山东、山西、台湾；印度、日本、巴基斯坦、越南。

【识别特征】藤本。茎木质，表皮脱落，枯褐色，以气生根攀附于它物之上。奇数羽状复叶对生；小叶7～9，卵形至卵状披针形，长3～6cm，宽1.5～3cm；侧脉6～7对，边缘有粗锯齿，叶轴长4～13cm，小叶柄长5～10mm。顶生短圆锥花序；花大，两性；花萼钟状，长约3cm，分裂至中部；花冠内面鲜红色，外面橙黄色，长约5cm，裂片半圆形；雄蕊4，二强，着生于花冠筒近基部；子房上位，柱头2裂。蒴果。化期5～8月。

【药用部位及功效】花——清热凉血，化瘀散结，祛风止痒；根——凉血祛风，活血通络。

木蝴蝶属 Oroxylum Vent.

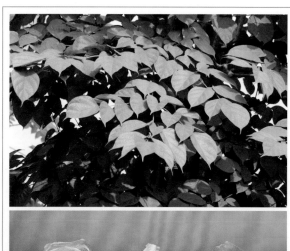

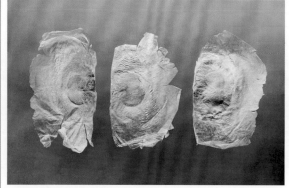

木蝴蝶

木蝴蝶　千张纸、云故纸、大刀树
Oroxylum indicum (L.) Kurz

【分布】香港、澳门、广东（广州、深圳）；福建、广东、广西、贵州、四川、台湾、云南；不丹、柬埔寨、印度、印度尼西亚、老挝、马来西亚、缅甸、尼泊尔、菲律宾、泰国、越南。

【识别特征】直立小乔木，高6～10m。二至三回单数羽状复叶对生，长60～130cm；小叶三角状卵形，基部偏斜，两面无毛，全缘。总状花序顶生；花大，两性，紫色，傍晚开放，有恶臭气；花萼钟状，紫色，顶端平截；花冠近二唇形，檐部下唇3裂，上唇2裂；雄蕊4，近二强；花盘大，肉质，5浅裂；子房上位。蒴果木质，长40～120cm，厚约1cm，2瓣裂。种子多数，翅薄如纸，故有"千张纸"之称。花期7～10月，果期10～12月。

【药用部位及功效】成熟种子——利咽润肺，疏肝和胃，敛疮生肌；树皮——清热利湿，退黄，利咽消肿。

炮仗藤属 **Pyrostegia** C. Presl

炮仗花　黄鳝藤
Pyrostegia venusta (Ker Gawl.) Miers

【分布】香港、澳门、广东（广州、深圳、惠州、江门）有栽培；福建、台湾、云南、广东、广西、海南有栽培；原产南美洲。

【识别特征】藤本，具有 3 叉丝状卷须。叶对生；小叶 2～3，卵形，长 4～10cm，宽 3～5cm，下面具有极细小分散的腺穴，全缘，叶轴长约 2cm，小叶柄长 5～20mm。圆锥花序着生于侧枝的顶端，长 10～12cm。花两性；萼钟状，有 5 小齿；花冠筒状，内面中部有 1 毛环，橙红色，裂片 5，花开放后反折，边缘被白色短柔毛；雄蕊 4，二强，着生于花冠筒中部；子房上位，花柱与花丝均伸出花冠筒外。蒴果线性，果瓣革质，内有种子多列。种子具翅，薄膜质。花期长，通常在 1～6 月。

【药用部位及功效】花和叶——润肺止咳，清热利咽。

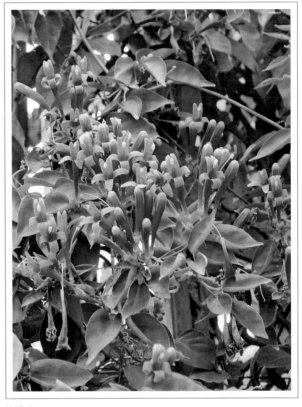

炮仗花

黄钟花属 **Tecoma** Juss.

硬骨凌霄
Tecoma capensis (Thunb.) Lindl.

【分布】澳门、广东（广州、深圳）有栽培；广东、广西、海南广泛栽培；原产非洲南部，世界热带地区广泛栽培。

【识别特征】常绿半蔓性或近直立灌木，高达 2m。枝细长，皮孔明显。奇数羽状复叶对生；总叶柄长 3～6cm；小叶多为 7，卵形至椭圆状卵形，长 1～2.5cm，边缘有不甚规则的锯齿。总状花序顶生；萼钟状，5 裂；花冠漏斗状，略弯曲，橙红色至鲜红色，有深红色的纵纹，长约 4cm，上唇凹入；雄蕊突出。蒴果扁线形，多不结实。云南西双版纳可全年开花，北方盆栽温度适宜时，花期为 8～11 月。

【药用部位及功效】茎叶和花——清热散瘀，通经，利水。

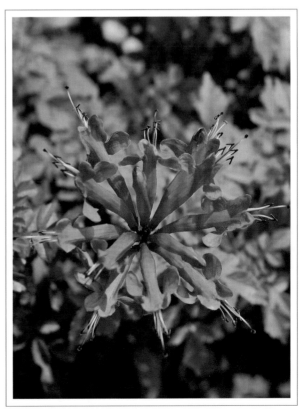

硬骨凌霄

382. 马鞭草科 Verbenaceae

假连翘属 *Duranta* L.

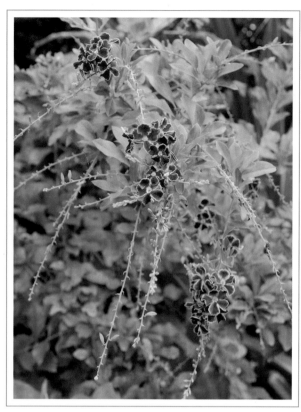

假连翘

假连翘　莲荞、花墙刺、篱笆树
Duranta erecta L.

【分布】香港、澳门、广东（广州、深圳、惠州）有栽培；福建、湖南、江西、台湾、浙江、广东、广西、海南有栽培；原产热带美洲。

【识别特征】灌木，高 1.5~3m。枝条有皮刺。叶对生，稀轮生；叶柄长约 1cm；叶片卵状椭圆形或卵状披针形，长 2~6.5cm，宽 1.5~3.5cm，全缘或中部以上有锯齿。总状花序顶生或腋生，常排成圆锥状；花萼管状，长约 5mm，5 裂，有 5 棱；花冠通常蓝紫色，长约 8mm，5 裂，裂片平展；雄蕊 4，二强；子房上位。核果球形，有光泽，直径约 5mm，熟时红黄色，有增大宿存花萼包围。花果期 5~10 月，在南方可为全年。

【药用部位及功效】果实——截疟，活血止痛；叶——散瘀，解毒。

马缨丹属 *Lantana* L.

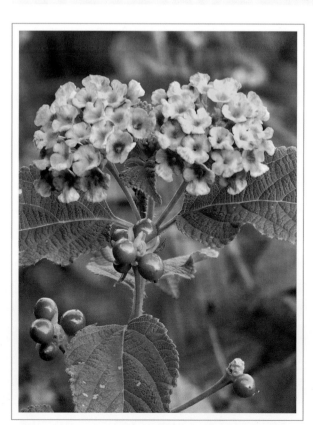

马缨丹

马缨丹　五色梅、五彩花、如意草
Lantana camara L.

【分布】香港、澳门、广东（广州、深圳、惠州、东莞、江门、肇庆）有栽培或归化；福建、台湾、广东、广西、海南有栽培或归化；原产热带美洲。

【识别特征】直立或蔓性灌木，高 1~2m，有时藤状，长达 4m。茎枝均呈四方形，有短而倒钩状的刺。单叶对生，揉烂后有强烈的气味；叶片卵形至卵状长圆形，长 3~8.5cm，宽 1.5~5cm，边缘有钝齿。花两性；花萼管状，长约 1.5mm，齿极短；花冠黄色或橙黄色，开花后不久转为深红色，略呈二唇形；雄蕊 4，着生于花冠筒中部；子房上位。果实近球形，直径约 4mm，熟时紫黑色。全年开花。

【药用部位及功效】花——清热，止血；叶——清热解毒，祛风止痒。

假马鞭属 Stachytarpheta Vahl

假马鞭　玉龙鞭
Stachytarpheta jamaicensis (L.) Vahl

【分布】香港、澳门、广东（广州、深圳、东莞）有栽培或归化；福建、台湾、云南、广东、广西、海南有栽培或归化；原产中美洲、南美洲。

【识别特征】多年生粗壮草本或亚灌木，高 0.6～2m。幼枝近四方形。叶对生；叶柄长 1～3cm；叶片椭圆形至卵状椭圆形，长 2.4～8cm，宽 2～4cm，边缘有粗锯齿，两面散生短毛；侧脉 3～5 条。穗状花序顶生；花单生于苞腋内，一半嵌生于花序轴的凹穴中；花萼管状，长约 6mm；花冠深蓝紫色，长 0.7～1.2cm，顶端 5 裂；雄蕊 2，花丝短；子房上位，柱头头状。蒴果内藏于宿存花萼内，成熟后 2 瓣裂，每瓣有 1 粒种子。花期 8 月，果期 9～12 月。

【药用部位及功效】全草及根——清热利湿，解毒消肿。

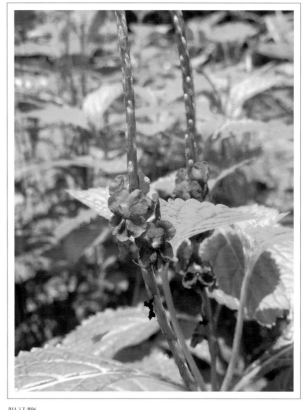

假马鞭

马鞭草属 Verbena L.

马鞭草　马鞭梢、土马鞭、风须草
Verbena officinalis L.

【分布】香港、澳门、广东（广州、深圳、惠州、东莞、江门）；安徽、福建、甘肃、贵州、湖北、湖南、江苏、江西、陕西、山西、四川、台湾、新疆、西藏、云南、浙江、广东、广西、海南；世界温带至热带地区广布。

【识别特征】多年生草本，高 30～120cm。茎近方形，节和棱上有硬毛。叶对生；叶片卵圆形至倒卵形或长圆状披针形，长 2～8cm，宽 1～5cm，基生叶边缘有锯齿，茎生叶多数 3 深裂，裂片边缘有锯齿，两面均被硬毛。穗状花序；花小，两性；花萼长约 2mm，有 5 脉；花冠淡紫色至蓝色，长 4～8mm，裂片 5；雄蕊 4，着生于花冠筒中部；子房上位。果长圆形，长约 2mm，熟时 4 瓣裂。花果期 6～10 月。

【药用部位及功效】全草——清热解毒，活血通经，利水消肿，截疟。

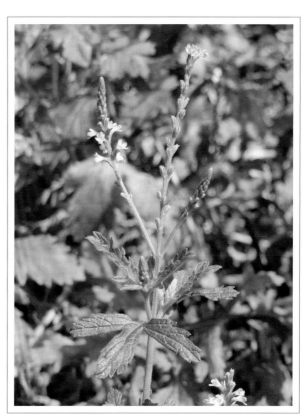

马鞭草

383. 唇形科 Lamiaceae

藿香属 Agastache J. Clayton ex Gronov.

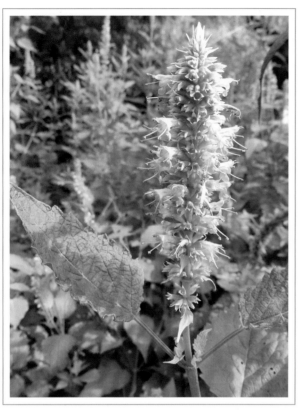

藿香

藿香
Agastache rugosa (Fisch. & C. A. Mey.) Kuntze

【分布】澳门、广东（广州、江门）有栽培；我国广布；日本、朝鲜半岛、俄罗斯，北美洲。

【识别特征】多年生草本，高 0.5～1.5m。茎四棱形，粗达 7～8mm。叶对生；叶柄长 1.5～3.5cm；叶片心状卵形至长圆状披针形，长 4.5～11cm，宽 3～6.5cm，向上渐小，边缘具粗齿，下表面有微柔毛及点状腺体。轮伞花序组成密集的穗状花序，长 2.5～12cm；花两性；萼管状倒圆锥形，长约 6mm，萼齿 5；花冠淡紫蓝色，长约 8mm，冠檐二唇形，上唇直伸，下唇 3 裂；二强雄蕊，伸出花冠；花盘厚环状；子房上位。小坚果卵状长圆形，长约 1.8mm。花期 6～9 月，果期 9～11 月。

【药用部位及功效】地上部分——祛暑解表，化湿和胃。

筋骨草属 Ajuga L.

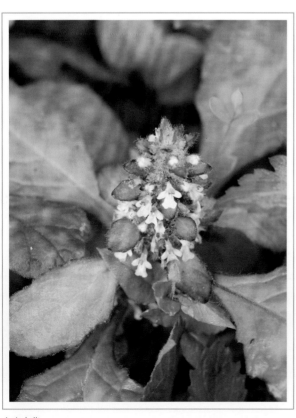

金疮小草

金疮小草　　白毛夏枯草、雪里青、散血草
Ajuga decumbens Thunb.

【分布】澳门、广东（广州、深圳、惠州、东莞）；安徽、福建、贵州、湖北、湖南、江苏、江西、青海、四川、台湾、云南、浙江、广东、广西、海南；日本、韩国。

【识别特征】一年生或二年生草本，平卧或上升，具匍匐茎。茎长 10～20cm，被白色长柔毛，幼嫩部分尤多。基生叶较多，较茎生叶长而大；叶柄长 1～2.5cm，具狭翅；叶片匙形或倒卵状披针形，长 3～6cm，宽 1.5～2.5cm，边缘具不整齐圆齿或全缘，具缘毛，两面被毛。轮伞花序排成间断的穗状花序；花萼漏斗状，长 5～8mm，萼齿 5；花冠淡蓝色或淡红紫色，稀白色，筒状，长 8～10mm，冠檐二唇形，下唇宽大，伸长，3 裂；雄蕊 4，二强；花盘环状，子房上位，4 裂。小坚果倒卵状三棱形。花期 3～7 月，果期 5～11 月。

【药用部位及功效】全草——清热解毒，化痰止咳，凉血散血。

广防风属 Anisomeles R. Br.

广防风　防风草、排风草、土藿香
Anisomeles indica (L.) Kuntze

【分布】香港、澳门、广东（广州、深圳、惠州、东莞、江门、珠海、肇庆）；福建、广东、广西、贵州、湖南、江西、四川、台湾、西藏、云南、浙江；老挝、马来西亚、缅甸、菲律宾、泰国、越南。

【识别特征】多年生粗壮草本，高 1～2m。茎四棱形，被毛。叶对生；叶柄长 1～4.5cm；叶片宽卵圆形，长 4～9cm，宽 2.5～6.5cm，边缘有不规则的锯齿，两面被毛。轮伞花序排成穗状；花萼钟形，长约 6mm，5 裂，果时增大；花冠淡紫色，长约 1.3cm，冠檐二唇形；雄蕊 4，伸出，近等长；有花盘，子房上位。小坚果黑色，具光泽，近圆球形，直径约 1.5mm。花期 8～9 月，果期 9～11 月。

【药用部位及功效】全草——祛风湿，消疮毒。

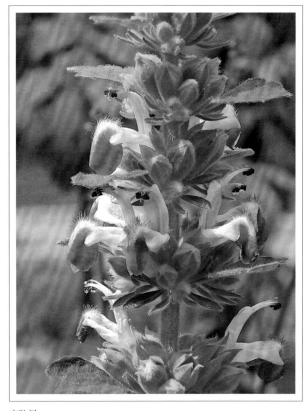

广防风

紫珠属 Callicarpa L.

杜虹花　粗糠仔、老蟹眼
Callicarpa formosana Rolfe

【分布】香港、澳门、广东（广州、深圳、东莞、惠州）；福建、江西、台湾、云南、浙江、广东、广西、海南；日本、菲律宾。

【识别特征】灌木，高 1～3m。小枝、叶柄和花序均密被灰黄色星状毛和分枝毛。单叶对生；叶柄长 1～2.5cm；叶片卵状椭圆形或椭圆形，长 6～15cm，宽 3～8cm，边缘有细锯齿，上表面被短硬毛，下表面被灰黄色星状毛和细小黄色腺点；侧脉 8～12 对。聚伞花序；花小，两性；花萼杯状，被灰黄色星状毛，萼齿 4；花冠紫色或淡紫色，长约 2.5mm，裂片 4，长约 1mm；雄蕊 4，着生于花冠筒基部；子房上位。果实近球形，紫色，径约 2mm。花期 5～7 月，果期 8～11 月。

【药用部位及功效】叶——收敛止血，清热解毒。

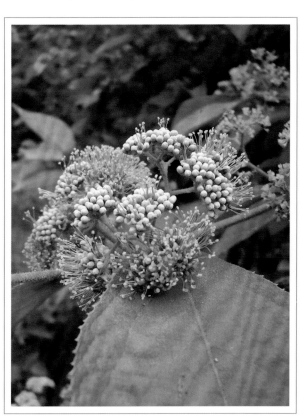

杜虹花

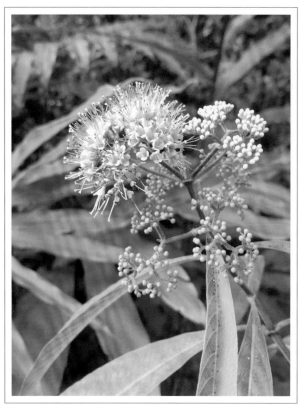

尖尾枫

尖尾枫　粘手风、穿骨枫
Callicarpa longissima (Hemsl.) Merr.

【分布】香港、广东（广州、东莞）；福建、江西、四川、台湾、广东、广西、海南；日本、越南。

【识别特征】灌木，高2～3m。小枝、花序和叶柄均被黄褐色星状茸毛。叶对生；叶柄长1～2cm；叶片长椭圆形，长9～20cm，宽3～6cm，边缘有齿，下表面有星状毛和黄色腺点。聚伞花序；花两性，4数；花萼杯状，长约1mm；花冠紫色，长约2mm；雄蕊4，着生于花冠筒基部；子房上位，由2心皮组成，4室。果实球形，直径约1.5mm，被毛。花期5～8月，果期8～12月。

【药用部位及功效】茎叶——祛风散寒，散瘀止痛，止血；根——祛风，活血，止痛。

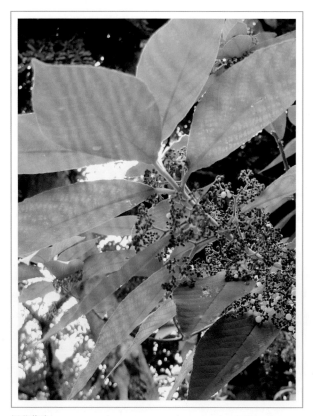

裸花紫珠

裸花紫珠
Callicarpa nudiflora Hook. & Arn.

【分布】香港、澳门、广东（广州、深圳、东莞、江门）；广东、广西、海南；孟加拉国、印度、马来西亚、缅甸、新加坡、斯里兰卡、越南。

【识别特征】灌木至小乔木，高3～4m。老枝无毛而皮孔明显，小枝、叶柄与花序密生灰褐色茸毛。叶对生；叶柄长1～2cm；叶片卵状长椭圆形至披针形，长12～22cm，宽4～7cm，上表面深绿色，干后变黑色，下表面密被毛，边缘具疏齿或微波状。聚伞花序开展，6～9次分歧；花萼杯状，顶端截平或有不明显的4齿；花冠紫色或粉红色，长约2mm；雄蕊4，长于花冠2～3倍；子房上位。果实近球形，直径约2mm，红色，干后变黑色。花期6～8月，果期8～12月。

【药用部位及功效】叶——散瘀止血，解毒消肿。

肾茶属 Clerodendranthus Kudô

肾茶 猫须草
Clerodendranthus spicatus (Thunb.) C. Y. Wu ex H. W. Li

【分布】香港、澳门、广东（广州、深圳、惠州）野生或栽培；福建、广西、海南、台湾、云南野生或栽培；印度、印度尼西亚、马来西亚、缅甸、菲律宾、澳大利亚。

【识别特征】多年生草本。茎直立，高 0.5～1m，紫褐色，四棱形，具浅槽及细条纹，被毛。叶对生；叶片卵形、菱状卵形或卵状长圆形，长 1.2～5.5cm，宽 0.8～3.5cm，边缘具齿，两面被毛。轮伞花序，通常具 6 花，进而组成总状花序；花梗长约 6mm；花萼长 5～6mm，唇形，果期增大，10 脉明显；花冠淡紫色或白色，上唇疏生锈色腺点，长 9～10mm，反折，下唇直伸，长圆形，长约 5mm；雄蕊 4，超出花冠 2～4cm；子房上位。小坚果 4，卵形，深褐色。花果期 5～11 月。

【药用部位及功效】全草——清热利湿，通淋排石。

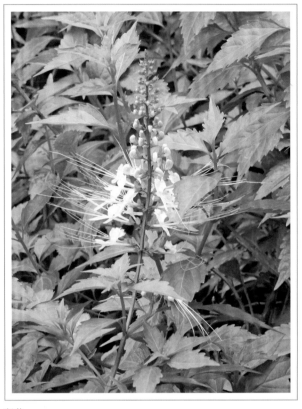

肾茶

大青属 Clerodendrum L.

重瓣臭茉莉 * 大髻婆、臭牡丹
Clerodendrum chinense (Osbeck) Mabb.

【分布】香港、澳门、广东（广州、深圳、惠州、东莞、江门）有栽培；原产广西、贵州、云南；亚洲热带、亚热带地区广泛栽培。

【识别特征】灌木，高 50～120cm。幼枝被柔毛。叶对生；叶片宽卵形或近于心形，长 9～22cm，宽 8～21cm，顶端渐尖，边缘疏生粗齿，两面被毛；基部三出脉，脉腋有数个腺体；叶片揉之有臭味。伞房状聚伞花序顶生；花两性；花萼钟状，长 1.5～1.7cm；花冠红色、淡红色或白色；雄蕊常变成花瓣而使花呈重瓣；子房上位。核果近球形，熟时蓝紫色。

【药用部位及功效】根或根皮——祛风湿，强筋骨，活血消肿；叶——解毒，降压。

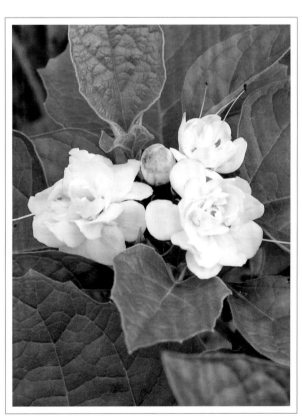

重瓣臭茉莉

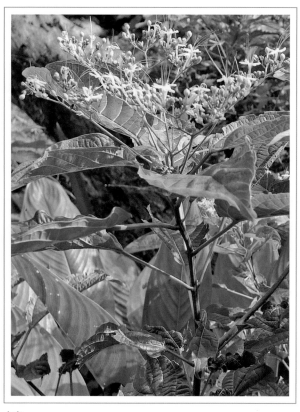

大青

大青 路边青、地骨皮、山靛青
Clerodendrum cyrtophyllum Turcz.

【分布】香港、广东（广州、深圳、惠州、东莞、中山）；安徽、福建、贵州、江西、四川、台湾、云南、浙江、河南、湖北、湖南、广东、广西、海南；韩国、马来西亚、越南。

【识别特征】灌木或小乔木，高 1～10m。叶对生；叶柄长 1～8cm；叶片椭圆形、卵状椭圆形、长圆形或长圆状披针形，长 6～20cm，宽 3～9cm，全缘，下表面常有腺点；侧脉 6～10 对。伞房状聚伞花序；花小，有桔香味；花萼与花冠杯状，外面均被毛和腺点，花萼长 3～4mm，顶端 5 裂；花冠白色，管长约 1cm，顶端 5 裂，裂片长约 5mm；雄蕊 4，与花柱同伸出花冠外；子房上位，4 室。果实球形或倒卵形，直径 5～10mm，熟时蓝紫色，为红色的宿萼所托。花果期 6 月至翌年 2 月。

【药用部位及功效】茎叶——清热解毒，凉血止血；根——清热，凉血，解毒。

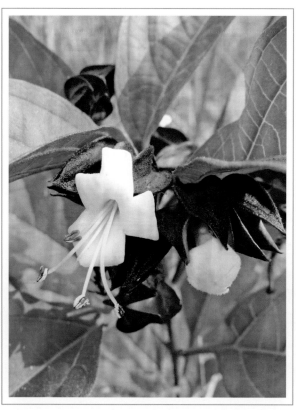

白花灯笼

白花灯笼 灯笼草、鬼灯笼、苦灯笼
Clerodendrum fortunatum L.

【分布】香港、澳门、广东（广州、深圳、惠州、东莞、肇庆）；福建、广东、广西、江西；菲律宾、越南。

【识别特征】灌木，高可达 2.5m，植物体密被黄褐色短柔毛。单叶对生；叶柄长 0.5～3cm；叶片长椭圆形或倒卵状披针形，长 5～17.5cm，宽 1.5～5cm，全缘或波状，下表面密生黄色腺点。聚伞花序；花两性；花萼红紫色，膨大形似灯笼，长 1～1.3cm，5 深裂；花冠淡红色或白色稍带紫色，5 裂；雄蕊 4，与花柱同伸出花冠外；子房上位，柱头 2 裂。核果近球形，直径约 5mm，熟时深蓝绿色，藏于宿萼内。花果期 6～11 月。

【药用部位及功效】茎叶——清热止咳，解毒消肿；根或根皮——清热解毒，凉血消肿。

苦郎树　苦蓝盘、许树、假茉莉
Clerodendrum inerme (L.) Gaertn.

【分布】香港、澳门、广东（广州、深圳、东莞）；福建、广东、广西、台湾；澳大利亚、太平洋群岛，亚洲南部和东南部。

【识别特征】灌木，有时攀援状，高可达 2m，根、茎、叶有苦味。幼枝四棱形。叶对生；叶柄长约 1cm；叶片卵形、椭圆形至卵状披针形，长 3～7cm，宽 1.5～4.5cm，全缘，两面散生黄色细小腺点；侧脉 4～7 对。聚伞花序通常由 3 朵花组成，着生于叶腋；花芳香，两性；花萼钟状，顶端微 5 裂，萼管长约 7mm；花冠白色，顶端 5 裂，花冠管长 2～3cm，内面密生柔毛；雄蕊 4，花丝紫红色；子房上位，柱头 2 裂。核果倒卵形，直径 7～10mm。花果期 3～12 月。

【药用部位及功效】叶——祛瘀止血，燥湿杀虫；根——清热燥湿，活血消肿。

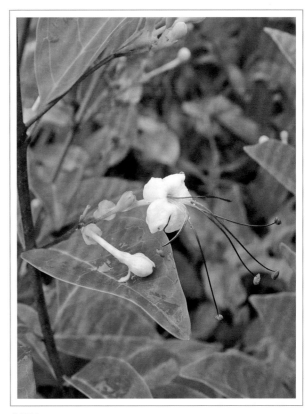

苦郎树

赪桐　百日红、状元红、荷苞花
Clerodendrum japonicum (Thunb.) Sweet

【分布】香港、澳门、广东（广州、深圳、惠州、东莞、肇庆）野生或栽培；福建、广东、广西、贵州、湖南、江苏、江西、四川、台湾、西藏、云南、浙江；孟加拉国、不丹、印度、印度尼西亚、老挝、马来西亚、越南。

【识别特征】灌木，高 1～4m。小枝四棱形。单叶对生；叶柄长 0.5～15cm；叶片圆心形，长 8～35cm，宽 6～27cm，基部心形，边缘有疏齿，下表面密被锈黄色盾形腺体。二歧聚伞花序组成大而开展的圆锥花序；花萼红色，长 1～1.5cm，深 5 裂；花冠红色，稀白色，花冠管长 1.7～2.2cm，顶端 5 裂，裂片长 1～1.5cm；雄蕊长约达花冠管的 3 倍；子房上位，4 室，柱头 2 浅裂，与雄蕊均长突出于花冠外。果实椭圆状球形，绿色或蓝黑色，径 7～10mm。花果期 5～11 月。

【药用部位及功效】花——安神，止血；叶——祛风，散瘀，解毒消肿。

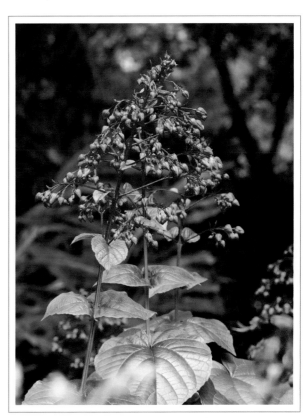

赪桐

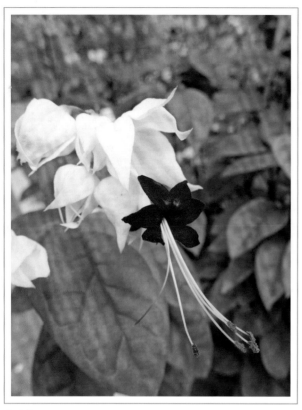

龙吐珠

龙吐珠　白萼赪桐
Clerodendrum thomsoniae Balf.

【分布】香港、澳门、广东（广州、深圳、江门）有栽培；我国各地温室有栽培；原产西非。

【识别特征】灌木，有时攀援状，高2～5m。幼枝四棱形。单叶对生；叶柄长1～2cm；叶片狭卵形至卵状长圆状，长4～10cm，宽1.5～4cm，全缘。聚伞花序腋生，二歧分枝；花两性，辐射对称；花萼白色，5深裂；花冠深红色；雄蕊4，伸出花冠筒外；子房上位，柱头2浅裂。核果近球形，直径约1.5cm，外果皮光亮，棕黑色。花期3～5月。

【药用部位及功效】叶及全株——解毒。

风轮菜属 Clinopodium L.

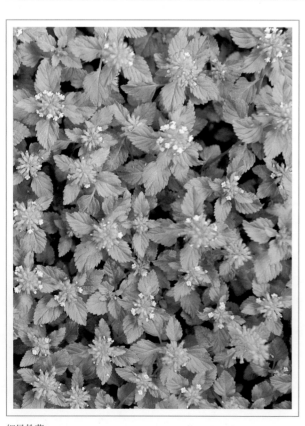

细风轮菜

细风轮菜　瘦风轮、野凉粉草、塔花
Clinopodium gracile (Benth.) Kuntze

【分布】香港、澳门、广东（广州、深圳、惠州、东莞、江门、肇庆）；安徽、福建、广东、广西、贵州、湖北、湖南、江苏、江西、陕西、四川、台湾、云南、浙江；印度、印度尼西亚、日本、老挝、缅甸、泰国、越南。

【识别特征】一年生纤细草本，高8～30cm。茎多数，自匍匐茎生出，四棱形，被短柔毛。叶对生；叶柄长0.3～1.8cm，基部常染紫红色，密被短柔毛；最下部叶圆卵形，长约1cm，其余叶均为卵形，长1.2～3.4cm，宽1～2.4cm，边缘具疏牙齿或锯齿。轮伞花序，疏花；花萼管状，果时基部一边膨胀，长约5mm，13脉，5齿；花冠白色至紫红色，超过花萼长约1/2倍，冠檐二唇形；雄蕊4，二强；子房上位。小坚果卵球形，褐色，光滑。花期6～8月，果期8～10月。

【药用部位及功效】全草——祛风清热，行气活血，解毒消肿。

香茶菜属 Isodon (Schrad. ex Benth.) Spach

溪黄草 溪沟草、山羊面、大叶蛇总管
Isodon serra (Maxim.) Kudô

【分布】广州、深圳、江门；安徽、甘肃、广东、广西、贵州、河南、湖南、江苏、江西、陕西、山西、四川、台湾、浙江、黑龙江、吉林、辽宁；韩国、俄罗斯。

【识别特征】多年生草本，高达 1.5m。茎直立，钝四棱形，带紫色，向上密被柔毛。叶对生；叶柄长 0.5～3.5cm；叶片卵圆形或卵圆状披针形或披针形，长 3.5～10cm，宽 1.5～4.5cm，边缘有粗大内弯的锯齿，上表面散布淡黄色腺点。圆锥花序，由具 5 至多花的聚伞花序组成；花萼钟形，长约 1.5mm，萼齿 5，果时增大；花冠紫色，长达 6mm，二唇形，上唇外反，先端相等 4 裂，下唇长约 3mm，内凹。雄蕊 4，内藏；花盘环状，子房上位。小坚果阔卵圆形，长约 1.5mm，具腺点及白色髯毛。花果期 8～9 月。

【药用部位及功效】全草——清热解毒，利湿退黄，散瘀消肿。

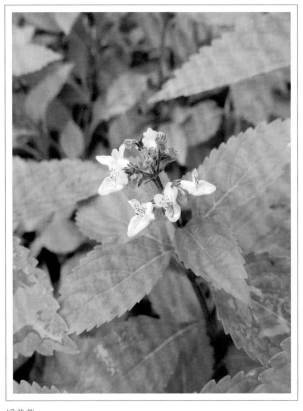

溪黄草

薰衣草属 Lavandula L.

薰衣草
Lavandula angustifolia Mill.

【分布】澳门有栽培；我国广泛栽培；非洲、欧洲。

【识别特征】半灌木或矮灌木，被星状绒毛。叶对生；叶片线形或披针状线形，花枝上的叶较大，长 3～5cm，宽 3～5mm，干时灰白色或橄榄绿色；新枝上的叶小，簇生，长不超过 1.7cm，宽约 2mm，干时灰白色，二者均被灰白色星状绒毛，全缘。轮伞花序，通常具 6～10 花，聚成间断或近连续的穗状花序；花蓝色，密被灰色绒毛；花萼长 4～5mm，13 脉，二唇形；花冠长约 1cm，13 脉，喉部及冠檐被腺状毛，上唇 2 裂，下唇 3 裂；雄蕊 4，二强，着生在毛环上方，不外伸；子房上位，花盘 4 浅裂。小坚果 4，光滑。花期 6 月。

【药用部位及功效】全草——清热解毒，散风止痒。

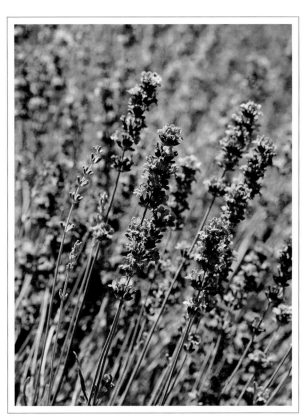

薰衣草

益母草属 Leonurus L.

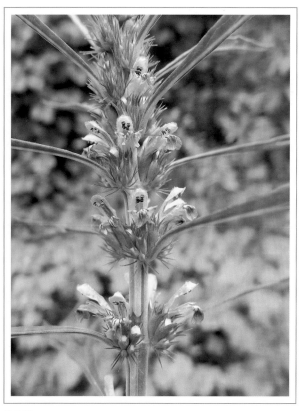

益母草

益母草
Leonurus japonicus Houtt.

【分布】香港、澳门、广东（广州、深圳、惠州、东莞、江门）；贵州、四川、西藏、云南、黑龙江、吉林、辽宁、内蒙古、河北、山西、山东、江苏、安徽、浙江、江西、福建、台湾、河南、湖北、湖南、广东、广西、海南、陕西、青海、甘肃、宁夏、新疆；柬埔寨、日本、韩国、老挝、马来西亚、缅甸、泰国、越南，非洲、北美洲、南美洲。

【识别特征】一年生或二年生直立草本，高30～120cm。茎4棱，被毛，多分枝。叶对生；茎下部叶卵形，长2.5～6cm，宽1.5～4cm，掌状3裂；茎中部叶菱形，较小，3或更多裂；上部叶渐小，近无柄，线状披针形至线形，3裂至全缘。轮伞花序排成间断的穗状花序；花两性；花萼管状钟形，长6～8mm，萼齿5；花冠二唇形，粉红色至淡紫红色，长约1cm；二强雄蕊；子房上位。小坚果4，淡褐色。花果期6～10月。

【药用部位及功效】全草——活血调经，利水消肿，清热解毒；果实——活血调经，清肝明目。

薄荷属 Mentha L.

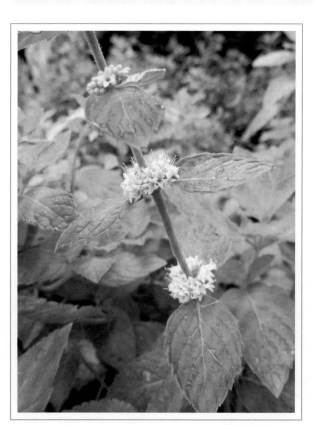

薄荷

薄荷
Mentha canadensis L.

【分布】香港、澳门、广东（广州、深圳、惠州、东莞、江门）有栽培；我国广布；日本、韩国、老挝、马来西亚、缅甸、俄罗斯、泰国、越南，北美洲。

【识别特征】多年生芳香草本。茎方形，高10～80cm。单叶对生；叶片短圆状披针形至披针形，长3～7cm，宽1～3cm，边缘具细锯齿，两面被疏柔毛及黄色腺点。轮伞花序腋生；萼管状钟形，长2～3mm，外被柔毛及腺点，10脉，5齿；花冠淡紫色或白色，4裂，上裂片顶端2裂；雄蕊4，前对较长，伸出花冠外。小坚果长卵圆形，黄褐色。花期7～9月，果期10～11月。

【药用部位及功效】地上部分——散风热，清头目，利咽喉。

留兰香 绿薄荷、香花菜、香薄荷
Mentha spicata L.

【分布】澳门、广东（江门）有栽培；广东、广西、贵州、河北、湖北、江苏、四川、西藏、云南、浙江；俄罗斯、土库曼斯坦，非洲、亚洲、欧洲。

【识别特征】多年生芳香草本，高40～130cm。茎钝四棱形。不育枝贴地生。叶对生；近于无柄；叶片卵状长圆形或长圆状披针形，长3～7cm，宽1～2cm，边缘具尖锐而不规则的锯齿，上表面绿色，下表面灰绿色；侧脉6～7对。轮伞花序生于茎及分枝顶端，间断但向上密集成圆柱形穗状花序；花萼钟形，花时连齿长约2mm，具腺点，萼齿5；花冠淡紫色，长约4mm，裂片4，近等大；雄蕊4，伸出，近等长；花盘平顶，子房上位，花柱伸出花冠很多。花期7～9月。

【药用部位及功效】全草——解表，和中，理气。

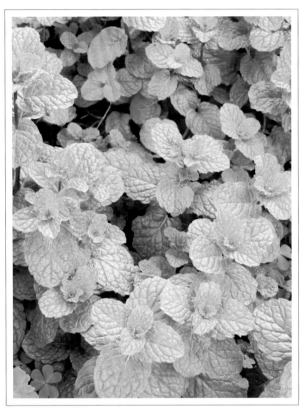

留兰香

凉粉草属 Mesona Blume

凉粉草 * 仙人冻、仙草、仙人草
Mesona chinensis Benth.

【分布】香港、广东（广州、深圳、东莞）；广东、广西、江西、台湾、浙江。

【识别特征】草本，直立或匍匐，高15～100cm。单叶对生；叶柄长2～15mm；叶片狭卵圆形至阔卵圆形，长2～5cm，宽0.8～2.8cm，边缘有锯齿。轮伞花序，组成顶生的总状花序；花小，两性；花萼钟形，长2～2.5mm；花冠白色或淡红色，长约3mm，冠筒极短，喉部扩大，冠檐二唇形，上唇4齿，下唇全缘；二强雄蕊，后对花丝基部具齿状附属器；子房上位。小坚果4，长圆形，黑色。花果期7～10月。

【药用部位及功效】地上部分——消暑，解热，凉血，解毒。

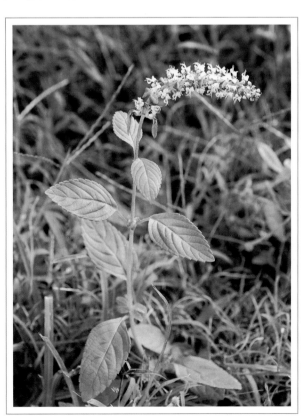

凉粉草

罗勒属 Ocimum L.

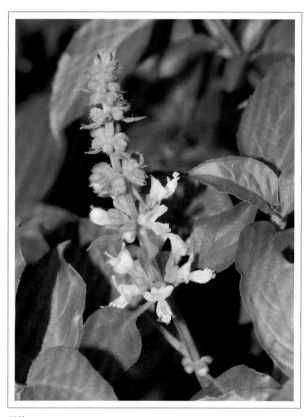

罗勒

罗勒　九层塔、零陵香、兰香
Ocimum basilicum L.

【分布】香港、澳门、广东（广州、深圳、东莞）有栽培或逸生；安徽、福建、广东、广西、贵州、河北、江苏、江西、吉林、四川、台湾、新疆、云南、浙江、河南、湖北、湖南；非洲、亚洲。

【识别特征】一年生草本，高 20～80cm。茎 4 棱，多分枝。叶对生；叶片卵圆形至卵圆状长圆形，长 2.5～5cm，宽 1～2.5cm，边缘具不规则牙齿或近于全缘，下表面具腺点。轮伞花序；花萼钟形，长约 4mm，萼齿 5，二唇形，宿存；花冠淡紫色，长约 6mm，冠檐二唇形，上唇 4 裂，裂片近相等，下唇长圆形，全缘；雄蕊 4，分离，插生于花冠筒中部；花盘具 4 齿，子房上位。小坚果 4，黑褐色。花果期 7～12 月。

【药用部位及功效】全草——疏风解表，化湿和中；果实——清热，明目，祛翳。

紫苏属 Perilla L.

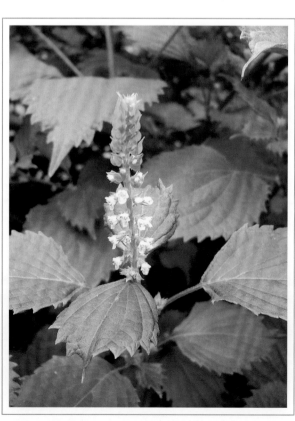

紫苏

紫苏　荏、白苏、红勾苏
Perilla frutescens (L.) Britton

【分布】香港、澳门、广东（广州、深圳、惠州、东莞、江门）有栽培；福建、广东、广西、贵州、河北、湖北、江苏、江西、山西、四川、台湾、西藏、云南、浙江有栽培；不丹、柬埔寨、印度、印度尼西亚、日本、韩国、老挝、越南有栽培。

【识别特征】一年生草本，高 30～100cm，香气特异。茎方形，紫色或绿紫色。叶对生；有长柄；叶片卵形至宽卵形，长 4～12cm，宽 2.5～10cm，叶面皱，边缘有粗锯齿，两面紫色，或仅下表面紫色，疏生柔毛，有腺点。轮伞花序排成总状；花萼钟形；花冠白色至紫红色，二唇形；雄蕊 4，二强；子房 4 裂。小坚果近球形，直径约 2mm。花期 6～7 月，果期 7～8 月。

【药用部位及功效】叶——散寒解表，宣肺化痰，行气和中，安胎，解鱼蟹毒；茎——理气宽中，安胎，和血。

刺蕊草属 Pogostemon Desf.

广藿香 藿香
Pogostemon cablin (Blanco) Benth.

【分布】广州、肇庆；福建、台湾、广东、广西、海南；印度、印度尼西亚、马来西亚、菲律宾、斯里兰卡。

【识别特征】多年生草本或半灌木，高30～100cm，有特殊香气。茎直立，上部多分枝。老枝粗壮，近圆柱形，幼枝四棱形，密被灰黄色柔毛。单叶对生；叶柄长1～6cm；叶片圆形至宽卵形，长2～10cm，宽1.5～8.5cm，边缘有钝锯齿，两面均被毛，脉上尤多。轮伞花序密集成穗状；苞片及小苞片线状披针形，与花萼近等长；花萼筒状，长7～9mm，5齿；花冠紫色，长约1cm，4裂；雄蕊4，二强；花盘环状；子房上位。小坚果4，近球形。花期4月，我国栽培者稀见开花。

【药用部位及功效】地上部分——祛暑解表，化湿和胃。

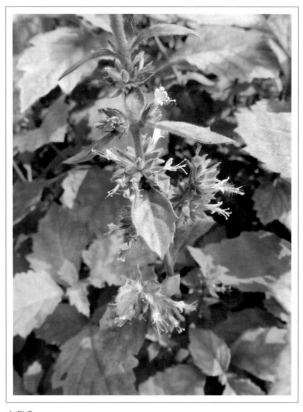

广藿香

夏枯草属 Prunella L.

夏枯草
Prunella vulgaris L.

【分布】香港、澳门、广东（广州、深圳、珠海）野生或栽培；福建、甘肃、广东、广西、贵州、江西、陕西、四川、台湾、新疆、西藏、云南、浙江、河南、湖北、湖南；不丹、印度、日本、哈萨克斯坦、韩国、吉尔吉斯斯坦、尼泊尔、巴基斯坦、俄罗斯、塔吉克斯坦、土库曼斯坦、乌兹别克斯坦、欧洲、北美洲。

【识别特征】多年生草本，有匍匐茎。直立茎四棱形，高约40cm，表面暗红色，有细柔毛。单叶对生；基部叶有长柄；叶片卵形或椭圆状披针形，长1.5～6cm，宽1～2.5cm，全缘或疏生锯齿，两面均被毛。轮伞花序密集顶生，呈假穗状；花冠紫红色，二唇形；二强雄蕊；子房上位。小坚果4。花期5～6月，果期6～7月。

【药用部位及功效】茎、叶——清热解毒。

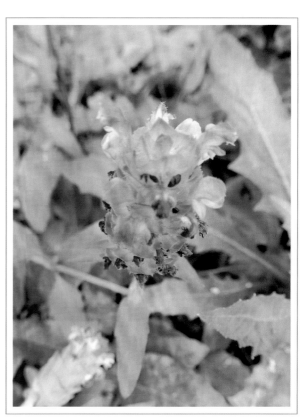

夏枯草

迷迭香属 Rosmarinus L.

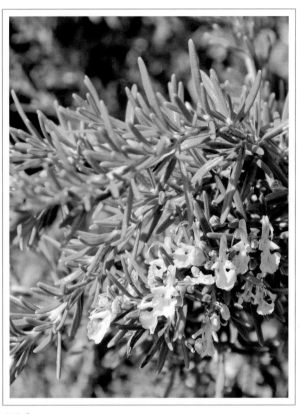

迷迭香

迷迭香
Rosmarinus officinalis L.

【分布】澳门、广东（广州）；我国广布；亚洲、欧洲、非洲。

【识别特征】灌木，高可达 2m。茎及老枝圆柱形，幼枝四棱形，密被白色绒毛。叶常丛生；近无柄；叶片线形，长 1～2.5cm，宽 1～2mm，全缘，向背面卷曲，下表面密被白色绒毛。花近无梗，对生，少数组成总状花序；花萼卵状钟形，长约 4mm，外面密被绒毛及腺体，11 脉，二唇形；花冠蓝紫色，长不及 1cm，上唇 2 浅裂，下唇宽大，3 裂；发育雄蕊 2，着生于花冠下唇的下方；子房上位，其裂片与花盘裂片互生。花期 11 月。

【药用部位及功效】全草——发汗，健脾，安神，止痛。

鼠尾草属 Salvia L.

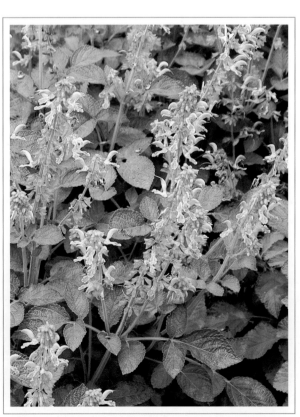

南丹参

南丹参 * 七里蕉、丹参、紫根
Salvia bowleyana Dunn

【分布】广州；福建、广东、广西、湖南、江西、浙江。

【识别特征】多年生草本。根肥厚，外表红赤色，切面淡黄色。茎粗大，高约 1m，钝四棱形，被长柔毛。羽状复叶对生，长 10～20cm，有小叶 5～7；顶生小叶卵圆状披针形，长 4～7.5cm，宽 2～4.5cm，边缘具齿，侧生小叶较小，基部偏斜。轮伞花序组成总状圆锥花序；花梗长约 4mm，各部被毛；花萼筒形，长 8～10mm，二唇形，裂至花萼长的 1/4；花冠淡紫色、紫色至蓝紫色，长 1.9～2.4cm，近冠筒基部斜生毛环，冠檐二唇形，上唇略作镰刀形，下唇稍短，呈长方形；能育雄蕊 2；子房上位。小坚果椭圆形，长约 3mm，褐色，顶端有毛。花期 3～7 月。

【药用部位及功效】根——活血化瘀，调经止痛。

荔枝草
Salvia plebeia R. Br.

【分布】香港、澳门、广东（广州、深圳）；我国除甘肃、青海、新疆、西藏外均有分布；阿富汗、印度、印度尼西亚、日本、韩国、马来西亚、缅甸、俄罗斯、泰国、越南、澳大利亚。

【识别特征】一年生或二年生草本，高15～90cm。单叶对生；叶片椭圆状卵圆形或椭圆状披针形，长2～6cm，宽0.8～2.5cm，边缘具齿，上表面有黄褐色腺点，密被疏柔毛。轮伞花序，密集组成总状或总状圆锥花序；花两性；花萼钟形，5裂；花冠淡红色、淡紫色或蓝紫色，稀白色，长约4.5mm，二唇形；能育雄蕊2，着生于下唇基部，略伸出花冠外；子房上位。小坚果倒卵圆形，直径约0.4mm。花果期4～7月。

【药用部位及功效】全草——清热解毒，凉血散瘀，利水消肿。

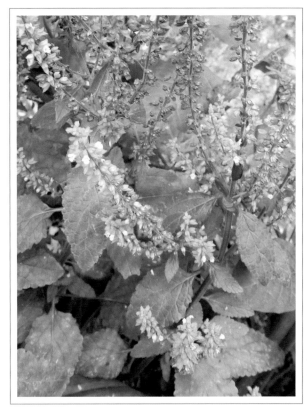

荔枝草

一串红　象牙红、西洋红、墙下红
Salvia splendens Sellow ex Wied-Neuw.

【分布】澳门、广东（惠州）有栽培；我国有栽培；原产南美洲。

【识别特征】亚灌木状草本，高可达90cm。茎四棱形，具浅槽。叶对生；叶柄长3～4.5cm；叶片卵圆形或三角状卵圆形，长2.5～7cm，宽2～4.5cm，边缘具锯齿，上表面具腺点。轮伞花序，组成顶生的总状花序；苞片红色；花梗长4～7mm；花萼钟形，红色，开花时长约1.6cm，花后增大达2cm，二唇形，下唇比上唇略长，深2裂；花冠红色，长4～4.2cm，冠筒筒状，冠檐二唇形，下唇比上唇短，3裂；能育雄蕊2，近外伸，退化雄蕊短小；子房上位。小坚果椭圆形，长约3.5mm，暗褐色，具狭翅。花期3～10月。

【药用部位及功效】全草——清热化湿，消肿止痛，祛风止痒。

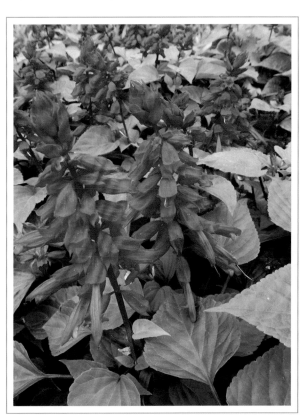

一串红

黄芩属 Scutellaria L.

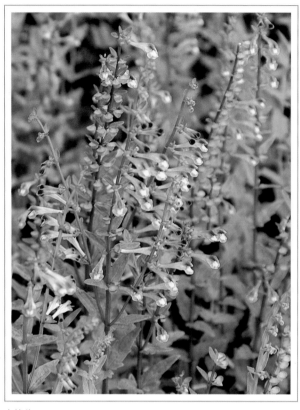

半枝莲

半枝莲　狭叶韩信草
Scutellaria barbata D. Don

【分布】香港、广东（广州、深圳、惠州、东莞、江门）野生或栽培；福建、广东、广西、贵州、河北、江苏、江西、陕西、山东、四川、台湾、云南、浙江、河南、湖北、湖南；印度、日本、韩国、老挝、缅甸、尼泊尔、泰国、越南。

【识别特征】一年生草本，高 12～35cm。茎 4 棱。叶对生；叶片三角状卵圆形或卵圆状披针形，长 1.3～3.2cm，宽 0.5～1cm，边缘疏生浅牙齿；侧脉 2～3 对。花单生于叶腋内，两性；花萼长约 2mm，果时增大一倍多；花冠蓝紫色，长 9～13mm，冠檐二唇形，上唇盔状，下唇中裂片梯形；二强雄蕊；花盘盘状，子房上位，4 裂，裂片近等大。成熟小坚果 4，褐色，扁球形，直径约 1mm，具小疣状突起。花果期 4～7 月。

【药用部位及功效】全草——清热解毒，散瘀止血，利水消肿。

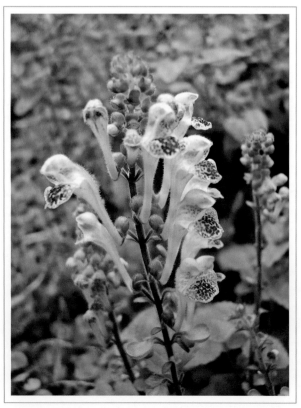

韩信草

韩信草　耳挖草
Scutellaria indica L.

【分布】香港、澳门、广东（广州、深圳、东莞、江门、珠海、肇庆）；安徽、福建、广东、广西、贵州、江苏、江西、陕西、四川、台湾、云南、浙江、河南、湖北、湖南；柬埔寨、印度、印度尼西亚、日本、老挝、马来西亚、缅甸、泰国、越南。

【识别特征】多年生草本，高 12～28cm。茎四棱形。叶对生；叶片心状卵圆形至椭圆形，长 1.5～2.6cm，宽 1.2～2.3cm，边缘密生圆齿，两面被毛。花两性；花萼长约 2.5mm，果时增大 1 倍；花冠蓝紫色，长 1.4～1.8cm，冠檐二唇形，上唇盔状，下唇具深紫色斑点；二强雄蕊；花盘肥厚；子房上位。成熟小坚果 4，卵形，长约 1mm。花果期 2～6 月。

【药用部位及功效】全草——清热解毒，活血止痛，止血消肿。

香科科属 Teucrium L. f.

铁轴草　凤凰草、牛尾草
Teucrium quadrifarium Buch.-Ham. ex D. Don

【分布】香港；福建、广东、贵州、湖南、江西、云南；印度、印度尼西亚、缅甸、尼泊尔。

【识别特征】半灌木，高 30～110cm，被金黄色、锈棕色或艳紫色的长柔毛。叶柄长不超过 1cm，向上渐近无柄；叶片卵圆形或长圆状卵圆形，长 3～7.5cm，宽 1.5～4cm，边缘有重锯齿或圆齿，两面被毛；侧脉 4～6 对。轮伞花序组成假穗状花序，苞片极发达；花萼钟形，长 4～5mm，被毛，萼齿 5，喉部具白色睫状毛环；花冠淡红色，长 1.2～1.3cm，二唇形；二强雄蕊，稍短于花冠；花盘盘状，4 浅裂；子房上位。小坚果倒卵状近圆形，长约 1mm，暗栗棕色。花期 7～9 月。

【药用部位及功效】全草、根或叶——祛风解暑，利湿消肿，凉血解毒。

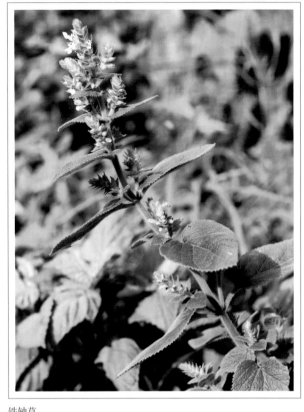

铁轴草

血见愁　山藿香、肺形草、贼子草
Teucrium viscidum Blume

【分布】香港、广东（深圳、惠州、肇庆）；安徽、福建、甘肃、广东、广西、贵州、湖北、湖南、江苏、江西、陕西、四川、台湾、西藏、云南、浙江；印度、印度尼西亚、日本、韩国、缅甸、菲律宾。

【识别特征】多年生草本，高 30～70cm。叶对生；叶柄长 1～3cm；叶片卵圆形至卵圆状长圆形，长 3～10cm，边缘有圆齿。轮伞花序组成假穗状花序，生于茎及短枝上部，密被腺毛；花萼小，钟形，长约 2.8mm，外面密被长柔毛，10 脉，萼齿 5，近等大，果时花萼呈圆球形，直径约 3mm；花冠白色，淡红色或淡紫色，长 6.5～7.5mm，二唇形；二强雄蕊，前对与花冠近等长；花盘盘状，浅 4 裂；子房上位。小坚果扁球形，长约 1.3mm，黄棕色。花期 6～11 月。

【药用部位及功效】全草——凉血止血，解毒消肿。

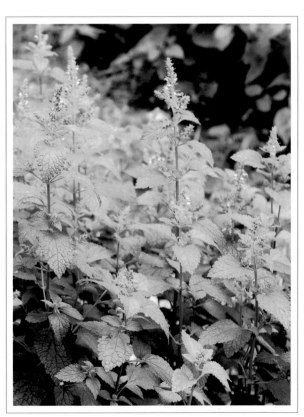

血见愁

牡荆属 Vitex L.

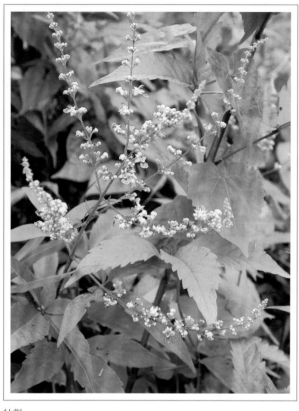

牡荆

牡荆　白萼赪桐
Vitex negundo var. **cannabifolia** (Siebold & Zucc.) Hand.-Mazz.

【分布】香港、澳门、广东（广州、深圳、惠州、东莞、江门）；广东、广西、贵州、河北、河南、湖南、四川；印度、尼泊尔，亚洲南部和东部。

【识别特征】落叶灌木或小乔木，高 1～5m，多分枝，有香气。小枝四棱形，绿色；老枝圆形，褐色。掌状复叶对生；小叶 5，少有 3，披针形或椭圆状披针形，顶端渐尖，基部楔形，边缘有粗锯齿，上表面绿色，下表面淡绿色，通常被柔毛。圆锥花序顶生，长 10～20cm；花萼钟状，5 裂；花冠淡紫色，长约 7mm，二唇形，上唇 2 裂，下唇 3 裂；雄蕊 4，伸出；子房上位。果实近球形，黑色。花期 6～7 月，果期 8～11 月。

【药用部位及功效】果实——化湿祛痰，止咳平喘，理气止痛；叶——解表化湿，祛痰平喘，解毒。

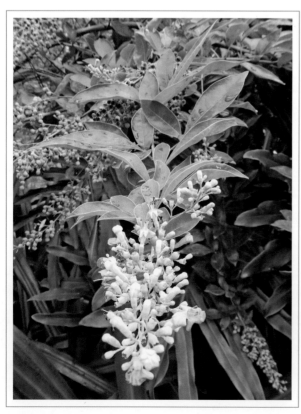

蔓荆

蔓荆　白叶、水稔子、三叶蔓荆
Vitex trifolia L.

【分布】香港、澳门、广东（广州、深圳、东莞）；安徽、福建、广东、广西、河北、江苏、江西、辽宁、山东、台湾、云南、浙江；澳大利亚、太平洋群岛，亚洲。

【识别特征】落叶灌木，高 1.5～5m，有特殊气味。小枝四棱形，密生细柔毛。三出复叶对生，侧枝有单叶；叶柄长 1～3cm；小叶片卵形、倒卵形或倒卵状长圆形，长 2.5～9cm，宽 1～3cm，全缘，下表面密被灰白色绒毛；侧脉约 8 对。圆锥花序顶生；花萼钟形，顶端 5 浅裂；花冠淡紫色或蓝紫色，长 6～10mm，5 裂，二唇形，下唇中间裂片较大；雄蕊 4，伸出花冠外；子房上位，密生腺点，柱头 2 裂。核果近圆形，径约 5mm，熟时黑色；果萼宿存，外被灰白色绒毛。花期 7 月，果期 9～11 月。

【药用部位及功效】果实——疏散风热，清利头目。

386. 泡桐科 Paulowniaceae

泡桐属 Paulownia Siebold & Zucc.

白花泡桐　白花桐、泡桐、大果泡桐
Paulownia fortunei (Seem.) Hemsl.

【分布】澳门、广东（惠州）；安徽、福建、广东、广西、贵州、湖北、湖南、江西、四川、台湾、云南、浙江；老挝、越南。

【识别特征】乔木，高达30m。树皮灰褐色。幼枝、叶、花序各部和幼果均被黄褐色星状绒毛。叶对生；叶柄长达12cm；叶片长卵状心形，长达20cm，下表面密被绒毛。小聚伞花序，有花3～8朵；花萼长2～2.5cm，萼齿5；花冠管状漏斗形，白色，背面稍带紫色，长8～12cm，管部逐渐向上扩大，外面有星状毛，内面密布紫色细斑块；二强雄蕊；子房上位。蒴果长圆形，长6～10cm，顶端之喙长达6mm；果皮木质。种子连翅长6～10mm。花期3～4月，果期7～8月。

【药用部位及功效】树皮——祛风除湿，消肿解毒；花——清肺利咽，解毒消肿；果实——化痰，止咳，平喘；叶——清热解毒，止血消肿。

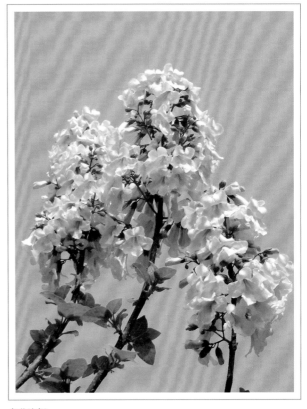

白花泡桐

387. 列当科 Orobanchaceae

阴行草属 Siphonostegia Benth.

阴行草
Siphonostegia chinensis Benth.

【分布】香港、广东（深圳）；甘肃、广东、广西、贵州、河南、湖南、陕西、四川、云南、黑龙江、吉林、辽宁、内蒙古、河北、山西、山东、江苏、安徽、浙江、江西、福建、台湾；日本、韩国、俄罗斯。

【识别特征】一年生草本，高30～60cm，干时变为黑色，密被锈色短毛。茎中空，上部多分枝。叶对生；叶柄长可达1cm；叶片广卵形，长8～55mm，宽4～60mm，两面皆密被短毛，二回羽状全裂。花对生于茎枝上部，构成稀疏的总状花序；花萼长10～15mm，10脉，5齿，绿色；花冠二唇形，上唇红紫色，下唇黄色，长22～25mm，两面被毛；二强雄蕊，着生于花管的中上部；子房上位，柱头头状。蒴果包于宿存的萼内，披针状长圆形，长约15mm，直径约2.5mm，黑褐色。花期6～8月。

【药用部位及功效】全草——清热利湿，凉血止血，祛瘀止痛。

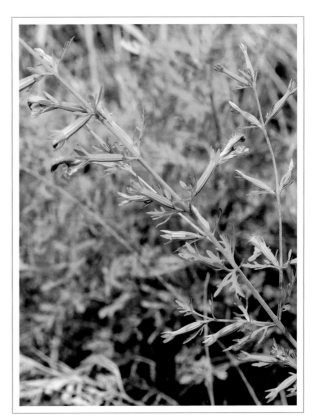

阴行草

392. 冬青科 Aquifoliaceae

冬青属 Ilex L.

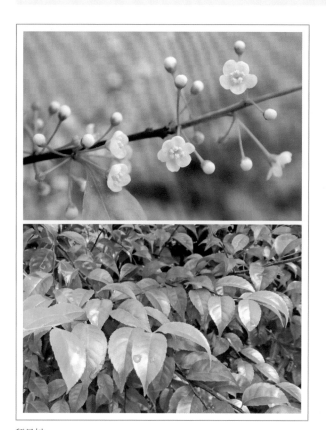

秤星树 岗梅、点秤根、梅叶冬青
Ilex asprella (Hook. & Arn.) Champ. ex Benth.

【分布】香港、澳门、广东（广州、深圳、惠州、东莞、江门、肇庆）；福建、广东、广西、湖南、江西、台湾、浙江；菲律宾、越南。

【识别特征】落叶灌木，高达 1～3m，茎枝上有白色皮孔。叶在长枝上互生，短枝上簇生；叶片卵形或卵状椭圆形，边缘有锯齿，长 3～7cm，宽 1.5～3cm，边缘有疏锯齿。花白色，雌雄异株；雄花 2～3 朵簇生或单生叶腋或鳞片腋内，4～5 数，雄蕊与花瓣同数而互生；雌花单生于叶腋，4～6 数；子房上位。浆果状核果，球形，直径 5～7mm，熟时黑色。花期 3～4 月，果期 4～10 月。

【药用部位及功效】根——清热，生津，散瘀，解毒；叶——发表清热，消肿解毒。

秤星树

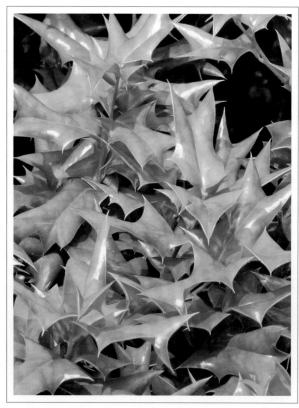

枸骨 猫儿刺、老虎刺、八角刺
Ilex cornuta Lindl. & Paxton

【分布】香港、澳门、广东（广州、深圳、惠州）有栽培；安徽、北京、福建、广东、海南、江苏、江西、山东、天津、浙江、河南、湖北、湖南；朝鲜半岛。

【识别特征】常绿灌木或小乔木，高 1～3m。单叶互生；叶片厚革质，长圆形或卵形，长 4～9cm，宽 2～4cm，顶端具 3 枚硬刺，两侧各具 1 或 2 枚硬刺，上表面深绿色，具光泽。花序生于二年生枝的叶腋内；花单性同株，淡黄色；雄花萼片 4，花瓣 4，基部合生，雄蕊 4，与花瓣近等长；雌花花被似雄花，子房上位，长圆状倒卵形，柱头盘状，4 浅裂。果鲜红色，球形，直径 8～10mm。花果期 4～12 月。

【药用部位及功效】叶——清虚热，益肝肾，祛风湿；树皮——补肝肾，强腰膝。

枸骨

毛冬青 * 密毛冬青、茶叶冬青
Ilex pubescens Hook. & Arn.

【分布】香港、澳门、广东（广州、深圳、东莞、江门）；安徽、福建、贵州、湖北、湖南、江西、台湾、云南、浙江、广东、广西、海南。

【识别特征】常绿灌木或小乔木，高3～4m。小枝近四棱形，密被长硬毛，具纵棱，有近新月形叶痕。单叶互生；叶柄长2.5～5mm；叶片与叶柄均密被长硬毛；叶片椭圆形或长卵形，长2～6cm，宽1～2.5cm，边缘具细锯齿或近全缘。花序簇生于叶腋内；花小，单性，粉红色；雄花花萼盘状，直径约2mm，花瓣4～6，长约2mm，基部稍合生，雄蕊与花瓣同数且互生，长约为花瓣的3/4；雌花花瓣5～8，退化雄蕊长约为花瓣的一半，子房上位。果球形，直径约4mm，熟时红色，宿存花萼直径约3mm。花期4～5月，果期8～11月。

【药用部位及功效】叶——清热凉血，解毒消肿。

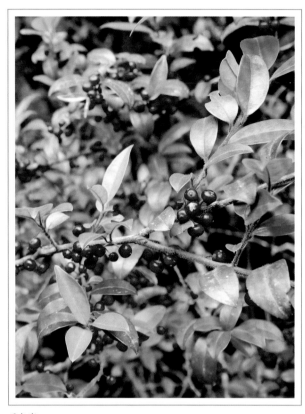

毛冬青

铁冬青 救必应、熊胆木、山冬青
Ilex rotunda Thunb.

【分布】香港、澳门、广东（广州、深圳、惠州、东莞、肇庆）；安徽、福建、贵州、湖北、湖南、江苏、江西、台湾、云南、浙江、广东、广西、海南；日本、韩国、越南。

【识别特征】常绿灌木或乔木，高可达20m。树皮灰色至灰黑色。单叶互生；叶柄长8～18mm，顶端具叶片下延的狭翅；叶片卵形、倒卵形或椭圆形，长4～9cm，宽1.8～4cm，全缘；侧脉6～9对。聚伞花序或伞状花序；花小，单性；雄花4基数，花萼盘状，花冠辐状，白色；雌花5基数，子房上位，柱头头状。果实近球形，直径4～6mm，熟时红色。花期4月，果期8～12月。

【药用部位及功效】树皮或根皮——清热解毒，利湿，止痛。

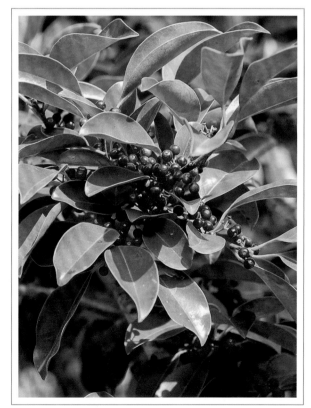

铁冬青

394. 桔梗科 Campanulaceae

党参属 Codonopsis Wall.

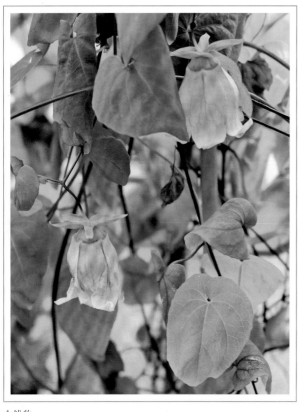

金钱豹

金钱豹　土党参、土人参、蔓桔梗
Codonopsis javanica (Blume) Hook. f. & Thomson

【分布】香港、广东（广州、东莞、江门）；安徽、福建、甘肃、贵州、湖北、湖南、江西、四川、台湾、云南、浙江、广东、广西、海南；不丹、印度、印度尼西亚、日本、老挝、缅甸、尼泊尔、泰国、越南。

【识别特征】草质缠绕藤本，具乳汁，具胡萝卜状根。茎无毛，多分枝。叶对生；具长柄；叶片心形或心状卵形，边缘有浅锯齿，长 3～11cm，宽 2～9cm。花单生于叶腋；花萼与子房分离，5 裂至近基部，裂片卵状披针形或披针形，长 1～1.8cm；花冠白色或黄绿色，内面紫色，钟状，长 2～3cm，裂至中部；雄蕊 5；子房下位，柱头 4～5 裂。浆果球形，黑紫色至紫红色，直径 15～20mm。花期 8～11 月。

【药用部位及功效】根——健脾益气，补肺止咳，下乳。

半边莲属 Lobelia L.

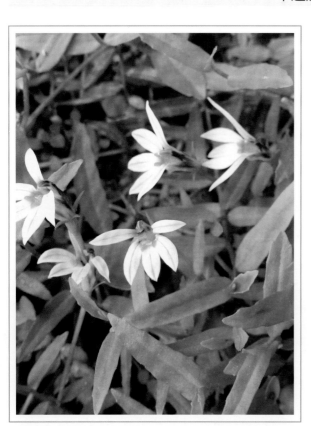

半边莲

半边莲　急解索、细米草、瓜仁草
Lobelia chinensis Lour.

【分布】香港、澳门、广东（惠州）；安徽、福建、贵州、湖北、湖南、江苏、江西、四川、台湾、云南、浙江、广东、广西、海南；孟加拉国、柬埔寨、印度、日本、韩国、朝鲜、老挝、马来西亚、尼泊尔、斯里兰卡、泰国、越南。

【识别特征】多年生小草本，高 6～15cm。茎细弱，多匍匐地面，节上生根，折断有白色乳汁渗出。单叶互生；叶片椭圆状披针形至条形，长 8～25mm，宽 2～6mm。花两性，单生于上部叶腋；花萼裂片 5；花冠粉红色或白色，长 10～15mm，裂片 5，全部平展于下方，呈一平面；雄蕊 5；子房下位，2 室。蒴果倒锥状，长约 6mm。花果期 5～10 月。

【药用部位及功效】全草——清热解毒，利水消肿。

铜锤玉带草
Lobelia nummularia Lam.

【分布】香港、广东（广州、深圳、东莞）；湖北、湖南、福建、浙江、贵州、台湾、西藏、四川、陕西、云南、广东、广西、海南；孟加拉国、印度、印度尼西亚、老挝、马来西亚、缅甸、尼泊尔、柬埔寨、巴布亚新几内亚、泰国、越南、澳大利亚。

【识别特征】多年生草本，含白色乳汁。茎平卧，长 12～55cm，被柔毛，节上生根。叶互生；叶柄长 2～7mm；叶片圆卵形、心形或卵形，长 0.8～1.6cm，宽 0.6～1.8cm，基部斜心形，边缘有牙齿，两面疏生短柔毛。花单生于叶腋；花梗长 0.7～3.5cm；花萼筒坛状，长 3～4mm，裂片 5；花冠紫红色、淡紫色、绿色或黄白色，长 6～7mm，檐部二唇形，裂片 5；雄蕊 5，花丝中部以上联合；子房下位。浆果紫红色，椭圆状球形，长 1～1.3cm。种子多数。在热带地区全年可开花结果。

【药用部位及功效】全草——祛风除湿，活血，解毒。

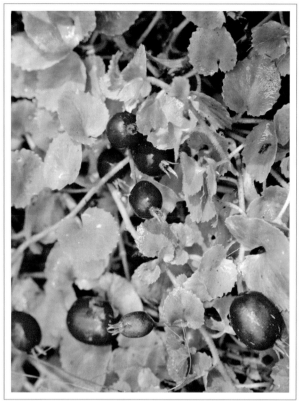

铜锤玉带草

桔梗属 Platycodon A. DC.

桔梗　铃当花
Platycodon grandiflorus (Jacq.) A. DC.

【分布】香港、广东（广州、深圳、东莞）；安徽、重庆、福建、广东、广西、贵州、江苏、江西、陕西、山东、四川、云南、浙江、黑龙江、吉林、辽宁、内蒙古、河北、山西、河南、湖北、湖南；日本、韩国、朝鲜、俄罗斯。

【识别特征】多年生草本，高 20～120cm，含白色乳汁。主根粗大，长纺锤形。茎高 40～120cm，常不分枝。叶 3～4 片轮生、对生或互生；叶片卵形至披针形，长 2～7cm，宽 0.5～3cm，顶端尖，边缘有细锯齿，下表面被白粉。花 1 至数朵，单生或集成疏总状花序；花萼筒部半圆球状或圆球状倒锥形，裂片 5，被白粉；花冠宽钟状，长 1.5～4cm，蓝色或紫色；雄蕊 5；子房下位。蒴果倒卵圆形，直径约 1cm。花期 7～9 月，果期 9～11 月。

【药用部位及功效】根——宣肺，祛痰，利咽，排脓。

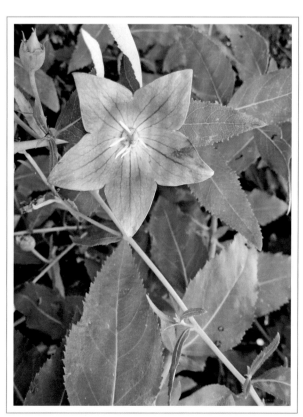

桔梗

403. 菊科 Asteraceae

蓍属 Achillea L.

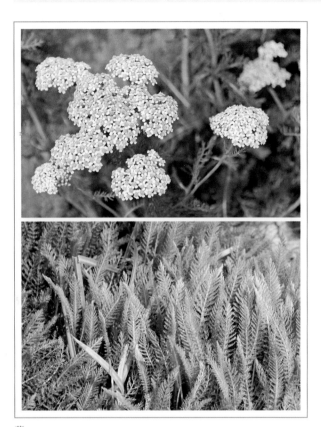

蓍

蓍　欧蓍、千叶蓍、一枝蒿
Achillea millefolium L.

【IUCN 濒危等级】LC

【分布】深圳有栽培；我国广泛栽培或归化，新疆、内蒙古少见野生；原产北半球温带地区。

【识别特征】多年生草本，高 40～100cm，被白色长柔毛。叶互生；无柄；叶片披针形、矩圆状披针形或近条形，长 5～7cm，宽 1～1.5cm，二至三回羽状全裂，末回裂片披针形至条形，顶端具软骨质短尖，上表面密生腺体，多少被毛；下部叶和营养枝的叶长 10～20cm，宽 1～2.5cm。头状花序多数，密集成直径 2～6cm 的复伞房状；总苞片 3 层；边花雌性，舌状，白色、粉红色或淡紫红色，长 1.5～3mm；盘花两性，管状，黄色，长 2.2～3mm，5 齿裂，外面具腺点。瘦果矩圆形，长约 2mm，淡绿色。花果期 7～9 月。

【药用部位及功效】全草——祛风，活血，止痛，解毒。

金钮扣属 Acmella Rich. ex Pers.

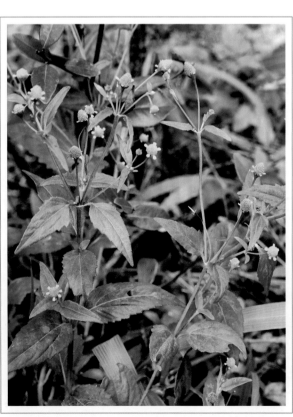

金钮扣

金钮扣　红细水草、散血草、小铜锤
Acmella paniculata (Wall. ex DC.) R. K. Jansen

【IUCN 濒危等级】LC

【分布】香港、广东（深圳、惠州）；广东、广西、台湾、云南；印度、印度尼西亚、老挝、马来西亚、缅甸、尼泊尔、菲律宾、斯里兰卡、泰国、越南。

【识别特征】一年生草本。茎直立或斜升，高 15～70cm，多分枝。叶对生；具柄；叶片卵形、阔卵形或椭圆形，长 3～5cm，宽 0.6～2.5cm，全缘、波状或有浅粗齿；叶柄长 3～15mm。头状花序单生，直径 7～8mm；总苞片约 8，2 层，绿色；花托锥形，长 3～5mm；花黄色；舌状花雌性，舌片宽卵形或近圆形；管状花两性，檐部 4～5 裂；花药顶端尖；子房下位。瘦果长圆形，暗褐色，长 1.5～2mm，有白色软骨质边缘。花期 4～11 月。

【药用部位及功效】全草——止咳平喘，解毒利湿，消肿止痛。

藿香蓟属 Ageratum L.

藿香蓟　胜红蓟
Ageratum conyzoides L.

【分布】香港、澳门、广东（广州、深圳、惠州、东莞、江门、肇庆、中山）有栽培或逸生；安徽、福建、贵州、河南、江苏、江西、陕西、四川、台湾、云南、河北、浙江、广东、广西、海南有栽培；原产热带美洲，印度、尼泊尔、亚洲东南部、非洲。

【识别特征】一年生草本，高 50～100cm，植物体被白色长柔毛，全株有特殊气味。叶对生，向上叶渐小；叶柄长 1～3cm；叶片卵形或菱状卵形，长 3～8cm，宽 2～5cm，边缘有钝圆锯齿。头状花序，直径约 1cm，4～18 个排成伞房花序；总苞片 2 层；花冠全部管状，长 1.5～2.5mm，檐部 5 裂，淡紫色或白色；聚药雄蕊；子房下位。瘦果黑褐色，具 5 棱。花果期全年。

【药用部位及功效】全草——清热解毒，止血，止痛。

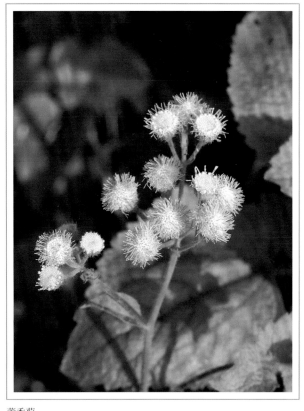

藿香蓟

牛蒡属 Arctium L.

牛蒡　鼠粘子、大力子
Arctium lappa L.

【分布】广州、深圳有栽培；除海南、台湾、西藏外均有分布；阿富汗、不丹、印度、日本、尼泊尔、巴基斯坦、亚洲西南部、欧洲。

【识别特征】二年生草本，高 1～2m，上部多分枝。基生叶大型，丛生，有长柄；茎生叶互生；叶片广卵形或心形，长 40～50cm，宽 30～40cm，基部心形，边缘微波状或有细齿，下表面密被灰白色短绒毛。头状花序簇生于茎顶或排成伞房状；花小，两性，红紫色，均为管状花；聚药雄蕊；子房下位，1 室。瘦果长倒卵形，灰褐色，具棱；冠毛多层，浅褐色，刚毛糙毛状。花期 6～8 月，果期 8～10 月。

【药用部位及功效】成熟果实——疏散风热，宣肺透疹，利咽散结，解毒消肿；茎叶——清热除烦，消肿止痛。

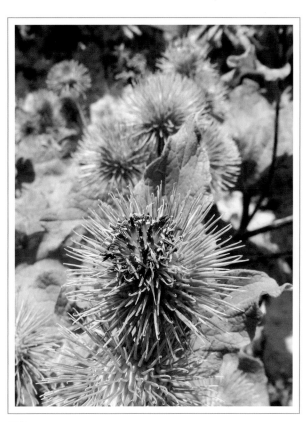

牛蒡

蒿属 Artemisia L.

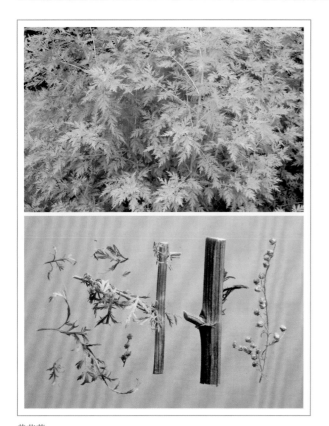

黄花蒿

黄花蒿　臭蒿、青蒿、草蒿
Artemisia annua L.

【分布】香港、广东（广州、惠州、东莞、江门、肇庆）；广东、广西、贵州、四川、西藏、云南、黑龙江、吉林、辽宁、内蒙古、河北、山西、山东、江苏、安徽、浙江、江西、福建、台湾、河南、湖北、湖南、陕西、青海、甘肃、宁夏、新疆；非洲、亚洲、欧洲、北美洲。

【识别特征】一年生草本，高40～150cm，全株黄绿色，有特殊气味。茎直立，多分枝。茎下部叶花期枯萎，中部叶卵形，二至三回羽状深裂，上部叶小，常一次羽状细裂。头状花序极多数，直径1.5～2mm；总苞球形，苞片2～3层，无毛；花均为管状，黄色，边缘雌花，中央为两性花，均能结实；聚药雄蕊；子房下位。瘦果椭圆形。花期7～10月，果期9～11月。

【药用部位及功效】全草——清热，解暑，除蒸，截疟（含青蒿素）；果实——清热明目，杀虫。

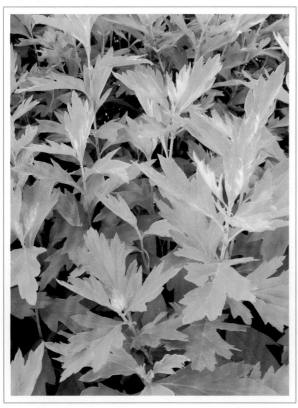

艾

艾　艾叶、艾蒿、白蒿
Artemisia argyi H. Lév. & Vaniot

【分布】澳门、广东（广州、深圳、东莞、江门、佛山）；安徽、福建、甘肃、广东、广西、贵州、江苏、江西、宁夏、青海、陕西、山东、四川、云南、浙江、黑龙江、吉林、辽宁、内蒙古、河北、山西、河南、湖北、湖南；朝鲜、韩国、蒙古国、俄罗斯。

【识别特征】多年生草本，高45～120cm。茎有棱，上部分枝，茎、枝被毛。单叶互生，中部叶卵状三角形或椭圆形，有柄，羽状深裂，上表面密布小腺点，下表面被白色绒毛；顶端叶全缘或3裂。头状花序排成复总状；总苞片4～5层，密被灰白色绒毛；边花雌性，花冠筒状，顶端2～3裂；盘花两性，花冠近喇叭筒状，先端5裂；聚药雄蕊；子房下位。瘦果长约1mm，无冠毛。花期7～10月，果期10～11月。

【药用部位及功效】叶——温经止血，散寒止痛，祛湿止痒；果实——温肾壮阳。

青蒿　香蒿、草蒿、茵陈蒿
Artemisia carvifolia Buch.-Ham. ex Roxb.

【分布】广州、惠州；安徽、福建、广东、广西、贵州、河北、江苏、江西、吉林、辽宁、陕西、山东、四川、云南、浙江、河南、湖北、湖南；印度、日本、韩国、缅甸、尼泊尔、越南。

【识别特征】一年生草本，有香气。茎单生，高30～150cm，上部多分枝，下部稍木质化。叶互生，两面青绿色或淡绿色，基生叶与茎下部叶三回羽状分裂，有长柄；中部叶长圆形、长圆状卵形或椭圆形，长5～15cm，宽2～5.5cm，二回羽状分裂；上部叶与苞片叶一至二回羽状分裂，无柄。头状花序半球形，直径3.5～4mm，排成总状花序，再组成圆锥花序；总苞片3～4层；花淡黄色；雌花10～20朵，花冠狭管状，花柱伸出花冠管外；两性花30～40朵，花冠管状；聚药雄蕊；子房下位。瘦果长圆形至椭圆形。花果期6～9月。

【药用部位及功效】全草——散风火，解暑热，止盗汗（不含青蒿素）。

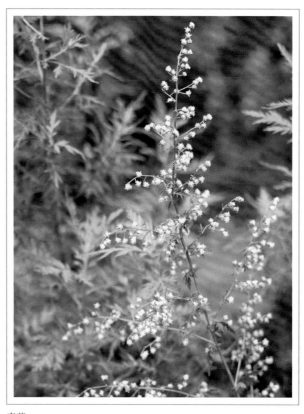

青蒿

白苞蒿　鸭脚艾、四季菜、白花蒿
Artemisia lactiflora Wall. ex DC.

【分布】香港、广东（广州、深圳、东莞）；安徽、福建、甘肃、贵州、江苏、江西、陕西、四川、台湾、云南、浙江、河南、湖北、湖南、广东、广西、海南；柬埔寨、印度、印度尼西亚、老挝、新加坡、泰国。

【识别特征】多年生草本，高50～150cm。基生叶与茎下部叶宽卵形或长卵形；中部叶卵圆形或长卵形，长5.5～12.5cm，宽4.5～8.5cm，均为一至二回羽状全裂，裂片或小裂片形状变化大；上部叶与苞片叶略小。头状花序，无梗，直径1.5～3mm，排成穗状、复穗状或圆锥花序；总苞片3～4层；两性花与雌花的花冠均为细管状；聚药雄蕊，花药先端附属物尖三角形；子房下位。瘦果倒卵形或倒卵状长圆形。花果期8～11月。

【药用部位及功效】全草或根——活血散瘀，理气化湿。

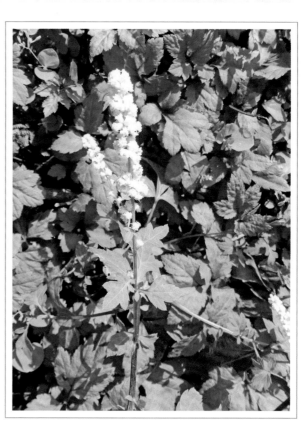

白苞蒿

鬼针草属 Bidens L.

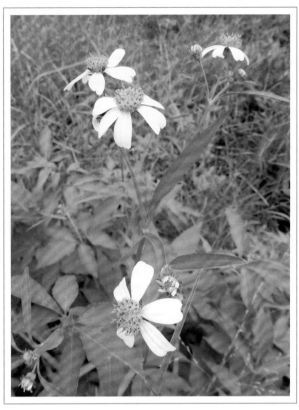

白花鬼针草

白花鬼针草　金盏银盘
Bidens pilosa var. **radiata** (Sch. Bip.) J. A. Schmidt

【分布】香港、澳门、广东（广州、深圳、珠海、肇庆、惠州、东莞）；山东、江苏、安徽、浙江、江西、福建、台湾、河南、湖北、湖南、广东、广西、海南、重庆、贵州、四川、云南、西藏；亚洲、美洲的热带及亚热带地区广布。

【识别特征】一年生草本，高30～100cm。茎直立，多分枝，近方形，有棱。叶对生，为一回三出羽状复叶，下部的有时为单叶；小叶3，稀5～7，两侧小叶椭圆形或卵状椭圆形，长2～4.5cm，宽1.5～2.5cm；顶生小叶长椭圆形或卵状长圆形，长3.5～7cm，边缘有锯齿。头状花序；边缘具舌状花5～7朵，舌片椭圆状倒卵形，白色，长5～8mm，宽3.5～5mm，先端钝或有缺刻；盘花筒状，长约4.5cm，冠檐5齿裂；聚药雄蕊；子房下位。瘦果黑色，条形，略扁，具棱，长7～13mm，宽约1mm，顶端芒刺3～4，长1.5～2.5mm，具倒刺毛。

【药用部位及功效】全草——清热解毒，利湿退黄。

艾纳香属 Blumea DC.

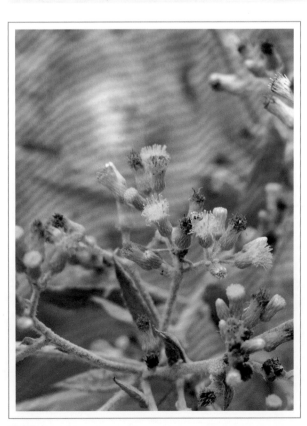

艾纳香

艾纳香　大风艾
Blumea balsamifera (L.) DC.

【分布】香港、澳门、广东（广州、深圳、东莞、江门、肇庆）；福建、贵州、台湾、云南、广东、广西、海南；不丹、柬埔寨、印度、印度尼西亚、老挝、马来西亚、缅甸、尼泊尔、巴基斯坦、菲律宾、泰国、越南。

【识别特征】多年生草本或亚灌木。茎粗壮，直立，高1～3m。叶互生；下部叶宽椭圆形或长圆状披针形，长22～25cm，宽8～10cm；上部叶长圆状披针形或卵状披针形，较小，叶缘有细锯齿，两面均被毛，叶柄两侧有狭线形的附属物。头状花序多数，直径5～8mm，排列成大型圆锥花序；总苞片约6层；花黄色；雌花多数，花冠细管状，长约6mm；两性花较少，与雌花几等长；聚药雄蕊；子房下位。瘦果圆柱形，长约1mm。冠毛红褐色，长4～6mm。花期几乎全年。

【药用部位及功效】全草——祛风除湿，温中止泻，活血解毒；根——祛风活血，利水消肿。

金盏花属 Calendula L.

金盏花　金盏菊
Calendula officinalis L.

【分布】香港、澳门、广东（深圳、惠州）有栽培；我国作为观赏植物广泛栽培；原产地未知。

【识别特征】一年生草本，高 20～75cm，通常自茎基部分枝。基生叶长圆状倒卵形或匙形，长 15～20cm，全缘或有细齿，具柄；茎生叶长圆状披针形或长圆状倒卵形，无柄，长 5～15cm，宽 1～3cm，边缘波状，基部多少抱茎。头状花序单生于枝端，直径 4～5cm；总苞片 1～2 层；小花黄色或橙黄色，长于总苞的 2 倍；外围舌状花，雌性，2～3 层，结实；中央两性花不育，花冠管状，檐部 5 浅裂；聚药雄蕊；子房下位。瘦果全部弯曲，淡黄色或淡褐色。花期 4～9 月，果期 6～10 月。

【药用部位及功效】全草——清热解毒，活血调经；花——凉血止血，清热泻火。

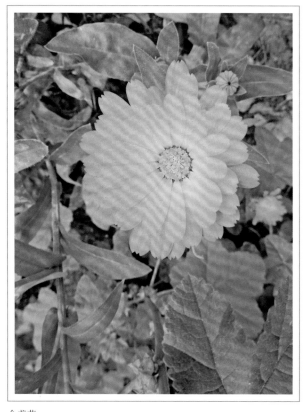

金盏花

红花属 Carthamus L.

红花　红蓝花、刺红花
Carthamus tinctorius L.

【分布】深圳、广州、肇庆有栽培；甘肃、贵州、江苏、青海、陕西、山东、四川、新疆、西藏、浙江、黑龙江、吉林、辽宁、内蒙古、河北、山西；全世界广泛栽培。

【识别特征】一年生或二年生草本，高 30～90cm。单叶互生；近无柄，稍抱茎；叶片卵形至卵状披针形，长 4～12cm，宽 1～3cm，边缘具刺齿，上部叶渐小。头状花序顶生，直径 3～4cm；总苞片数轮，最外 2～3 轮，叶状，边缘具刺齿；花多数，全为管状花，橙红色，长约 2cm；聚药雄蕊；子房下位。瘦果倒卵形，长约 5mm，乳白色，有 4 棱，无冠毛。花期 5～7 月，果期 7～9 月。

【药用部位及功效】花——活血通经，祛瘀止痛。

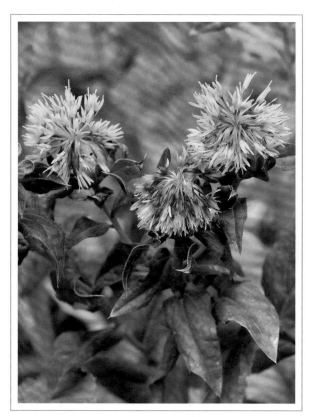

红花

菊属 Chrysanthemum L.

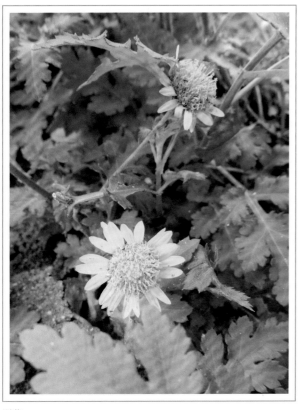

野菊

野菊 野菊花、野山菊、路边菊
Chrysanthemum indicum L.

【分布】香港、澳门、广东（深圳、惠州、东莞、江门、珠海、肇庆）；安徽、福建、广东、广西、贵州、河北、黑龙江、江苏、江西、山东、四川、台湾、云南、河南、湖北、湖南；不丹、印度、日本、朝鲜、韩国、尼泊尔、俄罗斯、乌兹别克斯坦。

【识别特征】多年生草本，高 25～100cm。茎基部常匍匐，上部多分枝。叶互生；叶片卵形或矩圆状卵形，长6～7cm，宽 1～2.5cm，羽状分裂，裂片边缘有锯齿，两面有毛，下表面较密。头状花序直径 2～2.5cm，排成聚伞状；总苞半球形，总苞片 4～5 层；花小，黄色，边缘舌状，雌性，中央为管状花，两性。瘦果有 5 条极细的纵肋，无冠毛。花期 9～10 月，果期 10～11 月。

【药用部位及功效】花——清热解毒，疏风平肝；根或全草——清热解毒。

野茼蒿属 Crassocephalum Moench

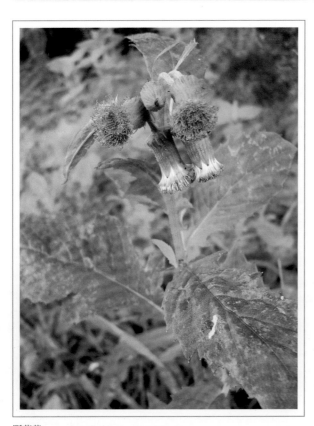

野茼蒿

野茼蒿 革命菜
Crassocephalum crepidioides (Benth.) S. Moore

【分布】香港、澳门、广东（广州、深圳、惠州、江门、肇庆、佛山）归化；安徽、福建、贵州、湖南、湖北、江苏、江西、陕西、四川、台湾、西藏、云南、浙江、广东、广西、海南；澳大利亚、太平洋群岛，非洲、亚洲、美洲。

【识别特征】直立草本，高 20～120cm。茎有纵条棱。叶互生；叶柄长 2～2.5cm；叶片椭圆形或长圆状椭圆形，长7～12cm，宽 4～5cm，边缘有锯齿，有时基部羽状裂。头状花序排成伞房状，直径约 3cm；总苞钟状，总苞片 1层，线状披针形，等长，宽约 1.5mm；小花全部管状，两性；花冠红褐色或橙红色，檐部 5 裂；聚药雄蕊；子房下位。瘦果狭圆柱形，赤红色，被毛；冠毛极多数，白色，绢毛状，易脱落。花期 7～12 月。

【药用部位及功效】全草——清热解毒，调和脾胃。

芙蓉菊属 Crossostephium Less.

芙蓉菊　香菊、玉芙蓉、千年艾
Crossostephium chinense (L.) Makino

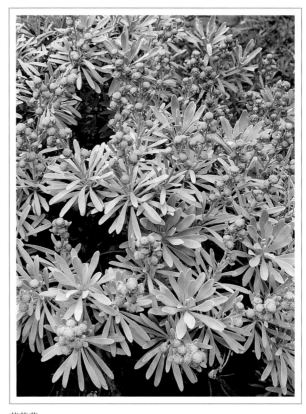

芙蓉菊

【分布】香港、澳门、广东（深圳、惠州）；福建、广东、台湾、云南、浙江；日本。

【识别特征】半灌木，高10～40cm，上部多分枝，密被灰色短柔毛。叶聚生枝顶；叶片狭匙形或狭倒披针形，长2～4cm，宽4～5mm，全缘，两面密被灰色短柔毛。头状花序盘状，直径约7mm；总苞半球形，总苞片3层；边花雌性，1列，花冠管状，长约1.5mm，顶端2～3裂，具腺点；盘花两性，花冠管状，长约1.5mm，顶端5裂，外面密生腺点；聚药雄蕊；子房下位。瘦果矩圆形，长约1.5mm，具5～7棱，被腺点；冠毛长约0.5mm，撕裂状。花果期几全年。

【药用部位及功效】全草——散风寒，化痰利湿，解毒消肿。

大丽花属 Dahlia Cav.

大丽花　天竺牡丹、洋芍药、大理菊
Dahlia pinnata Cav.

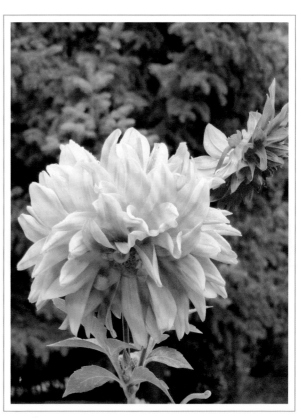

大丽花

【分布】香港、澳门、广东（广州、深圳、惠州、江门）广泛栽培；我国广泛栽培；原产墨西哥。

【识别特征】多年生草本，有巨大的棒状块根。茎直立，多分枝，高1.5～2m，粗壮。叶一至三回羽状全裂，上部叶有时不分裂，裂片卵形或长圆状卵形，下表面灰绿色，两面无毛。头状花序大，有长花序梗，常下垂，径6～12cm；总苞片外层约5，卵状椭圆形，叶质，内层膜质，椭圆状披针形；舌状花1层，白色、红色或紫色，常卵形，顶端有不明显的3齿，或全缘；管状花黄色，有时在栽培种中全部为舌状花。瘦果长圆形，长9～12mm，宽3～4mm，黑色，扁平，有2个不明显的齿。花期6～10月，果期9～10月。

【药用部位及功效】块根——清热解毒，散瘀止痛。

羊耳菊属 Duhaldea DC.

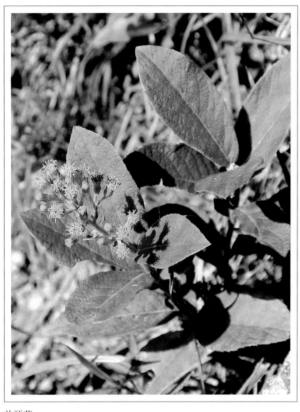

羊耳菊

羊耳菊 猪耳风、山白芷、白牛胆
Duhaldea cappa (Buch.-Ham. ex D. Don) Pruski & Anderb.

【分布】香港、澳门、广东（广州、深圳、东莞、惠州、江门）；福建、贵州、四川、云南、浙江、广东、广西、海南；不丹、印度、马来西亚、尼泊尔、巴基斯坦、泰国、越南。

【识别特征】亚灌木，高70～200cm，粗壮，全体被茸毛。叶互生；叶片长圆形或长圆状披针形；中部叶长10～16cm，有长约0.5cm的柄，上部叶渐小，近无柄；全部叶边缘有小尖头状细齿，两面被毛。头状花序倒卵圆形，径5～8mm，密集成聚伞圆锥花序；总苞近钟形，长5～7mm，总苞片约5层；小花长4～5.5mm。瘦果长圆柱形，长约1.8mm，被白色长绢毛；冠毛灰白色，长4～5mm。花期6～10月，果期8～12月。

【药用部位及功效】全草——祛风散寒，行气利湿，解毒消肿。

鳢肠属 Eclipta L.

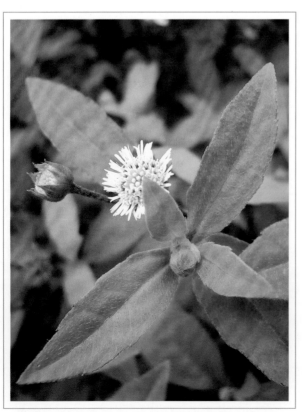

鳢肠

鳢肠 旱莲草、墨汁草
Eclipta prostrata (L.) L.

【分布】香港、澳门、广东（惠州、东莞、江门、肇庆、广州、深圳）；我国广布；世界热带、亚热带地区广布。

【识别特征】一年生草本，高10～60cm，全株被白毛，折断后流出的汁液数分钟后即呈蓝黑色。茎直立或斜升。单叶互生；叶片椭圆状披针形或线状披针形，长3～10cm，宽0.5～2.5cm，全缘或有细齿，基部渐狭。头状花序，直径6～11mm；总苞片5～6，绿色；外围2列舌状花，白色，雌性；中央花为管状花，两性，白色。舌状花的瘦果扁四棱形，管状花的瘦果三棱形，均为黑褐色，顶端有2个短芒刺。花期6～9月，果期7～11月。

【药用部位及功效】全草——补益肝肾，凉血止血。

地胆草属 Elephantopus L.

地胆草　苦地胆、地胆头、磨地胆
Elephantopus scaber L.

【分布】香港、澳门、广东（广州、深圳、东莞、江门）；福建、贵州、湖南、江西、台湾、云南、浙江、广东、广西、海南；非洲、美洲、亚洲。

【识别特征】多年生草本，高 20～60cm，被毛。基部叶莲座状，匙形或倒披针状匙形，长 5～18cm，宽 2～4cm，边缘有锯齿；茎生叶少而小，互生，倒披针形或长圆状披针形，向上渐小；全部叶两面被毛，下表面有腺点。头状花序；花淡紫色或粉红色，全部两性；花冠管状，长 7～9mm；聚药雄蕊；子房下位。瘦果长圆状线形，长约 4mm，具棱；冠毛污白色。花期 7～11 月。

【药用部位及功效】全草——清热，凉血，解毒，利湿；根——清热，除湿，解毒。

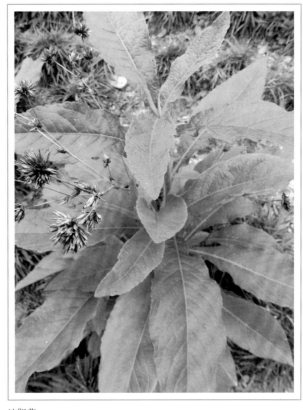

地胆草

白花地胆草　牛舌草
Elephantopus tomentosus L.

【分布】香港、澳门、广东（广州、深圳、东莞、肇庆）；福建、广东、台湾；世界热带地区广布。

【识别特征】多年生草本，高 80～100cm。茎多分枝，被白色长柔毛，具腺点。基部叶在花期常凋萎；茎下部叶长圆状倒卵形，长 8～20cm，宽 3～5cm，基部渐狭成具翅的柄，稍抱茎，上部叶椭圆形或长圆状椭圆形，长 7～8cm，宽 1.5～2cm，最上部叶极小；全部叶具有小而尖的锯齿，下表面密被长柔毛和腺点。头状花序；花白色，全部两性；花冠漏斗状，长 5～6mm；聚药雄蕊；子房下位。瘦果长圆状线形，长约 3mm，具棱；冠毛污白色，具 5 条硬刚毛，长约 4mm。花期 8 月至翌年 5 月。

【药用部位及功效】全草——清热，凉血，解毒，利湿。

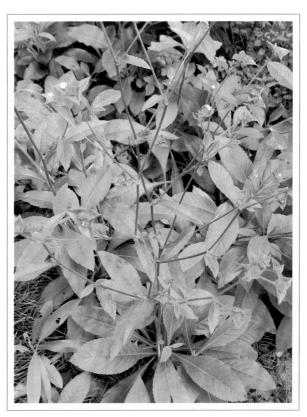

白花地胆草

一点红属 Emilia Cass.

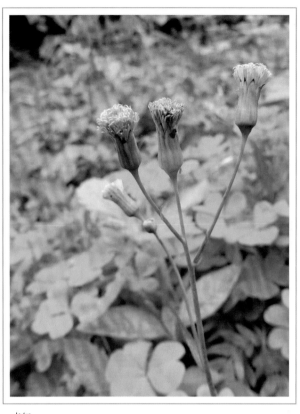

一点红

一点红　红头草、红背果、紫背叶
Emilia sonchifolia (L.) DC.

【分布】香港、澳门、广东（广州、深圳、东莞、江门、肇庆）；安徽、福建、广东、贵州、海南、河北、江苏、陕西、四川、台湾、云南、浙江、河南、湖北、湖南；世界泛热带地区广布。

【识别特征】一年生草本。茎直立或斜升，高 25~40cm。叶互生；下部叶密集，羽状分裂，长 5~10cm，宽 2.5~6.5cm，具波状齿，中部叶较小，卵状披针形或长圆状披针形，基部抱茎，全缘或有不规则细齿，上部叶少数，线形。头状花序；花全部管状，两性，结实；小花粉红色或紫红色，长约 9mm，管部细长，檐部渐扩大，5 深裂；聚药雄蕊；子房下位。瘦果圆柱形，长 3~4mm，具 5 棱；冠毛丰富，白色，细软。花果期 7~10 月。

【药用部位及功效】全草——清热解毒，散瘀消肿。

泽兰属 Eupatorium L.

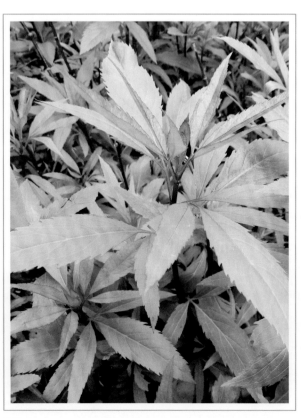

佩兰

佩兰　兰草、香草
Eupatorium fortunei Turcz.

【分布】澳门、广东（广州、惠州、深圳、肇庆、江门）；安徽、福建、贵州、江苏、江西、陕西、山东、四川、云南、浙江、河南、湖北、湖南、广东、广西、海南；日本、朝鲜、韩国、泰国、越南野生或栽培。

【识别特征】多年生草本，高 70~120cm。茎带红紫色，有毛。叶对生；叶片通常 3 深裂，中裂片较大，长椭圆形或长椭圆状披针形，长 5~12cm，宽 2.5~4.5cm，边缘有锯齿，叶揉之有香气。头状花序排成聚伞状，每个头状花序具花 4~6 朵；花两性，全为管状，白色；聚药雄蕊；子房下位。瘦果圆柱形；冠毛白色。花期 7~11 月，果期 9~12 月。

【药用部位及功效】地上部分——解暑化湿，辟秽和中；花——化湿行气。

大吴风草属 **Farfugium** Lindl.

大吴风草
Farfugium japonicum (L.) Kitam.

【分布】香港、广东（深圳、惠州、东莞、江门）；安徽、福建、广东、广西、湖北、湖南、江苏、台湾、浙江；日本。

【识别特征】多年生草本。花葶高达70cm，幼时密被淡黄色柔毛。基生叶莲座状，叶柄长15～25cm，基部呈短鞘，抱茎，叶片肾形，长9～13cm，宽11～22cm，全缘或有小齿至掌状浅裂，基部弯缺宽，叶厚，近革质，两面幼时被柔毛；茎生叶1～3，苞叶状，长1～2cm。头状花序，排成伞房状；总苞片2层；舌状花8～12朵，黄色，长15～22mm；管状花多数，长10～12mm；聚药雄蕊；子房下位。瘦果圆柱形，长达7mm，被短毛；冠毛白色，与花冠等长。花果期8月至翌年3月。

【药用部位及功效】全草——清热利咽，凉血散瘀，解毒消肿。

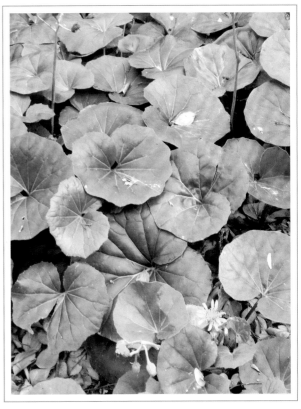

大吴风草

牛膝菊属 **Galinsoga** Ruiz & Pav.

牛膝菊　辣子草、向阳花、珍珠草
Galinsoga parviflora Cav.

【分布】香港、澳门、广东（广州、深圳、惠州、江门）归化；我国广泛栽培或归化；原产北美洲。

【识别特征】一年生草本，高10～80cm。茎纤细。分枝斜升，全部茎枝被毛。叶对生；叶柄长1～2cm；叶片卵形或长椭圆状卵形，长2.5～5.5cm，宽1.2～3.5cm；向上及花序下部的叶渐小，通常披针形，叶两面粗涩，被白色短柔毛，边缘有浅锯齿。头状花序半球形，排成疏松的伞房花序；舌状花4～5朵，舌片白色，3齿裂；管状花花冠长约1mm，黄色；聚药雄蕊；子房下位。瘦果长1～1.5mm，黑色或黑褐色，有棱。花果期7～10月。

【药用部位及功效】全草——清热解毒，止咳平喘，止血；花——清肝明目。

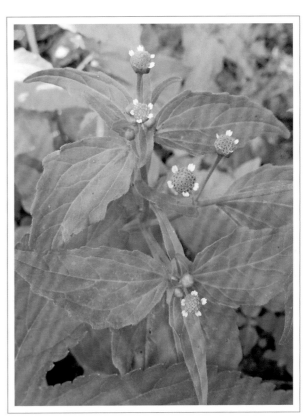

牛膝菊

菊三七属 Gynura Cass.

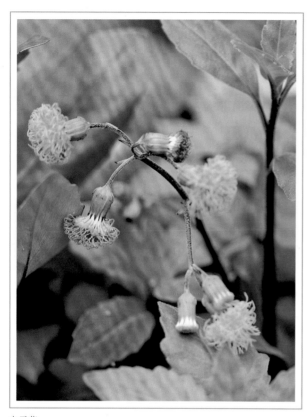

白子菜

白子菜　大肥牛、白背三七
Gynura divaricata (L.) DC.

【分布】香港、澳门、广东（广州、深圳、惠州、东莞、佛山）；广东、海南、四川、云南；越南。

【识别特征】多年生草本，高 30～60cm。叶互生，多生于茎下部；叶柄长 0.5～4cm，基部有耳；叶片卵形、椭圆形或倒披针形，长 2～15cm，宽 1.5～5cm，边缘有粗齿，有时提琴状裂，稀全缘，叶下表面带紫色，两面被毛；上部叶渐小，苞叶状，羽状浅裂，略抱茎。头状花序，直径 1.5～2cm；总苞钟状，总苞片 1 层；小花全部两性，结实；花冠长 11～15mm，橙黄色，檐部 5 裂，有香气，略伸出总苞；聚药雄蕊；子房下位。瘦果圆柱形，长约 5mm，褐色；冠毛白色，绢毛状，长 10～12mm。花果期 8～10 月。

【药用部位及功效】全草——清热凉血，活血止痛，止血。

向日葵属 Helianthus L.

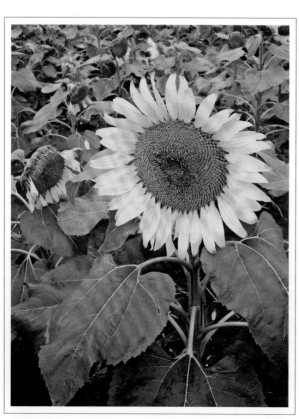

向日葵

向日葵　丈菊
Helianthus annuus L.

【分布】香港、澳门、广东（广州、深圳、惠州）有栽培；我国广泛栽培；原产北美洲。

【识别特征】一年生高大草本。茎直立，高 1～3m，粗壮，被白色粗硬毛。叶互生；有长柄；叶片心状卵圆形或卵圆形，有 3 条基出脉，边缘有粗锯齿，两面被短糙毛。头状花序极大，直径 10～30cm，单生于茎端或枝端，常下倾；总苞片多层，叶质，覆瓦状排列；花托平或稍凸、有半膜质托片；舌状花多数，黄色，不结实；管状花极多数，棕色或紫色，结实；聚药雄蕊；子房下位。瘦果倒卵形或卵状长圆形，长 10～15mm。花期 7～9 月，果期 8～9 月。

【药用部位及功效】果实——透疹，止痢，透痈脓；花——祛风，平肝，利湿。

马兰属 Kalimeris (Cass.) Cass.

马兰　马兰头、田边菊、路边菊
Kalimeris indica (L.) Sch. Bip.

【分布】香港、澳门、广东（广州、深圳、东莞、江门、肇庆）；甘肃、河北、四川、云南、贵州、宁夏、陕西、山东、江苏、安徽、浙江、江西、福建、台湾、河南、湖北、湖南、广东、广西、海南；印度、日本、朝鲜半岛、马来西亚、缅甸北部、俄罗斯东部、泰国北部、越南北部。

【识别特征】多年生草本，高30～70cm，有分枝。叶互生；叶片倒披针形或倒卵状矩圆形，长3～6cm，宽0.8～2cm，基部渐狭成具翅的长柄，中部以上叶缘具齿或有羽状裂片，上部叶小，全缘，基部急狭，无柄。头状花序；总苞半球形，总苞片2～3层，覆瓦状排列；舌状花1层，15～20朵，舌片浅紫色，长达10mm；管状花长约3.5mm，被短密毛；聚药雄蕊；子房下位。瘦果倒卵状矩圆形，极扁，长1.5～2mm。花期5～9月，果期8～10月。

【药用部位及功效】全草或根——凉血止血，清热利湿，解毒消肿。

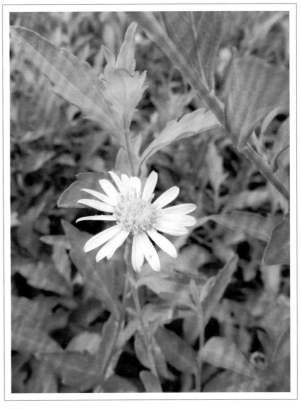

马兰

千里光属 Senecio L.

千里光　九里明、九龙光
Senecio scandens Buch.-Ham. ex D. Don

【分布】香港、澳门、广东（广州、深圳、惠州、东莞、江门、珠海、肇庆）；西藏、陕西、湖北、四川、贵州、云南、安徽、福建、浙江、江西、湖南、广东、广西、台湾；印度、尼泊尔、不丹、菲律宾、日本、中南半岛。

【识别特征】多年生草本。叶互生；叶片卵状披针形至长三角形，长2.5～12cm，宽2～4.5cm，通常具齿，稀全缘；羽状脉；叶柄长0.5～1cm；上部叶变小，披针形或线状披针形。头状花序；舌状花8～10朵，管部长约4.5mm，舌片黄色，长9～10mm，具3细齿；管状花多数，黄色，长约7.5mm，檐部漏斗状；聚药雄蕊；子房上位。瘦果圆柱形，长约3mm，被柔毛；冠毛白色，长约7.5mm。花期8月至翌年4月。

【药用部位及功效】全草——清热解毒，明目退翳，杀虫止痒。

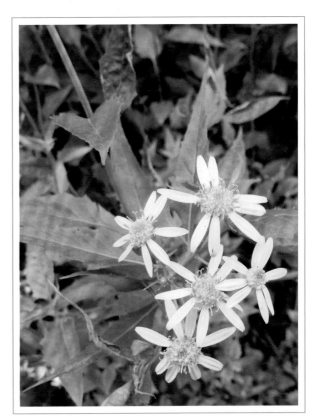

千里光

水飞蓟属 Silybum Adans.

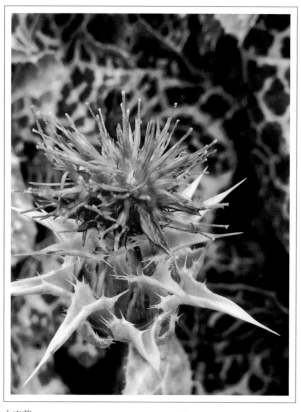

水飞蓟

水飞蓟
Silybum marianum (L.) Gaertn.

【分布】广州有栽培；我国各地公园、植物园或庭园有栽培；地中海地区，欧洲、非洲北部、亚洲中部。

【识别特征】一年生或二年生草本，高30~120cm。茎直立，中上部有分枝，被白色蛛丝状毛。莲座状基生叶与下部茎生叶有叶柄，轮廓椭圆形或倒披针形，长30~50cm，宽12~25cm，基部抱茎，边缘羽状浅裂至全裂，裂片边缘和先端具尖刺，上表面绿色，有光泽，具白色斑纹，下表面被白色柔毛；茎生叶较基生叶小，上部叶披针形。头状花序，直径4~6cm，顶生或腋生；总苞片6层，先端具长刺；小花红紫色，少有白色，长约3cm；檐部5裂；聚药雄蕊；子房下位。瘦果长约7mm，宽约3mm，褐色，有深褐色斑；冠毛多层，刚毛状，白色，长达1.5cm，整体脱落。花果期5~10月。

【药用部位及功效】瘦果——清热解毒，保肝利胆。

甜叶菊属 Stevia Cav.

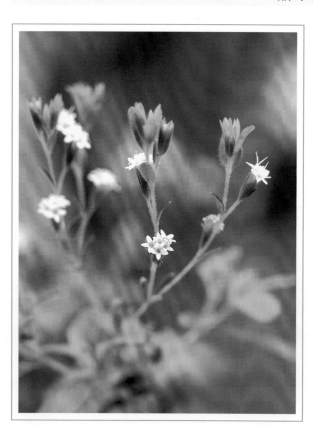

甜叶菊

甜叶菊
Stevia rebaudiana (Bertoni) Bertoni

【分布】广东（广州、深圳）、澳门有栽培；江苏、江西、福建、台湾、广东、广西、湖南、贵州、云南有栽培；原产中美洲、南美洲。

【识别特征】多年生草本，高1~1.3m。茎直立，基部稍木质化，上部柔嫩，密生短茸毛。单叶对生，茎上部稀3叶轮生；叶片倒卵形或广披针形，中上部叶缘有粗齿，上表面粗糙，鲜绿色，两面被短茸毛。头状花序小；花两性；总苞筒状，总苞片5~6层；花托平坦；花冠基部浅紫红色或白色，上部白色；聚药雄蕊；子房下位。瘦果线形，稍扁，褐色，具冠毛。花期7~9月，果期9~11月。

【药用部位及功效】叶——生津止渴，降血压。

金腰箭属 Synedrella Gaertn.

金腰箭
Synedrella nodiflora (L.) Gaertn.

【分布】香港、澳门、广东（广州、深圳、惠州、东莞、肇庆）归化；我国东南至西南各地，东起台湾，西至云南有归化；原产美洲，世界热带、亚热带地区均有归化。

【识别特征】一年生草本。茎直立，高 0.5～1m，二歧分枝。叶对生；具柄；叶片阔卵形至卵状披针形，长 7～12cm，宽 3.5～6.5cm，基部下延成翅，边缘有小齿，两面被毛。头状花序，径 4～5mm；小花黄色；外层总苞片绿色，叶状，内层总苞片干膜质，鳞片状；舌状花顶端 2 浅裂，管状花向上渐扩大，檐部 4 浅裂，二者均长约 10mm；雄蕊 4；子房下位。雌花瘦果倒卵状长圆形，边缘有宽翅；两性花瘦果倒锥形或倒卵状圆柱形，长 4～5mm，黑色，有纵棱；冠毛硬，刺状。花果期 6～10 月。

【药用部位及功效】全草——清热透疹，解毒消肿。

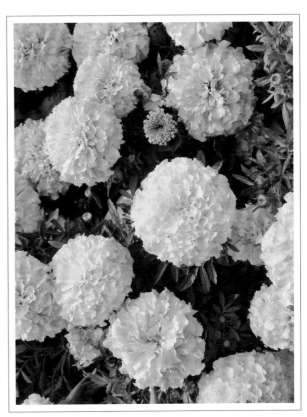

金腰箭

万寿菊属 Tagetes L.

万寿菊　臭芙蓉
Tagetes erecta L.

【分布】香港、澳门、广东（广州、深圳、惠州、江门）有栽培；我国广泛栽培；原产墨西哥。

【识别特征】一年生草本，高 50～150cm。茎直立，粗壮，具细纵棱，分枝向上平展。叶对生，羽状分裂，长 5～10cm，宽 4～8cm，边缘具锐齿，上部叶裂片的齿端有长细芒，沿叶缘有少数腺体。头状花序单生，直径 5～8cm；花序梗顶端棍棒状膨大；总苞长杯状；舌状花黄色或暗橙色，舌片倒卵形，长约 1.4cm，宽约 1.2cm，基部收缩成长爪；管状花黄色，长约 9mm，5 齿裂。瘦果线形，黑色或褐色，长 8～11mm。冠毛有 1～2 个长芒和 2～3 个短而钝的鳞片。花期 7～9 月，果期 9～10 月。

【药用部位及功效】花——清热解毒，化痰止咳。

万寿菊

斑鸠菊属 **Vernonia** Schreb.

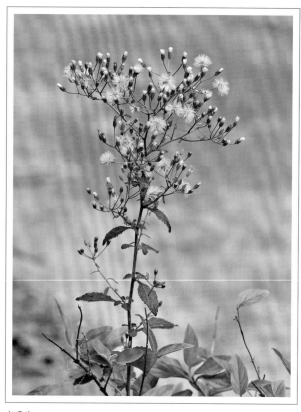

夜香牛

夜香牛　寄色草、假咸虾花、消山虎
Vernonia cinerea (L.) Less.

【分布】香港、澳门、广东（广州、深圳、惠州、东莞、肇庆）；浙江、江西、福建、台湾、湖北、湖南、广东、广西、云南、四川；印度、印度尼西亚、日本、马来西亚、缅甸、新几内亚岛、菲律宾、斯里兰卡、泰国、越南、阿拉伯半岛、澳大利亚、太平洋群岛、非洲。

【识别特征】一年生或多年生草本，高 20～100cm。茎直立，被柔毛，具腺点。叶互生；下部和中部叶菱状卵形、菱状长圆形或卵形，长 3～6.5cm，宽 1.5～3cm，基部狭成具翅的柄，边缘有疏锯齿，或波状，两面均有腺点；上部叶狭长圆状披针形或线形，具短柄或近无柄。头状花序，直径 6～8mm，排列成伞房状圆锥花序；总苞片 4 层；花淡红紫色，全部管状，长 5～6mm；聚药雄蕊；子房下位。瘦果圆柱形，长约 2mm，密被短毛和腺点；冠毛白色，2 层，糙毛状。花期全年。

【药用部位及功效】全草或根——疏风清热，除湿，解毒。

苍耳属 **Xanthium** L.

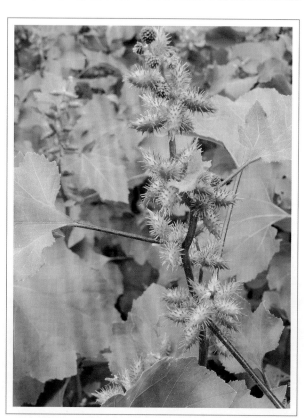

苍耳

苍耳
Xanthium strumarium L.

【分布】香港、澳门、广东（广州、惠州、东莞、江门、肇庆）；黑龙江、吉林、辽宁、内蒙古、河北、山西、山东、江苏、安徽、浙江、江西、福建、台湾、广东、广西、海南、陕西、青海、甘肃、宁夏、新疆、重庆、贵州、四川、云南、西藏；俄罗斯、伊朗、印度、朝鲜、日本。

【识别特征】一年生草本，高 30～90cm，全株密被白色短毛。茎直立。单叶互生；具长柄；叶片三角状卵形或心形，长 5～10cm，宽 4～9cm，两面均有短毛。头状花序；花单性同株；雄花序球状，花管状，雄蕊 5，聚药；雌花序卵形，总苞片 2～3 列，结合成 1 个囊状体，表面有刺，含小花 2 朵；无花冠；子房下位。瘦果 2，纺锤形，包在有刺的总苞内。花期 7～8 月，果期 9～10 月。

【药用部位及功效】全草——祛风，散热，除湿，解毒。

黄鹌菜属 Youngia Cass.

黄鹌菜
Youngia japonica (L.) DC.

【分布】香港、澳门、广东（广州、深圳、惠州、东莞、肇庆）；北京、陕西、甘肃、广东、广西、四川、云南、西藏、山东、江苏、安徽、浙江、江西、福建、台湾、河南、湖北、湖南；日本、中南半岛、印度、菲律宾、朝鲜。

【识别特征】一年生草本，高 10～100cm。茎直立。基生叶倒披针形、椭圆形、长椭圆形或宽线形，长 2.5～13cm，宽 1～4.5cm，大头羽状深裂或全裂，极少不裂，边缘有锯齿或几全缘，叶柄长 1～7cm；无茎生叶或仅有 1～2 枚，且与基生叶同形并等样分裂；全部叶及叶柄被柔毛。头状花序含 10～20 朵舌状小花；总苞圆柱状，总苞片 4 层；舌状小花黄色，聚药雄蕊；子房下位。瘦果纺锤形，压扁，褐色或红褐色，长 1.5～2mm；冠毛糙毛状。花果期 4～10 月。

【药用部位及功效】根或全草——清热解毒，利水消肿。

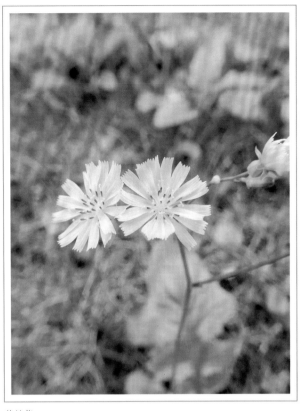
黄鹌菜

百日菊属 Zinnia L.

百日菊　百日草、火毡花、鱼尾菊
Zinnia elegans Jacq.

【分布】香港、澳门、广东（深圳）有栽培；我国广泛栽培；原产墨西哥。

【识别特征】一年生草本。茎直立，高 30～100cm，被糙毛或长硬毛。叶对生；叶片宽卵圆形或长圆状椭圆形，长 5～10cm，宽 2.5～5cm，全缘，基部心形，半抱茎，两面粗糙；基出 3 脉。头状花序，直径 5～6.5cm，单生枝端；总苞片多层，外层长约 5mm，内层长约 10mm，边缘黑色；舌状花 1 层，深红色、玫瑰色、紫堇色或白色；管状花多数，黄色或橙色，长 7～8mm；聚药雄蕊；子房下位。瘦果长 6～8mm，被毛。花期 6～9 月，果期 7～10 月。

【药用部位及功效】全草——清热，利湿，解毒。

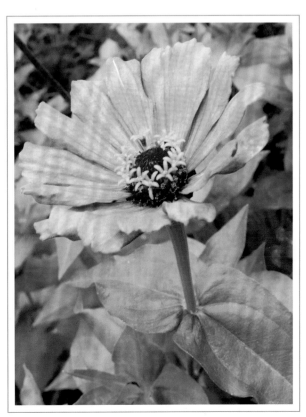
百日菊

408. 五福花科 Adoxaceae

接骨木属 Sambucus L.

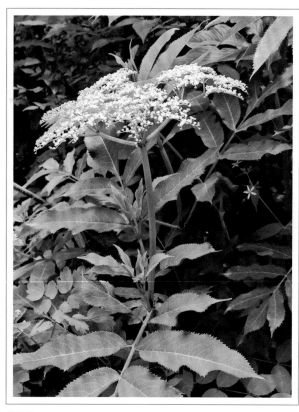

接骨草

接骨草　蒴藋、陆英
Sambucus javanica Blume

【分布】香港、广东（广州、东莞）；安徽、福建、甘肃、贵州、江苏、江西、陕西、四川、台湾、西藏、云南、浙江、河南、湖北、湖南、广东、广西、海南；印度、印度尼西亚、日本、老挝、马来西亚、缅甸、菲律宾、泰国、越南。

【识别特征】高大草本或半灌木，高 1~2m。茎有棱。单数羽状复叶对生；小叶狭卵形，长 6~13cm，宽 2~3cm，基部两侧不等，边缘有细锯齿，近基部或中部以下边缘常有 1 或数个腺齿。复伞形花序顶生；花小，5 数；萼筒杯状，萼齿三角形；花冠白色，仅基部联合；雄蕊 5；子房下位，3 室。浆果状核果，红色，近圆形，直径 3~4mm。花期 4~5 月，果期 8~9 月。

【药用部位及功效】茎叶——祛风，利湿，舒筋，活血；果实——蚀疣。

荚蒾属 Viburnum L.

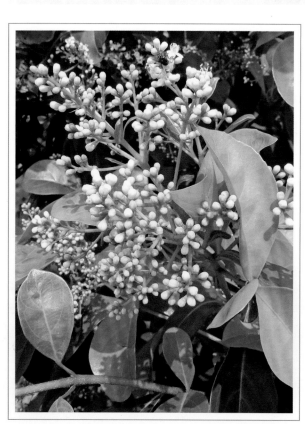

珊瑚树

珊瑚树　极香荚蒾、早禾树
Viburnum odoratissimum Ker Gawl.

【分布】香港、澳门、广东（广州、深圳、东莞）；福建、贵州、河北、河南、湖南、台湾、云南、浙江、广东、广西、海南；印度、日本、韩国、缅甸、菲律宾、泰国、越南。

【识别特征】常绿灌木或小乔木，高可达 10m。叶对生；叶柄长 1~3cm；叶片椭圆形至倒卵形，有时近圆形，长 7~20cm，边缘有浅锯齿或近全缘，上表面深绿色有光泽，下表面有时散生暗红色微腺点。圆锥花序；花小，两性，5 数，芳香；萼筒筒状钟形，长约 2mm；花冠白色，后变黄白色，辐状，直径约 7mm；雄蕊 5；子房下位。果实先红色后变黑色，卵圆形或卵状椭圆形，长约 8mm。花期 4~5 月，果熟期 7~9 月。

【药用部位及功效】叶、树皮——祛风除湿，通经活络。

409. 忍冬科 Caprifoliaceae

忍冬属 Lonicera L.

水忍冬　山银花、土忍冬、华南忍冬
Lonicera confusa DC.

【分布】香港、澳门、广东（广州、深圳、惠州、东莞、江门、肇庆、中山）；云南、广东、广西、海南；尼泊尔、越南。

【识别特征】半常绿木质藤本。小枝密生卷曲的短柔毛。单叶对生；叶片卵形或长圆状卵形，长 3～7cm，宽 1.5～3.5cm，全缘。花成对腋生；苞片狭细；萼筒密生短柔毛，5 裂；花冠长 3～4cm，初开时白色，后逐渐变黄，唇形，上唇 4 浅裂，下唇不裂；雄蕊 5；子房下位。浆果球形，熟时黑色。花期 4～5 月，有时 9～10 月开第二次花，果熟期 10 月。

【药用部位及功效】花蕾——清热解毒；果实——清肠化湿。

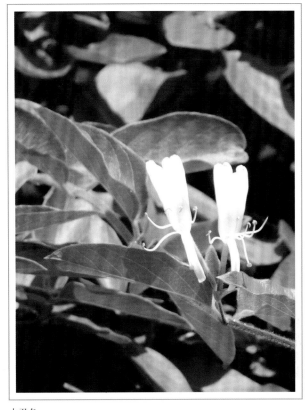

水忍冬

忍冬　金银花、双花、二花
Lonicera japonica Thunb.

【分布】广州、深圳有栽培；安徽、福建、甘肃、广东、广西、贵州、河北、河南、湖北、湖南、江苏、江西、吉林、辽宁、陕西、山东、山西、四川、台湾、云南、浙江；日本、朝鲜半岛，亚洲东南部广泛栽培，北美洲逸生。

【识别特征】半常绿木质藤本。老枝棕褐色，幼枝绿色，密被短柔毛。单叶对生；叶片卵形或长圆状卵形，长 3～8cm，宽 1.5～4cm，全缘。花成对腋生，具大型叶状苞片，萼筒短小秃净，5 裂；花冠长 3～4cm，初开时白色，后逐渐变黄，唇形，上唇 4 浅裂，下唇不裂；雄蕊 5；子房下位。浆果球形，熟时黑色。花期 5～7 月，果期 7～10 月。

【药用部位及功效】花蕾及花——清热解毒；茎枝——清热解毒，通络。

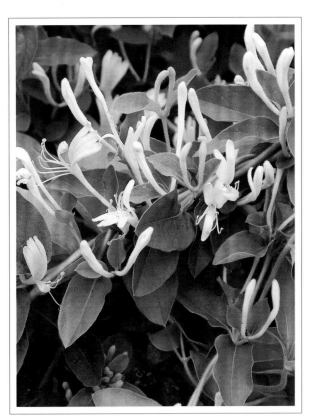

忍冬

413. 海桐花科 Pittosporaceae

海桐花属 Pittosporum Banks ex Gaertn.

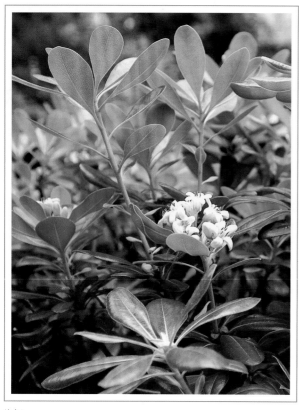

海桐

海桐
Pittosporum tobira (Thunb.) W. T. Aiton

【分布】香港、澳门、广东（惠州）有栽培；台湾，广东、广西、海南、江苏、浙江、湖北、四川、贵州、福建、云南有栽培；朝鲜半岛、日本。

【识别特征】常绿灌木或小乔木，高可达6m。嫩枝被褐色柔毛。叶聚生于枝顶；叶柄长达2cm；叶片近革质，倒卵形或倒卵状披针形，长4～9cm，宽1.5～4cm；侧脉6～8对，在靠近边缘处相结合，全缘，干后反卷。伞形花序或伞房状伞形花序，密被黄褐色柔毛；花梗长1～2cm；花白色，芳香，后变黄色；花萼长3～4mm，被柔毛；花瓣5，倒披针形，长1～1.2cm；雄蕊5，二型，退化者花丝较短，正常者花丝长5～6mm；子房上位。蒴果圆球形，有棱或呈三角形，直径约12mm。种子多数，长约4mm，多角形，红色。

【药用部位及功效】枝、叶——解毒，杀虫。

414. 五加科 Araliaceae

五加属 Eleutherococcus Maxim.

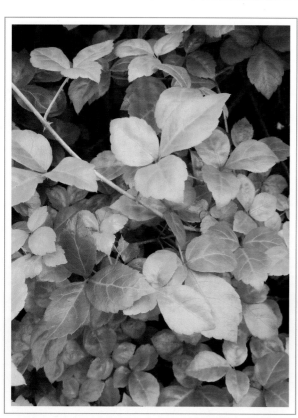

白簕

白簕　三加皮、三叶五加、鹅掌簕
Eleutherococcus trifoliatus (L.) S. Y. Hu

【分布】香港、澳门、广东（广州、深圳、惠州、东莞、江门）；安徽、福建、广东、广西、贵州、湖南、湖北、江苏、江西、四川、台湾、云南、浙江；印度、日本、菲律宾、泰国、越南。

【识别特征】藤状灌木，高1～7m。小枝具向下倒钩的皮刺。掌状复叶互生；小叶3，椭圆状卵形、长圆形至倒卵形，长4～10cm，宽3～6.5cm。伞形花序组成顶生的总状花序或复伞形花序；花小，两性，5数；子房下位，2室。果实近球形，直径约5mm，熟时黑色。花期7～11月，果期9～12月。

【药用部位及功效】根或根皮——清热解毒，祛风利湿，活血舒筋；嫩叶——清热解毒，活血消肿，除湿敛疮。

幌伞枫属 Heteropanax Seem.

幌伞枫 大蛇药、五加通、阿婆伞
Heteropanax fragrans (Roxb.) Seem.

【分布】香港、澳门、广东（广州、深圳、惠州）有栽培；福建、云南、广东、广西、海南；不丹、印度、印度尼西亚、缅甸、尼泊尔、泰国、越南。

【识别特征】常绿乔木，高5～30m。三至五回羽状复叶，互生，直径达50～100cm；叶柄长15～30cm；小叶片在羽片轴上对生，椭圆形，长5.5～13cm，宽3.5～6cm，全缘，侧脉6～10对。圆锥花序顶生，长30～40cm，主轴及分枝幼时密生锈色星状毛；伞形花序头状，直径约1.2cm，有花数朵；苞片小，宿存；花小，淡黄白色，芳香；萼长约2mm，边缘有5个三角形小齿；花瓣5，长约2mm；雄蕊5；子房下位，花柱2，离生。果实卵球形，略侧扁，长约7mm，黑色。花期10～12月，果期翌年2～3月。

【药用部位及功效】根、树皮或叶——清热解毒，消肿止痛。

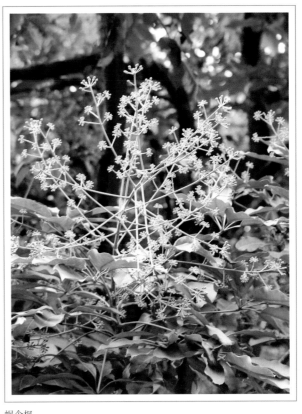

幌伞枫

天胡荽属 Hydrocotyle L.

天胡荽 野荽菜、细叶钱凿口、圆地炮
Hydrocotyle sibthorpioides Lam.

【分布】香港、澳门、广东（广州、深圳、惠州、江门、肇庆）；安徽、福建、贵州、湖北、湖南、江苏、江西、陕西、四川、台湾、云南、浙江、广东、广西、海南；不丹、印度、印度尼西亚、日本、韩国、尼泊尔、菲律宾、泰国、越南，非洲。

【识别特征】多年生草本。茎细长，匍匐成片，平铺于地面，节上生根。叶互生；叶柄纤细，长1～6cm；叶片圆形或肾圆形，直径0.5～2cm，不裂或5～7浅裂，裂片阔倒卵形，边缘有钝齿，基部心形。伞形花序与叶对生，单生于节上；花小，两性，5数；萼齿不显著；花瓣卵形，绿白色；雄蕊5，与花瓣互生；子房下位。双悬果略呈心形。花果期4～9月。

【药用部位及功效】全草——清热利湿，解毒消肿。

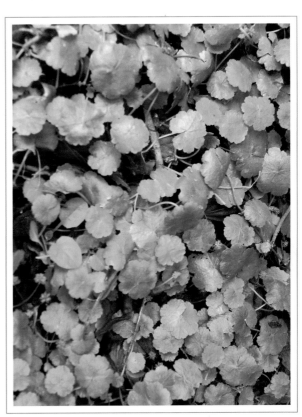

天胡荽

鹅掌柴属 Schefflera J. R. Forst. & G. Forst.

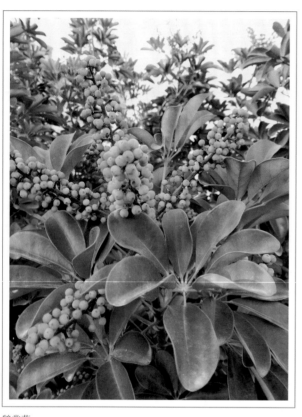

鹅掌藤

鹅掌藤 * 七加皮、七叶莲
Schefflera arboricola (Hayata) Merr.

【分布】大湾区广泛栽培；海南、台湾。

【识别特征】藤状灌木，高2～3m。掌状复叶，互生，具小叶7～9；叶柄纤细，长12～18cm；托叶和叶柄基部合生成鞘状，宿存或与叶柄一起脱落；小叶片倒卵状长圆形或长圆形，长6～10cm，宽1.5～3.5cm，上表面深绿色，有光泽，全缘。伞形花序组成圆锥花序，顶生；花小，两性，白色，长约3mm；花瓣5～6，雄蕊和花瓣同数而等长；子房下位。果实卵形，橙黄色，有5棱，直径约4mm；花盘五角形，长为果实的1/4～1/3。花期7～10月，果期11～12月。

【药用部位及功效】根或茎叶——祛风止痛，活血消肿。

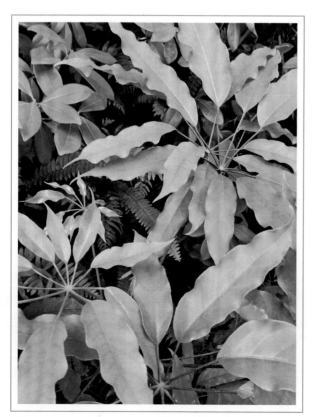

鹅掌柴

鹅掌柴 鸭母树、鸭脚木
Schefflera heptaphylla (L.) Frodin

【分布】香港、澳门、广东（广州、深圳、惠州、东莞、江门、珠海、肇庆）；福建、广东、广西、贵州、湖南、江西、西藏、云南、浙江；印度、日本、泰国、越南。

【识别特征】乔木，高2～15m，胸径可达30cm以上。小枝、叶、花序、花萼幼时密被星状毛。掌状复叶互生，具小叶6～9；叶柄长15～30cm；小叶长椭圆形、椭圆形或卵状椭圆形，全缘或先端有数个疏锯齿，先端渐尖、骤尖或钝，侧脉7～10对。伞形花序集成圆锥花序；花小，两性；花萼、花瓣及雄蕊均为5～6；子房下位。果球形，熟时黑色。花期11～12月，果期12月至翌年2～3月。

【药用部位及功效】根皮——清热解表，祛风除湿，舒经活络；叶——祛风化湿，解毒，活血。

通脱木属 Tetrapanax (K. Koch) K. Koch

通脱木[*]　通草、木通树、天麻子
Tetrapanax papyrifer (Hook.) K. Koch

【分布】香港、广东（广州）有栽培；安徽、福建、广东、广西、贵州、湖北、湖南、江西、陕西、四川、台湾、云南、浙江。

【识别特征】常绿灌木或小乔木，高1～3.5m，基部直径6～9cm。树皮深棕色，有明显的叶痕和大型皮孔。叶大，集生于茎顶；叶柄粗壮，长30～50cm；托叶和叶柄基部合生；叶片长50～75cm，宽50～70cm，掌状5～11裂，上表面深绿色，无毛，下表面密生白色厚绒毛，全缘或疏生粗齿。伞形花序组成圆锥花序；花小，两性，淡黄白色；花瓣4，稀5；雄蕊与花瓣同数；子房下位。果实直径约4mm，球形，紫黑色。花期10～12月，果期翌年1～2月。

【药用部位及功效】茎髓——清热利水，通乳；根——清热利水，行气消食，活血下乳。

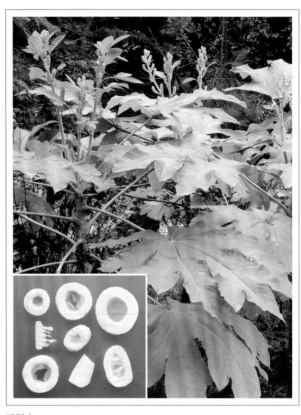

通脱木

416. 伞形科 Apiaceae

当归属 Angelica L.

白芷　兴安白芷、河北独活
Angelica dahurica (Fisch.) Benth. & Hook. f.

【分布】广州、江门有栽培；河北、陕西、台湾、黑龙江、吉林、辽宁；日本、韩国、俄罗斯。

【识别特征】多年生草本，高1～2m。根圆锥形。茎粗壮，中空，常带紫色。基生叶有长柄，二至三回三出式羽状分裂，最终裂片长圆形、卵形或披针形，边缘有不规则的白色软骨质粗锯齿。花序下方的叶特化为显著膨大的囊状叶鞘，外面无毛。复伞形花序；伞辐18～40（～70）；花小，两性，白色，5数；子房下位。双悬果椭圆形，长4～7mm，侧棱翅状。花期7～9月，果期9～10月。

【药用部位及功效】根——祛风燥湿，活血排脓，发表，止痛。

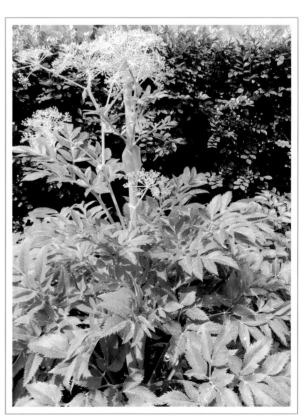

白芷

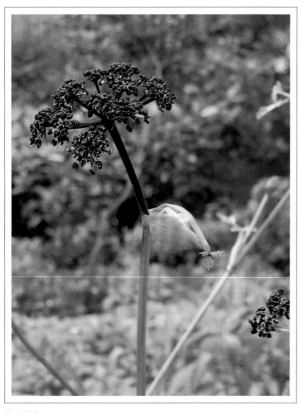

紫花前胡

紫花前胡　土当归、野当归、独活
Angelica decursiva (Miq.) Franch. & Sav.

【分布】香港、广东（广州、深圳、惠州）；安徽、广东、广西、河北、河南、湖北、江苏、江西、辽宁、台湾、浙江；日本、韩国、俄罗斯、越南。

【识别特征】多年生草本。根圆锥形，棕黄色至棕褐色，气味强烈。茎高1～2m，中空，上部节和花序被毛。叶互生；基生叶和茎下部叶有长柄，叶柄长13～36cm，基部膨大成圆形的抱茎叶鞘，叶片轮廓三角状卵形，一至二回羽状全裂，末回裂片长5～15cm，宽2～5cm，边缘有细锯齿；茎上部叶简化成囊状膨大的紫色叶鞘。复伞形花序；总苞片1～3，紫色；花小，两性，5数；萼齿明显；花瓣深紫色；子房下位。双悬果长圆形至卵状圆形，长4～7mm，侧棱有狭翅。花期8～9月，果期9～10月。

【药用部位及功效】根——疏散风热，降气化痰。

芹属 Apium L.

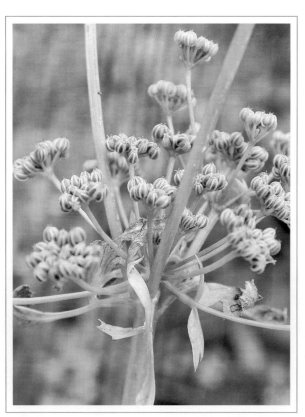

旱芹

旱芹　药芹、芹菜
Apium graveolens L.

【分布】大湾区广泛栽培；我国广泛栽培；原产亚洲、欧洲。

【识别特征】二年生或多年生草本，高15～150cm，有强烈香气。茎直立，有棱角和直槽。叶片轮廓为长圆形至倒卵形，长7～18cm，宽3.5～8cm，通常3裂达中部或3全裂，裂片近菱形，边缘有圆锯齿或锯齿。复伞形花序；花小，两性，5数；萼齿5；花瓣白色或黄绿色，长约1mm；雄蕊5，与花瓣互生；子房下位。双悬果长约1.5mm；果棱尖锐。花期4～7月。

【药用部位及功效】带根全草——平肝，清热，祛风，利水，止血，解毒。

积雪草属 Centella L.

积雪草 崩大碗、钱凿口、马蹄草
Centella asiatica (L.) Urb.

【IUCN 濒危等级】LC

【分布】香港、澳门、广东（广州、深圳、惠州、东莞、江门、肇庆、佛山）；安徽、福建、广东、广西、湖北、湖南、江苏、江西、陕西、四川、台湾、云南、浙江；不丹、印度、印度尼西亚、日本、韩国、老挝、马来西亚、缅甸、尼泊尔、巴基斯坦、泰国、越南。

【识别特征】多年生匍匐草本。茎纤细，节上生根。叶数片丛生；叶柄长 5～10cm；叶片圆形或肾形，直径 2～6cm，边缘有钝齿，基部凹心形；掌状脉。伞形花序近头状，单生或数个生于叶腋，每花序有花 3 朵；苞片 2，膜质；花小，两性，5 数；花瓣紫红色；子房下位。双悬果具 5 棱。花果期 4～10 月。

【药用部位及功效】草——清热利湿，活血止血，解毒消肿。

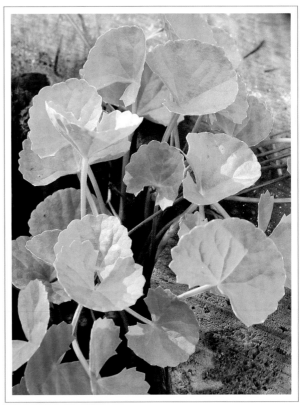

积雪草

蛇床属 Cnidium Cusson

蛇床
Cnidium monnieri (L.) Cusson

【分布】澳门、广东（广州）；我国广布；印度、韩国、老挝、蒙古国、俄罗斯、越南、欧洲，在北美洲归化。

【识别特征】一年生草本，高 30～80cm。茎中空，表面具深棱，疏生柔毛。基生叶具短柄，叶鞘短宽，上部叶柄均鞘状；茎生叶互生，与基生叶同形，叶片轮廓长圆形或卵形，二至三回羽状全裂，末回裂片狭条形或条状披针形，长 2～10mm，宽 1～3mm，先端具小尖头，边缘及脉上粗糙。复伞形花序；总苞片 8～10；伞辐 8～25；小伞花序具花 15～20 朵；花小，两性，5 数；无萼齿；花瓣白色；子房下位。双悬果椭圆状；果棱 5，成翅状。花期 5～7 月，果期 7～10 月。

【药用部位及功效】果实——温肾壮阳，燥湿杀虫，祛风止痒。

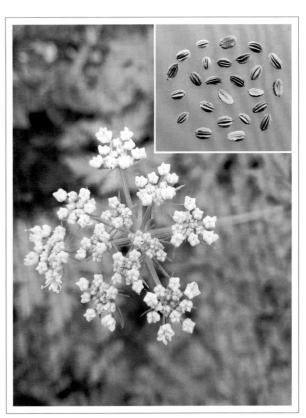

蛇床

芫荽属 Coriandrum L.

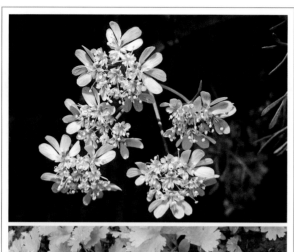

芫荽

芫荽 香菜、香荽、胡荽
Coriandrum sativum L.

【分布】香港、澳门、广东（广州、深圳、惠州、东莞）有栽培；我国广泛栽培；原产地中海地区。

【识别特征】一年生或二年生草本，高 20～100cm，有强烈的特殊气味。根生叶叶片一或二回羽状全裂，有柄，柄长 2～8cm；上部茎生叶三回以至多回羽状分裂，末回裂片狭线形，长 5～10mm，宽 0.5～1mm，全缘。伞形花序顶生或与叶对生；花序梗长 2～8cm；伞辐 3～7；花小，5 数，白色或带淡紫色；萼齿通常大小不等；花瓣倒卵形；雄蕊 5；子房下位。双悬果球形，背面主棱及相邻的次棱明显。花果期 4～11 月。

【药用部位及功效】带根全草——发表透疹，消食开胃，止痛解毒；茎——宽中健胃，透疹。

鸭儿芹属 Cryptotaenia DC.

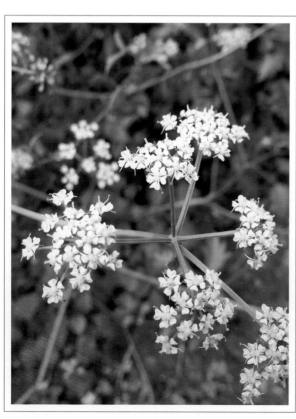

鸭儿芹

鸭儿芹 鸭脚板、三叶芹
Cryptotaenia japonica Hassk.

【分布】广州、东莞；安徽、福建、甘肃、广东、广西、贵州、河北、湖北、湖南、江苏、江西、陕西、山西、四川、台湾、云南；日本、韩国。

【识别特征】多年生草本，高 20～100cm。茎直立，表面有时略带淡紫色。基生叶或上部叶有柄，叶柄长 5～20cm，最上部的茎生叶近无柄，叶鞘边缘膜质；叶片轮廓三角形至广卵形，长 2～14cm，宽 3～17cm，通常为 3 小叶；小叶片边缘有不规则的尖锐重锯齿，上表面绿色，下表面淡绿色，两面叶脉隆起。复伞形花序呈圆锥状；伞辐 2～3；花小，两性，5 数；花瓣白色，倒卵形；雄蕊 5；子房下位。双悬果线状长圆形，长 4～6mm。花期 4～5 月，果期 6～10 月。

【药用部位及功效】茎叶——祛风止咳，利湿解毒，化瘀止痛；果实——消积顺气。

胡萝卜属 Daucus L.

胡萝卜　金笋、红萝卜、黄萝卜
Daucus carota var. **sativus** Hoffm.

【分布】香港、澳门、广东（广州、深圳、惠州）有栽培；我国广泛栽培；全世界广泛栽培。

【识别特征】二年生草本，高 15～120cm。根肥厚肉质，长圆锥形，红色、橙红色或黄色。茎单生，直立。基生叶长圆形，二至三回羽状全裂，末回裂片线形或披针形，长 2～15mm，宽 0.5～4mm，叶柄长 3～12cm；茎生叶近无柄，有叶鞘，末回裂片小或细长。复伞形花序顶生；花序梗长 10～55cm；伞辐多数，结果时外缘的伞辐向内弯曲；花小，两性，5 数，白色，有时带淡红色；子房下位。双悬果圆卵形，长 3～4mm，宽约 2mm，棱上有白色刺毛。花期 4～6 月，果期 6～7 月。

【药用部位及功效】根——健脾和中，滋肝明目，化痰止咳，清热解毒；叶——理气止痛，利水。

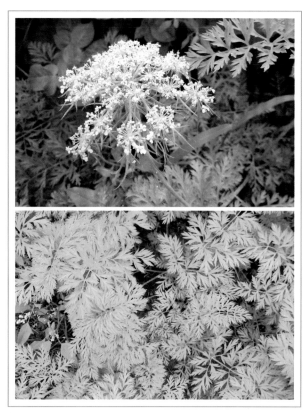

胡萝卜

刺芹属 Eryngium L.

刺芹　假芫荽、洋芫荽、筋芫茜
Eryngium foetidum L.

【分布】香港、澳门、广东（广州、深圳、东莞）归化；广东、广西、贵州、云南归化；原产美洲中部。

【识别特征】二年生或多年生草本，高 11～40cm。主根纺锤形。茎粗壮，有槽纹，上部呈 3～5 歧分枝。基生叶披针形或倒披针形，不分裂，长 5～25cm，宽 1.2～4cm，基部渐窄，有膜质叶鞘，边缘有骨质尖锐锯齿；茎生叶着生在每一叉状分枝的基部，对生，无柄，边缘有深锯齿。头状花序呈圆柱形，长 0.5～1.2cm；花小，两性，5 数，白色、淡黄色或草绿色；子房下位。双悬果卵圆形或球形，长 1.1～1.3mm，表面有瘤状凸起；果棱不明显。花果期 4～12 月。

【药用部位及功效】带根全草——祛风清热，燥湿止痒。

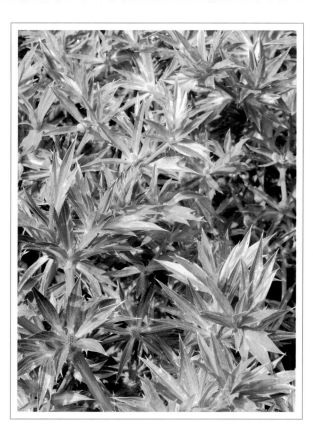

刺芹

茴香属 Foeniculum Mill.

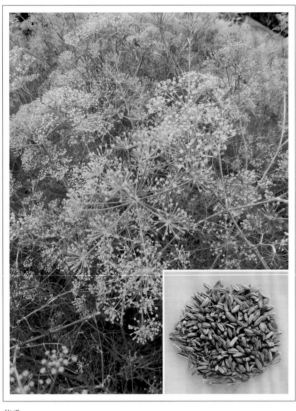

茴香

茴香 小茴香、香丝菜、青芫荽
Foeniculum vulgare Mill.

【分布】香港、澳门、广东（广州）有栽培；我国广泛栽培；原产地中海地区。

【识别特征】多年生草本，有特殊香气。茎直立，高0.5～2m，有浅纵沟纹。叶柄部分或全部成鞘状；叶片轮廓为阔三角形，长4～30cm，宽5～40cm，四至五回羽状全裂，末回裂片线形，长1～6cm，宽约1mm。复伞形花序顶生或侧生；花序梗长5～25cm；伞辐6～29；小伞花序具花14～39朵；花小，两性，5数；花瓣黄色；子房下位。双悬果卵状长圆形，分果有5条纵棱。花期5～6月，果期7～9月。

【药用部位及功效】果实——温肾暖肝，行气止痛，和胃；茎叶——理气和胃，散寒止痛；根——温肾和中，行气止痛，杀虫。

前胡属 Peucedanum L.

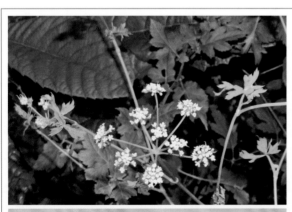

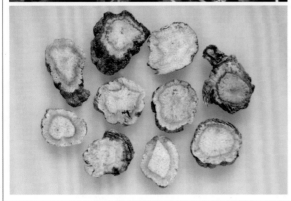

前胡

前胡 * 白花前胡、鸡脚前胡、官前胡
Peucedanum praeruptorum Dunn.

【分布】惠州有栽培；安徽、福建、甘肃、广西、贵州、江苏、江西、四川、浙江、河南、湖北、湖南。

【识别特征】多年生草本，高0.6～1m。根茎直径1～1.5cm，灰褐色，存留多数越年枯鞘纤维。根圆锥形，末端细瘦。基生叶具长柄，叶柄长5～15cm，基部有卵状披针形叶鞘，叶片轮廓宽卵形或三角状卵形，三出二至三回分裂，末回裂片菱状倒卵形，边缘具不整齐的锯齿；茎下部叶具短柄，叶片形状与茎生叶相似，茎上部叶无柄。复伞形花序多数，顶生或侧生，小伞形花序有花15～20朵；花小，两性，5数；花瓣卵形，白色；子房下位。双悬果卵圆形，长约4mm，棕色，侧棱呈翅状。花期8～9月，果期9～10月。

【药用部位及功效】根——疏散风热，降气化痰。

主要参考文献

陈锡桥, 吴七根. 2007. 中英对照澳门常见中草药 第一册. 广州: 广东科技出版社.

陈锡桥, 吴七根. 2009. 中英对照澳门常见中草药 第二册. 广州: 广东科技出版社.

陈小梅, 彭逸生, 庄雪影, 等. 2006. 珠海野生药用植物资源调查. 国土与自然资源研究, (2): 89-90.

《广东中药志》编辑委员会. 1994. 广东中药志 第一卷. 广州: 广东科技出版社.

《广东中药志》编辑委员会. 1996. 广东中药志 第二卷. 广州: 广东科技出版社.

国家中医药管理局《中华本草》编委会. 1999. 中华本草. 上海: 上海科学技术出版社.

何绪军. 2018. 明清时期广东药材的分布与贸易研究. 暨南大学硕士学位论文.

蒋凯文, 潘勃, 田斌. 2019. 近年来中国国产豆科的属级分类学变动. 生物多样性, 27(6): 689-697.

李烨, 陈锡沐, 李镇魁, 等. 2001. 深圳市重要药用植物资源调查. 中国野生植物资源, 20(4): 26-30.

廖浩斌, 赖焕武, 赵晨, 等. 2011. 广东佛山维管植物资源调查与分析. 亚热带植物科学, 40(1): 45-48.

阙灵, 池秀莲, 臧春鑫, 等. 2018. 中国迁地栽培药用植物多样性现状. 中国中药杂志, 43(5): 1071-1076.

深圳市中国科学院仙湖植物园. 2010. 深圳植物志 第 2 卷. 北京: 中国林业出版社.

深圳市中国科学院仙湖植物园. 2012. 深圳植物志 第 3 卷. 北京: 中国林业出版社.

深圳市中国科学院仙湖植物园. 2016. 深圳植物志 第 4 卷. 北京: 中国林业出版社.

深圳市中国科学院仙湖植物园. 2017. 深圳植物志 第 1 卷. 北京: 中国林业出版社.

孙红梅, 张冬冬, 修小娟. 2016. 中山市风水林的药用植物资源. 热带生物学报, 7(3): 368-372.

王国强. 2013a. 全国中草药汇编 (卷一) 第 3 版. 北京: 人民卫生出版社.

王国强. 2013b. 全国中草药汇编 (卷二) 第 3 版. 北京: 人民卫生出版社.

王国强. 2014a. 全国中草药汇编 (卷三) 第 3 版. 北京: 人民卫生出版社.

王国强. 2014b. 全国中草药汇编 (卷四) 第 3 版. 北京: 人民卫生出版社.

王玉生, 蔡岳文. 2007. 南方药用植物图鉴. 汕头: 汕头大学出版社.

邢福武, 陈坚, 曾庆文, 等. 2017. 东莞植物志. 武汉: 华中科技大学出版社.

叶华谷, 曾飞燕, 叶育石, 等. 2013. 华南药用植物. 武汉: 华中科技大学出版社.

曾庆钱, 蔡岳文. 2013. 药用植物识别图鉴 第二版. 北京: 化学工业出版社.

张宏伟, 马骥. 2005. 鼎湖山药用植物资源调查分析. 广西植物, 25(6): 539-543.

《中国高等植物彩色图鉴》编委会. 2016. 中国高等植物彩色图鉴 第 2-9 卷. 北京: 科学出版社.

中国科学院华南植物研究所. 1956. 广州植物志. 北京: 科学出版社.

中国科学院华南植物研究所. 1982. 广东药用植物手册. 中国科学院华南植物研究所出版.

中国科学院华南植物研究所. 1987-2011. 广东植物志 第 1-10 卷. 广州: 广东科技出版社.

中国科学院植物研究所. 1979. 中国高等植物科属检索表. 北京: 科学出版社.

中国植物志编委会. 1961-2004. 中国植物志 第 1-80 卷. 北京: 科学出版社.

周天来. 2018. 罗浮山中草药图鉴. 广州: 广东科技出版社.

Christenhusz M J M, Reveal J L, Farjon A, et al. 2011. A new classification and linear sequence of extant gymnosperms. Phytotaxa, 19: 55-70.

Flora of China Editorial Committee. 1994-2013. Flora of China Volume 1-25. Beijing: Science Press; St. Louis: Missouri Botanical Garden Press.

The Angiosperm Phylogeny Group. 2016. An update of the Angiosperm Phylogeny Group classification for the orders and families of flowering plants: APG IV. Botanical Journal of the Linnean Society, 181: 1-20.

The Pteridophyte Phylogeny Group. 2016. A community-derived classification for extant lycophytes and ferns. Journal of Systematics and Evolution, 54(6): 563-603.

中文名索引

拉丁名索引